现代神经外科治疗精要

李明军　主编

XIANDAI SHENJING WAIKE
ZHILIAO JINGYAO

中国纺织出版社有限公司

图书在版编目（CIP）数据

现代神经外科治疗精要 / 李明军主编. -- 北京：
中国纺织出版社有限公司, 2022.8
ISBN 978-7-5180-9586-5

Ⅰ.①现… Ⅱ.①李… Ⅲ.①神经外科学—疾病—治
疗 Ⅳ.①R651.05

中国版本图书馆CIP数据核字（2022）第092210号

责任编辑：樊雅莉 高文雅 责任校对：高 涵 责任印制：王艳丽

中国纺织出版社有限公司出版发行
地址：北京市朝阳区百子湾东里A407号楼 邮政编码：100124
销售电话：010—67004422 传真：010—87155801
http://www.c-textilep.com
中国纺织出版社天猫旗舰店
官方微博 http://weibo.com/2119887771
唐山玺诚印务有限公司印刷 各地新华书店经销
2022年8月第1版第1次印刷
开本：889×1194 1/16 印张：16.25
字数：496千字 定价：88.00元

编 委 会

前言

　　神经外科学是以手术为主要治疗手段，研究脑、脊髓和周围神经系统疾病发病机制，探索新的诊断和治疗方法的一门学科。随着科学技术的不断发展和人们对神经系统疾病的深入研究，神经外科的发展日新月异。新设备、新技术的应用，诊断水平的提高，使该学科许多疾病的治疗取得了令人瞩目的成就。临床医师必须不断学习，与时俱进，才能更好地为患者提供高质量的医疗服务。

　　本书内容翔实、突出临床实用性，首先详细介绍神经外科基础知识，然后系统阐述了神经外科常见疾病的诊断与治疗方法等内容。全书资料新颖，重点突出，科学实用，博采众书之长，反映了现代神经外科疾病的诊治新观点，希望能满足各级医院诊疗需求。

　　由于编写时间仓促，尽管在编写的过程中反复校对、多次审核，但书中难免有不足和疏漏之处，望各位读者不吝赐教，提出宝贵意见，以便再版时修订。

编　者
2022 年 3 月

目　录

第一章

病史采集与神经系统检查

第一节　病史采集

疾病诊断的第一步是获取患者信息。病史的可靠性直接影响医师对疾病的判断，因此，采集病史应尽可能做到全面、准确。

一、采集方法

病史采集始于患者如何就诊。观察患者进入诊室的方式，由此判断意识状态与运动系统是否健全，但被轮椅或担架床送进诊室并非都是不能行走者。聆听患者或其亲属陈述是采集病史的关键，患者陈述尤为重要，能够提供思维、记忆与语言等信息，据此判断大脑的高级功能。此外，对不确切的表述，如"肢体活动不灵或不听使唤"可能涉及锥体系统损害的无力或小脑系统损害的运动协调不良，采用质询明确神经结构定位也是诊断不可或缺的环节。

二、采集内容

1. 主诉

患者就诊的主要原因，多为首发症状，是现病史的高度概括，包括患病症状与时间，一般不超过20个汉字。

2. 现病史

以主诉为中心展开的患病过程描述，包括主要症状出现时间、伴随症状、起病特点、发展过程，以及曾经就医的诊治情况。现病史描述按照症状出现顺序依次记录，这有助于医师判断原发病灶部位及可能累及的范围。

伴随症状是与主要症状同时或随后出现的症状，是定位依据。例如，第Ⅲ、第Ⅳ和第Ⅵ脑神经受累均可出现复视，伴随睑下垂和瞳孔变化提示动眼神经受累；是否伴随肢体无力（锥体束损害）、视力改变（视神经损害）或面部感觉异常（三叉神经损害）是动眼神经损害进一步定位在脑干或颅内眶尖、眶上裂病变的依据。伴随症状还能提供病变范围，如头痛患者在复视后出现二便障碍，提示病变从脑部波及脊髓。

起病特征和进展过程为定性诊断提供线索。血管疾病起病急，进展快；神经系统变性疾病与肿瘤起病隐匿，渐进发展，前者病程长于后者；炎性疾病介于血管病与肿瘤之间；反复发作和散在多发病灶提示脱髓鞘类疾病，如多发性硬化症。

3. 既往史

记录患者过去所患疾病（具体日期与诊治经过），为防遗漏，通常采用系统回顾。重点询问与本病相关的疾病会有事半功倍的效果。如脑血管病应注意以往血压、血脂和血糖等情况；癫痫发作患者，不应遗漏既往脑外伤、一氧化碳中毒等信息。

4. 个人史

记录患者出生地点、居住地区（包括长期居住地与近期所到地区）、生活方式（包括烟酒嗜好）、生活习惯（左利手或右利手）、职业（工作环境与毒物接触史），甚至性格特点等。对于儿童患者，还应记录出生窒息与产伤，以及发育、成长过程。

5. 婚育史与月经史

记录患者结婚年龄与生育情况。女性患者还应详细记录月经与孕产情况，包括月经的初潮年龄、末次月经日期、月经周期与规律性，以及出血量等；有性生活史者应详细记录妊娠与分娩时间与次数，以及有无流产等。

6. 家族史

记录患者家族成员的患病情况。与家族关系密切的神经系统疾病分为两类：一类是具有家族遗传特征的遗传性疾病，如肌营养不良；另一类是具有家族患病特征的非遗传性疾病，如偏头痛。因此，不应忽视家族成员相关疾病的询问与记录。

（李明军）

第二节　神经系统查体

神经系统患者的查体包括全身各系统的常规检查和针对神经系统的专科检查，后者是针对脑与脊髓等神经结构的专项检查，主要包括十二对脑神经、感觉系统和运动系统等。开始神经专项检查前，应对患者的一般状况进行评估，包括意识状态、发育、营养状况与头颅、脊柱检查。

一、脑神经

检查十二对脑神经是神经外科医师必须掌握的临床基本功。为防止遗漏，检查顺序依脑神经排列，便于记忆将其编为顺口溜："一嗅二视三动眼，四滑五叉六外展，七面八听九舌咽，迷走和副舌下全。"

（一）嗅神经

嗅神经是第Ⅰ对脑神经，属辨认气味的感觉神经。检查时患者闭目，堵住一侧鼻孔，将柔和气味物品（香皂或食醋）放在一侧鼻下分辨气味，逐侧检查。因鼻腔黏膜尚有三叉神经分布，应避免用氨水或葱等挥发物刺激三叉神经。嗅神经病变因损毁或刺激性质不同表现为嗅觉减退或幻嗅。单侧病变意义更大，见于颅底骨折、额叶肿瘤、炎症或痫性放电。

（二）视神经

视神经是第Ⅱ对脑神经，属感觉神经，与嗅神经是两条不经过脑干、直接与大脑皮质联系的神经。视神经检查包括视敏度、视野和眼底。

1. 视神经检查

（1）视敏度：在一定距离内阅读标准视力表或报纸，记录视敏度，严重视力损害可有眼前数指或无光感。

（2）视野：分为周边视野和中心视野。周边视野指固定视点30°范围外的视野。临床检查多采用手指晃动法。检查者与患者面对面，患者用手遮挡一侧眼球，被检眼球向前平视盯住固定视点，检查者从患者被检眼球外侧向中心方向移动晃动的手指至患者能够发现为止，记录每侧眼球的可视范围（图1-1）。正常人周边视野范围为额55°、鼻60°、颧70°、颞90°，眼周器官可影响视野范围。中心视野是指固定视点30°范围内的视野，需用专业平面视野计检测。中心视野内有一生理盲点，正常人不易察觉，为视神经盘内无视细胞分布造成的生理盲区，位于注视点外侧约15°，呈竖椭圆形，平均垂直径为7°~10°，横径为5°~7°。视神经盘水肿时生理盲区扩大，是发现视神经盘水肿的方法之一。

（3）眼底：检查使用专业检眼镜在暗室内进行。神经外科医师经瞳孔窥视眼底的重点是视神经盘与血管。正常人的视神经盘边缘清晰，呈橘黄色，中央颜色略淡为生理凹陷，自视神经盘向外发出的血管源自视网膜中央动脉，为颈内动脉系统的眼动脉分支，分为颞上、下动脉和鼻上、下动脉。动脉与静脉并行排列，动脉细而色淡，静脉粗而色黯，动、静脉管径比为 2 : 3（图 1-2）。视神经盘异常包括：①视神经盘水肿，早期表现为视神经盘充血、颜色发红，静脉充盈或明显增粗（动、静脉管径比异常），随后静脉搏动消失；晚期视神经盘边界模糊，生理凹陷消失；调节检眼镜分别观察血管在视神经盘及视网膜位置的清晰度之差可获得视神经盘突起的高度，通常三个折光度相当于 1 mm 高度；②视神经萎缩，视神经盘颜色变淡，边界清晰为原发性，边界模糊为继发性。此外，眼底血管在动脉硬化时动脉变细或视神经盘水肿时静脉增粗均可导致动、静脉管径比异常，甚至因血管破裂出现火焰状出血。

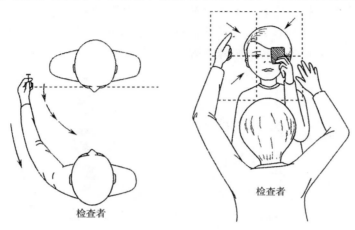

图 1-1　视野检查方法

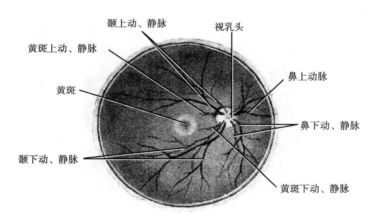

图 1-2　正常眼底（右侧）

2．视神经病变

主要表现为视物模糊、视力减退、视野缺损和眼底异常。视通路不同部位病变的视野缺损，如图 1-3 所示。

（三）动眼神经、滑车神经、展神经

眼球运动由多对脑神经共同协调完成，均属运动神经，统称为眼动神经，临床检查常同时进行，包括第Ⅲ对动眼神经、第Ⅳ对滑车神经和第Ⅵ对展神经。

1．动眼神经检查

包括瞳孔、眼睑与眼球、辐辏反射、眼球震颤等。

（1）瞳孔：观察其形状、大小，以及光照射或双眼球内聚时的变化，两侧对比。正常成人两侧瞳孔呈等大圆形，室内光线下直径为 3~4 mm，两侧直径差小于 1 mm。瞳孔缩小是指直径小于 2 mm。瞳孔散大是指直径大于 5 mm。检查瞳孔反射。①对光反射，检查者用手电筒从侧面照射患者的一侧瞳孔，分别观察照射侧和对侧的瞳孔变化。照射侧瞳孔迅速缩小称为直接对光反射，对侧瞳孔缩小称为间接对

光反射。检查时应避免手电筒放在患者眼前导致注视近物引发调节反射的瞳孔缩小。②调节反射，检查时让患者注视医师的手指，并从远方（30 cm 外）逐渐移至患者眼前，观察患者瞳孔变化。注视逐渐近移物体时瞳孔随之缩小为调节反射。

（2）眼睑与眼球：观察患者平视时两侧眼睑位置是否一致，睑裂大小是否对称，眼球有无突出或内陷。测试眼球按"米"字分布的各方向运动是否充分，两侧眼球运动是否协调，注意眼球运动时有无复视或眼球震颤。

（3）辐辏反射：检查者伸出示指并由远处逐渐向患者眼前移动，观察患者随远物逐渐近移时双眼球是否内收汇聚，该现象称为辐辏反射。不能追视检查者手指移动时，可让患者自己移动手指代替。

（4）眼球震颤：眼球不自主地往返运动称为眼球震颤，与前庭神经受累有关。让患者注视某方向，观察是否出现水平或垂直，或略带旋转的眼球震颤。

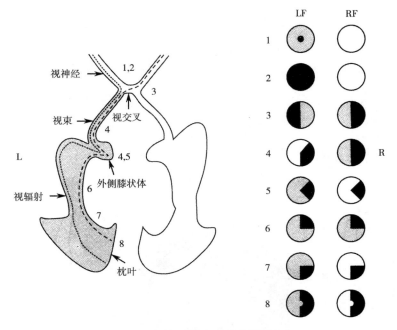

图 1-3　视通路病变部位与视野缺损

1. 视神经（黄斑纤维）；2. 视神经（完全）；3. 视交叉；4. 视束；5. 外侧膝状体；
6. 视辐射（下部）；7. 视辐射（上部）；8. 枕叶视觉皮质

2. 眼动神经病变

第Ⅲ、第Ⅳ、第Ⅵ脑神经损伤均可导致复视，但各神经的复视位置不同。第Ⅲ对脑神经损伤时，患侧眼球固定在外展位，复视出现在上、下与内收运动时，并伴患侧上睑下垂、瞳孔散大、直接对光反射消失。第Ⅳ对脑神经损害时下视出现复视（下楼明显）。第Ⅵ对脑神经损伤后患侧眼球处在内收位，眼球外展时出现复视。

（四）三叉神经

三叉神经是第Ⅴ对脑神经，主司面部感觉，并支配咀嚼肌运动，属混合神经。三叉神经运动核受双侧皮质延髓束支配，单侧核上损害时三叉神经支配的咀嚼肌不发生瘫痪，双侧核上病变时下颌反射亢进。

1. 三叉神经检查

包括感觉、运动及反射检查三部分。

（1）感觉检查：三叉神经的感觉分支以眼角和口角为界，分别支配额（V_1）、颊（V_2）、颌（V_3）的面部浅感觉。检查时选用钝针、棉絮丝或盛有冷水（3 ℃）或热水（50 ℃）的试管，分别测试面部三支区域的痛觉、轻触觉和温度觉。检查中应先两侧对比，随后从外侧缘（耳前）逐渐向中心（鼻）方向测试，鉴别核性或神经干性损伤。

（2）运动检查：观察患者张口时下颌有无偏斜；检查者将双手放在患者颞部或腮部，比较咀嚼动作时两侧颞肌或咬肌的收缩力，也可让患者单侧咬住压舌板后试着拔出来检查咬肌。

（3）反射检查：①角膜反射，患者注视侧上方、充分暴露角膜，检查者用棉絮丝从一侧轻触角膜边缘（避免直对瞳孔的碰触动作引发瞬目反应），观察两侧眨眼速度；②下颌反射，患者口唇微张，检查者将左手拇指置于患者下颏并叩击左手拇指；或用压舌板盖在患者下齿上，并从上向下叩击压舌板，观察下颌上提动作。

2. 三叉神经病变

因受累结构和病变性质而表现不同。感觉神经的刺激病变表现为患侧面部的疼痛，损毁病变表现为感觉减退；感觉异常区在神经干损害时按分支分布，核性损害时呈洋葱皮样分布。运动神经受累时，单侧病变的患侧咀嚼无力，张口下颌偏向患侧，患侧角膜反射减弱或消失；双侧病变时下颌反射亢进。

（五）面神经

面神经是第Ⅶ对脑神经，属运动和感觉的混合神经。躯体运动纤维支配面部各表情肌；内脏运动纤维支配泪腺、颌下腺和舌下腺分泌；内脏感觉纤维司舌前2/3味觉。

1. 面神经检查

重点在于表情肌运动与味觉检查。

（1）表情肌运动：让患者扬眉、闭目、鼓腮或吹哨等，观察两侧运动是否对称。持续用力挤眼后患侧睫毛最先暴露称为"睫毛征"，是发现轻度眼肌瘫痪的方法。

（2）味觉检查：患者将舌伸出口外，检查者将沾有糖水或盐水的棉棒涂在舌体一侧，让患者在纸上标出感受的味道。避免前舌回缩（引发吞咽动作经舌咽神经支配舌后1/3味觉）混淆检查。

2. 面神经病变

损毁与刺激的表现不同，前者引起面肌瘫痪，后者出现面肌抽搐或痉挛。损毁部位决定了面肌瘫痪类型，病灶对侧下半部面肌瘫痪是面神经核上损伤，属于中枢型面瘫；病灶同侧全部面肌瘫痪是面神经核或其神经干损伤，属于周围型面瘫。

（六）前庭蜗神经（听神经）

前庭蜗神经是第Ⅷ对脑神经，神经干由感受听刺激的蜗神经和控制平衡的前庭神经共同组成。检查包括听力与前庭神经检查两部分。

1. 听力检查

采用纯音、语音或音叉检测蜗神经。电测听是用纯音测定听力的定量方法。语音检查时患者背对检查者保持一定距离，堵住一侧耳孔，检查者耳语后患者重复。音叉检查方法：①林钠试验（骨气导比较），将振动音叉柄放在患者一侧乳突至不能听到声音后，再置于该侧耳前分辨声音，正常人气导大于骨导（林钠试验阳性），传导性耳聋时骨导大于气导（林钠试验阴性）；②韦伯试验（两侧骨导比较），将振动音叉柄置于患者前额或头顶中央，令其分辨声音位置（感音性耳聋声音偏向健侧）；③施瓦巴赫试验（骨导敏感比较），将振动音叉柄分别置于患者和检查者的乳突，比较两者骨导持续时间（检查者须听力正常）。

2. 前庭神经检查

包括测试平衡和观察眼球震颤。运动偏离试验：患者将示指放在检查者示指上，随后闭目、抬高上臂后再往返点击检查者示指（图1-4A）。龙贝格试验（又称闭目难立正试验）：患者两脚并拢、双臂向前平举，随后闭目保持该姿势。闭目后身体摇摆，不能维持平衡为龙贝格征阳性（图1-4B）。眼球震颤与前庭神经密不可分（检查详见动眼神经），头位性眩晕者应进行位置性眼球震颤诱发试验，患者仰卧，检查者双手托住患者悬空的头部分别向两侧旋转，至少持续观察30秒，随后让患者坐起，观察患者坐位和两侧转头时有无眼球震颤（图1-5）。此外，旋转和变温（冷热水）试验也是前庭神经检查的方法。

3. 前庭蜗神经病变

临床表现取决于受累纤维成分。耳鸣与听力减退是蜗神经受累；眩晕（视物旋转或自身颠簸感）

与眼球震颤提示前庭神经病变。

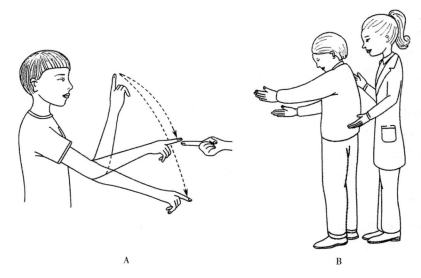

图 1-4　平衡试验

A. 运动偏离试验；B. 龙贝格试验

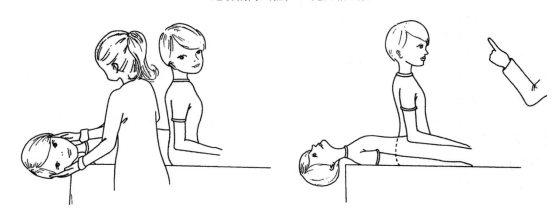

图 1-5　位置性眼球震颤诱发试验

（七）舌咽神经和迷走神经

舌咽神经和迷走神经是第Ⅸ、第Ⅹ对脑神经，含运动与感觉纤维，属混合神经，主要分布于咽、腭部黏膜，司一般感觉，支配咽喉、软腭肌运动。舌咽神经尚有内脏感觉支，司舌后1/3味觉。迷走神经是脑内行程最长、分布最广的脑神经。

1. 舌咽神经与迷走神经检查

两者同时进行。①检查软腭、咽喉肌运动时让患者发"啊"音，注意两侧软腭上举是否对称，腭垂（悬雍垂）是否居中，有无声音嘶哑与饮水呛咳。②检查舌后1/3味觉（同面神经的味觉检查）。③反射检查时刺激咽后部出现呕吐样反应统称为张口反射，包括软腭反射（刺激软腭弓）和咽反射（刺激咽后壁）。迷走神经参与的反射还有眼心反射和动脉窦反射（见自主神经系统检查）等。

2. 舌咽神经与迷走神经病变

表现为吞咽与构音障碍。单侧病损患侧软腭上举困难，腭垂偏向健侧；双侧受累腭垂居中，但不能发"哥科喝"等腭音。第Ⅸ对脑神经损害时患侧舌后1/3味觉及咽腭部一般感觉减退或消失；第Ⅹ对脑神经损害时饮水呛咳，声音嘶哑。

（八）副神经

副神经是第Ⅺ对脑神经，属运动神经，支配胸锁乳突肌和斜方肌收缩，共同完成转颈、耸肩等动作。

1. 副神经检查

斜方肌检查时，患者耸肩，检查者双手用力下压患者双肩，比较两侧力度。胸锁乳突肌检查时，检查者将手掌置于患者一侧下颏，令其向该侧用力转头抵抗（单侧）或用手抵住患者额头，令其用力低头屈颈（双侧）。

2. 副神经病变

单侧损伤时患侧肩下垂、耸肩无力，不能向健侧转头；双侧损伤时，转颈不能，颈项下垂，头前后下垂方向取决于胸锁乳突肌或斜方肌的损害程度。

（九）舌下神经

舌下神经是第Ⅻ对脑神经，属运动神经，支配舌肌运动。

1. 舌下神经检查

观察舌静止时在口内的位置，有无舌肌萎缩、肌束震颤和异常运动；注意伸舌时舌尖运动方向是否居中。判断有无舌轻瘫时，让患者用舌尖抵住一侧颊部与检查者的手指对抗（单侧舌肌瘫痪时伸舌偏向患侧，向健侧抵抗运动力弱）。

2. 舌下神经病变

单侧病变时舌在口内向健侧卷曲或偏斜，伸舌偏向患侧；双侧病变时舌体不能伸出。核上损害不伴舌肌萎缩，患侧舌体轻度隆起、略显肥大；核下损害时舌肌萎缩，患侧舌体较小，镰状弯向患侧。

二、感觉系统

感觉系统是人体与外界联络的信使，根据感受性质分为一般感觉和特殊感觉；根据感受器位置分为浅感觉和深感觉；多种信号经大脑皮质综合分析后获得的感觉为复合觉。感觉的多样增加了检查的难度。

1. 浅感觉检查

浅感觉包括浅痛觉、温度觉和轻触觉，是指感受器位于机体浅层。浅痛觉检查时，用大头针尖或针柄变换刺激，患者闭目辨认"尖"或"钝"；温度觉检查时，用冷水（5～10 ℃）和热水（30～40 ℃）交替接触患者后让其说出感受；轻触觉检查时，用棉絮轻触患者皮肤，令其闭目计数感受的次数。检查应在两侧对应部位比较，并从感觉低敏区向高敏区过渡，避免有节律的刺激致患者推测性计数。

2. 深感觉检查

深感觉包括振动觉和关节位置觉，其感受器位于机体深方的肌、肌腱、韧带、骨和关节等，又称为本体感觉。音叉振动觉检查时，将128 Hz低频音叉柄振动后放在患者骨隆起处（踝骨、髂前上棘、颈椎棘突、胸、锁骨或手指关节等处），让其示意有无振动；关节位置觉检查时，检查者用手指捏住患者手指或足趾两侧，上下晃动后停止在某一位置，令患者闭目说出所处位置。此外，挤压肌腱，捏握睾丸或用压力计按压皮肤后读出压力数值也是深感觉（深痛觉或压觉）的检查方法。

3. 复合觉检查

应在患者神志清醒与浅感觉正常条件下进行。

（1）两点辨别觉检查，用双脚规的单脚或双脚交替接触患者，让其报出单脚或双脚接触；调整两脚宽度至患者能说出两点接触的最小距离。两点辨别的最小距离是舌尖1 mm，指尖2～4 mm，手指背4～6 mm，手掌心8～12 mm，手背20～30 mm，四肢与躯干距离较宽。

（2）图形觉检查，在患者身上书写数字、字母或简单图形，让其辨认，不能识别者为图形觉缺失。

（3）实体觉检查，患者闭目，用手触摸物品后说出它的形状与材质，不能辨认者为实体觉缺失或触觉失认。

（4）重量辨别觉检查，让患者比较体积相同、重量不同（相差50%）的物品，不能辨认者为失辨重能。

三、运动系统

运动系统检查可判断锥体系统、锥体外系统、小脑系统和周围神经系统的神经结构是否完整。检查包括肌力、肌张力和肌容积、共济运动与异常运动，以及生理与病理反射等。

（一）肌力

肌力是指骨骼肌的收缩强度，具有明显的个体差异，个体间无可比性，检查仅在个体两侧进行对比。肌力检查按近端、远端关节，或功能相同肌群进行检测。

肌力分级标准（六级）：0级，无肌肉收缩，完全瘫痪；Ⅰ级，可见或触摸到肌收缩，但不能使关节移位；Ⅱ级，肢体关节可平行移动，但不能做对抗地心引力的运动；Ⅲ级，肢体关节能够进行对抗地心引力的运动，但无抵抗阻力能力；Ⅳ级，肢体可做抵抗阻力运动，但弱于正常；Ⅴ级，正常肌力。

（二）肌张力

肌张力是肌肉放松、无自主收缩时被动运动关节所感受的肌紧张度。检查需在温暖、舒适体位下进行：①静态肌张力检查时，用手触捏无收缩的骨骼肌硬度；②动态肌张力检查时，注意被动运动关节的肌收缩阻力及关节活动度。

肌张力分级标准根据阿什沃思标准分为五级（临床很少使用，此略）。

肌张力检查方法：①头颈部，检查者用右手在左手之上托住患者枕部，并突然向侧方撤离右手，观察头部是否垂落；②肩关节，检查者双手握住患者双肩前后或左右晃动，观察患者上肢摆动幅度；③肘、腕关节，检查者握住患者手指连续做屈伸肘、腕或内、外旋手腕动作；④髋、膝关节，检查者握住患者踝部，连续进行屈伸髋、膝关节运动。

（三）肌容积

肌容积是一定体积内的肌细胞含量，其变化提示肌萎缩或肌肥大。检查包括观察与触摸肌放松或肌收缩时肌外形与肌硬度是否一致，肢体肌还可采用肌围测量的办法。正常骨骼肌富有弹性，肌外形与肌容积一致；肌强直时肌容积增加，肌外形无变化但肌坚硬；假性肌肥大时肌容积减少，肌外形增大但肌柔软如面团；肌萎缩时肌外形与肌容积一致减少。肢体肌测量时以骨性标志作为测量点，分别进行肌放松或肌收缩时的肌围测量。正常人两侧肢体的肌围差在1 cm以内，优势侧肌围略粗。

（四）共济运动

共济运动是主动肌、协同肌与拮抗肌、固定肌共同协调，准确完成有目的的动作，受小脑及其联络纤维控制。协调运动障碍时出现共济失调。共济运动检查分为上肢、下肢检查。

1. 上肢共济运动检查

指鼻试验：观察患者连续屈伸肘关节用示指点击自己鼻尖的准确性（图1-6A）。指鼻指试验：观察患者用手指点击自己鼻尖后再触及检查者手指的动作准确性。反击征试验：检查者一手护住患者肩部，另一手握住患者腕部与之屈曲上肢对抗中突然松手，患者无法停止屈臂，并反弹击中自己肩部为反击征阳性（图1-6B）。轮替试验：观察患者双手快速、连续翻转手腕动作的速度与灵活性（图1-6C）。

2. 下肢共济运动检查

跟膝胫试验，患者将抬高下肢的足跟点击对侧髌骨后，沿对侧小腿胫骨下滑至足背，观察动作的准确性（图1-6D）。

（五）步态与姿势

步态与姿势是判断运动系统病变部位的直观方法。

1. 步态异常的类型

①共济失调步态，与脊髓后索或小脑损害有关，前者行走不稳在闭目后加重，属感觉性共济失调；后者睁闭眼均走路蹒跚，步基宽如醉汉，属小脑性共济失调。②痉挛步态，与锥体束损伤有关，单侧病变时病变对侧下肢伸直自外向内划圈前行，上肢屈曲内收为痉挛性偏瘫步态；双侧病变时两下肢伸直内

收内旋，交叉前行似剪刀状为痉挛性截瘫步态。③跨阈步态，与周围神经（腓神经）损害有关，行走时先高抬大腿，随后小腿甩出，足趾重落地似"跨栏"。④肌营养不良步态，与肌损害有关，行走时髋部左右摆动如"鸭步"。

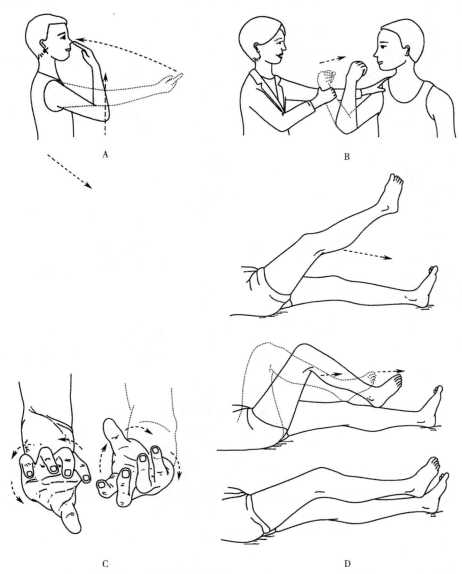

图1-6 共济失调检查方法
A. 指鼻试验；B. 反击征试验；C. 轮替试验；D. 跟膝胫试验

2. 特殊姿势类型

①高尔征，表现为从仰卧转为站立过程中需借助双手撑住大腿的力量才能完成站立动作，是肌病的特异性表现（图1-7A）。②去皮质强直，是广泛大脑皮质受累，表现为双上肢屈曲、双下肢伸直（图1-7B）。③去大脑强直，与中脑损伤有关，表现为四肢伸直，双臂轻微内旋（图1-7C）。此外，躯干或颈部向一侧强迫性扭转的姿势与肌张力障碍有关。

（六）异常运动

异常运动是指不受主观意志控制的运动，临床形式多样，与锥体外系或小脑损害有关。

1. 震颤

震颤是因互为拮抗肌的不随意交替收缩出现的节律性颤抖。安静时出现，运动后减弱为静止性震颤，见于帕金森病等；运动时出现，或在接近目标时加重属运动性震颤（意向性震颤），见于小脑损害；维持特定姿势出现的震颤为姿势性震颤。

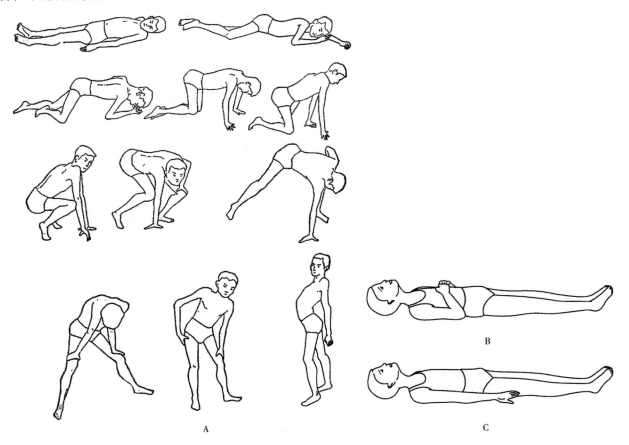

图 1-7 姿势与体位
A. 高尔征；B. 去皮质强直；C. 去大脑强直

2. 舞蹈运动

舞蹈运动是突然出现的不自主、无目的、不规则、无节律的非对称性过度运动，发生在肢体、躯干表现为甩臂、抛腿或晃腰，发生在面部、唇舌、咽喉时表现为挤眉、努嘴或不自主伸舌，说话顿挫似吟诗。

3. 手足徐动

手足徐动是不自主、无规律的缓慢、过度扭曲或蠕动运动，可发生在身体各部位，常见于肢体远端的腕指或足趾。

4. 偏身投掷

偏身投掷与舞蹈运动相似，见于一侧肢体，表现为连续粗鲁的抢臂、投掷动作，面部和躯干多无受累。

5. 扭转痉挛

扭转痉挛是以躯干为轴向一侧缓慢而强烈地不随意扭转，发生在颈部时头部持续侧转，称为痉挛性斜颈。

（七）反射

机体对外界刺激的特定反应称为反射，分为生理反射与病理反射。

1. 生理反射

生理反射是机体对外来刺激的正常反应，根据刺激部位分为浅反射与深反射。

（1）浅反射：浅反射是刺激机体体表浅部位（皮肤或黏膜）出现的反应。临床常用的浅反射有：①角膜反射（见三叉神经检查）；②腹壁反射，轻划一侧腹壁皮肤，见同侧腹壁肌收缩；③提睾反射，轻划一侧大腿内侧皮肤，见同侧睾丸收缩上提（图 1-8A）；④肛门反射，刺激肛门周围皮肤，见肛门收缩（图 1-8B）；⑤足跖反射，由后向前划足底外侧缘皮肤，见足趾跖屈（图 1-8C）。

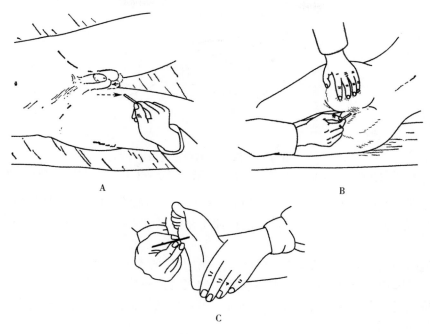

图 1-8 浅反射的检查方法
A. 提睾反射；B. 肛门反射；C. 足跖反射

（2）深反射：深反射是刺激机体深处结构（肌腱或骨膜）引出的反应。临床常用的深反射：①肱二头肌反射（$C_{5\sim6}$），检查者用拇指按压患者半屈肘的肱二头肌腱上，叩击检查者拇指引起患者前臂屈曲；②肱三头肌反射（$C_{6\sim7}$），检查者叩击患者半屈肘关节鹰嘴上方的肱三头肌腱，引起伸肘动作；③桡骨膜反射（$C_{5\sim8}$），检查者叩击患者前臂下 1/3 的桡骨茎突处，引起患者前臂和手指屈曲，前臂外旋；④膝反射（$L_{2\sim4}$），叩击髌下股四头肌肌腱，引起小腿前伸动作；⑤跟腱反射（$S_{1\sim2}$），叩击跟腱引起足趾跖屈运动（图 1-9）。

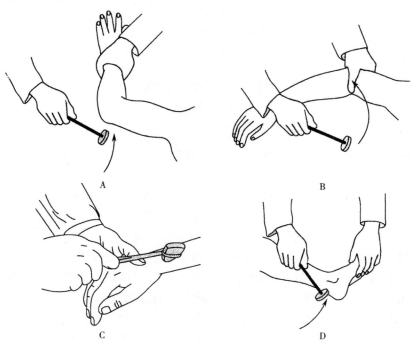

图 1-9

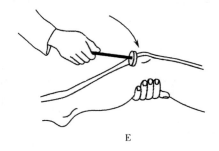

图1-9 深反射的检查方法
A. 肱二头肌反射；B. 肱三头肌反射；C. 桡骨膜反射；D. 膝反射；E. 跟腱反射

深反射分级标准：0级（-）不能引出反应；1+级（+）轻跳动或仅有肌收缩不见关节动；2+级（++）正常反应；3+（+++）跳动幅度或叩击范围增大；4+级（++++）反应极强或出现阵挛。

阵挛是深反射的病理反应，表现为被动运动过程中出现的关节连续跳动现象，常与深反射亢进并存。阵挛类型有：髌阵挛，检查者用拇指与示指用力向足背方向平推患者髌骨，保持此位置时可见髌骨跳动。踝阵挛，检查者一手托住患者腘窝使其屈膝，另一手握住患者足部用力向上使其屈踝，保持该位置时可见踝关节跳动（图1-10）。

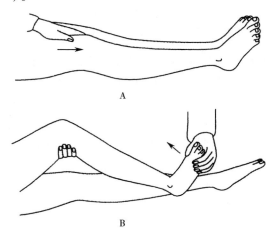

图1-10 阵挛的检查方法
A. 髌阵挛；B. 踝阵挛

2. 病理反射

病理反射是中枢神经系统（锥体束）病变后表现的特定反应，皮质脊髓束受累出现在肢体，皮质脑干束受累出现在头面部。

（1）肢体病理反射：与皮质脊髓束损害有关，根据反应形式分为伸组反射和屈组反射。伸组病理反射以巴宾斯基征最具代表性，检查时划足底外侧缘后出现足拇趾背伸、四趾扇形展开。此外，同巴宾斯基征意义的等位征还有普谢普征、查多克征、奥本海姆征、戈登征、贡达征、舍费尔征等，以普谢普征最敏感，但有假阳性（图1-11）。常用的屈组病理反射有：①霍夫曼征，弹患者手中指的指甲后出现其余四指屈曲；②罗索利莫征，手部检查时患者手指松弛呈半握拳状，检查者用手指同时弹动患者2~4指后出现全部手指屈曲，足部检查时用叩诊锤敲击脚掌出现足趾跖屈（图1-12）。

（2）头面部病理反射：是皮质脑干束损害后出现在头面部的异常反应，属皮质脑干反射。临床常用检查包括：①掌颏反射，轻划患者一侧手掌大鱼际皮肤，见患者同侧下颏肌收缩（图1-13）；②下颌反射详见三叉神经反射检查；③努嘴反射，轻叩患者口唇，见其做噘嘴动作（图1-14）。

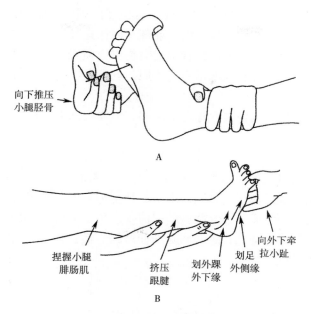

图 1-11　伸组病理反射

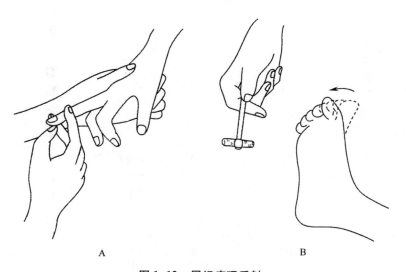

图 1-12　屈组病理反射
A. 霍夫曼征；B. 罗索利莫征

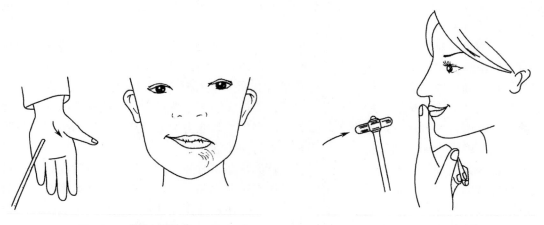

图 1-13　掌颏反射　　　　　　　　图 1-14　努嘴反射

（3）其他：某些反射出现在婴儿尚属正常，成年后再度出现即有病理意义。其与皮质脑干反射的意义不同，属于额叶释放反射，提示病变位于额叶前部至原始运动皮质范围内，也见于弥漫性脑损害。临床常用检查包括：①强握反射，检查者从患者掌根向指尖方向轻划 2～3 遍，见该手出现不自主抓握反应；②吸吮反射，检查者用手指轻刮或叩击患者唇周，见患者出现吸吮动作。

3. 反射的判断

生理反射异常是指浅反射减弱或消失，深反射减弱、消失或亢进；病理反射出现均视为反射异常。

四、脑膜刺激征

脑膜刺激征是由脑膜受累引发的一组被动运动时的异常体征。它们包括：①颈强直，患者放松仰卧，检查者托住患者枕部做屈颈运动，屈颈阻力增大，甚至不能向两侧转头为异常；②克尼格征，患者仰卧，检查者握住患者一侧踝部使髋关节与膝关节屈曲呈直角，随后上推小腿伸直膝关节，出现疼痛或上推阻力增加为阳性；③布鲁津斯基征，患者两腿平伸仰卧，检查者用手托住患者枕部做屈颈运动，双腿不自主屈曲为阳性（图 1-15）。

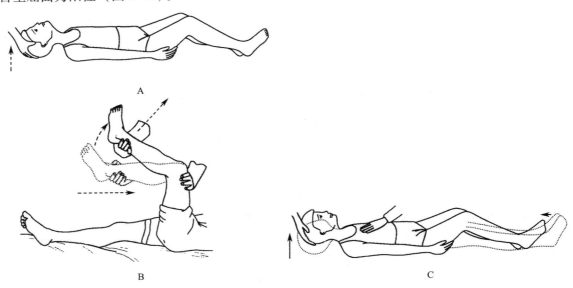

图 1-15　脑膜刺激征
A. 颈强直；B. 克尼格征；C. 布鲁津斯基征

五、大脑皮质高级功能检查

大脑是人类精神活动、语言中枢的所在地，各脑叶控制不同的生理功能。其功能检查主要包括语言能力、定向力、计算力和记忆力。

语言检查：与患者对话，并让其完成某些指令（如用右手触摸左耳）来判断语言表述与理解能力。语言表达时找词困难，用词单调或讷吃是运动性失语；语句丰满，但吐字或发声不清属构音障碍；不能听懂或理解复杂、抽象词语为感觉性失语。让患者叫出展示物品的名称（如手表、钢笔、手电筒等），不能完成者为命名性失语。让患者抄写或听写句子，或按文字指令选择物品，或选读一段文字后复述阅读内容是检查文字语言的方法。患者无运动障碍，却丧失书写能力为失写症，无智力障碍及失明却丧失对视觉符号的认识能力，无法阅读文字、数字或绘画为失读症。

定向力、计算力、记忆力检查：①让患者说出就诊日期与时间、就诊地点或家庭住址，以及辨认周围亲属及众所周知的人物时分别检查时间定向力、地点定向力和人物定向力；②让患者在一定时间内完成 100 依次连续减 7 的计算，至少观察五个计算结果，并注意计算速度是检查计算力；③询问患者的近期生活，如晚饭吃了什么，或让患者先记住三种物品（如电话、手表、手电筒等），并在数分钟内或一小时后重复，据此判断瞬间记忆与近记忆，回忆数月或数年前事件是判断远记忆的检查方法。

六、自主神经系统

自主神经系统包括交感神经与副交感神经，不受大脑皮质控制，广泛分布于内脏、血管、汗腺等处。检查方法有皮肤划痕试验、卧立位试验、发汗试验、竖毛试验、眼心反射和颈动脉窦反射等，因篇幅限制，仅介绍简便易行和常用的方法。

皮肤划痕试验：用钝器轻划皮肤后观察反应，通常被划处在十秒内出现白痕并逐渐变红，约半分钟后红痕增宽。如果白痕持续久提示交感神经兴奋性增高，若红痕增宽并隆起为副交感神经兴奋性增强或交感神经功能减退。检查的个体差异大，须在无皮肤过敏时进行。

卧立位试验：比较安静平卧和站立时的血压与心率。站立后收缩压下降 15 mmHg 或心率每分钟增加 12 次以上为阳性。该试验反映了自主神经对血管的调节功能。

（李明军）

第三节 神经系统辅助检查

一、脑脊液检查

通过腰椎穿刺术获取脑脊液（CSF）标本进行检查，是神经系统疾病的重要辅助检查。其主要目的是了解 CSF 压力和成分变化，通过 CSF 常规、生化、细胞学、免疫学等检查，辅助诊断神经系统疾病。此外，腰椎穿刺术还可进行 CSF 动力学检查；注入显影剂和空气等造影，以观察脊髓蛛网膜下隙、脑蛛网膜下隙和脑室系统情况；注入放射性核素示踪剂，以了解 CSF 循环和吸收过程；放 CSF、进行 CSF 置换和鞘内注入药物治疗。

CSF 大部分由脉络丛产生，小部分为脑和脊髓实质的代谢形成。CSF 每天分泌 500~600 mL，每分钟约产生 0.3~0.4 mL；即总量 140 mL 的 CSF，每 5~7 小时更新一次。影响 CSF 成分的因素，包括：物质从血液至脑和从血液至 CSF 的弥散及主动转运，脑和脊髓代谢对溶质的影响，以及 CSF 形成速率。由于中枢神经系统局部代谢的差异及溶质在细胞外液与脑室和蛛网膜下隙 CSF 弥散或主动转运的差异，导致 CSF 溶质的浓度视标本的采集部位而异。许多 CSF 肽、激素和神经递质都存在头尾侧之间的浓度梯度和昼夜间的浓度变化。

颅内压由大气压、静水压和充盈压三部分组成，因此不同海拔高度的颅内压水平是不同的。静水压取决于测量水平以上截面所分隔的液体和组织的重量，故腰椎穿刺时 CSF 压力在坐位比侧卧位高。充盈压由颅内容物和被封闭组织的弹性决定。由于颅骨不可压缩，硬膜的膨胀能力也有限，因此，如果要保持颅内压不变，三种颅内容物：CSF、血液和脑组织的总体积应保持不变。脑血流和 CSF 虽只占颅内较小空间，它们的容量却能迅速减少。脑组织占 80% 颅内空间，但占位性病变只有在缓慢发生时，脑组织体积改变的代偿机制才能有效发挥作用。

正常成人侧卧时 CSF 的压力为 0.785~1.766 kPa（80~180 cmH$_2$O），高于 1.961 kPa（200 cmH$_2$O）为颅内压增高，低于 0.686 kPa（70 cmH$_2$O）为颅内压降低。压腹试验可了解穿刺针头是否在椎管蛛网膜下隙内。用手掌深压腹部，腹腔深静脉受压，导致椎管内静脉丛瘀血，CSF 压力迅速上升，去除压力后，压力迅速下降，如穿刺针不通畅或不在蛛网膜下隙内，则压腹时压力不升。在脊髓病变疑有椎管梗阻时，应行压颈试验。正常情况下压颈后 CSF 压力迅速上升 100 cmH$_2$O 以上，解除压颈后，压力迅速下降至原始水平。如在穿刺部位以上有椎管梗阻，压颈时压力不上升（完全梗阻），或上升、下降缓慢（部分梗阻），称为压颈试验阳性。如压迫一侧颈静脉，CSF 压力不上升，但压迫对侧上升正常，常指示该侧的横窦闭塞。但有颅内压升高或怀疑颅后窝肿瘤者，不应做压颈试验，以免发生脑疝。

正常 CSF 外观无色透明，白细胞数成人为（0~5）×10^6/L，儿童为（0~10）×10^6/L，超过 10×10^6/L 为异常。白细胞增多提示中枢神经系统有炎症。急性细菌性感染早期，常出现多核白细胞增多；结核或真菌性脑膜炎时，常出现单核白细胞增多，但在早期也可出现多核白细胞增多。正常 CSF 不应有红细胞,出现红细胞提示有出血。若 CSF 为血性或粉红色,多提示颅内或脊髓腔内有出血。可用三管连续接取 CSF,前后各管为均匀一致的血色,或离心后上清液呈淡黄色或黄色,表明为非损伤性出血,如蛛网膜下隙出血;前后各管的颜色依次变淡,或离心后上清液呈无色透明,则为穿刺损伤出血。若 CSF 呈淡黄色或红黄色,提示脑或脊髓有出血,红细胞已破坏,血浆蛋白进入 CSF。一般腰椎穿刺损伤所致的血性 CSF 或 CSF 黄变,可存在 2~5 天。当 CSF 蛋白含量极高(多超过 10 g/L)时,CSF 离体后不久自发凝固,称为 Fromn 综合征。若 CSF 浑浊呈云雾状,通常是由于白细胞数超过 300×10^6/L 所致;蛋白质含量增加或含有大量细菌、真菌等也可使 CSF 浑浊;结核性脑膜炎常呈毛玻璃样微混;而化脓性脑膜炎常呈明显浑浊。

CSF 和血液中的糖需要 2 小时才能达到平衡。正常 CSF 糖含量为 2.5~4.4 mmol/L,为血糖水平的 50%~70%,低于 2.25 mmol/L 为降低。糖明显减少见于化脓性脑膜炎,轻至中度减少见于结核性或真菌性脑膜炎以及脑膜癌病和转移癌。CSF 糖含量增加见于糖尿病、静脉注射葡萄糖等血糖增高情况。病毒感染时,CSF 糖含量正常或稍高。

CSF 氯化物正常值为 120~130 mmol/L,较血氯水平高。细菌性和真菌性脑膜炎时,CSF 氯化物含量减低,尤以结核性脑膜炎明显。剧烈呕吐或肾上腺皮质功能减退时,因血氯下降,CSF 氯含量也下降。

腰椎穿刺 CSF 蛋白质正常值为 0.15~0.45 g/L。蛋白质增高见于中枢神经系统感染、脑肿瘤、脑出血、椎管梗阻、吉兰-巴雷综合征等疾病。蛋白质降低见于腰椎穿刺或硬膜损伤引起的 CSF 丢失、身体极度虚弱和营养不良。

对各种脑膜炎都应做 CSF 的细菌学检查,包括涂片和培养。疑有真菌性脑膜炎可做墨汁染色涂片;抗酸染色可查找结核菌。结核性脑膜炎的 CSF 静置 12~24 小时后,可见表面有纤维的网膜形成,取此膜涂片检查结核杆菌,阳性率较高。为提高阳性率,应尽可能在抗生素使用前采集 CSF,在保温条件下尽早送检标本,或在床旁培养,并分别进行有氧和厌氧培养。

正常脑脊液免疫球蛋白含量极少。免疫球蛋白增高见于免疫性疾病及中枢神经系统感染。当血-脑屏障功能损害时,血中的免疫球蛋白可进入脑脊液中。确定中枢神经系统内(也称鞘内)是否有 IgG 合成对神经系统疾病尤其是多发性硬化的诊断具有重要的价值。临床上评估鞘内 IgG 合成的定性方法主要是测定脑脊液中寡克隆区带。IgG 指数和 24 小时 IgG 合成率可校正血浆中的蛋白进入对 CSF 免疫球蛋白水平的影响,是临床上评估鞘内 IgG 合成的常用定量方法。

特异性抗原和抗体检测对一些中枢神经系统疾病的诊断有较大的帮助,如单纯疱疹病毒抗原及抗体检测对单纯疱疹病毒性脑炎诊断,脑脊液密螺旋体荧光抗体吸收试验对神经梅毒,囊虫补体结合试验和囊虫酶联免疫吸附试验对脑猪囊尾蚴病等。

通过腰椎穿刺术直接将药物注入 CSF 中,可以绕开血-脑屏障,促进药物进入脑实质内。这种治疗策略不同于高渗药物或缓激肽介导的血-脑屏障开放技术,后者对小分子药物进入脑实质内的作用较大,但对大分子药物(如神经生长因子)等穿越血-脑屏障的效果很小。此外,血-脑屏障开放也可能将血液中其他有害的物质带入脑内。但遗憾的是,腰池或脑室内注射药物的作用有限,并不能使药物大量进入脑实质。

二、脑电图和脑电地形图

脑电图(EEG)是脑自发性生物电位借助电子放大器放大后描记出来的曲线图,其特征是有节律的低频率交流型电活动。头皮表面记录到的脑电活动主要来自皮层椎体细胞顶树突的突触后电位,而脑电活动的节律由丘脑调控。

EEG 由频率、波幅、位相、波形等基本要素组成。一般采用双极导联记录头皮上两点间的电位差,或单极导联记录头皮与无关电极(双耳垂)之间的电位差。正常 EEG 电位(波幅)为 0.5~100 μV,通常需放大 100 万倍后描记于纸上。由于生物电信号发生位置与记录电极之间存在复杂的阻抗系统,因此 EEG 波幅的测定多少有些粗糙和不重要。

EEG 的频率可分为 4 种频带：α 波的频率为 8~13 Hz，β 波为 14~30 Hz，θ 波为 4~7 Hz，δ 波为 4 Hz 以下。θ 波和 δ 波称为慢波。

连续出现 ≥3 个形态、频率相同的波称为节律。正常人 80% 以上以 α 节律为主。α 节律主要分布在枕部和顶部，两侧对称，其 α 波的频率变化不超过 2 Hz，两侧对应区差别小于 20%，在清醒安静闭目状态下容易出现，但睁眼则可能完全消失，代之以低波幅 β 波。β 活动是正常成人清醒 EEG 的主要成分，其波幅多低于 25 μV，分布广泛，主要见于额叶和颞叶。少量 θ 波见于正常额颞区。δ 波在正常清醒状态下几乎没有，但入睡可出现，且由浅入深逐渐增多。过度换气时，约 80% 的儿童和 30% 的成人出现高波幅的慢波节律，不应认为是异常。

EEG 与年龄密切相关。初生婴儿以 δ 波为主，随着年龄增加，慢波逐渐减少，而 α 波逐渐增多，至 14~18 岁时接近于成人 EEG 表现。EEG 在睡眠时与清醒时完全不同。在非快速眼动相（NREM）的第 1 期（困倦期），清醒时的 α 节律消失，代之以低波幅慢波；第 2 期（浅睡期）出现睡眠纺锤波（12~14 Hz）；第 3、第 4 期（深睡期）出现广泛性分布的高波幅慢波。在快速眼动相（REM）则出现低电压、混合频率的脑电活动。

EEG 偏离正常范围即称为异常。常见的异常表现包括：①慢波增多，背景活动出现弥漫性慢波是最常见的 EEG 异常表现，见于各种原因导致的弥漫性脑损害；②出现异常波，如棘波、尖波、棘慢复合波、多棘复合波、三相波等；③波幅改变，其中以波幅降低比较有意义。广泛性 EEG 异常可根据异常程度分为：边缘状态，轻度异常，中度异常和重度异常。通常，一侧性或局限性异常不再分度。

EEG 在临床上最大的应用价值在于帮助癫痫诊断和分型。在发作时出现癫痫样放电，如棘波、尖波、棘慢复合波等，是癫痫诊断的强有力证据。但癫痫患者在发作间期 EEG 正常或仅有轻微改变并不少见。在闪光刺激、剥夺睡眠、过度换气等激发措施下，EEG 检查的阳性率可提高。约 1% 的成人和 3.5% 的儿童从未有过癫痫发作，神经系统检查也正常，但 EEG 上却出现癫痫样放电。过去，EEG 常用于脑卒中、脑肿瘤等病变的定位，自脑 CT 和 MRI 等神经影像学技术广泛应用于临床以来，EEG 已几乎不再用于这类检查。有些 EEG 的异常表现对某些疾病的诊断十分重要，如高度失律与婴儿痉挛，双侧同步对称 3 Hz 重复出现的棘慢复合波与失神小发作，局限于额颞区的周期复合波与单纯疱疹脑炎，间隔 0.5~2.0 秒周期性爆发波与克罗伊茨费尔特-雅各布病，电静息（<0.5 μV）与脑死亡等。

脑电地形图（BEAM）是将各种节律的脑电信号，用计算机进行处理，转换成一种能够定位和定量分析的脑电检查技术。各种节律的脑电信号可用不同的颜色显示其在头皮的相应位置分布。其优点是对背景的分析较人工分析更敏感，直观性比较强。但脑电地形图不能反映脑电波形及各种波形出现的方式等重要信息，因而不能取代 EEG 检查，脑电地形图检查应结合 EEG 检查应用。

三、诱发电位

诱发电位指神经系统相应部位对某种特定刺激所产生的呈一定空间分布的、与刺激有固定锁时关系的电位变化。与自发性 EEG 节律性电活动反映觉醒、意识、睡眠-觉醒周期等一般状态不同，诱发电位反映的是更离散的神经活动，是与感觉、运动、认知事物相关联而触发的短暂性电位。单个诱发电位的波幅很小，需将反复刺激下获得的多个瞬间反应电位进行计算机叠加处理，同时不断减除与刺激无锁时关联的电活动波。一般诱发电位波形的命名为极性加平均峰潜伏期，波峰向下为正相波（P），向上为负相波（N），如在刺激后 100 毫秒出现的向下的波则称 P100。

根据刺激或记录的方式不同而有多种诱发电位，包括：体感诱发电位（SEP），视觉诱发电位（VEP），脑干听觉诱发电位（BAEP），事件相关电位（ERP），运动诱发电位（MEP）等。

诱发电位主要用于了解感觉、运动、视觉等神经通路的功能和其客观评价；可较为敏感地检出亚临床病灶，甚至包括一些 CT 和 MRI 等影像学技术不能显示的中枢神经系统损害。缺点是缺少特异性，检查结果受各传导系统终端器官病变的影响。比较不同实验室的结果时，应注意仪器设置的刺激和记录参数一致。

四、肌电图和神经传导速度

肌电图（EMG）是通过同心圆针的针丝和针管两电极记录肌纤维微小电位差的一种技术，包括插入过程中、肌肉处于安静状态下、肌肉做不同程度随意收缩时的电活动。广义 EMG 还包括神经传导速度、重复神经电刺激、单纤维肌电图等内容。

当针电极插入肌肉时，刺激肌纤维产生短暂的电活动，称为插入电位。插入电位减少或消失见于肌肉纤维化或萎缩；增多或延长表明肌肉易激惹或肌膜不稳定，见于肌肉失神经支配或某些肌病。

在安静状态下，正常肌肉无电活动。急性肌肉损伤或肌肉失神经支配后出现肌纤维自发电位，常见纤颤电位和正锐波。肌肉自主收缩或受机械刺激后出现的节律性长时间持续性放电为肌强直放电。

当肌肉极轻微收缩时，只可记录到单个运动单位动作电位（MUAP）。一个运动单位是肌肉收缩的最小功能单位，由一个脊髓前角运动神经元及其所支配的全部肌纤维构成。MUAP 是电极记录范围内一个运动单位所属肌纤维同步放电的总和，其波幅一般为 500 ~ 1 000 μV，持续时间为 2 ~ 10 ms，波型多为双相或三相，称单纯相。四相以上的波则称为多相波。由于远离电极的运动单位所属的肌纤维对 MUAP 影响很小，故一个运动单位的电活动特征不能以单个 MUAP 的检查结果来代表。常用方法是采用标准技术记录 20 个 MUAP 的平均时限和波幅。MUAP 时限和波幅减少提示运动单位肌纤维的数目减少，见于肌病或神经肌肉接头疾病；时限和波幅增加提示运动单位肌纤维的数目增多，见于肌肉失神经支配后获得残存神经元的神经再支配，此时，多相波的百分比出现增加。

当肌肉中度收缩时，参与的运动单位数目增多，时而较稀疏可分辨出单个运动单位电位，时而密集难于分辨出单个运动单位电位，称为混合相。

当肌肉最大力收缩时，几乎所有的运动单位参与收缩，呈密集的相互重叠的难以分辨基线的许多运动单位电位，称为干扰相。在肌肉重收缩时，出现单纯相提示运动单位数量明显减少；出现混合相提示运动单位数量部分减少；出现低波幅干扰相（病理干扰相）提示肌纤维变性或坏死使运动单位变小。

神经传导速度测定主要包括运动神经传导速度（MCV）、感觉神经传导速度（SCV）、F 波和 H 反射。其主要异常是传导速度减慢和波幅降低。前者主要反映髓鞘损害，后者主要反映轴索损害。SCV 改变比 MCV 改变更为敏感。周围运动神经受超强电刺激后，引起一个大的复合肌肉动作电位（M 波）及一个小的在 M 波后的晚成分（F 波）。F 波由电刺激逆行传导至脊髓前角细胞再经运动神经回返放电引起，异常提示周围运动神经近端病变。H 反射是指在腘窝刺激胫神经，通过脊髓单突触反射，导致腓肠肌收缩而记录到的动作电位，主要用于腰骶神经根病变的诊断。重复神经电刺激是检测神经肌肉接头功能的重要手段。对 10 Hz 以下的低频重复电刺激，正常肌肉动作电位的波幅基本保持不变，而重症肌无力患者呈波幅逐渐递减现象。对 20 Hz 以上的高频刺激，兰伯特－伊顿综合征患者呈波幅递增反应。

EMG 和神经传导速度检查主要用于帮助诊断及鉴别诊断神经源性损害、肌原性损害和神经肌肉接头病变；帮助确定神经元、神经根、神经丛、周围神经病损的部位和程度；了解病变是急性或慢性；协助确定周围神经是轴索损害为主还是髓鞘损害为主；对一些肌肉病的诊断和神经损伤功能恢复的评估有重要意义。

（李明军）

第二章

微创神经外科治疗技术

第一节　术中磁共振成像颅脑手术技术

一、术中磁共振成像的历史和使用现状

20 世纪 80 年代初 Lunsford 首先使用术中 CT 引导手术，开创了术中影像学的新纪元。但 CT 扫描有许多不足，如放射线的不良反应、仅能进行横断面扫描、软组织显像质量差等，限制了术中 CT 的发展。磁共振成像（MRI）具有无放射损伤，软组织分辨率高，并可提供矢状面、冠状面、横断面图像等优点，因此，术中磁共振成像便成了神经外科医生的自然诉求。1993 年世界第一台术中磁共振（iMR）在美国哈佛大学医学院 Brigham 医院投入临床使用，此后，术中磁共振逐渐被认为是神经外科非常重要的影像引导工具。Brigham 医院的术中磁共振成像系统为垂直双圈的开放磁体系统，又被称为"双甜甜圈"系统。磁体间有 56 cm 的间隙，供放置患者头部及手术之用，场强 0.5 T。此后，在明尼苏达州等地，又有少数此类系统投入使用。使用此类系统时，手术操作在磁体间进行，因此可以快速更新手术区域的 T_2 扫描图像（约 2 秒/次），能够得到近似于实时动态的术中磁共振图像。但正因如此，要求使用磁共振兼容的手术设备（如显微镜、电凝机等）和手术器械，投资费用很高，而狭小的手术操作空间（56 cm）也使术者手术时的舒适程度大大降低。此外，由于场强较低，此类系统仅能进行术中解剖结构成像，且成像质量较低，无法进行脑功能成像（如纤维束成像等）。

为了降低系统成本，使用常规手术设备和器械，并改善术者的舒适程度，20 世纪 90 年代中期，德国 Erlangen－Nuernberg 大学医学院神经外科开发了新型的术中磁共振成像系统。患者在磁体外的手术床上接受手术，因为手术区域此时位于 5 高斯线（5 G）以外，所以可以使用常规手术器械。当需要术中磁共振成像扫描时，将患者转运至滑动检查床上，并滑动进上下排列的 0.2 T 场强开放磁体内进行扫描。类似的系统还有 Odin 公司的 PoleStar 系统，该系统有一个可升降的 0.12 T（后升级为 0.15 T）开放磁体，当需要进行术中磁共振成像扫描时，才将磁体升起至手术区域进行扫描。2006 年，我国上海华山医院引进国内第 1 台 0.15 T 低场强术中磁共振成像系统，即 PoleStar N20 系统。此类系统的优势是，可以使用常规手术器械，降低了整体成本，同时，术者有足够的操作空间，操作舒适度较好，但存在场强太低，无法进行术中功能成像等缺点。

高质量磁共振成像和脑功能成像要求使用高场强封闭磁体系统，为了解决这一难题，1999 年，Sutherland 等报道了移动磁体的术中磁共振成像系统，在此系统中，1.5 T 磁体被安装在天花板上的特制轨道上。通常情况下，磁体位于手术室外，在需要进行术中磁共振成像扫描时，将磁体沿轨道滑动至手术室内进行成像。2003 年，德国 Erlangen－Nuernberg 大学医学院神经外科率先使用了旋转床式的高场强（1.5 T）术中磁共振成像系统。在此系统内，手术区域位于 5 G 线以外，可以使用常规手术器械。当需要进行术中 MRI 扫描时，将手术床旋转进入磁体内进行扫描。该系统的优点是：磁体场强高，图像质量好，且能进行术中脑功能成像；使用标准手术器械，节省了开支。缺点是：间断进行扫描，不能实时获取图像；由于磁体和手术患者在同一房间内，因此，在手术过程中，即使未进行术中扫描时，其

他患者也不能使用该磁共振机,降低了系统的使用效率。

为了提高系统使用效率,同时采用高场强磁体以提高图像质量,两种新的系统被开发出来。这两种系统基本设计都是双房间系统,一间是手术室,一间是诊断室,使用高场强磁体(1.5 T 或 3 T),因此能在获得良好术中影像的同时,进行脑功能成像。这两种系统的根本区别在于进行扫描时,是移动患者还是移动磁体。

在以比利时 Leuven 大学和日本 Tokai 大学为代表的系统中,磁体固定于诊断室内,在不需要进行术中扫描时,可以进行常规诊断性扫描。当需要进行术中扫描时,将患者包裹无菌巾后,连同手术床、麻醉机和监护仪等,沿地轨或是转运床,运送至诊断室内进行扫描。此类系统的主要问题在于移动患者时,麻醉、监护设备和管道需要和患者一起移动,存在安全隐患。而为了确保安全,又需要多个工作人员陪同患者一起移动,费时费力。

另一种设计为移动磁体,当不需要进行术中扫描时,磁体位于诊断室内,可以进行诊断性扫描。需要进行术中扫描时,将磁体沿轨道滑动至手术室内进行扫描。该系统由于不用移动患者,在很大程度上提高了安全性,只需一人,即可完成移动磁体的工作,省时省力。2008 年,中国人民解放军总医院引进国内第 1 台 1.5 T 高场强术中磁共振(加拿大术中磁共振 S 公司)即为移动磁体的双室系统。

场强是影响磁共振成像质量和成像功能的一个重要因素。高场强术中磁共振成像系统多指磁场强度为 1.5 T 或以上的系统,主要产品有西门子 Magnetom Symphony 系统(1.5 T)、Magnetom Espree 系统(1.5 T)、GE 公司 Waukesha WI 系统(3 T)和 Philips 系统(3 T)等。高场强术中磁共振成像系统术中成像质量很高,而且能进行脑功能成像。高场强系统成像时将患者移入系统内或根据需要将磁体移入、移出手术室,术中仍可使用多数传统手术器械及仪器,节约了器械方面的投资,患者体位和医生操作与常规手术一样不受限制。此外,高场强术中磁共振成像系统信噪比、空间分辨率提高,成像质量更佳,可完成常规诊断 MRI 的各种功能成像。这些功能使高场强术中磁共振既有诊断功能又有治疗功能。但高场强术中磁共振成像系统使用成本高,多需专业改建和严密屏蔽的手术室。此类系统更适合具有一定术中磁共振使用经历,需要进行临床研发的较大型医疗机构使用。在术中磁共振问世之初,由于技术和经济条件的限制,多数单位使用低场强术中磁共振成像系统。近年来,高场强术中磁共振成像系统因图像清晰且不限制患者体位和医生的操作空间,吸引了许多单位选择使用。

低场强术中磁共振成像指磁场强度低于 0.5 T 的系统,主要产品有 GE 公司 Signa SP(0.5 T)、西门子公司 MAGNETOM Open(0.2 T)和以色列 Odin 公司 PoleStar N10(0.12 T)、PoleStar N20(0.15 T)等。低场强 iMR 多为开放式系统,使用成本低,对手术室改建要求不高,手术及麻醉器械要求低磁性,术中成像相对较方便,可以确认肿瘤边界、指导穿刺活检、纠正脑移位。但低场强磁体导致成像时间延长,信噪比低,空间分辨率低,扫描序列单一,且无法进行术中脑功能成像,多数设备限制了患者的体位及医生的操作空间,造成使用效率下降。低场强 iMR 适合刚刚开始采用 iMR 的医疗机构使用。

二、术中磁共振成像辅助的多模态神经导航

导航辅助下的神经外科手术是微侵袭神经外科技术的重要组成部分之一,是由立体定向手术、数字化扫描技术、计算机软硬件技术和显微外科技术等的最新进展综合发展而来,是一种人工智能化的神经外科手术辅助系统,它使神经外科手术的定位更精准,术中精细测量变得非常简单,误差降低到最小,减少手术时间和侵袭性,能够保证手术的精确定位、切除病灶最大、神经功能损伤最小,使一些神经外科手术禁区得以突破。如果说显微镜是对神经外科的第一次革命性发展,那么神经导航技术无疑是神经外科的第二次革命。

虽然神经导航技术 20 世纪 90 年代才逐渐发展起来,但是随着计算机技术日新月异的发展,神经导航技术已经从最早的单纯解剖导航发展成了多模态功能神经导航,即通过图像融合技术,将脑磁图(MEG)、功能磁共振成像(fMRI)、弥散张量成像(DTI)、磁共振波谱成像(MRS)等功能影像学资料与 CT、磁共振解剖成像等融合在一起并进行三维重建,从而直观地定位病变与功能皮层、传导束及血管之间的空间关系,在术前帮助手术医生制订虚拟手术计划。通过先进的注册配准技术,将影像坐标

系统与手术野内的位置动态链接起来，能够提供术中实时持续定位。如果神经导航系统与手术显微镜整合在一起，还可以实现显微镜下导航，术者能够在显微镜下更加直观地看到导航的指示。此外，神经导航系统与术中磁共振系统、术中超声、术中皮层电刺激等结合在一起能够不同程度地纠正术中脑移位造成的导航偏差，其中术中高场强磁共振成像技术能够根据术中成像结果实时更新导航，被认为是目前纠正脑移位的最佳办法。

功能神经导航的技术流程包括术前患者影像学资料的采集，术前手术计划的制订，导航注册，术中实时定位等，如果与显微镜结合使用需要与显微镜进行连接、校准，以实现显微镜下导航，如果与术中影像手段联合使用，则可以在术中更新手术计划，纠正术中脑移位引起的导航误差。

由于神经导航系统采用的影像资料来自术前，随着手术的进行脑组织发生移位，会造成术中导航定位不同程度的误差。影响因素包括病理生理性和物理性因素，其中病理生理性因素包括肿瘤性质、部位、体积，脑水肿，麻醉剂、脱水剂的使用，机械性通气等；物理性因素包括重力、脑脊液流失、骨窗范围、患者体位、脑室引流、脑组织牵拉及组织切除等。采集术中影像资料并更新导航数据是纠正术中脑移位误差的主要办法，包括术中超声、术中CT、术中MRI等。术中超声具有使用灵活、简单、安全、相对成本较低等优点，但缺点是分辨力较低，不能发现小的、深在的病灶，不能作出实质性肿瘤的定性诊断，不能明确病灶边界；术中CT组织分辨力较超声高，使用较灵活，缺点是X线剂量较高，增加患者的X线暴露，不适合多次扫描；术中MRI组织分辨力最高，术者能够利用术中扫描的影像资料更新导航计划，重新注册，高场强的术中MRI图像质量与术前几乎相当，术中DTI成像还能够显示手术对传导束的影响，判断残余肿瘤与传导束的关系，缺点是设备昂贵，目前还不能普及应用。术中成像技术能够纠正脑解剖结构的移位，但难以在术中精确定位脑功能皮层。而术中唤醒及皮层电刺激技术虽然能够在术中定位皮层功能区，解决导航下功能区移位的问题，但是术中皮层电刺激有一定风险，手术需要暴露的皮层面积要更大一些，电刺激有可能导致癫痫的发生，此外术中唤醒也有一定的失败率。未来发展方向可能会集中于如何将上述两种技术更好地结合起来，起到相辅相成的作用。

三、术中磁共振成像及多模态神经导航系统的临床应用

自1986年神经导航系统技术首次应用于临床以来，经过30余年的发展和推广，已广泛应用于临床神经外科。近年来，更增加了术中磁共振成像，术中CT，术中B超等术中成像手段，应用范围和使用效果有了长足的进步。下面结合一些典型病例，简单介绍一下术中磁共振成像和多模态神经导航在颅脑肿瘤、脑血管病、穿刺活检、功能神经外科、脊髓及脊柱病变等领域的临床应用。

（一）术中磁共振成像及多模态神经导航辅助下的颅脑肿瘤外科治疗

1. 胶质瘤

因胶质瘤呈浸润性生长，与周围脑组织没有明确的边界，在显微镜下很难与正常脑实质相鉴别，皮层表面也常常无明显异常，即使经验丰富的手术医师也必须在探查中多次取组织进行快速冰冻病理检查，以确定切除范围。术中借助导航虽可提示当前手术操作的部位与肿瘤边界的关系。然而，由于"脑移位"的发生，导航系统术中有可能发生较大移位，影响肿瘤边界的判断，此时，需要使用术中磁共振成像在术中更新导航影像，并客观评估肿瘤切除范围。据文献报道，术中磁共振成像首次术中扫描时，残留肿瘤的发现率高达30%～60%，这充分说明了单纯使用导航系统评估胶质瘤边界和切除程度的不确定性，并强调了使用术中影像手段实时更新导航的重要性。另外，如果肿瘤位于功能区附近，术前导航计划可以标记处功能区皮层及相邻传导束的空间位置关系，并在术中提供进一步切除病灶的方向，避免伤及周围组织。而术中高场强磁共振成像系统可以在术中进行脑功能成像，并将病变附近的重要功能结构影像导入神经导航系统指导手术。

2. 垂体腺瘤及鞍区脊索瘤

经蝶垂体腺瘤及鞍区脊索瘤手术中导航有助于定位，内镜下经鼻腔蝶窦入路切除垂体腺瘤已经广泛开展，目前手术并发症的发生率仍较高。甲介型蝶窦患者的蝶窦发育不良，过去是经鼻蝶入路手术的禁忌证，在神经导航辅助下经蝶入颅手术切除甲介型蝶窦垂体微腺瘤能够取得满意的疗效。对于解剖变异

及二次手术的患者，术者更加难以判断蝶窦前壁、鞍底、鞍膈、鞍旁及海绵窦等主要结构，利用神经导航系统可以摆脱对骨性标志的依赖，使操作更准确。在术前进行导航计划时，利用 MRA 影像将颈内动脉进行三维重建可以更加直观地了解肿瘤与颈内动脉的关系，并在导航的辅助下防止损伤颈内动脉。

3. 脑膜瘤

对于中央区及窦旁脑膜瘤等，术前导航计划可以利用 fMRI 和 MRV 成像将运动皮层和静脉窦标记出来，导航可确定手术切口的位置及范围，评价受压移位的中央前回、锥体束、矢状窦等，最大限度地利用皮瓣及骨窗，避免开颅误伤引起大出血。

转移瘤、淋巴瘤、血管网织细胞瘤、神经鞘瘤、生殖细胞瘤、炎性肉芽肿等均为导航的选择性适应证，尤其是病灶位置处于重要功能区或位置较深时。

（二）功能神经导航辅助下的脑血管病外科治疗

1. 海绵状血管瘤

常位于脑实质的深部，甚至在脑干、丘脑等致命部位，病灶一般较小，传统的手术治疗易造成周围结构的损伤，引起术后不同程度的神经功能障碍。术前导航计划可以标记病变位置及邻近的功能区、传导束等，术中根据导航所确定的皮质切口位置，在导航引导下寻找病灶，能最大可能地减少对周围正常脑组织、神经功能的损伤。如果结合术中磁共振成像技术，可以在术中更新导航计划以纠正脑脊液流失造成的脑漂移。

对于重复出血和有症状的海绵状血管瘤病例，手术是首选的治疗方法。而当病变紧邻功能区时，术前详细的风险评估十分必要。手术病例的选择标准可参考相关文献资料。对于手术来说，由于海绵状血管瘤特殊的病理特点（病变多较小，不包含脑实质，血供不丰富并与静脉系统不交通），均能做到全切但保留相关的静脉异常。传统开颅手术与影像导航下的开颅手术在切除率和术中远期并发症方面没有显著区别。影像导航技术的积极意义在于使得这类病变的手术适应证进一步扩大；与传统开颅手术相比，更小和更深的病变也可以积极进行手术治疗。而功能神经导航技术的引入，使得对于重要功能区和白质纤维束变得可见，更加有利于功能的保护。对于功能区的保护，仍然强调精确显微解剖暴露及细致的手术操作，而功能导航系统的辅助更多体现在手术入路的设计及皮层切开位置的选择。通过在导航系统中显示的病变与各个功能结构的位置关系，从而选择有效避开上述结构的入路。对于皮层下病变，还能够选择避免重要功能区及距离病变位置最近的皮层切开位置。目前影响影像导航技术的一个主要因素是术中脑组织漂移。脑组织漂移的影响因素很多，从开放硬膜开始，脑组织就可能开始产生漂移，而目前认为其方向和程度无法预测。这一问题带来两个方面的影响：①使得病变位置产生偏差；②使得功能导航标注的功能结构（传导束、皮质功能区）与实际不符。上述问题对于深部的小的海绵状瘤来说尤其明显，甚至导致导航指导下仍然无法找到病变。而术中磁共振成像技术是解决病变漂移问题的一个有效方法。对于小的海绵状血管瘤，目前一个新的手术方法是无框架导航技术结合神经内镜进行微创手术切除。通过特质的透明带芯鞘在导航下穿刺脑组织到达病变，取出内芯后，应用内镜辅助，在鞘形成的空间内进行病变切除。由于海绵状血管瘤明确的边界及缺少大供血动脉及引流静脉，使得这种方法可行。优势是不但对脑组织创伤小，而且可以有效克服脑移位问题。而通过精确选择穿刺通道，可以有效避免对重要结构的损伤。

2. 动静脉血管畸形

神经导航对一些位置深、体积小，位于运动语言功能区、脑干、丘脑的动静脉血管畸形尤为重要。术前可将 MRA 和 MRV 影像学数据输入神经导航系统中进行三维重建，获得动静脉畸形的供血血管及引流，对手术提供重要的帮助。利用 fMRI 和 DTI 成像将皮层功能区及重要传导束进行标记，能够帮助术中避免损伤功能皮层及传导束。

3. 动脉瘤

由于传统血管造影的图像不能用于导航系统，导航对于动脉瘤手术的辅助作用受到限制。在对多数动脉瘤的导航手术中，术前计划的意义大于术中影像引导。术前利用 CTA 及 MRA 资料进行三维血管重建，可直观了解动脉瘤大小、形状、瘤颈、走行，以及与周围血管、神经的比邻关系，分析动脉瘤与载瘤动脉的角度，选择最合适的手术入路，在最安全的位置、最好的显露角度下彻底夹闭动脉瘤，从而减少术中动脉瘤破裂出血及术后脑梗死的发生率。对于复杂性动脉瘤，如巨大动脉瘤、大脑前动脉远端、小脑后下动脉（PICA）、小脑前下动脉（AICA）的动脉瘤，导航辅助下制订详尽的术前计划是非常必要的。

（三）功能神经导航辅助下无框架穿刺活检和功能神经外科

传统的神经外科穿刺活检是利用有框架立体定向仪进行的，患者术前安装金属框架有一定痛苦，而术者需要进行复杂的运算，有一定的操作难度。Kratimenos 等在 1992 年最早将神经导航系统应用于癫痫外科手术，称为计算机辅助的立体定向选择性海马杏仁核切除术，取得了良好的效果。现代导航系统平均精确度在 2 mm 以内，无须安装头颅框架，且可提供穿刺过程的多角度动态图像，使得穿刺过程更安全、更精确。安装专用的功能神外手术导航软件及相关附件后，导航系统可完全取代传统的框架立体定向仪，完成苍白球损毁术、海马切除等手术。术前应用 fMRI，DTI 和 MEG 成像进行导航计划，将癫痫灶、重要传导束和皮层功能区融合到神经导航系统中，能在术中标记出病灶和重要传导束及功能区的位置，从而在准确切除病灶的同时保护重要功能区。Rydenhag 等报道 654 例手术，较严重的并发症仅占 3.1%。Oertel 等在神经导航系统辅助下进行 37 例颞叶癫痫手术，结果发生轻度偏瘫、脑神经麻痹、失语、术后感染等并发症的概率明显小于没有应用神经导航系统的颞叶癫痫手术。

（四）功能神经导航辅助下的脊髓及脊柱外科治疗

新一代导航系统均开发了脊髓脊柱手术软件包及专用配件，使导航系统得以应用于脊髓及脊柱外科手术。神经导航可适用于髓内星形细胞瘤、室管膜瘤、神经纤维瘤、海绵状血管瘤等常见髓内外病变的手术治疗，并可引导椎弓钉的固定，降低手术损伤的发生率。

（宣兆博）

第二节　神经导航技术

20 世纪 90 年代神经外科进入微创时代，神经导航是微创神经外科技术的重要组成部分。

神经导航技术使神经外科手术定位更准确，可以最大限度切除病变并避免损伤正常脑组织。神经导航定位和实时引导为微创神经外科手术提供了可靠的技术支持，广泛应用于脑血管病、肿瘤、活检、脑内异物取出、脊髓/脊柱病变等手术，日益得到神经外科医师重视，在一些经济发达国家已经成为神经外科常规手术技术。

脑内手术最困难的问题是如何在不（或少）损伤正常脑组织的状态下，探查到脑内病灶。神经导航用途有三方面。①手术前定位颅脑病灶部位和颅脑重要解剖标志，形成三维模拟图像，设计手术入路和准确、安全开颅。②手术中发现脑内占位病灶，确定切除范围；确定动静脉畸形血管边界、协助判断巨大动脉瘤与源生动脉关系；利用功能磁共振导航确定重要脑功能。③神经导航与多普勒超声技术合作，实时了解病灶切除状态。

一、神经导航发展历史

神经导航又称为影像引导神经外科（IGS）或无框架立体定向，是现代立体定向外科技术之一，其发展历经一个世纪。

1906 年英国 Horsley 和 Clarke 研制出脑立体定向仪，用于动物实验研究。1941 年后 Specigel 和 Wycis 发明人体脑立体定向仪，并利用脑室造影定位技术，采用前后联合线，以脑室标志为基础，获得人体三维立体定向图谱，并应用立体定向技术，通过毁损苍白球治疗帕金森病。以后，相继出现 Leksell、Reichert、Gillingham 和 Mccaul – Fairman 等脑立体定向仪。有框架立体定向外科又称为立体定向外科，用于脑组织活检、帕金森病手术和脑内放疗。

早期有框架导航外科应用脑室、气脑造影和 X 线平片技术，不仅定位欠准确，而且操作复杂，创伤性比较大。另外，采用有框架脑立体定向手术时，患者须配戴框架，操作较复杂且不能实时导航，长期以来有框架导航外科发展缓慢，临床应用范围比较小。

20 世纪 80 年代，临床医学向微创发展，CT 和 MRI 等数字化影像资料可输入计算机，出现无框架立体定向外科，也称为神经导航。

神经导航系统在模拟数字化影像与神经系统实际解剖结构之间建立起动态联系，使医师能够"透视"患者脑内微细结构，个体化地设计手术入路；实时了解病变与周围重要结构，如脑干、颈内动脉和脑神经的关系，目前已被广泛应用于颅内肿瘤、脑血管病、血肿清除和活检等手术。神经导航技术改变了神经外科传统的开颅手术方式。

二、神经导航方法

（一）术前准备

1. 贴标

术前 1 天将 6~9 枚定位标记尽量分散贴放在不宜移动的部位，如耳上、岩骨乳突、顶结节、枕骨隆突等处。

2. 获得影像学资料

将 MRI 资料录 4 mm 磁带或通过网络传入导航工作站。如病变呈等 T_1 信号，需增强扫描确保三维建模成功。

3. 影像学资料处理

将 MRI 输入导航系统工作站后，进行头皮、病变、血管及脑室等结构三维建模；在工作站注册定位标记；计划手术入路。

（二）开颅前准备

1. 导航设备旁注册

患者全身麻醉后装头架，将头颅参考环安装在头架上，确保头部与参考环位置相对固定。校对照相机的角度及距离，与参考环之间无屏障。连接有线探针，在参考环注册点进行注册。

2. 定位标记联合注册

用有线探针按标记顺序逐一注册头部定位标记，随后工作站自动计算定位误差（机显定位误差），应确保误差 <4 mm，否则导航程序无法继续运行。同时监视器也可显示导航精确范围，由此评估机显病灶误差，尽量确保 <2 mm。

（三）设计手术入路

手术前在神经导航工作站可以获得头皮、病灶、血管和脑室结构三维图像，选择最理想的个体化手术入路改变了传统开颅入路模式。

实时导航下用有线探针在患者头部描出病灶投影设计手术入路。选择入路原则：①非功能区；②手术入路最短；③尽量利用脑自然沟、裂，缩小皮瓣面积或采用微骨孔入路，减少脑组织暴露。

注册成功后拆除术野内有菌设备，包括头颅参考环、探针及定位标记。

（四）术中导航

（1）头皮常规消毒铺巾，安装消毒的头颅参考环，用有线或无线探针注册。

（2）翻开骨瓣前在骨窗四周用微钻磨四孔为精确定位点，探针依次注册。如头部、参考环移位，通过对四点再注册给以纠正，本组用此方法纠正移位获得成功。

（3）实时导航探查病灶及毗邻重要解剖结构位置，力争处理病变时脑组织损伤最小。

三、神经导航系统存在问题及对策

脑漂移影响导航效果仍是未完全解决的问题，术中应用超声波扫描提供补偿影像可纠正。有学者采用以下方法减少脑漂移影响：①骨缘进行精确定位点注册后，可纠正因钻孔、体位变化、头架移位等造成的漂移；②侧卧位较仰卧体位脑漂移位轻微；③少用或不用脱水剂，缓慢释放脑脊液；④利用鞍结节、嗅神经、视神经、颈内动脉、内听道等作为参考标志；⑤及早发现脑室内及其附近病灶，避免过早开放脑室；⑥脑干、第四脑室底深部脑结构相对固定，漂移影响不明显；⑦先切除功能区病灶，尽量避免切除脑组织。此外，动静脉畸形（AVM）和伴有癫痫的血管病骨窗设计要足够大。

四、神经导航应用

（一）脑血管病

1. 脑内海绵状血管畸形（CM）

CM 是神经导航的绝对适应证。CM 多位于脑实质深部，甚至在脑干、丘脑等致命部位，有反复出血的病史。多数 CM 经 MRI 及 CT 扫描可清楚显示，因此，导航系统可精确的引导手术进程，结合微骨窗入路和脑沟入路能最大限度保护正常脑组织并减少神经功能的损伤。然而值得注意的是，一些非常微小的 CM 在出血后仅残留机化样组织，如果手术距出血时间较长，手术显微镜下很难与周围脑组织区别，因此以 MRI 作为导航数据时，在术前三日内应该再次为患者进行 CT 扫描以明确出血吸收情况。

2. 脑 AVM

对于位置较深、体积较小、位于运动区、语言区、丘脑及脑干的 AVM，导航辅助的作用不可或缺。出血在 1 个月内尚未完全吸收的 AVM，应以 CT 影像作为导航数据；未出血或出血已经完全吸收的病例使用强化 MRI 作为导航数据，导航经验丰富的医师可在术前重建出主要的供血及引流血管，对手术有很大帮助。

3. 动脉瘤

颅内动脉瘤是导航的相对适应证。多数动脉瘤的导航手术，术前计划的意义大于术中影像引导。利用导航系统重建的三维图像，将强化后 CT 及 MRI 资料转化为立体血管影像，可直观了解实际手术视野中动脉瘤与周围神经、血管的毗邻关系，分析动脉瘤与载瘤动脉的角度，选择同侧或对侧开颅，决定翼点或眶上眉弓入路，在最安全的角度显露并夹闭动脉瘤。对位于颈内动脉近段、眼动脉、椎动脉、基底动脉的动脉瘤而言，导航系统辅助下制订详尽的术前计划尤其必要。

一些特殊部位动脉瘤，如大脑前动脉远端、小脑后下动脉（PICA）、小脑前下动脉（AICA）的动脉瘤，应用导航系统更有价值。可以在导航下经纵裂入路，可以准确地夹闭前动脉远端的动脉瘤，而不必从 A1 段近端开始探查，减少了血管痉挛及损伤前动脉的风险。

（二）颅脑肿瘤

1. 胶质瘤

胶质瘤特别是低恶性度的星形细胞瘤是导航手术的绝对适应证。实性的 I 级星形细胞瘤在显微镜下很难与正常脑实质相鉴别，皮层表面也无明显异常，即使经验丰富的医师也必须在探查中多次取组织进行快速冰冻病理检查以确定切除范围，如果肿瘤位于功能区附近则很容易造成术后神经功能缺失。因这类肿瘤不易在平扫、增强 CT 及 MRI 获得肿瘤与脑组织的边界，因此以 T_2 像 MRI 数据作为导航资料，在术中根据导航提供的肿瘤位置及范围全切肿瘤，不过多损伤正常组织。对于高恶性度胶质瘤，应以增强 MRI 数据为导航资料，尽可能地完全切除肿瘤。对于囊性胶质瘤而言，应特别注意打开硬脑膜后要先利用导航确定肿瘤位置及范围，一旦释放囊液后出现影像漂移，导航的准确性会明显降低。

2. 转移瘤

位于皮层下的脑移瘤是神经导航的绝对适应证，其注意事项同恶性胶质瘤。

3. 脑膜瘤

多数脑膜瘤都是神经导航的绝对适应证。窦旁及大脑突面的脑膜瘤导航可以帮助确定手术切口位置及范围，显示受压移位的矢状窦，避免开颅误伤引起大出血。脑膜瘤包绕重要血管或神经，如蝶骨嵴内侧或小脑脑桥角（CPA）脑膜瘤，开启导航前瞻窗口可时刻提醒手术医师肿瘤与血管、神经以及脑干的距离，避免损伤。

4. 垂体腺瘤

经蝶窦（单鼻孔）入路切除垂体腺瘤手术中导航定位是必不可少的。在以往的手术学中经蝶窦入路手术必须在 C 型 X 线机监测下进行，由于操作不便及放射性污染已经逐渐被安全的神经导航所取代。平扫的 CT 或 MRI 数据均可作为导航资料，术中可明确提示鞍底的位置，避免误穿斜坡骨质导致致命的损伤。

5. 其他肿瘤或病变

颅内淋巴瘤、血管网织细胞瘤、神经鞘瘤、生殖细胞瘤以及炎性肉芽肿等均为神经导航的选择性适应证，其中位置较深的淋巴瘤、生殖细胞瘤和肉芽肿等，神经导航系统辅助完成手术是非常必要的。可根据肿瘤的影像学特点选择 CT 或 MRI。

（三）穿刺组织检查

穿刺组织活检是神经导航的绝对适应证，经典神经外科活检是利用有框架立体定向仪进行，患者术前需安装金属框架，有一定痛苦。现代神经导航系统平均精确度在 2 mm 以内，无须安装头颅框架，且系统可提供穿刺过程的多角度动态图像，使得穿刺过程更安全精确。

（四）功能神经外科手术

安装专用的功能神外手术导航软件及相关附件后，导航系统可完全取代传统的框架立体定向仪，完成苍白球损毁术、海马切除等手术。

（五）脊髓及脊柱手术

包括神经导航下定位椎体节段，颅颈交接手术时螺钉固定等。

（冯金周）

第三节　微骨窗入路技术

一、微骨窗入路的由来

神经外科学发展至今，经历了人类环钻术、近代神经外科、经典神经外科、显微神经外科和微创神经外科五个阶段。回顾其历程，不仅体现了人类科学技术的进步和智慧的结晶，还可以看到患者和医师一直不懈地追求一个共同的目标，即在以最好的疗效治疗疾病的同时，尽量保护正常组织，最大限度降低手术的并发症，使患者手术后尽早康复。

早期神经外科开颅手术的皮肤切口和骨窗都很大，其中原因是多方面的。第一，受限于当时的诊断技术，病变只有达到巨大的体积时才能得到诊断，大多数只能通过大的切口才能治疗。第二，手术照明设备简陋，因此只有采用足够大的切口才能使光线照射入手术部位。第三，当时应用的器械多是为普通外科设计的，而不是为神经外科设计的专用器械，体积相对较大，不适合在狭小的骨窗内使用。第四，当时神经外科手术人员至少有三人，六只手和手术器械覆盖了术野的大部分，所以骨窗必须够大，以便充分地观察手术部位。

20 世纪 60 年代起，手术显微镜被应用于神经外科手术。随后在以 Yasargil 等为代表的神经外科大师的努力和推动下，显微神经外科手术技术广泛地应用于神经外科的各个领域，手术疗效得到大幅提高，手术临死率和残废率大幅度下降。然而，在手术显微镜被引入以后不久，许多神经外科医师就意识到传统的神经外科显微手术技巧和方法仍需要不断地更新和完善。主要原因有以下三方面。①各种手术入路有一个共同的特征，相对较大范围的脑组织暴露和牵拉，可能造成神经血管的损伤，导致与手术而非病变本身相关的手术致残率的增加。其实在各种常规显微外科手术中，对脑组织的有效牵开空间一般多在 2.0 cm 左右，过大的骨瓣及脑组织暴露并无必要。②对于累及或起源于颅底的病变，为了解决显微镜下深部手术的照明和操作问题，常需对颅面部的正常骨结构进行扩大切除，造成许多术后并发症，如脑脊液漏、感染和影响美观等。③随着影像诊断技术的进步，越来越多的患者获得早期诊断，其病变很小，几乎无症状，患者对手术效果的要求提高。

20 世纪 70 年代初，Wilson 等在显微神经外科手术的基础上首先提出微骨窗入路，也称为"锁孔"入路，倡导采用比传统手术小的皮肤切口和骨窗以减少不必要的手术损伤。然而，受限于当时的影像学诊断技术水平和显微手术器械发展的水平，早期微骨窗的理念仅强调通过有限的暴露节省手术时间，并取得较好的伤口愈合，一直未能被广泛接受。

20 世纪末，在神经影像、神经导航、神经内镜、血管内介入和立体定向放射等技术和设备迅速发展的推动下，出现了微创神经外科。微创神经外科的形成主要基于以下几方面：①医学模式从生物医学模式向"生物—社会—心理"模式转变；②社会的进步，患者对治疗疾病的要求、对手术结果的期盼、对重返社会的渴望不断提高，越来越多的患者要求"微创"的神经外科治疗；③现代临床影像学技术的进步，为早期发现、准确定位颅内病变提供了可靠的影像学保证，并可根据每例患者个体的解剖特点，制订出个体化手术入路计划；④手术技术的发展和相关应用解剖的研究，开创了新的微创手术入路和手术方法，加之上述微创技术手段的应用，使过去的不可能成为今天的现实可行。

现代神经外科微骨窗入路是在开展神经内镜手术的基础上逐步发展起来的。内镜辅助下的显微神经外科手术的开展，促进了相关应用解剖的研究，也促使医师们对术中脑牵拉、手术入路以及对微骨窗概念实施策略的研究。1991 年日本神经外科医师 Fukushima 等报道采用 3 cm 直径的纵裂锁孔入路对 138 例前交通动脉瘤进行手术夹闭，开启了微骨窗手术技术在临床上较大范围应用的大门。1999 年德国的 Perneczky 等出版了《神经外科的锁孔概念》专著，对锁孔技术的概念和应用进行了较系统的论述，标志着该项技术走向成熟。神经外科微骨窗的概念在出现 20 多年后，迎来了第二次复兴。

二、从对微骨窗入路的争议看如何正确理解微骨窗入路理念

由于对微骨窗入路理念存在理解上的误区，关于微骨窗手术的争论一直存在。实施微骨窗入路手术的主要依据是"锁孔"的门镜效应，即离微骨孔越远，视野越宽，能满足切除病变操作的需要。但曾有学者认为将"锁孔"门镜效应的理论应用到神经外科是一个错误。也有学者怀疑在一个小孔下手术是否有必要和可行。解决争议，无疑是要正确理解神经外科"微创"理念的内涵与微骨窗入路理念之间的关系。

对于微创显微外科手术来说，仅仅操作轻柔是不够的。它不仅要求对靶点及其周围神经组织、血管最低限度的损伤，而且也包括对手术入路中所遇到的所有组织最低限度的损伤。必须强调的是，通过一个个微创的入路进行手术，如不能充分和最佳地处理病灶，如非肿瘤本身原因而未能完全切除、动脉瘤颈未能完全夹闭或术中破裂无法处理，这种入路的手术就不能称为微创手术。另外，任何大的手术入路虽然能有效地切除病变，但是在手术过程中未考虑到对各层组织的损伤减到最小也不能称为微创手术。

早期微骨窗入路的理念过分强调孔径大小，是许多专家反对的原因之一。现代微骨窗入路的理念是指将成熟的显微神经外科技术与现代神经影像技术结合在一起，采用三维空间精确的立体定位，使用新型的设备和器械，经过头部体表微小切口入路，到达颅内深部区域，进行微创显微手术。其宗旨在于根据个体解剖及病灶特点设计手术入路，充分利用有限的空间，去除不必要的结构暴露或破坏，凭借精湛的显微手术技术，以最小的创伤（包括心理创伤和物理创伤）取得最好的手术疗效。其核心并不在于微骨窗孔径的大小，而在于能够提供一个对脑组织重要结构最小损伤的手术通道，它既大到有足够空间处理病变，又尽可能地小到摒除了一切不必要的损伤。而这个损伤必须考虑同时降低颅内外组织的医源性损伤，尤其是颅内脑组织、神经、血管的损伤。其优点包括：术中暴露和创伤微小、缩短手术时间、术后感染率下降、症状轻、外观影响少；节省费用、减少患者对手术的恐惧、缩短住院期等。

由此可以看出，现代微骨窗入路体现了微创神经外科的特征，即具有减少创伤的优越性，和标准的显微外科手术相比，至少能同样有效地切除病变。它是对传统神经外科手术入路的一种革新。随着越来

越多学者对现代微骨窗入路理念的深入理解，它从初始不断受到质疑和不理解，到目前广泛应用于神经外科各个领域，已成为现代微创神经外科的一大内容。大量的临床实践，如德国美因兹大学 Reisch 等报道了 3 000 余例微骨孔显微手术，国内单位也已开展了近 4 000 例微骨孔入路手术，应用于各种脑肿瘤、脑血管病及脊髓病变等的治疗，均证实了该入路手术是可行、安全、微创和有效的。世界著名神经外科专家 Samii 教授也认为利用 2 cm 左右直径的骨窗，再磨除近 1 cm 的内板，足以进行各种手术，可成为一种标准术式。

三、微骨窗入路实施策略

遵循微骨窗入路手术是以尽可能小的创伤代价追求最佳手术疗效这一核心理念，是实施微骨窗入路手术的关键所在。

（一）开展微骨窗入路既要积极又要稳妥

一方面，微骨窗入路手术作为微创神经外科的一个重要组成部分，无疑值得去积极尝试和开展。另一方面，由于对手术操作有较高的要求，为确保对患者手术的安全、有效，更强调应在条件具备的基础上稳妥地开展。这就涉及开展这项技术的基本要求，包括技术与知识要求和硬件要求。

1. 技术与知识要求

（1）术者熟练掌握了常规开颅手术，并经过显微神经外科训练，具备显微手术的基础和经验。

（2）掌握了相关的解剖、疾病和影像知识。

（3）对神经外科微创理念和微骨窗入路手术理念有全面、正确的理解。

2. 硬件要求

微骨窗入路由于具有骨窗小、手术通道狭小、需通过不断变换体位和光线角度来实现对病灶的暴露和处理等特点，因此，在配备手术器械和设备时应能满足实现微骨窗开颅、建立有效手术通道和对病变安全、有效处理的要求。为达到这些要求，其基本配置包括：高性能手术显微镜、专科电动手术床、头架、磨钻、铣刀、显微器械（特别是枪式或杆状显微器械）、脑软轴牵开器等；高档配置包括：超声吸引器、射频刀、激光刀、神经内镜、神经导航等。

（二）如何把握微骨窗入路的适应证

是否所有的病灶都可以采用微骨窗入路手术呢？又或者是否仅简单、浅表或小体积的病灶才适合微骨窗入路手术呢？对于一些解剖位置固定的病灶，如鞍区、小脑脑桥角、脑室系统肿瘤、各种动脉瘤等，可选择相应的微骨窗入路到达病灶，最适合微骨窗入路手术。而对于大体积肿瘤，特别是颅底肿瘤来说，常规手术时，因病灶周围神经、血管结构众多，通常采用分块切除病灶的方法，微骨窗入路完全可以满足此类手术的要求。微骨窗入路的"锁孔"效应仅对深部病变有效，对脑表面病变仍应按其表面大小设计手术骨窗，在暴露其全貌的前提下手术。对一些颅内压较高的急诊手术患者，特别是脑疝患者，还是以大骨瓣开颅为佳。

（三）做好术前计划，确保微骨窗入路手术安全、有效、微创

周密的术前计划是微骨窗入路手术成功的保障。其目的是使手术尽可能地安全和有效。

首先，术前设计有赖于对病灶本身的位置、性质、大小和生长方式等特点、邻近解剖关系、可能的手术入路进行综合分析，选择一种既能有效手术，又能避开重要结构，取得最小手术创伤的入路。其次，因微骨窗开颅时已确定了到达靶区的手术通道的大小，因此，骨窗位置必须精准，以避免造成手术困难或术中迷失方向。精确确定骨窗的位置就需要对手术靶区有精确的三维概念，这依赖于对术前多模式影像资料详细的研究。必要时，辅以神经导航或立体定向系统。更精确的计划，还可以利用三维手术计划平台，来进行影像重建与模拟手术，显示手术入路相关结构可视的三维空间，以精确设计微骨窗位置和手术通道。

（四）实施微骨窗入路手术应关注的要点

（1）微创理念必须贯穿于每一步操作和手术全过程。在切除病灶时，应时刻注重对周围脑组织、

神经和血管的保护。

（2）"三位"正确，即摆好体位、头位，准确定好骨窗位。在术中还要根据手术需要，通过调整手术床以调整头位、体位。

（3）手术的关键步骤：微骨窗开颅、有效手术通道建立和病灶的安全、有效处理。

四、各种微骨窗（"锁孔"）手术入路

有关各种"锁孔"入路的具体操作方法可参考相关文献。这里仅就各种入路的由来、适用范围和注意事项作简单介绍。

（一）经眉弓眶上额下"锁孔"入路及其变型

包括经眉弓眶上额下入路、外侧变型（也称额外侧入路）、内侧变型、眶上—眼眶联合开颅等。眶上入路可达双侧 Willis 前环，暴露对侧眼动脉、颈内动脉内侧壁、大脑中动脉 M1 段、大脑前动脉 A1 段、后交通动脉、前交通动脉、大脑后动脉 P1 段和小脑上动脉，并夹闭动脉瘤。对鞍区、鞍上区的垂体瘤、颅咽管瘤，鞍结节、前颅底脑膜瘤等也均可采用该入路进行手术。

1885 年，Francesco 和 Durante 首先描述了经额下—额叶入路，1908 年 Krause 描述了眶上额下入路。此后，Frazier、Cushing、Heuer、Dandy 和 Poppen 也先后报道过类似入路。由于当时条件的限制，各种眶上及额下入路骨窗大、创伤重，导致与手术而非病变本身相关的病残率增加。Reisch 在 2002 年和 2005 年描述了经眉弓眶上额下"锁孔"入路，它基本包含了经翼点入路的前额部分，其优点是从前方进入时，鞍上的解剖结构可不受阻挡，可较早到达侧裂的内部，并能将直接倾斜于入路外半侧的侧裂轻易地由内向外分离而不需要处理颞叶。

近年来，出现了各种经额下和额外侧入路的描述，这些入路所取得的暴露范围是十分相似的。2005 年，芬兰 Juha 教授根据 10 年超过 2 000 例的手术经验，提出了"经眶上外侧入路"，认为与 Yasargil 标准翼点入路相比，其开颅范围更小、创伤更小、手术更迅速，避免了颞肌萎缩、面神经损伤、脑脊液漏、术后硬膜外血肿、感染等并发症。骨窗范围为 3.0 cm×4.0 cm 左右，该入路足以到达双侧 Willis 前环，位置高于前床突的基底动脉前部，以及鞍区、鞍上区，进行动脉瘤夹闭或病变的切除，适用于绝大多数标准翼点入路，可作为标准翼点入路的替代方法。该入路不适用于瘤颈朝向后的大脑后交通动脉动脉瘤、大型和巨大型大脑中动脉动脉瘤（尤其是瘤颈朝向外侧的蝶骨嵴）以及位置较低的基底动脉顶端动脉瘤。上述入路与经眉弓眶上额下"锁孔"入路外侧变型相似，与经眉弓眶上额下"锁孔"入路相比，不仅在于锁孔骨窗的位置更靠外侧，而且要部分切除蝶骨小翼，同时暴露额叶和颞叶硬脑膜。可从侧面暴露更多颞叶前内侧、额叶外侧基底大脑皮质、外侧裂以及鞍旁三角，能够安全地对海绵窦的前部和床突旁区域进行解剖。通过磨除前床突，也可以暴露颈内动脉床突旁段，但是需要牵拉视交叉及对侧视神经才能暴露对侧颈内动脉。

（二）翼点"锁孔"入路

标准翼点入路是到达双侧 Willis 环前部、鞍区和鞍旁、外侧裂以及斜坡和基底动脉上部病变的经典入路。标准翼点入路也存在一些缺点，如术前多要剃光头，对某些患者造成心理负担；可能有面神经额支的损伤和颞肌萎缩；皮瓣切开范围大，周围软组织水肿显著，延长了住院时间；脑组织暴露面积大，增加了损伤或感染的机会。翼点"锁孔"入路则避免了传统翼点入路缺点，保持了它所能提供的良好的视线角度。翼点"锁孔"入路，只剃掉手术切口发际后宽 2 cm 左右的头发；直线切口，减少了肌肉萎缩的可能性；避免损伤面神经额支；大大减少了脑组织不必要的暴露；缩短手术时间，术后恢复较快。如图 2-1 所示，与传统翼点手术入路相比，翼点"锁孔"入路可极大减少头皮切口、骨窗切开的范围。该入路适合于前循环动脉瘤（不包括 A2、M3 以后各段）、颅前窝底、鞍上、鞍旁、鞍后、海绵窦上壁、蝶骨嵴、额极、颞极、颅中窝底前端、脚间池等区域手术。

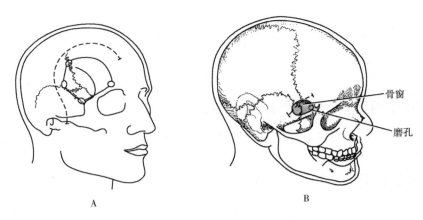

图 2-1 传统翼点入路与翼点锁孔入路切口及骨窗比较
A. Yasargil 翼点入路切口及骨窗；B. 翼点"锁孔"入路切口及骨窗

（三）颞下"锁孔"入路

包括颞下入路以及后颞下以及后颞下—乙状窦前联合入路两种变型。后颞下变型骨窗位于颞后乙状窦前，优点是可显著减少对颞叶的牵拉。对小脑幕切迹周围结构的视线较少受到颞叶的阻挡。颞下—乙状窦前联合入路可从幕上及幕下更广泛暴露岩骨后上方周围结构。后两种入路难点在于对 Labbe 下吻合静脉的处理。多数病例通过仔细解剖将颞叶桥静脉从皮质表面和硬脑膜入口处分离可避免发生梗死。如果桥静脉必须牺牲，则应尽量减少颞叶的牵拉，利于颞叶表面静脉吻合血流的开放。颞下"锁孔"入路可达：岩斜区、天幕缘、海绵窦侧壁、三叉神经节、视神经后区的视神经—颈内动脉窗和颈内动脉后窗、鞍上垂体柄，鞍背、颈内动脉床突上段、后交通动脉，动眼神经、滑车神经、基底动脉顶部脑桥前池、大脑后动脉的 P1 段及 P1~P2 交界处、小脑上动脉，中脑和脑桥上部的前、侧面。该入路适合于治疗颈内动脉后至内听道前方的岩斜区及鞍上区肿瘤，大脑后动脉的 P2 段动脉瘤和基底动脉顶端动脉瘤及基底动脉 - 小脑前下动脉交界处动脉瘤。颞下"锁孔"入路还可达海绵窦侧壁，进行大部分海绵窦的手术。

（四）乳突后"锁孔"入路

乳突后入路可显露三叉神经、面神经、前庭蜗神经、后组颅神经，脑桥外侧面、前外侧面，小脑半球外侧面，椎动脉，小脑后下动脉，可用于前庭蜗神经瘤、三叉神经鞘瘤、脑膜瘤等小脑脑桥角或岩斜区肿瘤、脑桥侧方肿瘤手术、三叉神经痛、面肌痉挛等血管减压手术，椎动脉及其分支小脑后下动脉瘤的夹闭手术。对于后组颅神经处病灶手术时，手术切口及骨窗位置可相应下移。

（五）枕下正中"锁孔"入路

枕下正中入路可显露整个第四脑室，适用于该部位各种肿瘤手术。如将手术切口下移，可用于阿诺德 - 基亚里畸形手术。

（六）经半球间—胼胝体"锁孔"入路及其变型

包括经半球间—胼胝体入路以及经前额胼胝体下、经枕叶胼胝体下半球间入路两种变型。可显露侧脑室体部、第三脑室、丘脑、松果体区等结构，适合于该区域的各类肿瘤手术。采用经半球间入路时，保护矢状窦及其静脉分支非常重要。尤其是在合并了大脑牵拉后，静脉的闭塞可造成广泛的静脉性脑梗死，导致术后神经功能恶化。当桥静脉闭塞后，使用脑压板可能严重压迫静脉吻合，引起随后周围区域的梗死。因此，大脑的牵拉必须限制在所需的最小范围。通过适当的设计"锁孔"骨窗位置、仔细解剖以及限制脑牵拉才可有效降低手术损伤。

（七）幕下小脑上"锁孔"入路

松果体肿瘤位于颅内正中线脑干平面以上，在解剖上对其安全的暴露和切除具有很大的手术挑战。

早期手术为了获得足够的光线进入位置深在的松果体区域，曾采用创伤巨大的开颅暴露，甚至切除整个枕叶等，因而手术结果也不理想，死亡率可高达58.8%~70%。20世纪70年代早期引入显微技术后，将显微神经外科技术应用于Krause幕下小脑上入路，开创了松果体区手术暴露的一个新时代。该入路优点在于松果体区的解剖结构无需手术分离，天幕与小脑之间提供一个不易侵犯到任何脆弱的颅内结构的手术通道。位于中线附近、Galen静脉水平及以下的肿瘤最适用该入路，可降低深部静脉损伤的风险。"锁孔"骨窗的最佳位置取决于病变的精准定位。胼胝体压部顶端附近骨窗位置可比较靠颅底方向；相反，四叠体板及小脑中脑裂的病变最好从靠顶部方向进入。该入路也适用于中线外侧的病变，可采用旁中线开颅，从对侧暴露目标区域。

（八）经皮质"锁孔"入路暴露侧脑室及第三脑室

经皮质入路最常见的并发症包括皮质扩大切除后引起的术后癫痫，牵拉半卵圆中心导致的偏瘫，尾状核牵拉或梗死引起的记忆下降，以及意识障碍、缄默症等。"锁孔"技术限制了大脑皮质的暴露范围，可以将对脑组织的损伤降至最低，相当于脑室穿刺的损伤。另外，通过扇形手术切开，有限皮质切开足以窥视脑室腔的不同部位。

除上述入路外，还有椎板"锁孔"入路等。综上所述，上述各种微骨窗（"锁孔"）入路有以下几点启迪。

（1）微骨窗手术出现既得益于现代科学技术的发展，也是神经外科医师们对微创理念不断追求的结果，是他们智慧的结晶。

（2）各种微骨窗手术与传统常规手术相比，可极大减少头皮切口、骨窗、硬膜切开范围及脑组织暴露范围，从而显著减少与开颅手术相关的并发症，缩短手术时间。

（3）微骨窗手术并不拘泥于一种手术入路，各种手术入路又有其变型，有利于根据个体病变特点选择恰当的手术入路进行个体化治疗，达到以最小创伤取得最佳治疗效果的目的。

（冯金周）

第四节 神经内镜手术技术

一、概述

现代神经外科一个具有划时代意义的里程碑是微侵袭神经外科理念和技术的形成，神经内镜手术技术是其中重要的组成部分。

近年来，得益于现代科学技术的迅猛发展，内镜神经外科的理论体系日新月异。神经内镜手术治疗的疾病种类从传统的脑室、脑池疾病以及颅底疾病扩展至脊柱脊髓疾病、硬膜下血肿、脑室内出血、脑血管病变、脑脊液漏、三叉神经痛、面肌痉挛、脑脓肿、脑实质肿瘤、动脉瘤等各个神经外科亚专业领域。

目前，根据内镜手术操作的途径是完全在内镜中还是在内镜外将内镜神经外科分为如下两类。

（1）镜内内镜神经外科，简称内镜外科，手术过程中内镜是唯一的照明设备，所有的手术操作都通过内镜的工作管道来完成。这种手术包括第三脑室底造瘘术、脑室内囊肿造瘘、透明隔造瘘、脑室内肿瘤活检以及切除等。

（2）镜外内镜神经外科，简称内镜外神经外科，手术过程中内镜是唯一的照明设备，所有的手术操作是在内镜管道之外完成的。这种手术方式并不需要内镜工作管道。它包括了内镜下经鼻颅底肿瘤切除术、部分内镜下脑室肿瘤切除术以及脊柱内镜手术等。

二、神经内镜手术的仪器设备

（一）神经内镜分类

神经内镜根据其功能、所达部位及结构可分为不同类型。

按神经内镜的功能分为单功能镜及多功能镜。单功能镜主要是指没有工作通道仅有光学系统的观察镜。多功能镜除了具有观察镜的功能外，在同一镜身还具有至少一个以上的工作通道，具有照明、手术、冲洗、吸引等多种功能。

按神经内镜所达到的部位或应用领域的不同分为脑室脑池内镜（又包括工作镜和观察镜）、颅底内镜、脊髓脊柱内镜。根据内镜观察角度不同分为0°、25°、30°、70°、110°等。根据神经内镜的结构和形状分为硬性内镜和软性内镜。

（二）神经内镜构成

神经内镜主要由镜体、光源及成像系统等部分构成。

1. 神经内镜镜体

目前临床上有许多不同类型的软性和硬性神经内镜在使用，各种内镜的应用范围不同，可以根据手术操作进行选择。

（1）硬性内镜：也可简称硬镜。硬性内镜外径一般为2～8 mm，其中硬性多功能镜内部可有多个通道，如照明、冲洗、吸引、工作等通道，长度一般为130～300 mm。内镜操作器械可以沿着内镜内、外进入术野，手术在显示器引导下完成。物镜可有不同的视角，如0°、30°、45°、70°、120°等。不同视角的神经内镜其用途各异。0°内镜给出一个直线视野。30°镜给出一个侧面视野，这种内镜在颅底手术观察各个手术角落时很有用，例如在听神经瘤切除时观察内听道，在经鼻垂体瘤切除时观察海绵窦，切除颅底表皮样囊肿时观察显微镜死角残余瘤体。拥有更大角度的内镜，例如70°和90°内镜，使用难度相对较大，偶尔使用。

（2）软性内镜：软性内镜包括纤维内镜和电子内镜，简称软镜。软性内镜一般细而长，最长可达1.0 m，外径为0.75～4.0 mm，头端直径约为2～4 mm。因软性多功能内镜外径小，通常将工作通道、冲洗通道和吸引通道合而为一。软性内镜除镜体柔软、可屈伸等特点外，头端还可以根据需要做成角或偏侧，最大视角可达160°。软性内镜用途多，非常灵活，可以在脑室或脑池内移动，抵达硬性内镜无法到达的部位进行观察和操作。

（3）观察剥离镜：观察剥离镜是一种短小的硬式内镜，头端直径约为1 mm，像显微神经外科器械一样，使用灵活但视野较小。最初用于脊柱手术，后逐步用于颅内蛛网膜下隙的观察。

（4）其他：应用于脑室—腹腔分流术的内镜，外径仅有1 mm，主要将分流管脑室端放置入脑室正确的部位，避免损伤血管，减少脉络丛包裹的机会。

2. 光源及成像系统

神经内镜常用的光源有卤素灯和氙灯。电子内镜的成像主要依赖于内镜前端的微型图像传感器传输图像数据。图像数据传输至图像处理器，经过处理后，显示在电视监视器的屏幕上。

与显微外科技术相反，内镜技术的操作过程不能在手术部位直接控制，而是要通过电视屏幕。术中需要摄像头、监视屏和图像记录装置。

（1）摄像头：与神经内镜的目镜相接，通过摄像转换机将图像传至监视屏。理想的摄像头应是体积小、重量轻。高清、全数字摄像头使得图像质量进一步提高。

（2）监视屏：监视器显示整个内镜手术过程中摄像头摄取到的所有图像。它是外科医师的"眼睛"。

（3）图像记录装置：良好的图像记录装置有助于记录和保存完整的资料信息。

（4）计算机管理系统：理想的神经内镜系统应配备一套完整的计算机管理系统，包括内镜图像管理软件和内镜多媒体图文系统。前者实际上是一个图文数据库，后者能够与各种内镜组成先进的图像显示和图像处理系统。

（三）神经内镜手术的基本器械和辅助设备

神经内镜手术的器械和辅助设备包括内镜手术器械、内镜固定装置和导向设备。

许多特殊的显微器械被专门设计用于神经内镜手术，包括显微剪刀、显微吸引器、双极电凝、显微剥离子以及其他显微器械。这些内镜器械共同的特点是比传统器械更细、头端更小。

根据用途，内镜器械可分为如下。

（1）用于活检和颅底硬膜、囊肿、脓肿壁切开的器械：显微钩刀和显微剪刀。

（2）用于磨除骨质的高速磨钻：主要用于内镜经鼻和经口颅底手术磨除颅底骨质，同时用于生成"锁孔"骨窗和钻磨颅骨内骨性结构。对于内镜颅底手术，笔式、小型、动力强、重量轻的微钻使得外科医师在狭窄空间内能够平稳操控。

（3）用于切取整块病变或取异物的器械：如取瘤钳和不同大小的环形刮匙等。

（4）用于囊肿穿透、脑室造瘘的器械：如球囊导管。

（5）用于止血的器械：如单、双极电凝。用于工作腔道内操作的双极电凝有点式、叉式和剪式。使用时剪式双极电凝最佳，可在术中夹住出血点，止血灵活可靠。

（6）冲洗设备：内镜图像的清晰度需要清晰的介质。为了避免频繁移动、清洁、重新置入内镜的危险操作，内镜有专门的冲洗通道，该通道和冲洗泵相连，使用无菌盐水冲洗镜头，而内镜无须移动。在需要清洁术野时，动力化脚踏控制的泵输送清洁的水流以冲洗内镜的头部。

（7）工作套管：内镜的工作套管是脑室内镜手术必需。单腔套管适用于本身带有工作通道的内镜。先将套管插入脑内，之后通过套管腔将内镜引导入脑内。多腔套管上有多个通道，包括观察镜通道、器械通道和冲洗通道等。无论何种方式，套管外径均不得超过 8 mm，否则易造成脑组织的撕裂出血。

三、神经内镜手术治疗的主要疾病

（一）脑积水

传统治疗脑积水的方法多采用脑室—腹腔分流术，但存在分流管堵塞、感染等较多并发症，另外还可能导致分流管依赖以及心理障碍。目前，内镜下第三脑室底造瘘术（ETV）已经成为治疗梗阻性脑积水的首选方式。ETV 治疗脑积水操作简便，构建的脑脊液循环较脑室—腹腔分流术更符合生理状态，且无须放置分流管，消除了分流手术的诸多缺点。

特别强调在实行 ETV 手术前动态评价脑脊液的吸收功能。对于脑脊液吸收功能正常的脑积水患者，即使影像学提示交通性脑积水，ETV 对部分患者仍然有效。对于脑脊液吸收障碍的脑积水患者，即使影像学提示为梗阻性脑积水，仍应采取分流手术。

其他用于治疗梗阻性脑积水的手术有中脑导水管扩张术，适用于中脑导水管狭窄、闭塞所引起的梗阻性脑积水。

另外，特殊造瘘技术包括透明隔穿通术、室间孔成形术、侧脑室—四叠体池穿通术等，被应用于复杂脑积水的治疗。内镜手术治疗脑积水可同时对病灶进行活检。多房性脑积水可采用内镜手术沟通脑室分隔，将多房变为单房以利下一步治疗。

脑积水的内镜手术方法与指征如下。

（1）室间孔成形术，属于疏通手术，用于单纯室间孔狭窄或闭塞所致的一侧或双侧侧脑室积水。

（2）透明隔造瘘术，属于旁路手术，用于透明隔囊肿所致的一侧或双侧脑室积水；单侧室间孔狭窄成形困难者可通过透明隔造瘘使患侧脑脊液经过透明隔造瘘口由对侧侧脑室—室间孔进行循环。

（3）导水管成形术属于疏通手术，用于导水管短程狭窄或膜性闭塞所致的梗阻性脑积水以及孤立第四脑室。

（4）第四脑室流出道造瘘术，属于疏通手术，用于第四脑室流出道膜性闭塞。

（5）第三脑室造瘘术，包括终板造瘘、第三脑室底造瘘、第三脑室—小脑上池造瘘等多种方式，属于旁路手术，用于导水管狭窄且导水管成形困难的梗阻性脑积水，部分正常压力脑积水和交通性脑积水通过第三脑室底造瘘术治疗也有效。

（6）脉络丛烧灼术，通过减少脑脊液分泌治疗脑积水。

（7）内镜下脑室灌洗术，用于出血后脑积水或感染后脑积水的脑室清洁。

（8）脑积水的病因治疗：四叠体池蛛网膜囊肿可因压迫导水管导致梗阻性脑积水，内镜下四叠体池蛛网膜囊肿造瘘术能够重新开放导水管，对脑积水达到病因治疗效果；脑室内囊虫导致的脑积水可通过内镜下囊虫摘除术进行病因治疗。

（二）颅内囊肿以及脑室内及脑室旁病变

颅内囊肿包括不同部位的蛛网膜囊肿、脑室内囊肿、脑实质内囊肿以及透明隔囊肿等。这些疾病大多为先天性病变，对于有症状者是内镜手术很好的适应证。应用神经内镜技术治疗颅内囊肿能够做到较大范围的囊壁开窗或部分囊壁切除，使囊肿和蛛网膜下隙、脑池或脑室充分沟通，效果确切，损伤小。所有颅内囊肿均应首选神经内镜手术治疗。

在切除脑室内病变时，神经内镜不仅能看清脑室内形态和结构，还能使术者明确脑室内病变的位置以及多发病变的数目，从而避免盲目操作可能带来的副损伤。同时，神经内镜可观察和切除脑室内显微神经外科手术盲区的残留肿瘤。

（三）颅底疾病

使用内镜经鼻、经口可直接显露从前颅底到鞍区、斜坡、枕骨大孔等颅底中线区域的病变。

经鼻颅底手术，内镜和显微镜比较，具有以下优点：①手术视角广，可多角度观察，显示某些手术显微镜无法到达的盲区和死角，内镜可以把外科医师的"眼睛"带到显微镜无法清晰看到的手术区域，经过同样的手术通道，其观察及手术操作范围明显扩大；②在较深的术野，手术显微镜的光亮度可能出现衰减，神经内镜可以近距离观察病变，不受术野深度影响，为深部术野提供更好的观察质量，分辨清晰度优于显微镜，更有利于精细手术；③手术创伤小。

1. 垂体瘤

内镜下经鼻蝶手术切除垂体瘤的技术已经成熟。与传统的显微镜经蝶垂体瘤切除术比较，应用内镜治疗垂体瘤，可以利用鼻腔生理通道，无须切开鼻中隔黏膜，也无须使用蝶窦牵开器，甚至术后可以不填塞膨胀海绵或油纱，从而将手术创伤降到最低，并可以明显扩大病灶显露，增加直观切除病变的机会，最大限度地保护了鼻腔的正常结构。

在垂体瘤切除手术中，内镜独特的近距离和多角度观察优势体现在以下四个方面：①对于位于显微镜观察死角的病变不再使用刮圈等器械非直视操作，而是将内镜深入瘤腔内直视操作；②对于垂体微小腺瘤，可以利用内镜近距离精细观察，明确瘤体和垂体的界限，从而在较小损伤正常垂体的前提下，全切肿瘤；③垂体纤维型大腺瘤在显微镜下切除时，由于视野显露缺陷，只能看到肿瘤下部，肿瘤质地硬韧又无法用刮圈刮除，盲目牵拉更不可行，所以切除困难。此时，在内镜下，可以从不同方向、路径切除肿瘤，更利于达到全切肿瘤。

总之，内镜经鼻蝶手术治疗垂体瘤是一种创伤小、治疗效果好的微侵袭神经外科技术，目前已经成为许多国内外医疗机构的首选方法。

2. 脊索瘤

目前神经内镜应用于颅底脊索瘤的范围包括：①内镜经鼻蝶入路，并以此为中心向周围扩展，适合于位于蝶筛窦、中上下斜坡的肿瘤；②内镜经口咽入路，适用于位于下斜坡、枕骨大孔、上位颈椎前方的肿瘤；③内镜与显微镜结合使用，适用于生长范围广泛、单纯一种方法难以彻底切除的肿瘤。

内镜治疗颅底脊索瘤光源充足，术中投照的视野相对宽广，颅底肿瘤显露良好，能发现在显微手术中"死角"处的肿瘤，有利于全部清除肿瘤，降低肿瘤复发。手术中随着肿瘤的分步切除，操作腔隙可进一步扩大。故而应用神经内镜切除脊索瘤能够增加肿瘤的显露，避免非直视盲目切取肿瘤，且手术创伤小，术后严重并发症少，患者恢复快，住院时间短。

3. 颅咽管瘤

随着内镜手术技术、颅底重建技术及设备的不断进步，对于完全位于硬膜内的颅咽管瘤也开始采取神经内镜手术技术切除。适合内镜经鼻切除的颅咽管瘤为鞍内型、鞍内鞍上型以及部分鞍上型颅咽管瘤，不适合内镜经鼻切除的颅咽管瘤为三脑室型。

4. 脑膜瘤

颅底脑膜瘤基底位于肿瘤腹侧，血供主要也来源于腹侧，而其相邻的重要血管和神经则位于肿瘤背侧，所以从肿瘤的腹侧切除颅底脑膜瘤更适合肿瘤的病理特点和生长方式。

但是因为解剖结构的限制，内镜经鼻手术目前主要应用于切除颅底中线区域的颅底脑膜瘤，其优势为可以首先切除肿瘤的基底，首先切断肿瘤的血供，而且对于肿瘤基底的切除更彻底。

5. 胆脂瘤

颅底胆脂瘤有沿蛛网膜下隙向邻近部位生长的特性，从而形成巨大不规则占位性病变。因病变不规则，单纯显微手术常因镜下存在"死角"而使肿瘤难以全部切除。神经内镜能直接到达颅内深部，凭借其良好的光源和不同角度的镜头，施术者可清晰地观察到各种直线视野无法看到的死角病变以及周围的结构，有助于发现残存在显微镜"死角"处的肿瘤，提高全切率，减少肿瘤复发；同时能够有效地避免损伤深处病灶周围重要的脑神经、血管，减少手术并发症。

（四）颅内实质肿瘤

应用神经内镜技术切除脑内实质肿瘤最近才开始逐渐兴起，目前这项技术仍然处于起步阶段。对于此项技术的应用还需要长期的观察来验证。

（五）动脉瘤

颅内动脉瘤手术中最大的难度是手术空间小，容易造成神经和血管的损伤。神经内镜应用可以减小动脉瘤手术的开颅范围，缩小头皮切口，避免过多地暴露脑组织。使用神经内镜不但可以多角度观察动脉瘤结构，还可以探查到瘤蒂具体位置以及动脉瘤后壁下隐藏的穿通支血管，可以在动脉瘤夹闭后从后方、侧方观察瘤夹的位置是否恰当，从而减少对周围脑组织、重要神经和血管的损伤。

（六）颅内血肿

神经内镜手术技术可用于治疗外伤性和自发性脑室内出血、脑实质内血肿、慢性硬膜下血肿等。其原则是在不损伤血肿壁或引起新的出血的前提下，尽量清除血肿，较传统治疗方法，手术创伤更小。

（七）肿瘤活检

内镜神经外科技术是脑室或脑池内位置深在肿瘤活检最理想的工具，可以尽可能地减少周围重要结构的损伤，同时能够直视下进行活检操作。与影像学介导的立体定向活检比较，神经内镜介导的直视下操作大幅减少了活检组织的误差，并可以在获得明确诊断的前提下尽量减少并发症。另外，神经内镜最大的优势在于脑室肿瘤经常会伴有脑积水的发生，神经内镜可以在活检的过程中同时治疗脑积水。

（八）脑脓肿

神经内镜手术治疗脑脓肿，对脑皮质层及脓肿周围正常脑组织损伤小，既能直视脓腔冲洗脓液，也可避免盲视操作下穿刺引起的脑出血。对于多房性脑脓肿，可在内镜直视下打通脓腔之间的间隔，以便更有效地冲洗引流。

（九）脑脊液鼻漏

脑脊液鼻漏是由于硬膜和颅底支持结构破损，使蛛网膜下隙与鼻腔相通，脑脊液经鼻腔流出而形成，常见于外伤、肿瘤、鼻窦疾患和手术后。用内镜经鼻腔修补脑脊液漏有微创、直视下操作、术中瘘口判断准确、无面部瘢痕、不易感染等优点，已成为治疗脑脊液鼻漏的首选治疗方法。

（十）微血管减压

使用神经内镜进行微血管减压术具有锁孔开颅、对脑组织牵拉轻微、照明清楚、寻找责任血管确切、能够多角度观察等优点。

（十一）脊柱脊髓疾病

采用特制的椎管内镜可行椎管内脊髓探查，能明确诊断经椎管造影、数字减影血管成像、磁共振检查不能确诊的脊髓病变。神经内镜下应用管状牵开器切除硬脊膜内外肿瘤，可使肿瘤完全切除，与传统的后正中椎板切开肿瘤切除术比较，具有创伤小、住院时间短、失血少、术后麻醉药剂量少等优点。经皮内镜下椎间盘切除、椎间孔成形术已渐趋成熟。内镜下治疗寰枢椎脱位或畸形、脊髓空洞症、脊髓栓系以及内镜下脊柱内固定、椎旁脓肿引流、胸交感神经节切除术等报道也日益增多。神经内镜技术可以减少脊柱脊髓手术时间，明显减少术中出血，手术切口小，患者住院时间明显缩短，恢复期的疼痛也明显减轻。

四、垂体瘤经鼻蝶入路手术方法

（一）手术设备和器械

（1）内镜：目前内镜经鼻蝶入路手术使用外径 4 mm、长 18～20 cm 的硬性内镜，多使用 0°镜和 30°镜。

（2）内镜设备：光源和光纤，双极电凝器，冲洗泵，摄像装置，显示器，图像记录系统等。

（3）手术器械：长柄双极电凝，高速磨钻，蝶窦咬钳，直镰状刀，钩刀，枪装剪刀，取瘤钳，不同角度的刮圈和细吸引器等。

（4）可配合内镜使用的设备：B 超，神经导航系统，超声吸引，激光切割系统。

（二）手术技术（经鼻孔中鼻甲—鼻中隔入路）

（1）常规气管内插管全身麻醉，患者取仰卧位，头部后仰 15°。消毒鼻腔。

（2）根据术前头颅 CT 和 MRI 结果选择鼻孔。在内镜直视下逐步进入鼻腔，首先辨认下鼻甲，继续深入鼻腔可见到中鼻甲，中鼻甲和鼻中隔间为手术通道，向蝶筛隐窝的方向塞入 0.01% 肾上腺素盐水棉条，逐渐扩张手术通道，找到蝶窦开口。

（3）从蝶窦开口内上缘，沿蝶窦前壁和鼻中隔后部，弧形切开鼻黏膜，用枪装剪刀从鼻腔黏膜和蝶窦黏膜的连接部剪开，将黏膜瓣掀向下方，显露蝶窦前下壁和骨性鼻中隔。

（4）在两侧蝶窦开口间，用磨钻磨除蝶窦前壁骨质和骨性鼻中隔后部，开放蝶窦腔。部分去除蝶窦黏膜，可见蝶窦间隔。

（5）用磨钻磨除蝶窦间隔，显露鞍底、两侧颈内动脉隆起和鞍底—斜坡隐窝。对于甲介型蝶鞍或蝶窦气化不良的患者，可在导航引导下进行定位，磨钻磨除骨质。

（6）用磨钻从鞍底下部磨开鞍底骨质，根据肿瘤大小，开放直径为 1～1.5 cm 的骨窗，显露鞍底硬膜。

（7）用穿刺针穿刺鞍内，抽吸排除动脉瘤后，用直镰状刀十字形或放射状切开硬膜，显露肿瘤。

（8）先用取瘤钳取部分肿瘤组织留做病理检查，用环形刮圈和吸引器分块，直视下切除肿瘤。切除肿瘤的顺序应当先从前下，切向后下，达到鞍背水平，两侧达到海绵窦水平。再从后上到前上依次切除，这样可使鞍隔从后向前逐渐塌陷，有利于减少因鞍隔下陷过早而增加视野死角。

（9）切除肿瘤后，瘤腔内充填吸收性明胶海绵或止血纱布，可用人工硬膜封闭鞍底。

（10）将蝶窦前壁黏膜瓣和中鼻甲复位。蝶窦内尽量减少充填物质，保持蝶窦内引流通畅。

五、第三脑室底部造瘘（ETV）手术方法

（一）手术设备和器械

内镜设备同常规神经内镜手术，单纯第三脑室底造瘘术有硬性内镜和软性内镜两种选择。其他器械包括钝头活检钳、内镜专用的单、双极电凝、激光以及专用的扩张球囊导管等。大多数第三脑室底造瘘手术操作简单、用时较短，不需采用支持臂来固定内镜。

（二）手术技术

（1）体位：采用仰卧位，气管插管全身麻醉。

（2）手术切口的确定：成人采用直切口，小儿头皮和颅骨较薄，容易发生脑脊液漏，多采用马蹄形切口，小骨瓣开颅。颅骨钻孔部位根据脑室形态、室间孔的位置和大小决定。通常采用冠状缝

前 1 cm，中线旁 2~3 cm 处钻孔。尽量采用"笔直"路径经室间孔到达第三脑室底造瘘部位以减轻对脑组织的牵拉。

（3）脑室穿刺："｜"形或弧形剪开硬脑膜，双极电凝电灼皮层后切开，以内镜穿刺导鞘行侧脑室穿刺，穿刺方向为两外耳孔假想连线中点，稍偏向中线。

（4）置入内镜，脑室探查：内镜下可显露额角和室间孔，辨认脉络丛、丘纹静脉、室间孔、隔静脉等重要解剖结构。通过室间孔，到达第三脑室底，可观察到漏斗、乳头体及第三脑室底等结构。

（5）第三脑室造瘘：造瘘位置选在漏斗隐窝和乳头体之间的三角区，最薄弱的无血管处。先用内镜活检钳在第三脑室底进行穿刺，再用扩张球囊导管或活检钳置入穿刺孔，扩大瘘口，通常瘘口直径不应小于 5 mm，以避免术后瘘口粘连闭塞。检查下方的 Liliequist 膜，用同样方式打通该膜，以保证在镜下可清晰辨别基底动脉分叉和斜坡结构，确认瘘口通畅、与脚间池充分沟通。

（6）冲洗缝合：仔细冲洗脑室后撤出内镜和工作鞘，吸收性明胶海绵填塞皮层隧道，缝合硬膜，骨瓣复位，缝合伤口。

（冯金周）

第三章

神经外科急重症

第一节　外伤性颅脑损伤

一、概述

外伤性颅脑损伤（TBI）是 1~44 岁人群死亡、致残的最主要原因。据估计，在美国每年有 150 万例的颅脑损伤发生。目前至少有 530 万的美国人（占美国人口 2%），身处外伤性颅脑损伤所致的残疾生活。中度和重度颅脑损伤可分别导致罹患阿尔茨海默病的风险增加 2.3 倍和 4.5 倍。由于发生外伤性颅脑损伤导致每年约 52 000 人死亡。脑外伤的主要原因是跌落、机动车车祸、被物体撞击或反弹被击中及被袭击，男性发生颅脑外伤的机会为女性的 2 倍。

二、处理方法

（一）院前急救

紧急医疗服务人员通常首先到达事故现场并提供初步但重要的基本处理，使得院前急救成为外伤性颅脑损伤治疗中的重要组成部分。重视院前急救适当的分检和区域创伤中心的发展将改善患者预后和生存。

（二）转运

安全快捷地运送颅脑损伤患者快速到达一级创伤中心是至关重要的。在运输过程中必须特别注意气道管理和警惕脊椎损伤。

（三）预防继发性损伤

外伤性颅脑损伤治疗的重要部分是预防继发性颅脑损伤。继发性颅脑损伤定义为在到大脑发生最初打击后发生的任何并发的损害，它可以继发于全身性低血压、缺氧和颅内压（ICP）升高，或者是初始的创伤诱发的一系列生理变化的结果。继发性颅脑损伤可能在现场发生并在转运中及进入急诊室后持续存在。预防低氧血症、高碳酸血症和低血压对于防止继发性颅脑损伤中非常重要。遵循 A、B、C 策略（气道、呼吸和循环）是治疗颅脑损伤患者的最初步骤。

1. 气道管理

保护气道是脑外伤患者复苏的第一步，然而，这在有面部创伤和颈部脊柱不稳定的患者中是困难的。即使在面部创伤时，行气管内插管仍为首选，如果行不通，则行环甲膜切开术或针刺环甲膜。

2. 呼吸管理

确保有足够的氧气输入是避免继发性颅脑损伤的关键。应避免预防性高通气（HPV）。目前建议的 $PaCO_2$ 是 35~40 mmHg，已有证据表明 HPV（即 $PaCO_2 < 30$ mmHg）可恶化颅脑损伤患者的脑灌注。

3. 循环管理

在做好气道控制和通气后，下一步是判断和治疗低血压。建立大口径静脉径路并注入等渗溶液是标准的治疗方法，但有证据表明，高渗盐可有效治疗低血压和降低颅内压（在中、重度 TBI 中，颅内压往往是升高的）。应通过静脉输液维持平均动脉压（MAP）在 90 mmHg 以上，同时脑灌注压（CPP）＞60 mmHg。现场快速进行神经病学评估确定基础神经系统状况，便于随访病情，获得最佳复苏。

三、其他治疗措施

连续对患者的神经功能状态进行评估是至关重要的。患者入院时可能为格拉斯哥昏迷评分（GCS）轻度异常，但由于颅内血肿扩大或逐步脑肿胀而迅速恶化。瞳孔最初可能正常，随着颅内压上升和脑疝综合征（即颞叶沟回疝、大脑镰下疝及小脑扁桃体疝形成）而随后散大。

甘露醇有降低血压和容量剥夺的效应，因此急诊室内应避免预防性使用。

报道显示 2%～5% 的闭合性颅脑损伤可发生外伤性癫痫，但在头部穿通伤的患者中发生率高达 50% 以上。这种外伤性癫痫可以分为早期（头部外伤 ＜7 天）和晚期（头部外伤 ＞7 天后）。脑外伤后常规使用抗惊厥药并不能防止晚期外伤性癫痫的发生。抗癫痫药物可考虑短期使用（通常为 1 周），尤其是突然发作可能是有害的。头部外伤后 2 周内应用苯妥英钠可有效降低早期外伤性癫痫发作（头部外伤后的第一个 7 天内），同时并不显著增加不良反应发生的风险。

外伤性癫痫发作的高风险因素参阅表 3-1。抗癫痫药物通常于 1 周后逐渐减量，除非为大脑穿通伤，患者行开颅术，或出现晚期癫痫发作（颅脑损伤 ＞7 天）。

表 3-1 创伤后癫痫发作的高风险因素

急性颅内出血（硬膜下、硬膜外或脑实质血肿）
开放性压缩性颅骨骨折伴脑实质损害
受伤 24 小时内癫痫发作
格拉斯哥昏迷量表评分 ＜10 分
穿通性脑外伤
酗酒史

在颅脑损伤患者的诊疗中，头部 CT 扫描非常关键，而磁共振成像（MRI）在脊髓损伤的诊治中逐步发挥更大的作用。然而，患者的其他部位损伤可能影响到患者及时获得这些检查，尤其是多脏器创伤的患者。一般情况下，血流动力学不稳定的患者，不应运送至放射科行 CT 或磁共振成像检查。足够的复苏和给氧的益处大于延迟影像学检查的风险。此外，ICP 的开始监测通常可以在复苏期间完成，并会提供有用的信息，以帮助指导病情不稳定患者的治疗。

（刘发健）

第二节 颅内压增高

一、概述

在大脑损伤的患者中，颅内压（ICP）增高是导致发病率和病死率升高的首要因素。颅骨是一个刚性容器，有固定的体积容量，包含物有大脑（80%～90%）、脑脊液和血液。颅内压的基本规则是一个组成部分的扩大，必将有其他部分的损失。例如，如果患者有颅内血肿，颅骨内的压力线性上升，直到一个临界点到达，这时候颅内容物不能在容量上补偿。在这一点上，颅内压增高指数陡升。随着颅内压的增加，机体通过反射增加全身血压，试图保持脑灌注压。如果这个过程不终止，会产生脑缺血，从而导致颅内压进一步增高、最终死亡。

二、颅内压监测指征

不应轻易决定连续监测患者的 ICP，但是一般而言，任何颅内压可能增高的患者及接受内科或手术治疗的患者应给予 ICP 监测。脑外伤基金会指南推荐下列患者给予 ICP 监测。①重度颅脑损伤患者（格拉斯哥昏迷评分 3~8 分），入院头颅 CT 异常，显示血肿、挫伤、基底池挤压或水肿。②头颅 CT 正常，但同时有两个或多个以下情况存在：年龄 >40 岁、收缩压 <90 mmHg，或查体发现运动体态。③CT 扫描发现的血肿可能来源于硬膜下（SDH）、硬膜外（EDH）或脑实质内（IPH）。ICP 监测的最重要目的是维持合适的脑灌注压（CPP），以及监测药物或手术治疗的反应。

三、颅内压监测的禁忌证和并发症

清醒的患者没有必要监测 ICP，可用于临床追踪。放置 ICP 监测装置时，凝血功能障碍为相对禁忌证。凝血功能障碍是头部严重外伤中常见但常被忽视的问题，高达 30% 的外伤患者可能会出现。在这种情况下，应推迟放置 ICP 监测装置，直到凝血功能障碍通过应用新鲜冷冻血浆（FFP）、Novoseven［一种重组人凝血因子Ⅶa（rFⅦa），可通过激活凝血外部途径，促进凝血级联反应］、血小板或其他血液制品得以纠正。

在严重的脑水肿和侧脑室受压的患者中，经脑室造瘘术放置导管可能非常困难。这种情况下，可以选择在脑实质内或蛛网膜下隙放置监测器，来代替脑室造瘘术放置导管。

ICP 监测的两个主要并发症如下。

1. 脑内出血

一项大型研究显示脑出血概率为 1.4%，与凝血功能障碍和（或）放置困难相关。发生需要手术引流的颅内出血的风险是 0.5%。

2. 感染（脑室炎）

感染是较常见的并发症，与监测的时间密切相关。Mayhall 等发现，85% 的脑室外引流（EVD）相关的感染发生于监测 5 天之后，监测 <3 天的患者无感染发生。然而，近来关于皮下隧道导管放置的经验对这些发现提出疑问。最近的分析发现，在最初的 10~12 天，风险呈非线性增加之后感染率快速下降，但患者在 5 天内预防性更换新导管时感染率并没有显著下降。

其他并发症包括由于放置不正确或血凝块、碎片闭塞导致 EVD 功能失常，或反复尝试插入导管到脑室引起的脑肿胀。颅内压监测的类型见表 3-2。

表 3-2　颅内压监测的类型

类型	优点	缺点	注解
脑室造口	能引流脑脊液	多为有创性，有出血、感染的风险	在多数情况下，首选 ICP 监测
脑室外引流（EVD）	准确，可靠，能够重新校准以尽量减少测量偏移；低成本	在脑室受压时可能置入困难	
脑实质	创伤小，易放置	不能引流脑脊液，置入后不能重新校准	对脑室受压的患者可能是较好的选择
蛛网膜下隙	创伤小	不能引流脑脊液，较长时间可能导致不准确	
硬膜下	创伤小	不能引流脑脊液，较长时间可能导致不准确	

四、治疗

（一）头部和颈部的位置改变

头部和颈部的位置改变可以通过改变平均动脉压、颈内静脉引流和脑血容量来影响颅内压和脑灌注压。最近的数据表明，头部抬高 30° 可降低颅内压而不会影响脑灌注压和脑血流量。颈静脉挤压可以改变大脑灌注压，应该使颈部保持在一个中立位，并确保妥善安置护颈项圈，以避免这种情况发生。

（二）镇静和麻痹

躁动可能缘于疼痛、中毒或颅脑损伤，可能是颅内压增高的早期征象。躁动可导致脑代谢需求增加和颅内压增高。因此，镇静在治疗颅内压增高方面能起到显著的作用。但是，它会影响神经学检查并可能会导致血压和脑灌注压下降。

多种方法可治疗颅脑损伤患者的躁动。可根据患者能接受的最低镇静需求调整药物剂量，由于只有当患者出现躁动的迹象时才使用镇静药，因此这种方法有导致颅内压波动的风险。从神经系统的角度来看，患者不能耐受周期性使用镇静药的不良反应，最好给予基础剂量或持续静脉滴注。

没有一种镇静催眠药有特别优势，但丙泊酚在神经外科 ICU 中的使用有大幅增长。它的半衰期短，便于临床医生进行频繁的神经系统体检，此外丙泊酚是一种强抗惊厥药，但是应谨慎使用，因为它可以产生过多热量，导致三酰甘油水平升高。它还可引起低血压，尤其是低血容量患者，长时间使用可导致肝功能障碍和代谢性酸中毒。丙泊酚输注综合征最初报道于儿童，随后在成年人中也观察到，它为一种罕见并发症，特征是心力衰竭、代谢性酸中毒和横纹肌溶解症。

其他镇静药包括咪达唑仑和劳拉西泮。由于咪达唑仑产生的具有长效的代谢产物也具有镇静属性，因此长期持续静脉滴注时，劳拉西泮的效应较咪达唑仑清除得更快。长时间使用劳拉西泮可能导致丙二醇中毒，尤其是当高剂量长时间使用时。虽然苯二氮䓬类药物是有效的镇静药，但是没有镇痛效应，因此，镇静催眠药往往与阿片类药物联合使用。

神经肌肉阻滞药可通过控制躁动和防止人机对抗来降低颅内压，但是这种情况下常规应用并未显示改善患者预后，并且事实上还是有害的。麻痹可以防止咳嗽，但咳嗽有助于清除分泌物、防止肺炎。致麻痹药物的应用可掩盖癫痫发作，并与持续的肌无力和肌病的发生有关。虽然琥珀酰胆碱（一种非去极化药物）可能会增加 ICP，但不经常发生。患者应用神经肌肉阻滞药时，应该根据临床和四联（TOF）监测来评估，目的是调整神经肌肉阻滞的程度。在开始使用神经肌肉阻滞药前，应该给予患者镇静药和镇痛药，以保证足够的镇静和镇痛。

（三）过度换气

过度换气（HPV）是一种已被证实能有效降低颅内压的方法，但有越来越多的证据表明，过度的 HPV 可通过大脑血管收缩，降低脑血流量（CBF）和血容量，从而导致脑缺血突发或加剧。然而，过度换气在处理急性颅内压增高和减轻脑疝综合征时可能是有用的。在准备其他长期介入治疗时，过度换气可作为一项临时措施应用。$PaCO_2$ 的有效低限值尚未确定，但 $PaCO_2$ 降低至 30 ~ 35 mmHg 似乎是安全的。对 ICP 的影响快速产生，颅内压增高的下降开始于 30 秒内，并于 8 分钟时达高峰。

（四）药物治疗

（1）脱水药常规用于治疗颅内压增高和脑水肿。甘露醇以及近来的高渗盐水是常用药。

1）甘露醇。甘露醇是一种强效高渗溶液（20% ~ 25%），入血（0.9%）后可导致细胞外渗透压的急剧升高。完整的血-脑屏障（BBB）可防止甘露醇离开血管，从而创建一个梯度，便于水离开细胞内和细胞外室进而进入血管内。通常需要 15 ~ 30 分钟起效，疗效持续 1.5 ~ 6 小时。

甘露醇作用的另一个机制是，它可增加红细胞膜的弹性并降低血黏度（改善血液流变学），从而导致 CBF 和 O_2 输送增加。甘露醇还可用作一种自由基清除剂。

每 3 ~ 6 小时间歇静脉注射甘露醇（0.25 ~ 1 g/kg）较连续输液疗效更好；后者一旦输液停止可能引起颅内压反弹。长时间连续输注实际上还可能恶化脑水肿。外伤性脑损害患者的血-脑屏障破坏，甘露醇可渗入脑实质，从而促使液体注入损伤的大脑。

甘露醇是一种强效利尿剂，并可能在输注中导致血容量不足和低血压。应放置尿管并监测尿量，并换用等渗盐水；目标是保持高渗和正常容量状态。每 6 小时常规测量血清电解质和渗透压是很重要的。血清渗透压的上限值为 320 mOsm/L。血清渗透压 > 320 mOsm/L 时，同时应用肾毒性药物、败血症及原有肾病者应用甘露醇可能会导致急性肾衰竭。

髓袢利尿剂可通过低渗性利尿增加血管内渗透压来降低颅内压，从而降低脑水肿和脑脊液（CSF）的生成。它可与甘露醇产生协同作用。

2）高渗盐水。近年来，应用高渗盐水替代或辅助甘露醇用于颅内压增高的治疗引起学者们的兴趣。类似于甘露醇，高渗盐水可通过增加大脑和血液之间的渗透压梯度，随后会导致液体从细胞内转移进入血管内室，从而减轻脑水肿。

实验数据表明，即使甘露醇已经不能产生疗效，高渗盐水仍可非常有效地降低颅内压，但是，使用高渗盐水仍然被认为是研究性的。目前正在研究如何确定最佳浓度、体积及输液时间。

高渗盐水可以改善和维持平均动脉压（MAP）已经在动物研究和人体试验中得到广泛证实。这可能是缘于容量扩张，也可能是由于增加心输出量的作用。MAP 的增加和随后的脑灌注压（CPP）改善使得大脑受损区域得到更好的灌注。目前没有证据支持哪种浓度更能有效控制 ICP 和脑水肿。有学者使用的方案为连续输注 3% 生理盐水或每隔 4~6 小时静脉输注 7.5% 生理盐水（2 mL/kg）。使用甘露醇治疗时，建议经常测量血清电解质和渗透压。

高渗盐水治疗同样有并发症和不良反应，渗透脱髓鞘综合征（ODS）、急性肾功能不全和血液学异常均可能发生。关于渗透脱髓鞘综合征的知识大多来自动物模型。ODS 的机制可能是血清中迅速升高的钠破坏了髓鞘结构。然而，动物实验中诱发 ODS 发生的血清钠增加的速度是人体的 5 倍，因此目前没有人体试验中发生 ODS 的报道。虽然急性肾功能不全主要与甘露醇有关，但目前已有发生于高渗盐水治疗的报道。黄等报道，与应用乳酸林格液的患者相比，使用高渗盐水治疗的患者发生肾衰竭的可能性增加了 4 倍。

众所周知，糖皮质激素可减少脑肿瘤周围的血管源性水肿，但是对治疗脑卒中、脑细胞毒性水肿、出血或颅脑损伤等没有任何作用。

（2）巴比妥类药物。巴比妥类（如苯巴比妥）药物可通过抑制大脑的新陈代谢活动，降低氧需求和 CBF、脑血容量（CBV），继而降低颅内压。巴比妥类药物的其他理论上的获益包括：清除自由基，降低细胞内钙离子，以及稳定溶酶体。毫无疑问，即使当其他治疗失败，巴比妥酸盐仍能有效降低颅内压。然而，使用巴比妥类药物在改善临床结果方面存在的数据仍有争议。巴比妥昏迷通常是在严重的顽固性颅内高压的情况下，当所有常规治疗方法均失败时，才最后使用。

开始巴比妥酸盐应用前所需的辅助措施如下。

1）漂浮肺动脉导管：巴比妥类药物需要能诱导等电位脑电图的剂量，可能有心脏毒性，因此需要密切关注心输出量。

2）脑电图（EEG）监测：应用巴比妥的目的是诱发"化学昏迷"。EEG 可评估暴发抑制程度，目标是暴发 <3 次/分钟。

3）高剂量的巴比妥类药物可导致麻痹性肠梗阻，所以应放置一个鼻胃管。通常需要静脉高营养。

巴比妥昏迷疗法中低血压和心肌抑制很常见，通常需要应用血管活性药物（如多巴酚丁胺、多巴胺、肾上腺素、去氧肾上腺素）。巴比妥昏迷的并发症包括败血症、肺炎、急性肾衰竭和肺栓塞。

（五）低体温

类似于巴比妥类昏迷，在大脑受伤的患者，低体温也可降低脑代谢率并减少、脑血流量，降低颅内压。已有报道显示，与常温相比，降低到目标温度 32~33 ℃持续 24 小时，并在 24 小时内复温，可减少神经系统预后不良的风险。期间患者必须监测心输出量减少、血小板减少症、凝血功能障碍及胰腺炎。寒战可升高颅内压，必须避免。

（六）手术治疗

颅内压增高的手术治疗，包括通过脑室造瘘术进行脑脊液分流，肿块清除（血肿、肿瘤或在极端情况下的脑组织挫伤），或减压性颅骨去除术。

（刘发健）

第三节　垂体卒中

一、概述

垂体卒中是一种罕见但可能致命的疾病，临床特点为突然发作的剧烈头痛伴有神经系统或内分泌恶化。垂体卒中很容易漏诊，因为大多数患者的垂体腺瘤未能诊断，在临床上，其影像可被误认为蛛网膜下隙出血（SAH）或脑膜炎。神经外科在紧急情况下快速干预垂体卒中可能会中止甚至逆转神经缺失和危及生命的情况。

二、临床表现与诊断

垂体卒中继发于蝶鞍内肿块的突然扩张，通常为出血和（或）梗死。一个较好的理论描述是，随着肿块的快速增长，肿瘤超过了其血液供应，造成缺血和继发出血。Cardoso 和 Petersen 推测内在血管病变使得垂体腺瘤更容易发生梗死和出血，这也许可以解释为什么垂体腺瘤比其他任何肿瘤更容易发生血管损伤。

虽然多数情况下垂体卒中为自发性，但仍有许多促发因素。Biousse 等报道多种卒中突发的因素，分为4类：①腺体中的血流减少；②脑垂体血液急性增加；③过度刺激脑垂体；④抗凝状态。多巴胺受体激动剂的应用及停药（如溴隐亭和卡麦角林）也有报道与卒中有关。

垂体卒中的临床特点多样，可由轻度症状到永久性的神经缺失症状，甚至死亡。95%的病例表现为头痛。头痛为突发性，通常在眼窝部位，常伴有呕吐。头痛的机制归结为脑膜刺激和（或）颅内压增高。垂体卒中时，与脑垂体邻近的视器和动眼神经（即海绵窦）受累导致视觉缺失（占64%）和眼肌麻痹（占78%）。经典的视觉缺失发生于双侧颞部上象限。

动眼神经最常受累，从而导致单侧瞳孔散大、上睑下垂、眼球向下、侧方偏离。患者也可因继发脑积水或低钠血症（艾迪生病危象）导致精神萎靡。其他临床表现包括霍纳综合征、颈部僵硬、畏光、低血压、癫痫发作和下丘脑功能障碍。

头颅 CT 可能显示蝶鞍区的出血性肿块；然而，磁共振是首选的成像技术，因为它可清晰地显示出血和梗死的特征：蝶鞍上扩展，压缩视交叉，并扩展到海绵状窦。有时需要脑血管造影区分垂体卒中和动脉瘤蛛网膜下隙出血。

三、治疗

脑垂体残余10%时仍能分泌适量的激素，但激素不足可导致肾上腺危象。最重要的是立即给予垂体卒中患者类固醇替代治疗。每8小时静脉注射1次100 mg的氢化可的松。垂体卒中的明确治疗方法是手术减压，尤其是在患者视力下降或视野缺失、意识水平下降、视觉或动眼神经功能进行性恶化时。大多数的病例适合经蝶窦手术路径。视觉的预后与损伤的持续时间、最初视觉缺陷的严重程度、视神经盘的形态和早期减压相关。

少数文献报道显示，孤立的和稳定的假性脑膜炎或眼肌麻痹可经内科治疗。内科治疗包括严密的内分泌、神经、眼肌功能监测，使用激素、液体和电解质的静脉支持。

（刘发健）

第四节　动脉瘤蛛网膜下隙出血

一、概述

蛛网膜下隙出血（SAH）是血液出现在蛛网膜下隙时发生的病理状况。最常见的原因是头部受伤。

头部受伤的患者中蛛网膜下隙出血的发病率随着伤害的严重性增加和穿通伤而增加。自发性蛛网膜下隙出血最常见的原因是动脉瘤破裂，但并非所有的蛛网膜下隙出血都是由于动脉瘤破裂，而且并非所有的动脉瘤破裂都主要进入蛛网膜下隙。动脉瘤破裂后，脑内、脑室出血超过硬膜下出血。

破裂的脑动脉瘤与病死率高相关。约12%的患者在就医前死于动脉瘤蛛网膜下隙出血。流行病学研究估计，约40%到达医院时死亡。Mc Cormick的尸检系列报告显示10万~15万美国人有隐匿性动脉瘤。

由于动脉瘤破裂，血液进入蛛网膜下隙，直到颅内压增加，使出血停止。这可以导致继发于脑脊液循环和吸收受阻的急性脑积水、局部血块形成、脑实质水肿及局部刺激。这些颅内事件可伴发全身表现，如心律失常、心肌梗死和肺水肿，所有这些都加剧了潜在的脑损伤。

蛛网膜下隙出血导致的脑损伤发展有两个主要阶段：①原发性损害，发生在出血时；②继发性损伤是由复杂的过程导致，它开始于出血时，但直到晚些时候才会有临床表现。超过2/3的SAH死亡患者，病理证实为继发性脑损伤，即弥漫性水肿、脑疝或坏死。这些损伤是由于缺氧而引起脑供氧减少、全身性低血压和由于颅内压升高引起的相对低灌注。

二、临床表现

患者通常会突发剧烈头痛（80%）、恶心、呕吐（77%）、头晕、晕厥（53%）、颈强直（35%）、畏光或局灶性神经征象。25%~50%的患者在SAH前数天或数周有"警告性渗漏"（局灶出血）的病史。10%~25%的SAH患者通常在出血后的最初几分钟有癫痫发作。这是由于突然升高的颅内压和（或）直接由血液刺激脑皮质导致。癫痫发作更常见于前循环动脉瘤和大脑中动脉（MCA）的病变。30%~40%的患者SAH发作于休息时。剩余60%~70%的患者发病与身体或情绪应激、排便、性交、头部外伤有不同程度相关。

不同部位的动脉瘤破裂可能会产生不同的临床特点。瞬间的双侧下肢无力可能是由于大脑前动脉瘤破裂。来源于大脑中动脉瘤的SAH更容易产生轻偏瘫、感觉倒错、偏盲、言语障碍。第Ⅲ对脑神经麻痹或单方面的后眼窝痛表明破裂的动脉瘤可能来源于颈内动脉与后交通动脉交界处或小脑上动脉。颈动脉—眼动脉瘤可能导致单侧视力减退或视野缺陷。SAH后的局灶性神经性缺失可能是由于动脉瘤的占位效应、血管痉挛、癫痫发作或大脑或硬膜下/蛛网膜下隙血肿引起。

三、诊断与鉴别诊断

最常见的误诊频率递减的顺序是：全身感染或病毒疾病、偏头痛、高血压危象、颈椎疾病如关节炎或椎间盘突出、脑肿瘤、无菌性脑膜炎、鼻窦炎和酒精中毒。表3-3是根据临床表现对SAH严重程度进行分类的Hunt和Hess评分量表。

表3-3　Hunt和Hess评分量表

分级	描述
1	无临床症状，或轻度头痛和轻度颈强直
2	脑神经麻痹，中重度头痛，颈背僵硬
3	轻度局灶性神经功能缺失、昏睡，意识错乱
4	木僵，中至重度偏瘫，早期去大脑强直
5	深昏迷，去大脑强直

注：有严重全身疾病（如高血压、糖尿病、慢性阻塞性肺疾病）或血管造影有严重的血管痉挛时加1分。

（一）诊断依据

当怀疑是SAH的患者时应首先进行头颅平扫CT。如果动脉瘤破裂的48小时内完成平扫CT，大约95%的患者将有SAH的证据。最高敏感度是在出血24小时内，3天时敏感度为80%，1周时敏感度为50%。头颅CT对蛛网膜下隙出血的定量和定位能够为血管痉挛和SAH后的后果提供重要信息。Fisher

等在一项前瞻性研究中认为 CT 显示的蛛网膜下隙出血的位置和厚度与发生血管痉挛的可能性及临床预后有相关性（表3-4）。

表3-4 Fisher CT 分级量表

CT Fisher 分级	CT SAH	血管造影 血管痉挛（%）	临床 血管痉挛（%）
1	无出血	4	0
2	弥散薄层 <1 mm	3	0
3	局限凝块或层厚 >1 mm	24	23
4	脑内或脑室内血液伴弥漫或无蛛网膜下隙出血	2	0

（二）腰椎穿刺

如 CT 正常则有指征行腰椎穿刺（LP）以诊断蛛网膜下隙出血。因为如果仅有一个非常小的 SAH 时，扫描可能为正常，或是由于 SAH 后至第 1 次扫描之间的时间过长。腰椎穿刺的禁忌证包括凝血功能异常、由于占位性病变引起的颅内压增高、怀疑脊髓动静脉畸形或穿刺部位的感染。风险包括动脉瘤再出血或脑疝导致的神经系统恶化。

（三）血管造影

导管为基础的四血管脑动脉造影仍然是诊断颅内动脉瘤的首选。血管造影的风险包括缺血性事件（1%～2%），神经系统恶化（1.5%），对造影剂的过敏反应，肾功能不全/肾衰竭。血管造影时罕见动脉瘤破裂。

近年来，CT 血管造影已经被用于诊断脑动脉瘤。

在发现直径 3 mm 以上的颅内动脉瘤时，脑 CT 血管造影与数字减影血管造影（DSA）的灵敏度相当。它对前交通动脉瘤（ACOA）和 MCA 分叉处动脉瘤具有100%的检出率，但在某些部位如后交通动脉瘤，诊断仍有困难。

10%～20%的患者临床诊断为 SAH［CT 和（或）腰椎穿刺］但血管造影结果为阴性。如果动脉瘤在出血后完全形成血栓则可能会漏诊，通常需要在 10～21 天重复血管造影。

四、处理

应该获得完整的病史，进行体格检查和神经系统检查。最初的急诊处置包括评估气道、呼吸和循环系统功能，对意识水平，脑神经、运动功能的简短评估可明确是否需要紧急外科干预（如放置 EVD、清除颅内血肿），其他抢救生命的措施如降低严重的 ICP。治疗动脉瘤的主要目标是减少再出血的危险。

（一）血压和容量控制

最佳血压取决于多种因素，包括自蛛网膜下隙出血发生后的时间、是否已治疗动脉瘤、颅内压和患者的既往状况。理论的治疗目标是在优化大脑灌注的同时最大限度地减少跨动脉瘤的压力梯度。显然，这些目标间有矛盾，可能无法得到必要的信息来确定最佳血压。除非进行心室导管或颅内压监测，否则不知道颅内压。最佳灌注压还取决于发病前的血压，如果患者出血前的高血压未良好控制，那么降低血压到"正常"水平以下，可能会危害脑血流灌注。一般情况下，未经治疗的动脉瘤患者，不应以降低血压来减少再出血风险。应避免高血压，尤其是在 SAH 后的前几小时，转运和血管造影期间有发生血压增高的风险。

一旦动脉瘤被去除，可不治疗高血压，除非血压升高显著或已经发生梗死，这种状况下由于自身调节功能丧失，CBF 可能为压力依赖性。在 SAH 后任何时间，血压升高可能为颅内压升高或血管痉挛的自我平衡反应。

（二）脑积水

由于急性脑积水与术前较低的评分及预后较差相关，因此临床医生必须严密监测患者急性脑积水的早期迹象。最可靠的临床检查是患者的意识水平。意识水平的改变需要紧急的头颅 CT 扫描以评估脑室的大小。反应迟钝的患者出现脑室扩张时需要立即行脑室造瘘术。脑室造瘘术后，颅内压不应快速显著降低以避免增加透壁压，而这可能会增加再出血的危险。

（三）再出血

再出血的高风险是在首次蛛网膜下隙出血的第 1 个 24 小时。SAH 的第 1 天，再出血风险为 4.1%；此后这种风险逐渐降低，至第 3 天，稳定于每天 1.5% 的风险。2 周时的累积风险是 19%，6 个月时 50% 的患者发生第 2 次出血。预防再出血的最佳方法是早期行血管内弹簧圈栓塞或手术夹闭动脉瘤。

（四）血管痉挛

血管痉挛是 SAH 的延迟局灶性缺血性神经缺损。继发于血管痉挛的症状性脑缺血的发病高峰为出血后的 7~10 天，几乎不发生于 SAH 后的前 3 天。症状性血管痉挛的风险可由入院的 CT 预见，基底池周围层厚的血块比层薄的风险高。诊断脑血管痉挛（CVS）有一定的困难，需要排除其他可能会导致迟发性神经功能恶化的情况，如再出血、脑积水、水肿、癫痫发作和败血症。

下面的测试有助于诊断 CVS。

（1）TCDs：改变可能先于临床症状，基线检查结果（早期进行）较疑诊 CVS 后进行的第一次检查结果更有帮助。

（2）头部 CT 扫描有助于排除其他病因导致的精神状态下降，可能会显示提示脑梗死的低密度灶。

（3）CT 血管造影和 CT 灌注检查可显示受累区域血管痉挛和灌注减少。

（4）脑血管造影仍是诊断脑血管痉挛的"金标准"，并可通过血管成形术和（或）血管内注入维拉帕米和罂粟碱，同时获得诊断和治疗。

钙通道阻滞剂尼莫地平（60 mg，口服，每 4 小时 1 次）可降低血管痉挛的发病率。临床研究虽然没有证据显示病死率改变，但预后改善。

通过早期的稳定动脉瘤治疗后，可以积极治疗而不用担心动脉瘤再破裂。血管痉挛高风险的患者给予预防性 3H 治疗可减少发病率。这种疗法的目标收缩压为 160~220 mmHg，中心静脉压（CVP）的目标为 8~12 cmH$_2$O，肺毛细血管楔压（PCWP）的目标为 12~14 mmHg。血液稀释治疗的目标血细胞比容为 25%~33%。

（五）未破裂动脉瘤的防控

1. 颅内动脉瘤形成及破裂的危险因素

未破裂颅内动脉瘤准确的自然病史目前并未阐明，可能促进其形成和破裂的危险因素很多，主要包括：

（1）年龄：各项大规模对于未破裂动脉瘤的随访研究发现，年龄增长会增加未破裂动脉瘤的出血风险。

（2）性别：经观察发现，女性发生颅内动脉瘤的比例高于男性患者，一些研究也证实女性动脉瘤患者的破裂风险更高，其原因还有待于更深入的研究。

（3）吸烟：许多病例对照研究已经证实吸烟是动脉瘤蛛网膜下隙出血的独立危险因素，戒烟可以降低动脉瘤蛛网膜下隙出血风险。

（4）酗酒：饮酒与动脉瘤蛛网膜下隙出血危险关系不如吸烟明确，但许多研究表明酗酒可以增加动脉瘤蛛网膜下隙出血的风险。

（5）高血压：高血压是否可以作为动脉瘤蛛网膜下隙出血的独立危险因素尚存在争议，但可能与动脉瘤的形成破裂有关。故对高血压患者应进行监测并控制血压。

（6）家族史：家族性动脉瘤有众多的报道，遗传因素也被认为是动脉瘤蛛网膜下隙出血的独立危险因素，但是也应当排除家族生活习惯（如吸烟、酗酒）和家族遗传高血压等因素的影响，与动脉瘤形成和破裂出血的相关基因还需要更多的研究，某些疾病可能会使颅内动脉瘤的发生率大大提高，如多囊肾、马方综合征等。

2. 未破裂动脉瘤的筛查

随着神经血管影像学方法的不断改进，以无创的影像学方法对具有高危因素的人群进行颅内动脉瘤筛查已经成为防控动脉瘤蛛网膜下隙出血的重要方法。研究表明，大约10%的动脉瘤蛛网膜下隙出血患者有家族史；动脉瘤蛛网膜下隙出血患者Ⅰ、Ⅱ级亲属发生动脉瘤蛛网膜下隙出血的风险为5%～8%，对无症状人群进行筛查发现，2名或以上Ⅰ级亲属患动脉瘤蛛网膜下隙出血的家族人群患颅内动脉瘤比例高达10%。多囊肾患者也是发生颅内动脉瘤的另一个重要危险因素。以上患者即使首次筛查并未发现颅内动脉瘤，但五年内发生颅内动脉瘤的风险仍然很高，常规的影像学随访是必要的。此外，对于患有高血压病，且具备其他危险因素的患者，应推荐无创的血管影像学筛查，如CTA、MRA。

3. 未破裂动脉瘤的危险因素的防控及干预

颅内动脉瘤的真实发病率尚未明确。我国基于社区的流行病学调查研究提示，35～75岁人群中通过MRA筛查发现颅内动脉瘤的发病率超过7%。对于偶然发现的未破裂颅内动脉瘤的患者，通过戒烟戒酒，常规的血压监测及控制、增加蔬菜摄入可降低动脉瘤破裂风险。一项来自芬兰的流行病学研究显示，蔬菜摄入越多，罹患卒中包括动脉瘤蛛网膜下隙出血的风险就越低。但是否需要对未破裂动脉瘤（UIA）进行手术或介入干预必须考虑其自然病史。由于动脉瘤具有高发病率、低破裂率和高残死率的特点，而外科干预存在一定的并发症率，因此筛选高破裂风险的动脉瘤进行外科干预是UIA的最佳治疗策略。与动脉瘤破裂出血相关的危险因素包括患者年龄、性别、动脉瘤部位、形态学（包括大小、形态等）以及血流动力学特征等。Greving等提出了PHASES评分法来预测动脉瘤破裂风险，该方法根据人种、高血压、年龄、动脉瘤位置、动脉瘤大小及既往SAH病史来进行评分，其准确性仍需更大宗研究数据进一步评价。而分析干预措施的风险–获益时还需要考虑患者的预期寿命及干预措施可能引起的并发症。

指导建议：

（1）1名以上Ⅰ级亲属患动脉瘤蛛网膜下隙出血的家族成员以及多囊肾患者，建议常规行动脉瘤筛查，对于首次筛查结果为阴性的患者，建议进行定期的影像学随访。

（2）对于罹患高血压病且具备其它危险因素的颅内动脉瘤患者，建议进行无创的血管影像学筛查。

（3）戒烟戒酒、常规的血压监控、增加蔬菜摄入，可降低动脉瘤破裂出血的风险。

（4）在分析动脉瘤破裂风险时，除动脉瘤部位、大小以及患者年龄与健康状况外，还应考虑动脉瘤的形态学和血流动力学特征，结合手术风险等情况，权衡利弊后决定是否进行手术干预或随访。

（六）总结

动脉瘤蛛网膜下隙出血是一种复杂的临床综合征，在治疗过程中需要多学科的专业知识支持，涉及到神经重症医学、神经外科学和神经病学等。动脉瘤治疗后迟发性脑缺血的监测和及时治疗是影响预后的重要因素，而且最好在大型医学中心完成。现有资料表明，收治医院的年救治病例数与动脉瘤蛛网膜下隙出血的残死率相关。动脉瘤蛛网膜下隙出血的治疗复杂，但向大型医学中心转诊率过低，故目前迫切需要建立机制以促进患者转诊到大型医学中心并提高公众意识。同时大型医学中心应该具备下列条件：神经系统重症监护室、神经重症医生、神经外科医生和神经介入医生。

（刘发健）

第五节 脊柱感染

一、概述

脊柱感染是潜在的神经外科致命急症，可分为以下几类。

1. 化脓性骨髓炎

化脓性骨髓炎最常见的致病原是金黄色葡萄球菌（60%），其次是大肠杆菌（30%）。非脊柱感染可能通过血行播散或直接蔓延导致脊柱感染。

血行播散是感染扩散到脊椎最常见的途径。Batson 证明，盆腔静脉丛中的血流可通过一系列的无瓣静脉（Batson 丛）逆行到椎前神经丛；这一静脉网络允许肿瘤和感染从骨盆蔓延到脊椎。Wiley 和 Trutea 的小动脉理论提出，细菌可定植于椎体终板的终末小动脉网，导致骨髓炎和关节盘炎。

第二个最常见的路线是从邻近软组织的感染灶直接蔓延。

某些疾病及治疗可导致免疫功能低下，如艾滋病、恶性肿瘤、长期使用类固醇、静脉吸毒、糖尿病、肾衰竭、有近期脊柱外科手术或既往脊髓手术史，均导致患者容易发生脊柱脓肿或骨髓炎。

腰椎是紧随胸椎之后受累最多的部位。

早期可能无神经系统缺陷。由于压缩位于矢状面上椎体前侧，因此运动症状和长束征比感知症状更常见。评估椎体骨髓炎的流程应包括以下内容。①实验室检查：全血细胞计数［仅有35%患者白细胞（WBC）升高］、血培养（约50%阳性）、红细胞沉降率（ESR）和 C 反应蛋白（CRP）为非特异性改变，但几乎所有病例均升高，通过适当治疗，CRP 迅速趋于正常。②疼痛部位的影像学改变延迟出现（至少在感染发生 4 周后），最早发现为椎体终板透明变性后的椎间隙变窄。在显示骨破坏程度上，CT 扫描起着重要的作用（好于 MRI）。然而，MRI 仍然是诊断脊柱感染的首选技术，它对椎体、软组织和神经元的细节描述更为优越。感染后的 1 ~ 2 天骨扫描可能为阳性，但继发于退行性改变、手术或骨折者也可呈现假阳性。③没有血培养阳性时，怀疑骨髓炎部位的活检有助于明确诊断及确定病原体；针吸活检培养检出率为 60% ~ 90%。

约90%的脊椎骨髓炎可经非手术治疗。非手术治疗的标准包括明确病原体并对抗生素高度敏感，单个椎间盘受累同时少有椎体受累，无或轻度神经缺损，很少或无脊柱不稳。非手术治疗包括静脉注射抗生素、基础疾病的治疗及矫形器固定。如果患者临床疗效和影像学改变满意、ESR 下降，应持续静脉注射抗生素至少 6 周（表 3-5）。

表 3-5　手术干预的适应证

需切开活检
内科治疗失败
脓肿引流
与神经缺损相关的脊髓或神经根压迫减压
矫正脊柱畸形和不稳定

2. 非化脓性骨髓炎

非化脓性骨髓炎通常由脊柱结核（波特病）和真菌（曲霉菌、芽生菌、球孢子菌）导致。

3. 关节盘炎

关节盘炎是一种髓核感染，继发软骨终板感染并可能累及椎体。可自发产生（最常见）或在手术后，往往是自限性和良性的。

4. 脊椎硬膜外脓肿

脊椎硬膜外脓肿（SEA）是一种罕见但可能危及生命的疾病，需早期发现和及时处理。腰椎最常见，其次为胸椎和颈椎。发生的高峰年龄为 57 岁，男性居多。硬膜外脓肿通常与椎体骨髓炎及椎间盘炎相关。

硬膜外脓肿的危险因素与脊椎骨髓炎相似，包括糖尿病、静脉吸毒、肾衰竭、酗酒、长期应用类固醇和近期手术，或诊断性脊柱操作史。

硬膜外腔内的化脓可通过以下 3 种路径发生：①从邻近部位感染（压疮、腰大肌脓肿、穿通伤、咽脓肿）直接蔓延；②最常见为由远处的皮肤感染致血行播散（15%的病例可发现疖肿）；③脊髓操作

（腰椎穿刺、硬膜外麻醉、类固醇注射或脊髓手术）直接污染。部分病例系列报道显示约50%患者未发现感染源（表3-6）。

表 3-6 脊椎硬膜外脓肿的鉴别诊断

转移性肿瘤，尤其是淋巴瘤
横贯性脊髓炎
脊髓肿瘤
硬膜外血肿
脊髓梗死、缺血

二、病理生理及临床特点

50%的脊椎硬膜外脓肿病例中的病原体证实为金黄色葡萄球菌，需氧和厌氧性链球菌是第二类最常见的有机体；近年来，革兰阴性需氧菌（大肠埃希菌、铜绿假单胞菌、肺炎克雷伯菌、枸橼酸杆菌）所占比例不断提高。10%的病例中可检测到多种病原体，30%~50%的病例未能检出病原体。症状可能与神经压迫，继发于供应脊髓的动脉、静脉血供及微循环血栓形成的缺血以及感染性血管炎有关。

硬膜外脓肿的重要表现之一在于症状的多变性，因此，必须有高度疑诊的指征以便早期诊断，预防不可逆的神经系统缺损。Heusner 的描述中将典型的临床表现分为 4 个阶段：①脊髓疼痛与压痛；②神经根性疼痛；③运动和感觉缺失，括约肌功能障碍导致失禁；④完全瘫痪。

脊椎硬膜外脓肿的实验室结果通常为非特异性，多数情况下有轻度的白细胞增多，ESR 增快和 CRP 升高，血培养可多达 67% 为阳性。腰椎穿刺可以在病灶部位邻近同一水平进行，但可能导致感染播散到蛛网膜下隙和脊髓的风险。脑脊液化验通常显示脑膜改变：轻度的细胞数增多、蛋白质升高及糖水平正常。

平片通常正常，当发生椎间盘炎和脊椎脊髓炎时，可见椎间隙变窄及终板透明样变。并发脊椎脊髓炎时，CT 扫描可正常或显示相应骨破坏的证据。静脉注射造影剂的增强造影可见硬膜外腔的积聚。磁共振成像可用于诊断脊椎硬膜外脓肿。此外，磁共振成像可以排除其他疾病，包括对椎间盘突出症、横贯性脊髓炎、肿瘤、血肿等的鉴别诊断。当患者有 MRI 检查禁忌证时，可行脊髓 CT 造影以排除 SEA，但该检查有种植感染的风险。

三、治疗

当患者明显疼痛或有脊髓不稳定可能性时，应给予固定。胸椎和腰椎可通过胸腰骶部矫正术来固定，这足可以使患者重新行走。颈椎病变可通过应用 Philadelphia 颈圈（或其他硬颈圈）固定。固定应维持到疼痛缓解，并通过神经影像学检查证明脊柱稳定。应尽早开始使用抗生素，最好在取得血培养和（或）活检样本后开始应用，以便确定致病原。经验性治疗通常包括：①万古霉素，除非可排除耐甲氧西林金黄色葡萄球菌（MRSA）感染；②第三代头孢菌素；③口服利福平。获得培养结果后，抗生素应做相应调整。治疗时间通常为静脉注射抗生素 3~4 周后再给予 4 周的口服抗生素。如果有证据显示并发骨髓炎，建议静脉抗生素持续至少 6 周。

传统上，脊椎硬膜外脓肿一直被认为是需要立即干预的外科手术事件。然而近年来，部分学者主张保守治疗，尤其是神经功能完好并且手术风险非常高的患者。

出现任何神经功能恶化的迹象均应及时进行手术减压。瘫痪超过 3 天的患者可考虑保守治疗。

有足够的证据显示患者预后与外科手术时的神经功能状态密切相关。背侧脓肿通常行椎板切除术和脓肿引流即足够，但是，当并发椎体脊髓炎及脓肿位于腹侧时，需经前路径或经椎弓根或外侧途径行椎体切除术、移植物放置（表3-7）。

表 3-7 手术适应证和目标

解除神经压迫	缓解持续剧烈疼痛
分离微生物	依从性差的患者以及不能连续行 MRI 密切跟踪的患者
坏死组织的清创	6 周静脉注射抗生素后脓肿仍未清除
脊柱的稳定和畸形校正	

Rath 等对 43 例手术治疗胸部（19 例）和腰部（24 例）的脊椎骨髓炎患者进行回顾性分析，结果显示存在感染时使用脊髓器械和自体骨移植并未导致感染持续或复发的风险增高。

四、预后

由于严重的并发症及患者基础状况不佳，脊柱感染的病死率仍然高达 20%。超过几小时的瘫痪罕见逆转，然而，系列病例研究显示 36 小时内治疗仍能有所改善。神经系统功能受损是脊柱感染的严重并发症，它的发病率与手术时神经受损的程度密切相关。神经系统预后不良的相关因素包括并发糖尿病、类风湿关节炎、颈椎受累、治疗延误至神经功能缺损 72 小时以后。

（刘发健）

第六节　脑脓肿

脑脓肿为少见的严重的可危及生命的感染。据报道美国每年有 1 500 ~ 2 500 例发病。多数病例发生于 40 岁以前，中位发病年龄为 30 ~ 40 岁。患病率随着艾滋病和器官移植增多而增加。脑脓肿常见相关危险因素包括发绀型先天性心脏病，肺部异常如动静脉瘘，邻近结构感染（如中耳炎、牙科感染、乳突炎、鼻窦炎），颅骨外伤或手术，很少继发于脑膜炎。

一、发病机制

1980 年以前，来自邻近结构感染的直接蔓延是最常见的病因，但目前血行播散更常见。直接蔓延导致的脓肿通常为孤立的，血行播散的脓肿通常为多发。高达 25% 的病例血培养可以是无菌的。

免疫缺陷的患者，包括器官移植和艾滋病患者，有较高的感染发生率，如弓形虫、诺卡菌、念珠菌、李斯特菌和曲霉菌。IgM 不能通过胎盘，因此婴儿发生革兰阴性菌感染的概率较高（图 3-1）。

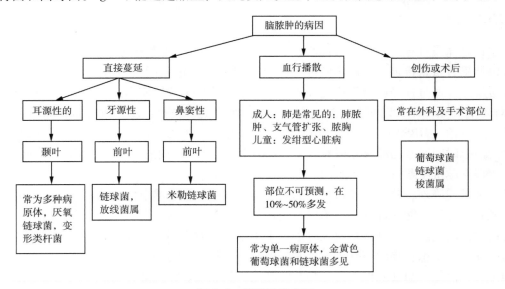

图 3-1　脑脓肿的病因

二、临床表现

脑脓肿的症状主要由其大小和位置所致。虽然脓腔可能更为明显，但相关的血管源性水肿通常是产生症状的更重要因素。症状还可与颅内压（ICP）升高相关（恶心、呕吐、头痛、嗜睡）。最常见的症状为 2 周以内的头痛，可发生于 75% 的患者。其他局灶性神经系统征象可根据脓肿的部位不同而不同。

三、诊断

血常规临床价值不大，60% ~ 70% 的患者外周血白细胞计数正常或轻度升高，红细胞沉降率（ESR）和 C 反应蛋白（CRP）通常升高，但为非特异性变化。常规行血培养，但结果常常为阴性。

腰椎穿刺的意义是有争议的。虽然腰椎穿刺在 90% 以上的病例是异常的，但无特征性改变。蛛网膜下隙压力常增高，白细胞计数和蛋白质也可升高。除非脓肿破入脑室，脑脊液（CSF）中很少能分离出病原体。伴有显著占位效应和水肿的较大病灶患者行腰椎穿刺有诱发或恶化脑疝的风险。一般情况下，我们倾向于避免腰椎穿刺。

总的来说，分离的最常见微生物为链球菌和变形类杆菌，其中 33% ~ 50% 是厌氧菌或微需氧菌。

CT 和 MRI 的进展代表了脑脓肿患者治疗改善的最重要因素。弥散加权 MRI 可用于鉴别脓肿和肿瘤坏死。弥散加权的超声平面图形显示脓肿的高信号强度伴有表现弥散系数的对应性减少。弥散加权成像（DWI）的亮度与脓腔内的细胞构成和黏滞度相关。中心坏死的肿瘤的 DWI 呈显著低密度伴有非常高的表现弥散系数值。重要的是上述脓肿的表现还可显著见于急性脑梗死（表 3-8）。

表 3-8　脑脓肿的病理分期与相应的 CT 和 MRI 表现

分期	组织性特点	CT 表现	MRI 表现
脑炎早期第 1 ~ 3 天	与相邻脑组织界限不清，血管周围浸润	边界不清的低密度灶，静脉造影很少或无增强	可见明显水肿，T_1 加权像呈低密度，T_2 加权像呈高密度
脑炎晚期第 4 ~ 9 天	坏死中心和网状间质形成	边缘模糊的低密度影，早期无明显增强，晚期边界环形强化	早期增强的模式更易检测
早期包膜第 10 ~ 13 天	中心坏死，新生血管形成，及沿脑室边缘发育不良的网织结构	平扫CT可见淡的边缘（中心坏死伴有周围水肿导致胶原包膜可见），边界清楚的包膜增强，包膜内壁通常是薄而均匀，内膜光滑	由于一个薄壁等信号与稍高信号环相对比，因此增强之前即可见胶原脓肿包膜，该环在 T_2 加权像为低信号
晚期包膜 > 14 天	胶原包膜，中心坏死及包膜周围的胶质细胞增生	环形增强的包膜逐渐增厚，可见由包膜延伸出的子脓肿	在 MR 弥散像上坏死中心非常明亮

四、处理

尽管脑脓肿一度被认为是紧急外科手术急症，CT 和 MR 的出现允许早期发现脑脓肿，并提供一种准确的无创技术跟踪病变。如果在脑炎阶段开始治疗，仅仅内科治疗即可能成功（尽管许多病变在使用抗生素后将形成包膜）。小的脓肿（建议界限值为小于 3 cm），在症状少于 2 周时，经过第 1 周的抗生素治疗后有证据显示分离到的致病原改善，则主张内科治疗。

外科手术干预（包括吸引术、立体定位吸引术、颅骨切开术和切除术）脑脓肿，可用于诊断和治疗。

如果脓肿破裂入脑室，发病率和病死率显著增加。定向抽吸具有多重优势，可仅在局部麻醉下通过一个钻孔安全地进行。因为抗真菌药物的穿透性差，开颅手术通常保留用于颅后窝脓肿、多发损伤、留有异物的创伤性脓肿，并且由于抗真菌药物渗透力差，还用于真菌脓肿。因早期和晚期癫痫的发病率较高，大多数病例预防性应用抗惊厥药物。类固醇可减少抗生素的效用，因此选择性用于由于占位效应和水肿导致神经系统缺失或将形成疝的患者。抗生素是治疗脑脓肿的重要组成部分；初始抗生素治疗方案应包括万古霉素［直到耐甲氧西林金黄色葡萄球菌（MRSA）排除］，加上第三代头孢菌素，加下列之一：甲硝唑或氯霉素，创伤后的脓肿可口服利福平。培养结果回报后，可根据具体病原体调整抗生素。即使 CT 扫描仍异常，静脉滴注抗生素也可在 6~8 周停止；新生血管形成和增殖需要较长时间才能消退（CT 扫描上需 6~9 个月，MRI 需更长的时间）。

如果脓肿和包膜被手术切除，静脉注射抗生素治疗的时间可能会缩短。

随访很关键，重要的是反复临床和影像学评估以确定对治疗的反应。治疗过程中，推荐每周 CT 扫描，完成抗生素疗程 1 周后，然后每 1~2 个月检查 1 次共 1 年，以确保脓肿完全消退。可以用 MRI 检查，但在随访中，与 CT 相比没有优势。为前后比较而言，在整个治疗过程中用相同的检查技术更为合理。

（刘发健）

第七节　脊髓损伤

在美国，每年约 10 000 名患者由于脊髓损伤导致截瘫或四肢瘫痪，约 20 万患者伴有严重的脊髓损伤。脊髓损伤最常发生在青少年和年轻的成年人。受伤的平均年龄为 30.7 岁，最常发生于 19 岁。受累男性是女性的 4 倍；4 种最常见的脊柱骨折的原因是机动车事故（50%）、跌落（25%）、枪击伤（12%~21%）和运动伤害（10%）。在现场应早期给予脊柱固定后快速运送到三级医疗中心。

一、影像学检查

1. X 线平片检查

X 线平片检查是诊断脊髓损伤最基本的检查方法，除拍摄损伤节段的脊柱正侧位像外，还应拍摄两侧斜位像。X 线平片检查可对各椎体的排列、骨折和软组织肿胀进行快速评估。

颈部 X 线检查包括前后位、侧位和齿状突开口位片检查。如果怀疑患者存在侧面肿块或者关节突关节损伤或损害，可能需要行斜位片检查。成像区域应尽可能包括全部颈椎和 T_1 椎体的顶端。肌肉发达的男性发生颈部损伤时，为了更好地使下部颈椎显影，可沿直线向足部方向向下牵拉双侧手腕以向下牵拉肩部。如果下颈椎水平和 T_1 顶端未充分显影，应该采取游泳者位摄片。尽管有平片漏诊颈椎损伤的报道，但是在对枕部到 T_1 顶端进行充分的平片图像采集并解读后，漏诊严重损伤的情况很罕见。如果存在颈椎损伤的神经系统体征和症状，但 X 线平片检查结果正常，则需要进一步影像学检查。

胸部或腰部疼痛的患者，尤其伴有相应神经功能障碍时，也需要对胸椎和（或）腰椎采集侧位、前后位 X 线平片，有时还需要斜位平片。此类脊柱损伤（尤其是伴有神经功能障碍时）需要进一步影像学检查。

2. CT 检查

常规 X 线检查脊椎骨折损伤常常遗漏微小骨折，而且不能清楚地显示椎管和椎管内的改变，使用连续薄层 CT 扫描，可以显示出 X 线片显示不清楚的部分，了解椎体骨折移位，特别是椎体后缘骨折块及向椎管内移位程度，关节突骨折移位、椎板骨折下陷突入椎管的情况。并可在 CT 片上测量椎管狭窄程度，椎间盘突出压迫脊髓的程度。

X 线平片或 CT 筛查出所有异常后，对存有疑问的区域进行更加薄层的 CT 扫描跟踪，按需采用精细的 2mm 扫描层面。也应对平片显示不佳的区域进行进一步成像。此项检查对确定脊柱骨折非常敏感。

所以 CT 用于检查脊椎损伤合并脊髓神经损伤非常重要，还可以为手术入路及内固定物选择提供重要的依据。

3. MRI

MRI 在脊髓损伤临床诊断中的应用日趋广泛，其作用也为人们逐渐认识，与其他影像学技术相比，MRI 能够将神经组织直接成像，从而使临床医生对脊髓本身病理改变的判断更为精确，这一特性对于脊髓损伤程度的临床判断，以及治疗选择带来了极大的便利。MRI 能从纵及横的方向同时清楚显示脊椎及脊髓的改变，在纵向侧位断层片上，不但能清楚显示出椎体、椎板移位压迫脊髓的情况，并能清晰显示脊髓损伤情况。如脊髓中心出血受压迫情况、横断脊髓的部位、范围、长度等。并可区别脊髓慢性损伤改变的脊髓软化、创伤后脊髓囊肿、脊髓空洞形状及创伤后粘连、血管改变。

MRI 检查对脊髓损伤的诊断明显优于 CT 扫描。脊髓挫裂伤在 T_1 加权像上可见脊髓膨大，而无信号强弱改变。在 T_2 加权像上呈长 T_2 信号的水肿影像。在伴有出血的脊髓挫裂伤，无论在 T_1 或 T_2 加权像上均显示脊髓膨大、信号不均及局限性长 T_1 长 T_2 水肿区。MRI 在显示椎间盘损伤及椎管内出血等方面优于 CT 扫描，但在骨性结构的显示上不如 CT 扫描清晰。

所以 MRl 成像不仅可显示脊椎、脊髓的损伤情况，还可早期诊断脊髓病理改变。根据脊髓损伤病灶的性质和范围，判断其预后及指导临床治疗。

二、并发症

在脊髓损伤患者，无论副交感神经（迷走神经）的传入和传出通路是否完整，由于交感神经支配障碍导致自主功能调节改变，从而产生多种临床表现。具体而言，严重的自主神经反射异常可以被定义为"收缩期血压至少增加 20% 伴有相应的心率改变，同时至少伴有下列一种体征（出汗、立毛、面部潮红）或症状（头痛、视物模糊、鼻塞）；它常常限定于 T_6 以上的脊髓病变患者"。

值得强调的是，急性脊髓损伤患者静息时收缩压和舒张压低于未受伤人群，因此虽然血压升高大于 20% 通常被认为是在正常范围，但是对这些患者来说可能是致命的。

慢性脊髓损伤引起的压疮的发生率很难统计，但根据对脊髓损伤 20 年的随访，估计大约为 30%。压疮是由于压力持续未减轻导致组织损伤所致，通常发生于骨突部位。摩擦伤、营养差和病变水平以下的皮肤生理变化，都能促发压疮。

深静脉血栓形成（DVT）和肺动脉栓塞是急性脊髓损伤患者的常见并发症。制动是静脉血栓栓塞（VTE）的一个主要危险因素，尤其是四肢瘫痪的患者。随着时间的推移，脊髓损伤后静脉血栓栓塞发生率下降，但是其他潜在静脉血栓栓塞的高危因素仍然存在，如纤维蛋白溶解活性改变、血小板功能异常、止血和纤维蛋白溶解指标的生理周期变化受损。

固定装置也可发生并发症。44% 的患者放置护颈圈 6 天后出现颈圈下压疮溃疡。因此需定期检查，并优先考虑早期移除。颈椎项圈不合适或放置不当将通过压迫颈静脉增加颅内压。

此外，Lind 等发现，安装 Halo 固定器可限制肺功能，神经损伤患者放置 Halo 固定器后肺活量立即下降 10% ~30%，神经损伤患者受限最为显著。

三、处理

（1）初步评估。颈部损伤的预后包括简单的颈部疼痛到四肢瘫痪，甚至死亡。85% 的患者脊髓损伤发生在创伤时，15% 的患者脊髓损伤为晚期并发症。损伤后的最初时期对神经功能恢复或恶化是关键性的。延迟对颈椎受伤的识别或不当的固定可导致不可逆的脊髓损伤和永久性的神经损害（表 3-9）。

表 3-9　临床上排除颈部脊椎损伤的标准

无颈部疼痛	无精神状态改变/中毒史
触诊无颈部压痛	无神经系统功能缺失
全范围运动无疼痛	无放射性疼痛
无意识丧失史	

早期排除明显的脊髓损伤是重要的，因为可避免不必要的颈椎项圈或其他制动装置来妨碍护理。然而，在多创伤和有并发症的患者，有必要维持颈椎项圈和脊髓的预防措施，直到严重的损伤得到处理和脊柱受伤得到清理。

（2）急性内科处理。对于任何外伤患者，评估均开始于气道、呼吸和循环，还应包括对整个脊柱稳定性的评估，直到损伤被清除。推荐急性脊髓损伤均入住 ICU 管理。

（3）类固醇。使用类固醇有很大的争议。美国国家急性脊髓损伤研究中显示，在创伤后 8 小时内以 30 mg/kg 静脉注射甲泼尼龙（持续时间 > 15 分钟），此后以 5.4 mg/（kg·h）连续滴注 23 小时，神经系统的预后改善。然而，学者们普遍认为，应用类固醇的意义不大，并且增加了高血糖、肺部并发症、败血症和肺炎的风险。

（4）血压管理。脊髓缺血被认为是急性脊髓损伤后神经元损伤和神经功能缺损的最重要的因素之一。大多数较高位胸椎和颈椎受伤的患者表现为继发于交感神经受损的轻度低血压、血管扩张、心动过缓，即脊髓休克。这些患者通常静脉输液有效，但偶尔需要应用升压药。保持良好的脊髓灌注可改善临床预后。应通过联合补液与升压药物使平均动脉压在第 1 周内维持在 85 mmHg 以上。可维持最佳心脏功能和全身灌注的最佳肺动脉楔压（PWP）为 12~18 mmHg。偶尔患者在较长一段时间需要升压药来维持。应用氟氢可的松（FLORINEF）和（或）口服肾上腺素受体激动剂（如麻黄碱）可能有益。

（5）压疮的预防非常重要，尽早应用特殊病床以持续不断地改变患者体位和受压点，有助于预防压疮。

（6）胃肠无力可导致明显的胃扩张，更严重者可使膈肌上抬，导致呼吸功能不全；这种情况可通过防止鼻胃管进行胃减压来缓解。胃肠功能紊乱可能会持续数周；此外，颈髓损伤患者通常为负氮平衡，所以可能需要肠外营养。

（7）在早期常通过口服肠道药物（大便软化剂多库酯钠；肠道刺激药番泻叶和比沙可啶；膨胀剂蚤草）建立定时排便的模式，然后逐渐停用。

（8）自主神经反射异常的调节应包括以下步骤：第一，如果是仰卧，应立即改为坐位；第二，衣物或束紧的部位需要放松；第三，筛查潜在的诱因，包括膀胱膨胀，肠梗阻等。如患者收缩压在 150 mmHg 及以上，进行感官刺激性检查（如直肠检查）之前，应考虑给予起效迅速、药效持续时间较短的抗高血压药物（如硝苯地平或硝酸盐）进行处理。抗胆碱能药物可减少这些症状的发生，但也可加重胃肠道和膀胱张力缺失；加巴喷丁作为一个神经调节药物，可能有益。自发体温波动常见，导致感染的早期诊断困难。

（9）肺部护理。需特别注意呼吸系统，频繁的翻动可刺激肺的呼吸活动从而减少肺不张和肺炎的发生。如果脊髓损伤在 C_4 水平以上，呼吸机辅助通气或膈肌的刺激可能是必需的。$C_3~C_5$ 的损伤导致支配膈肌运动的神经损伤。急性住院期间，机械通气常常是必要的，但呼吸运动强度一般都能够恢复，所以通常不需要长期机械通气支持。肺功能的改善主要取决于随着脊髓炎症的消退，神经损伤水平功能的恢复、辅助呼吸肌力量的增强、肌无力功能的逐渐恢复，以及痉挛型瘫痪转为松弛型瘫痪。$C_{5~8}$ 水平脊髓损伤的患者，通过使用功能健全的膈肌以及颈部的辅助肌肉完成吸气；主要通过胸壁和肺的被动回缩力呼气，但也可能利用锁骨头部分的胸大肌增强力量。

对于脊髓损伤患者的呼吸道管理，除了呼吸肌功能外，还须考虑其他几方面，包括外伤、误吸、肺水肿（通常是神经性的）和急性呼吸窘迫综合征等时的直接肺损伤。在这类患者中，气道反应性升高及支气管分泌物增多是很常见的。这些患者也存在混合或阻塞性睡眠呼吸暂停的风险。可能机制包括颈部肌肉肥大、呼吸肌痉挛、应用镇静解痉药物、肥胖等导致阻塞，引起睡眠呼吸暂停发生增加，或脊髓损伤累及控制睡眠的脊髓通路。

神经源性肺水肿可以发生于急性或慢性脊髓损伤阶段，但很少发生于 C_7 或其以上水平的完全性脊髓损伤。神经源性肺水肿的病理生理学尚未完全了解，但有学者认为富蛋白性水肿液是由于延髓功能障碍导致交感神经兴奋性升高所致，它可能会导致肺静脉收缩，肺血管顺应性降低，肺毛细血管通透性增强，淋巴管收缩和（或）全身血管阻力升高等复杂性改变。

由于脊髓损伤后患者咳嗽困难和肺部分泌物排出受限，患肺炎的风险增加。虽然肺炎的发病率在脊髓损伤后的第 1 年最高，但是这些患者此后的生命中均有患肺炎的高风险。

胸部理疗可以降低脊髓损伤患者发生肺不张、黏液潴留及肺炎的风险。这些策略包括刺激性肺功能锻炼、频繁变换体位、体位引流分泌物、经鼻气管吸痰和手动协助咳嗽。手动协助咳嗽是通过在上腹部向后向头侧用力猛推，这就是所谓的"象限咳嗽法"。

（10）静脉血栓栓塞。每日 2 次或 3 次皮下注射普通肝素 5 000 U，可减少深静脉血栓的发生。研究发现，与普通肝素相比，低分子肝素在防止深静脉血栓形成和减少出血并发症上有良好的效果。由于大多数肺栓塞发生于损伤后 2~3 个月，抗凝预防疗程通常为 8~12 周，有效的下肢活动可降低 DVT 的风险。

脊髓损伤患者放置下腔静脉滤器仍存在争议。在一项对近端 DVT 患者进行抗凝及放置下腔过滤器的随机试验研究发现，常规放置下腔静脉滤器，可降低最初 12 天内肺栓塞的发生率，但这也使得发生 DVT 的长期风险增加了 1 倍。这促进了可回收的临时下腔静脉滤器的开发。

（刘发健）

第八节　脑疝

一、概述

大脑镰和小脑幕将颅腔分为 3 个腔，幕上与幕下经小脑幕切迹相交通，幕下与椎管经枕骨大孔相交通。当颅内某一分腔有占位性病变时，该分腔的压力比邻近分腔的压力高，脑组织从高压区向低压区移位，导致脑组织、血管及神经等重要结构受压和移位，有时被挤入硬脑膜间隙或孔道中，从而引起一系列严重临床症状和体征，称为脑疝，又称颅内高压危象。由此可见，颅内压增高是脑疝的先决条件，任何原因造成的颅内压增高，如果处理不当均有可能发生脑疝，导致严重后果，甚至危及生命。

二、病因

脑内任何部位的占位性病变发展到一定程度均可导致颅内各分腔因压力不均诱发脑疝。引起脑疝的常见病因如下。

（1）颅脑损伤：如急性硬脑膜外血肿、硬脑膜下血肿、脑内血肿、脑挫裂伤等。

（2）颅内肿瘤：特别是位于一侧大脑半球的肿瘤及颅后窝肿瘤。

（3）脑血管疾病：如颅内动脉瘤、脑血管畸形等破裂出血，高血压脑出血、大面积脑梗死等。

（4）颅内炎症及感染性疾病：如颅内脓肿、颅内寄生虫病等。

（5）先天性疾病：如小脑扁桃体下疝畸形等。

临床工作中，若在上述病变的基础上再附加一些人为因素，例如腰椎穿刺时脑脊液释放过多过快，使颅腔与椎管之间、幕上与幕下部分颅腔之间的压力差增大，可促使脑疝的形成。这种由于医源性因素造成的脑疝，临床医师应予避免。

三、分类

根据发生部位和所疝出组织的不同，脑疝可分为小脑幕切迹疝（颞叶沟回疝）、枕骨大孔疝（小脑扁桃体疝）、脑中心疝（中央型脑疝）、大脑镰下疝（扣带回疝）和小脑幕切迹上疝（小脑蚓疝）、蝶骨嵴疝等。上述几种脑疝可以单独发生，也可以一种类型为主，时间上也可同时或相继出现。如一侧大脑半球有占位性病变，可在出现小脑幕切迹疝的同时并发大脑镰下疝，若救治不及时还可发生枕骨大孔疝。脑疝种类较多，分类复杂，目前还没有统一的命名，临床上最常见和最有临床意义的是前 4 种脑疝类型。

（一）小脑幕切迹疝

小脑幕切迹疝又称小脑幕裂孔疝、颞叶沟回疝、海马沟回疝，是病灶侧颞叶沟回部分的脑组织被挤入小脑幕裂孔内形成。因被挤入的脑组织是颞叶海马沟回，所以也称颞叶（海马）沟回疝。可分为以下 3 个亚型。

（1）前疝（海马沟疝）：为海马沟疝入脚间池，也称为沟回疝或脚间池疝，常由相邻的脑组织向内侧移位所引起。由于海马沟回受小脑幕上，特别是颞部压力的推动，使它向内下方移位，超过小脑幕切迹缘而进入脚间池,压迫同侧中脑及有关结构。

(2) 后疝(海马回疝):又称为一侧环池疝,也为颞区脑组织向内侧移位引起,疝入部常为海马沟后部及海马回,严重者可有舌回及齿状回一部分疝入。

(3) 全疝(海马沟回疝):一侧的海马沟及海马回,甚至包括一部分舌回及齿状回,均疝入小脑幕切迹下,填塞同侧的脚间池、环池及大脑大静脉池。

以上3个亚型以海马沟回疝最常见,三者可单独或同时合并发生,如果三者同时发生于一侧,则称为一侧全疝;两侧的全疝合称为环疝。

(二) 枕骨大孔疝

枕骨大孔疝又称为小脑扁桃体疝。由于颅后窝的容积较小,对颅内高压的缓冲能力有限,因此脑疝容易发生在枕骨大孔的后部。当枕骨大孔疝形成时,小脑扁桃体首先被推向小脑延髓池,进而推向枕骨大孔后缘,再通过枕骨大孔后缘进入椎管。与此同时,小脑半球随着向下移位,延髓也轻度向下移位。枕骨大孔疝有慢性疝出和急性疝出两种,长期颅内压增高或颅后窝占位性病变可产生慢性枕骨大孔疝。急性枕骨大孔疝多为突然发生,或是在慢性疝出的基础上又有附加诱因,以致使疝出程度加重,延髓受急性压迫而造成功能衰竭,死亡率甚高。

(三) 脑中心疝

脑中心疝又称为中央型脑疝、经天幕疝等。最早由美国学者 Plum 描述。脑中心疝是双侧幕上病变导致脑中线结构向下向后轴性移位的一种脑疝,是小脑幕裂孔疝的一种。创伤性脑中心疝是指由颅脑损伤所致的幕上较广泛病变产生占位效应,压迫脑中线结构(丘脑、基底节、第三脑室、下丘脑、脑干上部)向下呈轴性移位,由此产生临床症状有序变化的一组综合征。文献报道,颅脑损伤所致的双额脑挫裂伤及颅内血肿易诱发脑中心疝。

(四) 大脑镰下疝

多数因为一侧大脑半球病变的占位效应,同侧半球的扣带回经镰下孔被挤入对侧颅腔,称为大脑镰下疝或扣带回疝。可引起病侧大脑半球内侧面受压部的脑组织软化坏死,出现对侧下肢轻瘫、排尿障碍等症状。可见于急性颅脑损伤,如急性硬脑膜外血肿、硬脑膜下血肿、脑挫裂伤、脑内血肿等情况,也常见于慢性硬脑膜下血肿。

四、分 期

颅内压力的增高依颅内病变的性质、进展速度及其引起的继发脑水肿的轻重而分为急性颅内压增高和慢性颅内压增高。急性颅脑损伤是以急性颅内压增高的形式出现的。颅内压增高的过程,是根据增高的程度与颅内代偿情况不同而显示出其阶段性,一般分为以下3个阶段。

(一) 脑疝前驱期(脑疝初期)

在颅内压增高的早期,脑缺氧、脑水肿较轻,这时表现为脉搏缓慢且洪大有力、血压逐渐升高,这是机体内在的主动性代偿作用。当颅内压增高到一定程度,颅内代偿能力也发挥到一定限度,病情就逐渐转化,由颅内压增高的代偿阶段进入脑疝形成的前驱期(初期),是脑疝即将形成前的一个短暂阶段,其主要表现为突然发生或逐渐加重的意识障碍、剧烈头痛、烦躁不安、频繁呕吐以及轻度的呼吸深、快,脉搏增快,血压升高等。这些症状是由于颅内压增高致使脑缺氧突然加重。

(二) 脑疝代偿期(脑疝中期)

当颅内病变继续发展,使颅内压力继续增高,达到颅腔内无代偿余地时,脑疝即形成。在此阶段全脑的病变较前驱期又有所加剧,但尚能通过一系列的调节机制来继续维持生命。此时所见的临床症状,一方面是由颅内压增高所致的全脑缺氧和疝出脑组织造成脑干局部损害症状,如昏迷加深、肌张力改变、呼吸再加深或减慢,血压再升高而脉搏减慢,体温再升高等;另一方面则为疝出脑组织部分所引起的局限性症状,如小脑幕切迹疝时所见的动眼神经及中脑受损后反映出的临床症状等。

（三）脑疝衰竭期（脑疝晚期）

又称为瘫痪期。由于颅内压严重增高，脑疝继续发展，脑干已受到极为严重的损害，此期最突出的症状是呼吸及循环功能衰竭，如周期性呼吸、肺水肿、脉搏细速不规则、血压急速波动并逐步下降、体温下降、双侧瞳孔散大固定，四肢肌张力消失，进而呼吸和心跳相继停止，而进入临床死亡。

脑疝的发展进程取决于导致脑疝的病因、部位、性质，以及是否及时合理地处理等。一般来说，急性严重颅脑损伤后所发生的脑疝，其病程较短，大多数在 1 天内，枕骨大孔疝的病程一般较小脑幕切迹疝为短。也有一些病例在转瞬之间便从脑疝前驱期过渡到衰竭期，或因呼吸突然停止而死亡，这种情况尤其常见于枕骨大孔疝的病例中。

脑疝分期的目的主要是在于指导临床，在临床诊断方面要争取在脑疝发生之前尽快查明颅内压增高的病因，并采取有效的治疗手段。在预后上，如果能在颅内压增高代偿阶段除去引起脑疝的病变，则患者预后大都较好。如果能在脑疝形成阶段尽快采取积极手段，解除脑疝病因，绝大多数患者也会得以挽救。而在失代偿期如果同样采取了积极抢救措施，部分患者仍有挽回的可能。

五、解剖及病理生理改变

（一）小脑幕切迹疝

1. 解剖学特点

当幕上一侧占位性病变不断增长引起颅内压增高时，脑干和患侧大脑半球向对侧移位。半球上部由于有大脑镰的限制，移位较轻，而半球底部近中线结构，如颞叶的沟回等则移位较明显，可疝入脚间池，形成小脑幕切迹疝，使患侧动眼神经、脑干、后交通动脉及大脑后动脉受到挤压和牵拉。

2. 病理生理改变

（1）动眼神经损害。动眼神经受压的方式有：①颞叶海马沟回疝入脚间池内，可直接压迫动眼神经，也可先压迫动眼神经上方的大脑后动脉，然后使夹在大脑后动脉和小脑上动脉间的动眼神经间接受压；②由于动眼神经前端进入海绵窦处为固定，所以当脑干受压下移时，动眼神经受牵拉而受损；③因脑干受压造成动眼神经核附近发生缺血、水肿及出血等损伤，初期可表现为受压侧瞳孔短时间缩小，以后逐渐散大，对光反射消失，上睑下垂和眼球外下方斜视等。

（2）脑干变化。小脑幕切迹疝发生后，不仅可直接压迫中脑，同时由于脑干下移引起供血障碍，还可向上累及丘脑下部，向下影响脑桥乃至延髓。

1）脑干变形和移位：中脑受沟回疝挤压时，前后径变长，横径缩短，疝出的脑组织首先压迫同侧的大脑脚，如继续发展则可累及整个中脑。脑干下移时使脑干纵行变形，严重时发生扭曲。

2）脑干缺血、水肿或出血：小脑幕切迹疝引起脑干缺血或出血的原因可能有两种。①脑干受压，静脉回流不畅淤滞，以致破裂出血。②脑干下移远较基底动脉下移为甚，造成中脑和脑桥上部旁中区的动脉受牵拉，引起血管痉挛或脑干内小动脉破裂出血，导致脑干缺血或出血，并继发水肿和脑软化。

（3）脑脊液循环障碍。中脑周围的脑池是脑脊液循环的必经之路，小脑幕切迹疝可使该脑池阻塞，导致脑脊液向幕上回流障碍。此外，脑干受压、变形等，可引起中脑导水管梗阻，使导水管以上的脑室系统扩大，形成脑积水，使颅内压进一步升高。

（4）疝出脑组织的改变。疝出的脑组织如不能及时还纳，可因血液回流障碍而发生充血、水肿以致嵌顿，更严重地压迫脑干。

（5）枕叶梗死。后交通动脉或大脑后动脉直接受压、牵张，可引起枕叶梗死。

（二）枕骨大孔疝

枕骨大孔疝的解剖病理机制在于颅内压增高时，小脑扁桃体经枕骨大孔疝出到颈椎椎管内。多发生于颅后窝占位性病变，也可见于小脑幕切迹疝晚期。枕骨大孔疝分慢性疝出和急性疝出两种。前者见于长期颅内压增高或颅后窝占位性病变者，症状较轻；后者呈突然发病，或在慢性疝出的基础上因某些诱因，如腰椎穿刺或排便用力，使脑组织疝出程度加重，延髓生命中枢遭受急性压迫而功能衰竭，患者常迅速死亡。

1. 解剖学特点

由于颅后窝病变或颅内压增高时，小脑扁桃体被挤入枕骨大孔并嵌顿而产生。枕骨大孔疝发生后，延髓、脑神经及临近脑血管被挤压，延髓随小脑扁桃体下移，生命中枢受损，引起中枢性呼吸衰竭和循环衰竭，由于此类脑疝对生命中枢影响较严重，若抢救不及时，可很快导致死亡。

2. 病理生理改变

颅后窝容积小，因此其代偿缓冲容积也小，较小的占位性病变即可使小脑扁桃体经枕骨大孔疝入颈椎椎管上端，造成以下病理变化。

（1）延髓受压：慢性枕骨大孔疝患者可无明显症状或症状轻微，急性延髓受压常很快引起生命中枢衰竭，危及生命。

（2）脑脊液循环障碍：由于第四脑室正中孔梗阻引起的脑积水和小脑延髓池阻塞所致的脑脊液循环障碍，均可使颅内压进一步升高，脑疝程度加重。

（3）疝出脑组织病变：疝出的小脑扁桃体发生充血、水肿或出血，使延髓和颈髓上段受压加重。慢性疝出的扁桃体可与周围结构粘连。

（三）脑中心疝

1. 解剖学特点

脑中心疝是脑中线结构的移位和疝出，如丘脑、基底节、第三脑室、丘脑下部、上部脑干等重要结构。这些中线结构的移位和疝出，造成临床上一系列生命体征变化及间脑、脑干急性损伤的一些症状。

2. 病理生理改变

主要是大脑半球、大脑基底核向后下移位，胼胝体变形。继而引起间脑、中脑下移，在小脑幕切迹处受到压迫。主要病理生理改变特点包括：①大脑基底核的壳核、苍白球及尾状核向下移位；②间脑向下移位、受压、水肿，丘脑下部扭转移位；③上部脑干向下移位，脑干扭曲；④侧脑室移位；⑤镜下可见丘脑、丘脑下部水肿，丘脑及中脑被盖部可有出血性改变。

（四）大脑镰下疝

1. 解剖学特点

大脑镰为硬脑膜内层在正中矢状位向大脑纵裂内突出折叠而成的隔板，分隔两侧大脑半球。它从前向后依次附着于鸡冠、上矢状窦沟的两侧、枕内粗隆和小脑幕上面的中线处。大脑镰的下缘游离，与胼胝体背面靠近。扣带回位于大脑半球的内侧面，胼胝体沟与扣带沟之间，呈半环形，是边缘叶的主要联络纤维。另外，额叶和顶叶的内侧面有旁中央小叶，在此联结额叶和顶叶，又与中央前、后回相连，膀胱的皮质中枢即位于此部位。

因一侧大脑半球，特别是额顶颞叶的血肿或肿瘤等占位性病变，引起同侧扣带回从大脑镰的游离边缘向对侧疝出，形成大脑镰下疝，并可累及同侧旁中央小叶。

2. 病理生理改变

可引起同侧大脑半球内侧面受压部脑组织软化坏死。主要的病理生理变化包括：①可在患侧扣带回出现较窄沟，并在下视丘区发生小点状出血；②当扣带回向对侧膨出时，大脑前动脉发生移位，并压迫同侧穿支血管，可造成局部缺血，出现同侧额叶内侧面或旁中央小叶的软化灶；③病灶侧的侧脑室受压变窄，脑脊液循环受阻，可形成全脑水肿，并可能发展成小脑幕切迹疝。

六、临床表现

（一）小脑幕切迹疝

1. 颅内压增高

患者出现意识障碍前，可表现为剧烈头痛、烦躁不安、频繁呕吐，呕吐多为喷射性。

2. 意识障碍

在出现上述症状后，患者随即出现进行性意识障碍，甚至昏迷。由于主管意识作用的网状结构位于中脑，故在小脑幕切迹疝时意识障碍发生较早。

3. 瞳孔变化

早期时病侧瞳孔先缩小，对光反射迟钝，继而逐渐散大，对光反射减弱或消失，随后出现上眼睑下垂。如脑疝进一步发展，则出现双侧瞳孔散大，眼球固定，对光反射消失，为脑干动眼神经核受压迫所致。

4. 运动障碍

大部分患者出现对侧肢体偏瘫并有锥体束征，这是由于脑疝直接压迫患侧大脑脚，累及通过脚底的锥体束纤维所致。当中脑下部至脑桥上部受累时，可引起颈强直、四肢肌张力增高，呈去大脑强直状态。

5. 生命体征变化

血压升高，脉缓慢有力，呼吸不规则，体温升高，大汗淋漓，进一步发展出现呼吸停止、血压下降直至死亡。

（二）枕骨大孔疝

1. 急性枕骨大孔疝

与小脑幕切迹疝相比，急性枕骨大孔疝的特点为：生命体征变化出现较早且快，瞳孔改变和意识障碍出现较晚。

（1）颈枕部疼痛：可能为疝出的脑组织压迫颈上部神经根所致。

（2）颈强直或强迫头位：由于疝出组织压迫延髓，机体发生保护性或反射性颈肌痉挛，患者头部固定在适当位置，以防止因头位变动而致延髓受压加重。

（3）后组脑神经受累：由于脑干下移，后组脑神经遭受牵拉，或由于延髓本身受压，以致产生眩晕、听力减退和吞咽困难等症状。

（4）生命体征变化：可迅速出现呼吸和循环障碍，很快出现潮式呼吸以及呼吸停止，脉搏快而微弱，血压下降。

（5）肌张力减低：由于皮质脊髓束受压，会导致直接的肌肉松弛，四肢呈弛缓性瘫痪。

（6）颅内压增高：由于第四脑室中孔受阻，脑脊液循环障碍，促使颅内压进一步增高，头痛剧烈、呕吐频繁。

2. 慢性枕骨大孔疝

多由于颅后窝长期的占位性病变或先天性发育异常所造成的慢性病变，有临床症状，但生命体征多无明显变化。

（1）延髓受累：可有四肢无力或瘫痪、感觉异常、锥体束征阳性，也可伴有排尿异常。

（2）后组脑神经受累：可有吞咽困难、饮水呛咳、言语不清。

（3）小脑受累：可有眼球震颤、小脑性共济失调等。

（4）颅内压增高：可有剧烈的头痛、呕吐、视神经盘水肿等。

（5）高位颈神经刺激症状：患者常有颈强直、颈疼痛以及强迫头位。

（三）脑中心疝

创伤性脑中心疝是幕上广泛脑挫裂伤、硬脑膜下血肿、严重脑水肿、脑肿胀等因素产生占位效应，导致脑中线结构向下向后轴性移位的一种脑疝，是小脑幕裂孔疝的一种。Plum 和 Posner 将其分为 4 期。

（1）间脑期：表现为轻度意识障碍（淡漠或嗜睡），呼吸不规则（潮式呼吸），双瞳孔缩小，四肢肌张力增高，病理反射阳性。

（2）中脑脑桥上部期：表现为浅昏迷、中枢性过度呼吸，瞳孔大小正常但对光反射迟钝或消失，去大脑强直发作，头眼反射存在。

（3）脑桥下部—延髓上部期：表现为中、深昏迷，呼吸快而浅，瞳孔对光反射消失，头眼反射减弱或消失，四肢弛缓性瘫痪。

（4）延髓期：表现为深昏迷，呼吸极不规则或停止，双瞳孔散大，头眼反射消失，四肢弛缓性瘫痪。

（四）大脑镰下疝

临床上大脑镰下疝多无特殊表现，部分重型患者大脑前动脉受大脑镰压迫，累及同侧大脑前动脉，压迫对侧大脑前动脉，则可能出现：①急性肢体麻痹，对侧完全麻痹，同侧不完全麻痹；②急性脑脊液循环障碍；③意识障碍。

七、诊断与鉴别诊断

（一）诊断

脑疝是由多病因引起的一种严重临床综合征，也称颅内高压危象。脑疝综合征的诊断主要根据病史和临床症状、体征予以考虑，同时借助一些辅助检查，如过去应用颈总动脉造影诊断小脑幕切迹疝，借助椎动脉造影诊断枕骨大孔疝等。近年来 CT 在临床上的广泛应用，为脑疝的诊断提供了有价值的帮助。

颅脑损伤或颅内占位性病变的患者，如果有进行性意识障碍，并出现一侧瞳孔散大，对光反射消失，对侧有锥体束受损征出现，同时伴有生命体征的改变，则应诊断为小脑幕切迹疝形成（多数在瞳孔散大侧同侧，极少数在瞳孔散大侧对侧）。临床上有颅内压增高征象而腰穿椎管内压力不高时应怀疑有枕骨大孔疝。颅内压增高的患者，如呼吸突然停止，则多考虑为枕骨大孔疝，尤其见于颅后窝占位性病变的患者。海马沟回疝严重时，多有同侧大脑镰下疝。

由于头部 CT 的普及，可以对大多数颅脑损伤可能发生脑疝的患者进行急诊 CT 检查。头部 CT 检查可以快速了解颅内压增高的病因，确定颅内占位性病变的部位、性质、大小以及脑疝的程度。脑疝患者头部 CT 的一般表现如下。

1. 小脑幕切迹疝

CT 表现为一侧幕上占位性病变，在脑疝发生前，鞍上池外侧受压变扁。脑疝发生后，可显示中脑受压向对侧移位或变扁，对侧大脑脚受压。鞍上池、脚间池、四叠体池、环池等变形、移位或消失。同侧脑室受压，也可出现对侧脑积水。

2. 枕骨大孔疝

表现为第四脑室显著变窄或闭塞，但第四脑室变窄也可是小脑幕切迹疝的晚期表现。除第四脑室变化外，枕大池也变小或消失，延髓、脑桥、小脑下蚓部向下移位，小脑扁桃体疝出至椎管内，上颈髓受压。

3. 脑中心疝

脑疝处于间脑期时，双侧侧脑室受压变小，中线无明显移位，多数表现额角变平，四叠体池及第三脑室受压变小；在中脑—脑桥上部期、脑桥—延髓上部期和延髓期的影像学特点为，除间脑期的表现外，主要表现为环池和四叠体池受压、消失。

4. 大脑镰下疝

除占位性病变外，CT 可显示侧脑室、第三脑室等结构受压、变窄向对侧移位，扣带回向对侧移位，有的还可见大脑前动脉区域的缺血性改变。

在临床上脑疝的形成必须具备如下条件：①颅内压增高的表现；②除部分慢性枕骨大孔疝或大脑镰下疝的患者外，有不同程度的意识障碍；③生命体征改变；④具有脑疝的特有症状，如小脑幕切迹疝患者生命体征有改变，枕骨大孔疝患者有呼吸停止等征象。但具有上述条件的患者不一定都有脑疝。

（二）鉴别诊断

1. 意识状态

颅内压增高的患者由清醒发展到意识障碍时，则表明有脑疝形成的可能。除部分慢性枕骨大孔疝或大脑镰下疝患者外，其他急、慢性脑疝的患者一定有不同程度的意识障碍。但在急性颅脑损伤及其他颅内压增高患者中有意识障碍者不一定都是脑疝。

2. 瞳孔和眼外肌

（1）双侧瞳孔散大。

1）从眼外肌方面来判断：当两侧瞳孔均已散大，或因某种原因（曾用散瞳剂或缩瞳剂、白内障等）不便于检查瞳孔时，如两侧提睑肌的张力稍有差别，其张力较低的一侧，往往为动眼神经首先受压的一侧，并常为首先发生脑疝的一侧。

2）缺氧判断：在解除缺氧后，经降低颅内压的处理或气管切开解除呼吸道阻塞后，如两侧散大的瞳孔均缩小，则常表明与脑干急性缺氧有关；如一侧缩小而另一侧仍然散大，则散大侧常为动眼神经受压侧，并且可能是脑疝侧，同时也说明瞳孔缩小侧与脑干缺氧有关；如两侧瞳孔仍散大，则应当考虑是否为疾病晚期，既可能是脑干已发生了严重的不可逆损害，也可能是两侧仍有脑疝形成。

3）手术效果判断：假如小脑幕切迹疝为由颞区的硬脑膜外血肿所引起，清除血肿后，通常是对侧瞳孔首先缩小，再是血肿侧缩小，而且常在瞳孔恢复正常后眼外肌才恢复正常；如血肿侧已缩小，对侧仍散大，则应当怀疑是否仍有脑疝存在；如果手术中颅内压已明显降低，手术侧瞳孔已缩小，对侧仍散大，瞬间颅内压又增高，手术侧又散大，也应当怀疑对侧是否有脑疝形成；如果手术后病情一度好转，数小时后再出现这种情况，除考虑对侧有无脑疝外，还应当考虑到手术侧又有血肿形成或脑挫伤伴脑水肿加重所致；手术后对侧瞳孔已缩小，同侧瞳孔仍散大，如颅内压太高，减压又不充分，则表明脑疝未解除；如颅内压不高，减压充分，则为动眼神经受压时间过长发生麻痹或其他原因所致。

（2）双侧瞳孔的大小差别。若瞳孔较大侧对光反射较灵敏，眼外肌无麻痹现象；而较小侧对光反射减弱，提睑肌的张力较低，常说明脑疝位于瞳孔较小的一侧。此为脑疝早期副交感神经尚处于受刺激的阶段所致。

（3）瞳孔其他变化。如果颅脑损伤后立即发生一侧瞳孔散大，对光反射消失或者还伴有眼外肌、三叉神经第一支麻痹等症状，而病情尚属稳定，甚至意识完全清楚，另一侧的瞳孔及眼外肌均正常，诊断时则要考虑到是否为单纯的动眼神经损伤、眼球内出血、眶尖部骨折或视神经损伤等。诊断时应依据病程进展、其他体征及对侧眼部症状等进行分析。但是也应考虑到，在这些情况的基础上，在其同侧或对侧仍有可能发生小脑幕切迹疝或枕骨大孔疝。

3. 原发性脑干损伤

常在颅脑损伤后立即出现两侧瞳孔大小不等，一侧或两侧时大时小，对称性缩小或散大，对称性或不对称性对光反射改变，或伴有眼球位置异常等。如果在这种损伤的基础上发生小脑幕切迹疝或枕骨大孔疝，则不一定出现那些有规律性的眼部症状。

4. 常见4种脑疝的鉴别

常见4种脑疝的鉴别见表3-10。

表3-10　常见4种脑疝的鉴别

脑疝类型	累及结构	相应临床症状
小脑幕切迹疝	动眼神经	眼睑下垂
	大脑脚	同侧瞳孔散大
	大脑后动脉	对侧轻瘫、意识障碍
枕骨大孔疝	小脑扁桃体	呼吸暂停
	延髓	
脑中心疝	上丘	双侧眼睑下垂、向上凝视
	基底动脉穿支血管	意识障碍、眼动障碍
	中脑、脑桥、延髓	呼吸不规则/暂停
	网状结构	血压升高、心动过缓
大脑镰下疝	扣带回	下肢力弱
	胼周动脉	

八、治疗

脑疝是由于急剧的颅内压增高造成的，急性颅脑损伤中，各种颅内血肿、脑挫裂伤、严重脑水肿及脑肿胀等均可造成脑疝。当脑疝诊断明确后，应快速按照颅内压增高的处理原则进行脱水治疗，以缓解病情，同时尽快手术去除病因。万不得已时，也可选用姑息性手术，以降低颅内压，缓解脑疝。

（一）一般急诊处理

1. 保持呼吸道通畅

清理呼吸道分泌物，行气管插管或气管切开，必要时予以机械通气。

2. 控制颅内压

快速静脉滴注或推注 20% 甘露醇 250 mL，或按体重 0.25 ~ 2 g/kg，配制浓度为 15% ~ 25% 于 30 ~ 60 分钟内静脉滴注。甘露醇可导致颅内持续性的渗透性脱水，由于滴注甘露醇的血管效应，因此应严禁用于循环系统不稳定或失血性休克者。

3. 间断过度通气

研究认为短时间的过度通气，仍然是治疗恶性颅内压增高的有效方法。过度通气可以使动脉血中二氧化碳迅速减少，提升血液 pH，从而导致呼吸性碱中毒，可使脑血管收缩，毛细血管压力下降，静脉回流增加，改善损伤区的血管灌注，降低脑灌注压及颅内压。但过度通气可由于血管过度收缩而造成局部脑缺血的风险。因此，过度通气应采取间断、短时程实施的方法。另外，颈静脉血氧饱和度、局部脑氧饱和度、脑动静脉氧含量差、脑组织氧分压等是监测脑组织氧供需平衡常用的方法，有助于评估过度通气等各种治疗措施对维持脑氧供需平衡的效果，并对判断预后提供依据。

4. 头部 CT 检查

在上述处理的同时，应对有可能进行 CT 检查的患者尽快进行 CT 检查，以明确颅内情况。

（二）手术治疗

在脑疝发生前或脑疝代偿阶段，如能及时手术清除颅内病变，则脑疝常可获得缓解。如果在脑疝晚期双瞳散大时处理，则预后极差。有以下几种手术或姑息手术方式。

1. 大骨瓣开颅减压术

对于一侧的硬脑膜下血肿、广泛脑挫裂伤、脑肿胀等引起的小脑幕切迹疝者，可行额颞顶大骨瓣开颅，此方法能清除约 95% 的单侧幕上颅内血肿及挫伤坏死组织，并去除骨瓣减压，硬脑膜减张缝合。

双侧额颞部硬脑膜下血肿或弥漫性脑水肿/脑肿胀，无明显中线移位的脑疝患者（包括脑中心疝、枕骨大孔疝），可行双额颞大骨瓣开颅，结扎上矢状窦前部并剪开大脑镰，清除血肿及挫伤组织，并行去骨瓣减压，硬脑膜减张缝合。大骨瓣开颅减压术虽然创伤较大，且有一定并发症，但它具有彻底清除血肿及挫伤组织、方便止血、减压效果充分、利于脑疝复位等优点，因此，对已发生脑疝的患者，行大骨瓣开颅减压术是一种积极有效的方法。

由颅后窝占位性病变引起枕骨大孔疝时，如幕上脑室扩大，应迅速行脑室穿刺减压，病情缓解后，应行颅后窝开颅清除病变，再去除骨瓣行广泛的枕下减压术，包括切除寰椎后弓 1.5 ~ 2 cm，必要时切除部分小脑组织。如术中见小脑扁桃体下移入颈椎管内，可将第 2、第 3 颈椎后弓咬除减压。如发现扁桃体嵌塞甚紧，或已有出血、软化等表现，则应将其小心吸除。术毕将硬脑膜减张缝合。

2. 小脑幕切开术

术中充分暴露颅中窝底，小心抬起颞叶或切除部分颞叶前部，暴露小脑幕缘，放出基底部脑池的脑脊液，直接使疝出的脑组织复位，在小脑幕边缘，沿岩骨脊方向避开岩上窦，向后外切开小脑幕，扩大小脑幕裂孔，以解除脑疝对脑干的压迫。但在严重颅脑损伤，特别是伴有脑肿胀时，此方法往往操作困难，且小脑幕及幕下有许多血管及静脉窦难以处理。

3. 内减压术

如硬脑膜下血肿伴严重脑水肿、脑肿胀，在清除血肿及挫伤组织后，仍不能有效缓解颅内压或术中脑组织膨出，可将额极、颞极或颞中回以下部分脑组织切除，并去除骨瓣，硬脑膜减张缝合，并放置引流管持续引流，以减少颅内容量。此手术创伤较大，目前较少采用，仅在特殊情况下方可实施。另外，术中脑膨出时，应考虑是否有颅内其他部位再出血的可能性，可行 B 超探测或 CT 检查。

4. 钻孔探查

适用于病情危急或无 CT 检查条件的患者。钻孔前应根据硬脑膜外及硬脑膜下血肿常见部位先画出额颞顶头皮切口位置，然后沿切口线钻孔。

（1）钻孔侧别选择：①瞳孔散大侧或先散大侧；②头皮明显损伤或颅骨骨折侧；③若无定位线索，可先钻左侧。

（2）钻孔顺序：以颞、额、顶、枕顺序钻孔，钻孔时头皮切口应在发际内，避开中线、额窦等进行钻孔。如发现血肿可先放出部分血肿液减压，然后按头皮切口位置进行开颅手术。

5. 颞肌下减压术

将颞肌附着区的颞骨鳞部咬除 7～8 cm² 的面积，硬脑膜切开，让颞叶前部及其外侧部分经减压窗膨出，以达到减压目的，使脑疝获得一定缓解。

6. 枕肌下减压术

枕骨大孔疝时可采用，此手术切除被枕肌覆盖的枕骨，范围上至横窦下缘，两侧接近乳突，下至枕骨大孔后缘，然后"Y"形剪开硬脑膜。

7. 侧脑室穿刺外引流术

可经眶、额、枕等部位快速钻颅或锥颅，穿刺侧脑室并放置引流管行脑脊液外引流，以迅速降低颅内压，缓解病情，为进一步手术做准备，适于严重脑积水患者。

8. 脑脊液分流术

脑积水患者可施行侧脑室—腹腔分流术。

（三）术后处理

脑疝患者病情严重，术后或不能术者应进入 ICU 监护治疗。

（1）颅内压监测、脑氧监测，严密观察意识、瞳孔及生命体征变化。

（2）药物治疗，包括脱水、止血、预防感染、使用脑保护剂等。

（3）全身营养支持。

（4）防治并发症。

（5）病情稳定后行高压氧及康复治疗。

（刘发健）

第四章

创伤性颅内血肿

第一节　急性硬脑膜外血肿

一、概论

硬脑膜外血肿是由于头部创伤后，颅骨骨折等使硬脑膜与颅骨内板剥离，硬脑膜血管破裂或板障出血，血液存积于颅骨内板与硬脑膜之间形成的血肿。

二、流行病学

自从 CT 成为颅脑损伤诊断的主要手段以来，根据 CT 诊断的硬脑膜外血肿患者占全部颅脑损伤患者的 2.7% ~4%，占所有颅内血肿的 30% ~40%。而昏迷患者中，9% 的硬脑膜外血肿患者必须手术治疗。20 岁左右是硬脑膜外血肿的发病高峰年龄，硬脑膜外血肿患者的平均发病年龄在 20 ~30 岁。50 岁以上的老年人很少发生硬脑膜外血肿。儿童患者中，硬脑膜外血肿的平均发病年龄在 6 ~10 岁，新生儿和幼儿较少发生硬脑膜外血肿。

交通事故、坠落伤和暴力伤害所致的硬脑膜外血肿分别占 53%（30% ~73%）、30%（7% ~52%）和 8%（1% ~19%）。婴幼儿和学龄前儿童患者中坠落伤是导致硬脑膜外血肿的主要致伤原因，占 49%（25% ~59%），另外交通事故占 34%（25% ~41%），学龄儿童中交通事故致伤比例明显增加。

三、发病机制

硬脑膜外血肿多由脑膜中动脉、板障静脉或静脉窦破裂出血所致。脑膜中动脉出血是硬脑膜外血肿形成的主要原因。手术患者中，硬脑膜外血肿多发生在颞部及颞顶部，右侧的硬脑膜外血肿比左侧略多，双侧硬脑膜外血肿占 2% ~5%。

四、临床病理生理

硬脑膜外血肿的临床表现可因出血速度、血肿部位及年龄的差异而有所不同，但从临床特征看，仍有一定规律及共性，即昏迷—清醒—再昏迷。以幕上急性硬脑膜外血肿为例，概述如下。

1. 意识障碍

由于原发性脑创伤程度不一，这类患者的意识变化，有 3 种不同情况：①原发性脑创伤较轻，伤后无原发昏迷，至颅内血肿形成后，开始出现进行性颅内压增高及意识障碍，这类患者容易漏诊；②原发性脑创伤略重，伤后曾一度昏迷，随后即完全清醒或有意识好转，但不久又再次陷入昏迷状态，这类患者即所谓典型病例，容易诊断；③原发性脑创伤严重，伤后持续昏迷，且有进行性加深表现，颅内血肿的征象常被原发性脑挫裂伤或脑干创伤所掩盖，较易误诊。

2. 颅内压增高

随着颅内压增高，患者常有头痛、呕吐加剧、躁动不安的典型变化，严重者出现库欣反应，表现血压升高、脉压增大、体温上升、脉率及呼吸缓慢等代偿性反应，等到全身衰竭，则血压下降、脉搏细弱及呼吸抑制。

3. 神经系统体征

单纯的硬脑膜外血肿，早期较少出现神经受损体征，仅在血肿形成压迫脑功能区时，才有相应的阳性体征，如果患者伤后立即出现面瘫、偏瘫或失语等症状和体征，应归咎于原发性脑创伤。当血肿不断增大引起颞叶沟回疝时，患者则不仅有意识障碍加深、生命体征紊乱，同时将相继出现患侧瞳孔散大、对侧肢体偏瘫等典型征象。偶尔因为血肿发展急速，造成早期脑干扭曲、移位并嵌压在对侧小脑幕切迹缘上，则可引起不典型体征：对侧瞳孔散大、对侧偏瘫；同侧瞳孔散大、同侧偏瘫；对侧瞳孔散大、同侧偏瘫。应立即借助辅助检查定位和定性。

五、预后影响因素

所有年龄组硬脑膜外血肿的病死率（包括手术患者）将近10%（7%～15.3%），儿童的病死率为5%。格拉斯哥昏迷量表（GCS）、年龄、瞳孔变化、颅内损伤情况、出现神经系统损害到手术的时间长短等是硬脑膜外血肿患者预后的重要影响因素。

年龄对硬脑膜外血肿预后影响并没有其他颅脑损伤中年龄对预后的影响大。回顾性研究发现对于硬脑膜外血肿手术患者，GCS评分对预后的影响作用比年龄的影响大。就诊时的GCS评分和术前的GCS评分是硬脑膜外血肿预后评估的最重要影响因素。

瞳孔异常，包括瞳孔不等大、瞳孔固定和瞳孔散大在硬脑膜外血肿手术患者中占20%～30%，60%的昏迷患者伴有瞳孔异常。

在手术清除硬脑膜外血肿患者中30%～50%的成年患者伴有其他颅内病变。主要包括脑挫裂伤、脑内血肿、硬脑膜下血肿和弥漫性脑肿胀。儿童患者中其他颅内损伤伴发率较成人少。伴有硬脑膜下血肿和（或）脑实质损害的硬脑膜外血肿患者预后差。

六、临床表现

文献报道显示，3%～27%的硬脑膜外血肿患者没有神经系统损害，15%～80%的患者有头痛，17%～74%的患者有呕吐。22%～56%的患者，就诊时已昏迷或术前突然昏迷。并不是所有患者都有"中间清醒期"，文献报道显示963例患者中456例有"中间清醒期"，占47%。12%～42%的患者从伤后到术前一直保持清醒。18%～44%的患者有异常瞳孔改变。其他的一些表现包括脑局部受损表现，如偏瘫、去大脑强直状态、癫痫等。8%的儿童患者早期可出现癫痫。

七、辅助检查

对于颅脑外伤患者，如怀疑有颅内病变，应及时行必要的影像学检查，包括X线颅骨平片、脑血管造影或CT扫描等。其中CT扫描是首选检查方法，不但能明确诊断，而且能准确反映血肿部位、大小、占位效应、合并脑内损伤的颅骨骨折等，为手术提供可靠的依据。

硬脑膜外血肿绝大多数（85%）都有典型的CT表现：在颅骨内板下方有双凸形或梭形、边缘清楚的高密度影；有的血肿内可见混杂低密度区，是由外伤时间太短仍有新鲜出血，并与血块退缩时溢出的血清混合所致；少数血肿可呈半月形或新月形；个别血肿可通过分离的骨折缝隙渗到颅外软组织下；骨窗位常可显示骨折。此外，血肿可见占位效应，中线结构移位，病变侧脑室受压、变形和移位。静脉源形硬脑膜外血肿因静脉压力低，血肿形成晚，CT扫描时血肿可能溶解，表现为略高密度或低密度区。

八、诊断

急性硬脑膜外血肿的早期诊断，应在脑疝征象出现之前进行，尽量避免昏迷加深、瞳孔散大之后进行。故对临床症状、体征的观察尤为重要，当创伤患者头痛及呕吐加剧、躁动不安、血压升高、脉压加大和（或）出现新的体征时，即应高度怀疑颅内血肿，及时进行CT扫描。CT扫描发现骨板下梭形高密度或混杂密度占位性病变，即可诊断为硬脑膜外血肿。

九、鉴别诊断

急性硬脑膜外血肿与急性硬脑膜下血肿的鉴别诊断：硬脑膜外血肿一般范围小，不跨越颅缝，边缘光滑，呈梭形、双凸形，内缘弧度与脑表面弧度相反，多合并骨折，一般不合并脑挫裂伤，占位效应轻；硬脑膜下血肿一般范围大，常跨越颅缝，边缘波浪状，呈新月形，内缘弧度与脑表面一致，多合并挫裂伤，一般不合并骨折，占位效应较明显，常位于外力作用点的同侧或对侧。

十、治疗

（一）手术治疗

1. 手术指征

（1）不管患者的 GCS 评分高低，如果硬脑膜外血肿超过 30 mL，需立刻手术清除。

（2）血肿 < 30 mL，而且最大厚度 < 15 mm，中线移位小于 5 mm，GCS 评分 > 8 分，没有局灶损害症状的患者（如失语、运动障碍、偏盲等）可以保守治疗，但必须严密观察病情变化，并行 CT 动态观察血肿变化。

（3）对于创伤性颅后窝占位性病变，如果 CT 扫描有占位效应以及出现与占位效应有关的神经功能异常或恶化的患者，应该进行手术治疗。CT 上确定占位效应主要依据以下方面：第四脑室的变形、移位或闭塞，基底池受压或消失，梗阻性脑积水。

2. 手术时机

对于有手术指征的患者必须马上行手术清除血肿。

3. 手术方法

硬脑膜外血肿手术方法包括开颅血肿清除术和钻孔冲洗引流术。开颅血肿清除术可以发现出血部位，消除出血原因，较完整地清除血肿，所以开颅血肿清除术已得到广泛认可。开颅术中应悬吊硬膜，常规探查硬脑膜下。

单纯钻孔引流术仅用于不能耐受开颅外科手术的危重患者挽救生命。在我国一些基层医院开展钻孔或小骨窗治疗硬脑膜外血肿也取得了一定疗效。随着开颅技术的进步，对于急性硬脑膜外血肿患者原则上应该采用开颅清除血肿，达到彻底止血的目的。避免采用钻孔或小骨窗手术，因为这些术式可能遗留较大硬脑膜外血肿，压迫脑组织。

（二）保守治疗

幕上硬脑膜外血肿患者如果未昏迷，没有局灶性神经损害，血肿厚度 < 15 mm，中线移位 < 5 mm，出血量 < 30 mL，颅后窝外伤性占位性病变患者如果无神经功能异常，CT 扫描显示伴有或不伴有占位征象，在创伤中心严密的监测下以及 CT 定时复查下可以行保守治疗。保守治疗的患者在伤后 6~8 小时内应行 CT 复查。颞部硬脑膜外血肿保守治疗效果不理想的可以考虑手术治疗。

（冯金周）

第二节　急性和亚急性硬脑膜下血肿

一、概论

创伤后由于出血来源的不同又分为复合型硬脑膜下血肿与单纯型硬脑膜下血肿。前者因脑挫裂伤、脑皮质动静脉出血，血液积聚在硬脑膜与脑皮质之间，病情发展较快，可呈急性或亚急性表现。有时硬脑膜下血肿与脑内血肿相融合，颅内压急剧增高，数小时内即形成脑疝，多呈特急性表现，预后极差；单纯硬脑膜下血肿为桥静脉断裂所致，出血较缓，血液积聚在硬脑膜与蛛网膜之间，病程发展常呈慢性，脑原发伤较轻，预后也较好。

二、流行病学

硬脑膜下血肿是颅脑损伤常见的继发性损害，发生率约为5%，占颅内血肿的40%左右。急性硬脑膜下血肿发生率最高达70%，亚急性硬脑膜下血肿约占5%。

三、发病机制

硬脑膜下血肿出血多为静脉性，或为大的静脉窦破裂所致。硬脑膜下血肿通常伴有不同程度的脑挫裂伤，其形成机制包括由脑挫裂伤出血引起血肿和颅骨骨折累及大血管或静脉窦出血。加速性损伤所致的脑挫裂伤，血肿多在同侧；而减速性损伤所引起的对冲性脑挫裂伤出血常在对侧；一侧枕部着力的患者，在对侧额叶、颞叶前部发生复合型硬脑膜下血肿，甚至同时并发脑内血肿；枕部中线着力易致双侧额极、颞极部血肿；当头颅侧方打击时，伤侧可引起复合型硬脑膜下血肿，即硬脑膜下脑内血肿；头颅侧方碰撞或跌伤时，同侧多为复合性硬脑膜下血肿或硬脑膜外血肿，对侧可致单纯性及（或）复合型硬脑膜下血肿。另外，前额部遭受暴力，不论是打击还是碰撞，血肿往往都在额部，很少发生在枕部，而老年人则常发生单侧或双侧单纯性硬脑膜下血肿。

四、临床病理生理

急性者大多为复合型硬脑膜下血肿，多伴有脑挫裂伤，进行性颅内压增高更加显著。患者伤后意识障碍较为突出，常表现为持续性昏迷，并有进行性恶化，较少出现中间清醒期，即使意识障碍程度曾一度好转，也为时短暂，随着脑疝形成迅速陷入深昏迷。亚急性者，由于原发性脑挫裂伤较轻，出血速度稍缓，故血肿形成至脑受压的过程略长，使颅内容积代偿力得以发挥，因此常有中间清醒期，但不像硬脑膜外血肿那样鲜明、清醒。颅内压增高症状：急性者，主要表现为意识障碍加深，生命体征变化突出，同时，较早出现小脑幕切迹疝的征象；亚急性者，则往往表现为头痛、呕吐加剧、躁动不安及意识进行性恶化，至脑疝形成时即转入昏迷。

伤后早期可因脑挫裂伤累及某些脑功能区，伤后即有相应局灶体征，如偏瘫、失语、癫痫等；若是在观察过程中有新体征出现，为伤后早期所没有的或是原有的阳性体征明显加重等，均应考虑颅内继发血肿的可能。

五、预后影响因素

GCS评分、瞳孔变化、年龄、脑损伤范围、术中有无脑膨出、是否需要去骨瓣外减压和术后有无高热等项与患者预后相关。

六、临床表现

急性和亚急性硬脑膜下血肿大部分患者，就诊时GCS评分≤8分。较少患者就诊前有"中间清醒期"，但这些并不是与预后密切相关的结论性因素。另外，30%～55%的患者在就诊时或术前有瞳孔异常改变。伴有脑挫裂伤患者伤后即有相应局灶体征。并发脑疝时可出现生命功能衰竭的症状。

七、辅助检查

CT检查是硬脑膜下血肿的首选检查方法。在急性期及亚急性期，CT主要表现是颅骨内板下出现新月形高密度或等密度影。伴有脑挫裂伤或脑水肿的硬脑膜下血肿，在CT片上可有明显占位效应。

硬脑膜下血肿的MRI信号改变，随着血肿时期不同而不同。急性期，T_2加权像上呈低信号强度，而在T_1加权像血肿的信号与脑实质信号强度相仿。在亚急性期，在T_1和T_2加权像上均为高信号影。运用功能MRI可以对伴有挫裂伤的硬脑膜下血肿的脑缺血及脑实质损伤进一步诊断。

八、诊断

患者有明确头部创伤史，有颅内压增高表现，如头痛、呕吐、视神经盘水肿、意识障碍等，伴有或不伴有神经系统局灶体征，CT 扫描发现颅骨内板下出现新月形高或等密度影，即可诊断为硬脑膜下血肿。

九、鉴别诊断

急性硬脑膜下血肿和亚急性硬脑膜下血肿需与急性硬脑膜外血肿鉴别诊断，详见急性硬脑膜外血肿章节。

十、治疗

（一）手术治疗

1. 手术指征

（1）不管患者的 GCS 评分高低，硬脑膜下血肿厚度 >10 mm，或中线移位 >5 mm 的患者，都需要手术清除血肿。

（2）所有 GCS 评分 <9 分的患者都应行颅内压监测。

（3）对于最大厚度 <10 mm，中线移位 <5 mm 的昏迷的硬脑膜下血肿患者（GCS <9 分），如果受伤时与医院就诊时的 GCS 评分下降 2 分以上，也应手术治疗。

2. 手术时机

有手术指征的患者都应尽快手术治疗。

3. 手术方法

硬脑膜下血肿清除有多种方法，常用方法如下：①钻孔冲洗引流术；②开颅血肿清除术＋去骨瓣减压术；③颞肌下减压术；④大骨瓣减压术，硬膜成形术。

手术方法的选择受到术者的经验、习惯以及当地设备条件的影响。有些创伤中心对硬脑膜下血肿全部行去骨瓣减压术。大多数报道都认为应根据临床表现、影像资料学、手术入路而制订相应的手术方法。

（1）钻孔冲洗引流术：多用于急诊脑疝患者，患者基础状态较差，不能承受开颅手术，或患者病情危重，时间不允许行开颅手术。根据 CT 显示血肿所在部位，行钻孔引流，或按致伤机制及着力点，结合患者临床表现作出定位，然后按序钻孔。小儿急性硬脑膜下血肿囟门未闭者可经前囟侧角穿刺反复抽吸逐渐排出，若属固态血肿则需钻孔引流或开颅清除血肿。目前对于急性期硬膜下血肿，已经很少用该术式。

（2）骨窗或骨瓣开颅术：适用于血肿定位明确的患者；经钻孔探查发现血肿呈凝块状，难以冲洗排出者；于钻孔冲洗引流过程中有鲜血不断流出者；或于清除血肿后，脑组织迅速膨起，颅内压力又复升高者。

（3）颞肌下减压术：急性硬脑膜下血肿伴有严重脑挫裂伤脑水肿或并发脑肿胀时，虽经彻底清除血肿及糜碎挫裂的脑组织之后，颅内压仍不能有效缓解，脑组织依然膨隆时，则需行颞肌下减压或去骨瓣减压，必要时尚需将受累的额极和颞极切除，作为内减压措施。一般多行单侧减压，如有必要也可行双侧颞肌下减压。

（4）大骨瓣开颅血肿清除＋去骨瓣减压术：是目前临床治疗急性硬脑膜下血肿最常用的方法。大骨瓣减压术的适应证为：急性或特急性颅内血肿，伴有严重脑挫裂伤及（或）脑水肿，术前已形成脑疝，清除血肿后颅内高压缓解不够满意，又无其他残留血肿时；弥散性脑损伤，严重脑水肿，脑疝形成，但无局限性大血肿可予排除时；术前双瞳散大、去大脑强直，经手术清除血肿后颅内压一度好转，但不久又有升高趋势者。近年来，国内外学者多主张采用大骨瓣开颅术来治疗单侧急性幕上颅内血肿和脑挫裂伤。因为这种外伤大骨瓣开颅术能达到下列手术要求：①清除额颞顶硬脑膜外、硬脑膜下以及脑内血肿；②清除额叶、颞前叶以及眶回等挫裂伤区坏死脑组织；③控制矢状窦桥静脉、横窦以及岩窦撕裂出血；④控制颅前窝、颅中窝颅底出血；⑤修补撕裂硬脑膜，防止脑脊液漏等。经临床对比也证明外伤大骨瓣开颅术［12 cm×（12～15）cm］比经典骨瓣［（6～8）cm×（8～10）cm］疗效好。而且经改良后可用于双侧硬脑膜下血肿脑挫裂伤患者。临床证明创伤大骨瓣开颅术能清除约95%单侧幕上颅内血肿，另外5%幕上顶后叶、枕叶和颅后窝血肿则需行其他相应部位骨瓣开颅术。

（二）保守治疗

急性、亚急性硬脑膜下血肿厚度＜10 mm，中线移位＜5 mm，并且在ICP监测下，如果伤后神经体征一直稳定，瞳孔没有异常，没有颅内压增高（ICP＞20 mmHg），可以暂时保守治疗。由于硬脑膜下血肿常伴有脑实质内损害，因此对于多发病变的患者，手术治疗指征可以放宽。

（冯金周）

第三节　慢性硬脑膜下血肿

一、概论

慢性硬脑膜下血肿指创伤后3周以上开始出现症状，位于硬脑膜与蛛网膜之间，具有包膜的血肿。

二、流行病学

慢性硬脑膜下血肿多见于小儿及老年人，占颅内血肿的10%左右，占硬脑膜下血肿的25%，其中双侧血肿发生率高达14%。本病头伤轻微，起病隐匿，临床表现无明显特征，易误诊。从受伤到发病的时间，一般在1个月，文献报道有长达34年之久者。

三、发病机制

慢性硬脑膜下血肿的患者绝大多数都有轻微头部创伤史，尤以老年人额前或枕后着力时，脑组织在颅腔内的移动度较大，最易撕破自大脑表面汇入上矢状窦的桥静脉，其次静脉窦、蛛网膜粒或硬膜脑膜下积液受损出血。近年来的临床观察发现慢性硬脑膜下血肿患者在早期头部受伤时，CT常出现少量蛛网膜下隙出血。这可能与慢性硬脑膜下血肿发生有关。非损伤性慢性硬脑膜下血肿十分少见，可能与动脉瘤、血管畸形或其他脑血管病有关。

对慢性硬脑膜下血肿扩大的原因，过去有许多假说，如血肿腔内高渗透压机制，现已被否定。目前多数研究证明，促使血肿不断扩大，与患者脑萎缩、颅内压降低、静脉张力增高及凝血机制障碍等因素有关。据电镜观察，血肿内侧膜为胶原纤维，没有血管；外侧膜含有大量毛细血管网，其内皮细胞间的裂隙较大，基膜结构不清，具有异常的通透性，在内皮细胞间隙处，尚可见到红细胞碎片、血红蛋白和血小板，说明有漏血现象。人们研究发现，血肿外膜中除红细胞外，尚有大量嗜酸性粒细胞浸润，并在细胞分裂时有脱颗粒现象，这些颗粒基质内含有纤溶酶原，具有激活纤溶酶而能促进纤维蛋白溶解，抑制血小板凝集，故而诱发慢性出血。

小儿慢性硬脑膜下血肿双侧居多，常因产伤引起，产后颅内损伤者较少，一般6个月以内的小儿发生率最高，此后则逐渐减少，不过创伤并非唯一的原因，有学者观察到营养不良、坏血症、颅内外炎症及有出血性素质的儿童，甚至严重脱水的婴幼儿，也可发生本病。出血来源多为大脑表面汇入矢状窦的桥静脉破裂所致，非创伤性硬脑膜下血肿，则可能是全身性疾病或颅内炎症导致硬脑膜血管通透性改变。

四、临床病理生理

慢性硬脑膜下血肿的致病机制主要在于：占位效应引起颅内高压、局部脑受压、脑循环受阻。脑萎缩及变性，有文献报道癫痫发生率高达40%。为期较久的血肿，其包膜可因血管栓塞、坏死及结缔组织变性而发生钙化，以致长期压迫脑组织，促发癫痫，加重神经功能缺失。甚至有因再次出血内膜破裂，形成皮质下血肿的报道。

五、预后影响因素

慢性硬脑膜下血肿术后血肿复发是影响患者预后的主要因素，据文献报道术后血肿复发率为 3.7% ~ 38%。常见的复发原因有：老年患者脑萎缩，术后脑膨起困难；血肿包膜坚厚，硬脑膜下腔不能闭合；血肿腔内有血凝块未能彻底清除；新鲜出血而致血肿复发。因此，须注意防范，术后宜采用头低位、卧向患侧，多饮水，不用强力脱水剂，必要时适当补充低渗液体；对包膜坚厚或有钙化者应施行开颅术予以切除；血肿腔内有固态凝血块时，或有新鲜出血时，应采用骨瓣或窗开颅，彻底清除。术后引流管高位排气，低位排液，均外接封闭式引流瓶（袋），术后残腔积液、积气的吸收和脑组织膨起需时 10 ~ 20 天，故应做动态的 CT 观察，如果临床症状明显好转，即使硬脑膜下仍有积液，也不必急于再次手术。

六、临床表现

主要表现为慢性颅内压增高、神经功能障碍及精神症状，多数患者有头痛、乏力、智力下降、轻偏瘫及眼底水肿，偶有癫痫或卒中样发作。老年人则以痴呆、精神异常和锥体束体征阳性为多，易与颅内肿瘤或正常颅压脑积水相混淆；小儿常有嗜睡、头颅增大、顶骨膨隆、囟门凸出、抽搐、痉挛及视网膜出血等特点，酷似脑积水。

国外有学者将慢性硬脑膜下血肿的临床表现分为 4 级：Ⅰ 级，意识清楚，轻微头痛，有轻度神经功能缺失或无；Ⅱ 级，定向力差或意识模糊，有轻偏瘫等神经功能缺失；Ⅲ 级，木僵，对痛刺激适当反应，有偏瘫等严重神经功能障碍；Ⅳ 级，昏迷，对痛刺激无反应，去大脑强直或去皮质状态。

七、辅助检查

CT 的临床应用有助于慢性硬脑膜下血肿的早期发现和双侧慢性硬脑膜下血肿的诊断，慢性硬脑膜下血肿的 CT 表现较复杂，随出血时间长短，CT 扫描可见高密度、低密度、等密度影像。一般从新月形血肿演变到双凸形血肿，需 3 ~ 8 周，血肿的期龄平均在 3.7 周时呈高密度，6.3 周时呈等密度，至 8.2 周时则为低密度。CT 扫描还可见脑室受压占位效应，并有中线移位等间接征象；个别显影欠清晰，等密度慢性硬脑膜下血肿 CT 平扫因血肿密度与脑质相同，不能直接显示血肿本身征象，只能显示一些由血肿占位所产生的间接征象，常见的间接征象为同侧脑室受压移位，中线结构移位越过中线，病变区脑沟消失及脑沟、脑回内移聚拢，脑灰白质界面内移，CT 增强扫描显示血肿包膜弧形强化。

双侧慢性等密度慢性硬脑膜下血肿 CT 诊断比较困难，可行 MRI 检查。T_1 加权像和 T_2 加权像，血肿均为高信号。

八、诊断

由于患者的头部创伤往往轻微，出血缓慢，加以老年人颅腔容积的代偿间隙较大，故常有短至数周、长至数月的中间缓解期，可以没有明显症状。然后，当血肿增大引起脑压迫及颅内压增高症状时，患者早已忘记头部创伤的历史或因已有精神症状、痴呆或理解能力下降，不能提供可靠的病史，所以容易误诊。因此，在临床上怀疑此症时，应尽早施行辅助检查，明确诊断。以往多采用脑超声波、脑电图、同位素脑扫描或脑血管造影等方法辅助诊断。近年来临床都采用 CT 扫描，不但能提供准确诊断，而且能从血肿的形态上估计其形成时间，而且能从密度上推测血肿的期龄。但对某些无占位效应或双侧等密度慢性硬脑膜下血肿的患者，MRI 更具优势。

九、鉴别诊断

慢性硬脑膜下积液：又称硬脑膜下水瘤，多数与创伤有关，与慢性硬脑膜下血肿极为相似，甚至有学者认为硬脑膜下水瘤就是引起慢性血肿的原因。鉴别主要靠 CT 或 MRI，否则术前难以区别。

大脑半球占位性病变：除血肿外尚有脑肿瘤、脑脓肿及肉芽肿等占位性病变，均易与慢性硬脑膜下血肿发生混淆。区别主要在于无头部创伤史及较为明显的局限性神经功能缺损体征。确诊也须借助 CT、MRI 或脑血管造影。

正常颅压脑积水与脑萎缩：这两种病变彼此雷同又与慢性硬脑膜下血肿相似，均有智能下降和（或）精神障碍。不过上述两种病变均无颅内压增高表现，且影像学检查都有脑室扩大、脑池加宽及脑实质萎缩特征。

十、治疗

（一）手术治疗

1. 手术指征

对慢性硬脑膜下血肿的治疗意见已基本统一，一旦出现颅内压增高症状，即应施行手术治疗。

2. 手术时机

对于有手术指征的患者都应尽快手术治疗。

3. 手术方法

慢性硬脑膜下血肿的治疗首选的方法是钻孔冲洗引流术，疗效满意，如无其他并发症，预后多较良好。

（1）钻孔或锥孔冲洗引流术：根据血肿的部位和大小选择前后两孔（一高一低）。也有临床研究证明单孔钻孔冲洗引流术与双孔钻孔冲洗引流术的疗效基本相同，故不少临床医生采用单孔钻孔冲洗引流术。于局部麻醉下，先于前份行颅骨钻孔或采用颅锥锥孔，进入血肿腔后即有陈血及棕褐色碎血块流出，然后用硅胶管或 8 号导管小心放入囊腔，长度不能超过血肿腔半径，进一步引流液态血肿。同样方法于较低处（后份）再钻孔或锥孔引流，放入导管，继而通过两个导管，用生理盐水轻轻反复冲洗，直至冲洗液变清为止。术毕，将两引流管分别另行头皮刺孔引出颅外，接灭菌密封引流袋。高位的引流管排气，低位的排液，3～5 天拔除。有学者采用单纯锥颅冲洗术，可在床旁直接清头皮锥颅，排出陈血，用生理盐水冲洗至清亮，每隔 3～4 天重复锥颅冲洗，一般 2～4 次，在 CT 监测下证实脑受压解除、中线结构复位后为止。

（2）前囟侧角硬脑膜下穿刺术：小儿慢性硬脑膜下血肿，前囟未闭者，可经前囟行硬脑膜下穿刺抽吸积血。选用针尖斜面较短的肌肉针头，经前囟外侧角采用 45°角斜行穿向额或顶硬脑膜下，进针 0.5～1.0 cm 即有棕褐色液体抽出，每次抽出以 15～20 mL 为宜。若为双侧应左右交替穿刺，抽出血液常逐日变淡，血肿体积也随之减小，如有鲜血抽出和（或）血肿不见缩小，则需改行剖开术。

（3）骨瓣开颅慢性硬脑膜下血肿清除术：适用于包膜较肥厚或已有钙化的慢性硬脑膜下血肿。开颅方法已如前述，掀开骨瓣后，可见青紫增厚的硬脑膜。先切开一小孔，缓缓排出积血，待颅内压稍降后瓣状切开硬膜及紧贴其下的血肿外膜，一并翻开可以减少渗血。血肿内膜与蛛网膜多无黏着，易于分离，应予以切除，但不能用力牵拉，以免撕破内外膜交界缘，该处容易出血，可在近缘 0.5 cm 处剪断。术毕，妥善止血，分层缝合硬脑膜及头皮各层，血肿腔置管引流 3～5 天。对双侧血肿应分期分侧手术。

（二）保守治疗

随着老龄化社会的发展，大量心脑血管病患者长期服用阿司匹林或者支架植入后服用华法林预防血管堵塞，抗凝药物的广泛使用使慢性硬脑膜下血肿的发生率呈现上升趋势。对于全身状况差、凝血功能异常、颅内压增高、神经损害症状不明显的患者可采取保守治疗。对于高龄患者，术前一定要全面评估手术给患者带来的利弊再行决定。对于低龄患者，出血量较少的患者有自行吸收的可能。

（冯金周）

第四节　急性和亚急性脑内血肿

一、概论

脑内血肿是指脑实质内的血肿，可发生在脑组织的任何部位，创伤性脑内血肿绝大多数均属急性，少数为亚急性。迟发性颅内血肿（DTICH）是指首次 CT 扫描未见，复查时发现了的血肿。DTICH 在中重型颅脑损伤中的发生率为 3.3% ~ 7.4%。

二、流行病学

在闭合性颅脑损伤中，脑内血肿发生率为 0.5% ~ 1.0%，占颅内血肿的 5% 左右，好发于额叶及颞叶前端，占全数的 80%，其次是顶叶和枕叶，约占 10%，其余则分别位于脑深部、脑基底节、脑干及小脑内等处。

三、发病机制

位于额、颞前份和底部等浅层的脑内血肿，往往与脑挫裂伤及硬脑膜下血肿伴发，多因直接冲击伤、对冲伤或凹陷性骨折使皮质组织及血管受外力破裂形成。深部血肿多位于脑白质内，为脑受力变形或剪力作用致使深部血管撕裂出血而致。

四、临床病理生理

脑内血肿形成的初期仅为血凝块，浅部者周围常与挫碎的脑组织相混杂，深部者周围也有受压坏死、水肿的组织环绕。4 ~ 5 天之后血肿开始液化，变为棕褐色陈旧血液，周围有胶质细胞增生，此时，手术切除血肿可见周界清楚，几乎不出血，较为容易。至 2 ~ 3 周时，血肿表面有包膜形成，内贮黄色液体，并逐渐成为囊性病变，相邻脑组织可见含铁血黄素沉着，局部脑回变平、变宽、变软，有波动感。

脑内血肿多伴有脑挫裂伤，进行性颅内压增高显著。患者伤后意识障碍明显，常表现为持续性昏迷，并有进行性恶化，较少出现"中间清醒期"。额颞部脑内血肿易发生脑疝而致意识障碍突然加重。部分伤后意识障碍较轻患者如突发意识障碍加重，应考虑迟发血肿的可能。如病变累及某些脑功能区，伤后即有相应局灶体征。

五、预后影响因素

影响脑内血肿预后的相关因素包括年龄、就诊时或复苏后的 GCS 评分、有无颅骨骨折、对光反射或脑干反射、呼吸频率、ICP、基底池状态或三室形态。还有一些与预后相关的因素，包括病变位置、脑内血肿量、复查 CT 时的 GCS 评分、GCS 最低值、病灶周围水肿的严重程度、手术时间、术前是否已有神经损害症状出现，以及急性脑肿胀或是否伴有硬脑膜下血肿等。

对冲伤等复杂受力导致的颅内多发血肿病情多较严重，单侧手术后，临近部位及对侧病变因失去"填塞效应"而呈进展性扩大，处理起来较为棘手。颅内占优势的病灶直接影响到创伤后多发性颅内病灶患者的预后，因此，临床处理这类患者及判断预后时，应重点考虑颅内占优势的血肿或病灶的类型。

六、临床表现

脑内血肿的临床表现，依血肿的部位而定，位于额、颞前端及底部的血肿与对冲性脑挫裂伤、硬脑膜下血肿相似，除颅内压增高外，多无明显定位症状或体征。若血肿累及重要功能区，则可出现偏瘫、失语、偏盲、偏身感觉障碍以及局灶性癫痫等征象。因对冲性脑挫裂伤所致脑内血肿患者，伤后意识障碍多较持久，且有进行性加重，多无中间意识好转期，病情转变较快，容易引起脑疝。因冲击伤或凹陷骨折所引起的局部血肿，病情发展较缓者，除表现为局部脑功能损害症状外，常有头痛、呕吐、眼底水肿等颅内压增高的体征，尤其是老年患者因血管脆性增加，较易发生脑内血肿。

七、辅助检查

CT 是颅脑创伤最常用的检查手段，急性、亚急性脑内血肿 CT 表现为脑内类圆形、不规则形高密度影，边界较清楚，周围有环形低密度影围绕，有一定的占位效应，破入脑室系统，可见脑室内高密度影。伴有脑挫裂伤患者可见脑内点片状高密度影。

八、诊断

急性及亚急性脑内血肿与脑挫裂伤硬脑膜下血肿相似，患者于颅脑损伤后，随即出现进行性颅内压增高及脑受压征象时，即应进行 CT 扫描，以明确诊断。紧急情况下也可根据致伤机制的分析或采用脑超声波测定，尽早在颞部或可疑的部位钻孔检查，并行额叶及颞叶穿刺，以免遗漏脑内血肿。由于这类血肿多属复合性血肿，且常为多发性，故而根据受伤机制分析判断血肿的部位及进行影像学检查十分重要，否则，手术中容易遗漏血肿，应予以注意。急性期 90% 以上的脑内血肿均可在 CT 平扫上显示高密度团块，周围有低密度水肿带，但 2～4 周时血肿变为等密度，易于漏诊，至 4 周以上时则呈低密度，又复可见。此外，迟发性脑内血肿是迟发性血肿较多见者，应提高警惕，必要时应做 CT 复查。

九、治疗

（一）手术治疗

1. 手术指征

（1）脑内血肿的患者如果有进行性的神经功能损害，药物控制颅内压增高无效，CT 可见明显占位效应，应行手术治疗。

（2）在颅内压监护下，如果药物治疗后 ICP≥25 mmHg，CPP≤65 mmHg，应手术治疗。

2. 手术时机

有手术指征的患者应尽快行开颅手术治疗。

3. 手术方法

对急性脑内血肿的治疗与急性硬脑膜下血肿相同，均属脑挫裂伤复合血肿，两者还时常相伴发。手术方法多采用骨窗或骨瓣开颅术，在清除硬脑膜下血肿及挫碎糜烂脑组织后，应随即探查额、颞叶脑内血肿，予以清除。如遇有清除血肿后颅内压缓解不明显，或仍有其他可疑之处，如脑表面挫伤、脑回膨隆变宽，扣之有波动时，应行穿刺。对疑有脑室穿破者，尚应行脑室穿刺引流，必要时须采用术中脑超声波探测，以排除脑深部血肿。病情发展较急的患者预后较差，死亡率高达 50% 左右。对单纯性脑内血肿，发展较缓的亚急性患者，则应视颅内压增高的情况而定，如为进行性加重，有形成脑疝趋势者，仍以手术治疗为宜。至于手术方法是采用开颅或是钻孔冲洗引流，则应根据血肿的液态部分多寡而定，如果固态成分为多时，仍以手术切开彻底排出血肿为妥。有少部分脑内血肿虽属急性，但脑挫裂伤不重，年龄大，血肿较小，不足 20 mL，临床症状轻，神志清楚，病情稳定，或颅内压测定不超过 3.33 kPa（25 mmHg）者，也可采用非手术治疗。对少数慢性脑内血肿，已有囊变者，颅内压正常，则无须特殊处理，除非有难治性癫痫外，一般不考虑手术治疗。

（二）保守治疗

患者有脑实质损伤但无神经损害表现，药物控制高颅压有效，或 CT 未显示明显占位的患者可严密观察病情变化。

（冯金周）

第五章

脑血管疾病

第一节 蛛网膜下隙出血

蛛网膜下隙出血（SAH）是脑底或脑表面病变血管破裂出血，血液进入蛛网膜下隙所致，常见于颅脑损伤，但通常指自发性蛛网膜下隙出血，简称"蛛血"。其发病率受地域或种族影响，有一定差异。国内迄今尚未有相关流行病学方面的报道。发病率差异除与种族有关外，还和社会经济发展不同而导致的接受检查率、诊断技术标准不同、尸检率等有关。

一、病因

可能由于检查技术的发展与普及，颅内动脉瘤破裂导致的蛛网膜下隙出血所占比例由原来的50%上升至75%~90%，其他可能引起出血的原因见表5-1。

表5-1 蛛网膜下隙出血的原因

病因	占百分比（%）	CT 显示出血部位
脑动脉破裂	85	各脑池，脑内或无出血
非动脉瘤性中脑周围出血	10	基底池、环池、脚间池为主
罕见病因	5	
脑动静脉畸形		基底池、脑表面
动脉夹层分离		基底池
硬脑膜动静脉瘘		基底池
垂体卒中		鞍上池
颈脊髓血管病变		枕大池、基底池
滥用可卡因		基底池、脑表面
烟雾病		基底池、脑表面、脑室

二、病理生理

血液突然进入蛛网膜下隙刺激蛛网膜及软脑膜、硬膜上痛觉纤维，产生脑膜刺激征象；若出血量大，产生的冲击力可能影响意识，甚至波及呼吸、循环中枢，或造成脑组织挤压导致相应神经功能障碍，或者致颅内压增高发生脑疝；颅底或脑室出血早期可导致梗阻性脑积水，后期因脑脊液循环和蛛网膜粘连闭塞形成交通性脑积水；血液或其分解产物可刺激下丘脑引起相关功能紊乱；血液溶解后释放一系列血管活性物质，5-羟色胺（5-HT）、血栓烷 A_2（TAX$_2$）、组胺等引起脑血管痉挛（CVS）。

20 世纪 80~90 年代的一系列研究发现，SAH 后脑脊液中的红细胞、白细胞溶血时释放血红蛋白以及氧合血红蛋白是造成血管痉挛的主要因素。氧合血红蛋白诱导大量的自由基产生，引起脂质过氧化和磷酸酶 C、磷酸酶 P 和磷酸酶 A_2 的活化，同时由血管收缩因子刺激释放内皮素活化 C 蛋白也致磷脂酶活化，磷脂酶具有分解磷脂作用，促进肌醇三磷酸刺激肌质网细胞内钙离子释放，然后导致细胞外钙离子通过二氢吡啶敏感性较强的、含有较高的电压依从性钙离子通道流入细胞内。此外，自由基导致细胞膜干扰，钙离子泵影响细胞内钙离子移出，导致细胞内钙超载。许多文献均认为血管平滑肌的物理收缩开始于细胞膜的去极化以及细胞内钙浓度的上升。SAH 后血管痉挛的机制目前尚未完全阐明，除钙超载学说外，可能还包括免疫、炎症反应、一氧化氮、内皮素以及神经源性因素等，血管痉挛的发生可能是多因素共同作用的结果。

三、临床表现

（一）头痛

大多数 SAH 会突然发生剧烈头痛，患者常讲述为"从未经历过的最严重头痛"，同时伴呕吐，以后疼痛逐渐减轻，可以持续 1~2 周。疼痛程度可因出血量多少而异，但个人对头痛反应不一样，有些老年人蛛网膜下隙积血很多，而疼痛并不严重。约 1/3 的动脉瘤性出血在前几天可有轻微头痛，被认为是小量漏血或瘤囊扩大牵拉所致，或可能是出血进入瘤壁中致瘤囊急剧扩张或缺血。

（二）脑膜刺激征

常表现在出血量较多的患者，出血量少以及年老者不显著。

（三）视力障碍

急性颅内高压和眼静脉回流受阻致眼玻璃体下出血引起视物模糊、复视。

（四）刺激性症状

少数患者发生癫痫、精神症状。

（五）意识障碍

部分患者有意识障碍、生命体征紊乱，常见于前交通动脉瘤、后循环动脉瘤破裂出血。

（六）神经缺失症状

大脑中动脉瘤出血若量大可发生偏瘫、语言障碍。颈内动脉后交通动脉瘤可以出现眼睑下垂、瞳孔散大等动眼神经损害表现。前交通动脉瘤出血常发生额叶血肿，血液还可进入脑室系统致梗阻性脑积水或脑室系统灌满血液（脑室铸形），而出现相关症状。

四、诊断

中老年人突然发生剧烈头痛，伴恶心、呕吐，应首先考虑 SAH。可有意识障碍、脑膜刺激征、脑神经或肢体功能障碍。有些患者可能发病前有激动、用力、排便困难等诱因。后交通动脉瘤常伴动眼神经麻痹，前交通动脉瘤则意识、精神障碍多见，中动脉瘤出血则偏瘫较多。无神经功能障碍者，头痛注意与全身或颅内感染、高血压、偏头痛、鼻窦炎、肿瘤病变、颈脊髓血管畸形、酒精中毒区别。

非动脉瘤性中脑周围出血发生出血危险因素与动脉瘤相似，临床表现大致相同，但头痛多呈渐进性，时间稍长，不伴意识丧失、癫痫及局灶性神经功能障碍，头部 CT 检查见表 5-2。一般不会再次出血，预后好，出血原因认为是小静脉、毛细血管、基地动脉小分支出血，但是不能完全排除动脉瘤，特别是微小动脉瘤、形似芽孢状的小动脉瘤，DSA 检查仍然有漏诊可能，对于首次 SA 检查无异常征象者，宜在 1 个月后再行检查，微小动脉瘤做三维 DSA 检查较易发现。

表 5-2　非动脉瘤性中脑周围出血 CT 检查

积血部位	占百分比（%）
脚间池	96
环池	88
单或双视交叉池	46

续表

积血部位	占百分比（%）
侧裂基底部	37
四叠体池	19

SAH 后根据病情轻重临床上已有多种分级法，但应用较普遍的是 Hunt-Hess 法，其他还有 Borttell 法和国际神经外科联盟分类，后者主要依据格拉斯哥昏迷量表评分划分级别（表 5-3）。病情分级最好在患者情况稍稳定后确定，临床上如一些前交通动脉瘤出血早期有较严重的意识障碍，但几小时后逐渐清醒；梗阻性脑积水引流后病情也显著改善，如按之前病情划分等级则分级都很高。

表 5-3 动脉瘤性蛛网膜下隙出血的临床分级

分级	Hunt Hess 法	Borttell 法	国际神经外科联盟分类
1	无症状或轻度头痛和颈强直	清醒，有或无蛛网膜下隙出血体征	格拉斯哥昏迷量表评分 15 分，无运动功能缺损
2	中到重度头痛，颈强直，除脑神经外有其他神经缺损症状	嗜睡，无明显的神经系统缺损症状	格拉斯哥昏迷量表评分 13～14 分，无运动功能缺损
3	嗜睡，谵妄或有轻度神经缺损症状	嗜睡伴神经系统缺损症状，或有脑内血肿	格拉斯哥昏迷量表评分 13～14 分，有运动功能缺损
4	昏迷，中到重度偏瘫，可有早期去大脑强直和自主神经紊乱	明显的神经系统缺损症状，由于大的脑内血肿情况恶化或患者神经缺损不严重而年龄较大或有脑血管病病史	格拉斯哥昏迷量表评分 7～12 分，有或无运动功能缺损
5	深昏迷，去大脑强直，垂死表现	垂死状态，生命中枢衰竭，去大脑强直	格拉斯哥昏迷量表评分 3～6 分，有或无运动功能缺损

（一）腰椎穿刺检查

自 CT 广泛应用以后，少有靠腰椎穿刺检查明确 SAH 诊断。对于出血量少或时间较久的患者仍可通过腰椎穿刺了解脑脊液（CSF）来判定是否有 SAH。出血 3 周左右 CSF 外观显黄变。早期穿刺 CSF 中有红细胞应注意与穿刺损伤出血区别，一般可将 CSF 分段留管，穿刺出血应该逐渐减少，但该方法不完全可靠，应将 CSF 标本置于 4 ℃下立刻离心，及时检查是否有黄变。若发病数小时后 CSF 用分光光度计未查到血红细胞或胆红素，可排除 SAH。

（二）头部 CT 扫描

头部普通扫描除可发现蛛网膜下隙出血外，还可显示脑内血块、脑室积血，较大动脉瘤还可见结节影。但出血量少，或 CT 扫描层面过厚可能显示正常。根据 SAH 血液积聚及脑内血肿情况，50%～70% 的患者可估计动脉瘤部位，如一侧鞍上池及侧裂池深部积血较多以颈内动脉、后交通动脉瘤常见；鞍上池及纵裂池积血多见于前交通动脉瘤；桥小脑角及桥前池积血常因后循环动脉瘤出血。SAH 并发颞叶脑内血肿多是后交通动脉瘤出血；侧裂区及基底核血肿多是大脑中动脉瘤出血；SAH 并发脑室内积血多见前交通动脉瘤出血。若出血主要在第四脑室及延髓池，除考虑小脑后下动脉瘤外，还要注意颈脊髓血管畸形。Fisher 等将 SAH 的 CT 扫描结果分为四级：Ⅰ级，蛛网膜下隙少量积血；Ⅱ级，脑基底池出血较多，呈片状；Ⅲ级，出血多有血块，并发脑内血肿；Ⅳ级，并发脑室内积血，甚至脑室铸形。

头部 CT 血管成像（CTA）近年已较广泛用于颅内动脉瘤的筛查，检查采用多排螺旋 CT 在注射显影剂后快速扫描，经计算机处理重建脑血管图像。该检查技术简单、快捷、安全，经济实用，与一般血管造影相比，它还可以从各个方向和不同角度去观察血管及动脉瘤，比较清楚地显示载瘤动脉，动脉瘤颈与相邻或穿支血管的关系。近年来，已有许多神经外科中心将该技术用于 SAH 患者的急症检查，如出血与 CTA 检查结果吻合即给予早期手术或血管内介入治疗，否则应进一步做血管造影检查。

（三）磁共振成像（MRI）

MRI 了解出血情况不如 CT，但对于对造影剂过敏不宜行造影检查者，可采用 MRA 技术，但较小动脉瘤可能被遗漏。该技术优势还有对大型和巨大型动脉瘤并发有血栓者可显示动脉瘤形态、大小、瘤内血栓情况，以及与周围组织结构的关系。

（四）脑血管造影

目前仍然是 SAH 患者最常用的病因学检查手段，只要患者生命体征较稳定，无严重的颅内压增高征象，应尽早行血管造影检查。为避免遗漏多发动脉瘤，应选择性对双侧颈内动脉及双侧椎动脉插管造影，临床上遇见不少仅做一侧椎动脉造影而对侧小脑后下动脉瘤被漏诊者。对四根血管造影未发现动脉瘤者应加做双侧颈外动脉造影了解是否有硬脑膜动静脉瘘，或者再加脊髓血管造影排除脊髓血管畸形。SAH 首次血管造影检查阴性者在 7 天后应再次行脑血管造影。有统计对初次检查阴性的 1 218 例的其中253 例再次行血管造影，有 11% 发现动脉瘤。一些较微小的动脉瘤更易被漏诊。另外，载瘤血管重度痉挛、瘤内血栓形成也不易发现动脉瘤。3D 血管造影技术因可旋转观察可减少动脉瘤漏诊。

脑血管造影发生造影剂过敏者罕见，约为 1/5 万，因过敏致死者约为 1/100 万。造影过程中有可能发生动脉瘤再次破裂，有报道称大约 3% 在造影中可见血管外造影剂渗漏。SAH 分级差的患者再次出血机会大，有学者主张此类患者在出血后 6 小时内不宜做血管造影。

五、治疗

（一）一般处理

有意识障碍、生命体征不稳定患者应入住 ICU，持续监测生命体征，保持气道通畅，或采用气管插管呼吸机辅助呼吸，加强口咽气道护理，避免低氧血症发生。清醒病员可住条件较好的普通病房，应卧床休息，房间灯光不要太亮，尽量限制会客，避免情绪波动、用力。若患者卧床排便困难，可常规给予缓泻剂以利于排便。意识不清晰或老年男性小便困难应置导尿管。不能进食者应置胃管鼻饲流质饮食。情绪紧张者予安定类药物稳定情绪及帮助睡眠。一般性头痛可予止痛药物口服止痛。

SAH 后习惯使用抗纤溶剂止血，迄今为止多数文献认为抗纤溶药物虽能减少再出血，但也增加了脑梗死的危险。抗纤溶药物还可能增加脑积水和静脉血栓形成的危险，故主张止血药物仅用于发生脑血管痉挛可能性小与短时间内不能做动脉瘤治疗的患者。

脱水剂应用：SAH 后清醒者都有头痛，有些患者头痛剧烈。无颅内压监测时脱水剂应以头颅 CT 扫描情况决定用与不用及用量。SAH 后类似于无菌性脑膜炎，如颅内压不高则以口服镇静、止痛药处理。对有脑水肿者则可静脉输入 20% 甘露醇 125 ~ 250 mL，每 8 ~ 12 小时 1 次。对肾功能不良者尽量少或不输入甘露醇脱水，可选用甘油制剂、人体白蛋白和呋塞米脱水降颅内压。

糖皮质激素一般不使用，对改善预后无效还可增加消化道出血，也不利于高血压、糖尿病的控制。

昏迷患者因不能进食及脱水剂应用会导致水电解质代谢紊乱，应严格计算每日出入量及测定电解质。24 小时入量应在 2 500 mL 左右，中心静脉压监测对了解重症患者血容量，掌握用药剂量以及输血、输液均有好处。

SAH 以老年人居多，注意预防肺、心、泌尿道、消化道并发症。昏迷及下肢瘫痪患者还应注意压疮、下肢静脉血栓形成等并发症。

（二）出血的病因治疗

动脉瘤破裂出血再次出血危险性极高，再出血通常比首次出血量更大，对脑组织破坏及颅内压影响更严重。一项动脉瘤手术时机的协作研究结果显示，出血后前 24 小时再出血率达 4%，两周内达 20%。第 1 次出血死亡率约为 40%，而再次出血死亡率高达 67%。一般认为高血压、高龄、动脉瘤体较大、动脉瘤不规则或有子囊、动脉瘤位于主干血管上、动脉瘤囊长径与瘤颈之比大于 1.6 以及临床分级较高者更易发生再出血，故在动脉瘤出血早期 3 天内，动脉瘤未处理前将高血压控制在接近正常范围以降低再出血风险，通常可应用镇痛、镇静药物，或降血压药物来控制血压。

对于动脉瘤诊断明确的宜尽早处理，避免再次出血，现今倾向于临床分级为Ⅰ级、Ⅱ级者早手术或采用血管内介入治疗；Ⅲ级患者也可早期手术，但如已到血管痉挛期宜暂缓，特别是开颅手术后病情有可能加重；Ⅳ级、Ⅴ级患者如分级高是由脑内血肿、脑积水所致，仍应及时手术清除颅内血肿和在脑积水引流同时处理出血动脉瘤，术后病情有可能逐渐好转。因脑缺血、脑水肿致分级高者不宜手术，应待病情好转，分级下降后再行动脉瘤处置。早期手术处理除可规避再次出血外，还可及早清除蛛网膜下隙的血块，降低脑血管痉挛以及脑积水的发生，术后患者也可尽早下床活动而减少卧床时间。早期手术不利之处在于颅内压较高，动脉瘤的显露较困难，手术中动脉瘤容易破裂出血，由于蛛网膜下隙血性脑脊液致术野不清晰，过度牵拉脑组织易致脑损伤等。两项关于动脉瘤手术时机的研究显示，在 SAH 后 1 周左右手术效果较更早或更晚术者明显差，所以有学者主张在 SAH 后 3 天内手术或延至 2 周时再手术。

（三）脑血管痉挛的防治

SAH 后脑血管造影有 50% 显示脑血管痉挛，综合文献影像学 20%～100% 有血管痉挛征象。在出血后 1 周内即有脑血管痉挛，第 2 周达高峰期，可持续至第 3、第 4 周。在第 1 周末至第 2 周初，2/3 患者有血管痉挛。

但影像学显示为脑血管痉挛者不一定有临床症状，只有血管收缩狭窄 50% 以上才会影响脑血流灌注，发生脑梗死者大约为 1/3。

目前研究认为，血管痉挛的发生与蛛网膜下隙出血多、临床分级差、年龄小于 35 岁、吸烟、高血压、Wills 环发育不佳等密切相关。其中蛛网膜下隙积血量多少关系更密切，Fisher 分级为Ⅱ级、Ⅲ级患者发生血管痉挛概率远高于Ⅰ级、Ⅳ级患者。老年人发生血管痉挛较年轻者低，可能是对"痉挛原"反应不敏感，但老年人或因血管硬化、脑血流代偿储备差发生症状性血管痉挛、脑梗死较年轻人危险性更大。

过去认为 SAH 后一半人有影像学脑血管痉挛，其中又有一半人因脑梗死致死，但近年来由于对 SAH 发生血管痉挛的重视，一些预防措施及钙通道阻滞剂得以应用，目前致死、致残率已下降至 10%～15%，其措施如下。

（1）高血容量、高灌注压、高动力学（即"3H"）疗法：适度增加 SAH 患者的血容量，稀释血液，提高脑的灌注压。对症状性血管痉挛患者采用晶体液扩容，以及应用胶体溶液如人体白蛋白稳定血容量，将中心静脉压稳定在 8～10 mmHg。血液稀释降低血液黏稠度，有利于氧气输送，但血细胞比容不低于 30，血红蛋白不低于 10 g/L。若破裂动脉瘤已处理，可以将血压维持在 160 mmHg 左右，可用多巴胺升高血压，如无效可用去甲肾上腺素升压，有学者提出只要是无心肺疾患的老年人，严重的血管痉挛患者甚至可考虑将血压升至 200 mmHg。

（2）钙通道阻滞剂运用：临床已广泛应用的尼莫地平，可以通过拮抗二氢吡啶敏感的钙离子通道防治细胞内钙超载，具有扩张脑血管的作用。多项研究证实尼莫地平可以降低出血动脉瘤患者的死亡率及致残率。在 58 篇 2 526 例 SAH 患者中，使用尼莫地平后迟发性脑梗死为 16%，静脉用药较口服效果更好，成年人先可按每小时 0.5 mg 静脉滴注，如对血压影响不明显可加大静脉滴注剂量，两周后改为口服，持续到 3 周。如用药后血压下降可加用多巴胺维持血压，保护脑的灌注压不受影响。除尼莫地平外，尼卡地平也有相似作用。甲磺酸替拉扎特是一种脂质过氧化物酶抑制剂，也已应用于动脉瘤性 SAH。

（3）凝血块清除：早期清除凝血块减少血液即分解产物对血管的刺激已被证实对防治脑血管痉挛有效。能够在早期手术处理动脉瘤同时尽可能冲洗、吸出蛛网膜下隙的血液和凝血块，在冲洗盐水中加入重组组织型纤溶酶原激活物（rt-PA）对加快廓清 CSF 中血块有效。有研究显示，如在出血后 48 小时内手术清除积血可提高手术治疗效果。

（4）罂粟碱应用：手术中将罂粟碱棉片贴敷于痉挛血管后几分钟可见收缩发白的血管变红润、增粗，但持续作用时间较短。有学者采用鞘内或动脉内注入罂粟碱可缓解血管痉挛，但作用持续时间仍然有限。

（5）血管内球囊扩张术：对症状性血管痉挛患者应用血管内球囊扩张，或在脑血管造影时出现严重痉挛性狭窄行扩张已被证实有效，但扩张仅能到达1级血管，2级、3级血管不易进行扩张。另有报道称，若能早期扩张脑血管痉挛，患者中可有1/3到1/2的症状得到改善。

（四）脑积水治疗

动脉瘤出血后早期因脑室内大量积血导致脑室扩张，或因血凝块致导水管、第四脑室堵塞，或因蛛网膜下隙特别是基底池血块引起脑脊液循环不畅发生脑积水。SAH 2~3周后则可因吞噬细胞以及成纤维细胞增生致蛛网膜下隙粘连，蛛网膜颗粒闭塞形成交通性脑积水。蛛网膜下隙积血较多和脑室积血，以及高龄、临床分级差者易发生脑积水。SAH后早期有脑室扩张者占20%，多见于前交通动脉瘤与后循环动脉瘤出血，有报道称前者需行分流术约为19%，后者高达53%，中动脉瘤发生脑积水较少。

对有意识障碍、颅内压增高的脑室扩张应急诊手术行脑室外引流，如动脉瘤诊断已明确可以同时手术夹闭动脉瘤。先做脑室穿刺引流待脑压下降后开颅处理动脉瘤已不困难，如前交通动脉瘤在清除直回血肿后可同时吸除进入脑室系统的积血，置入引流管于侧脑室后角方向还可吸出后角、下角内血液。如动脉瘤已做介入处理还需行单纯脑室外引流者可注入 rt – PA 以加快血块溶解。未做动脉瘤处理者脑室外引流不宜过快，过快的颅内压（ICP）降低可能增加动脉瘤跨壁压力而引发再次出血，主张 ICP 维持在 25 mmHg 以上以降低这种危险。慢性脑积水根据脑室内 CSF 情况决定引流方式，如 CSF 不够分流标准可暂行腰池外引流缓解颅内高压。

（刘发健）

第二节 高血压脑出血

一、概述

高血压脑出血（HICH）是由脑血管破裂引起脑实质内出血的一种自发性脑血管病，具有高血压特性，又称为高血压性脑出血。该病是国内神经科最常见的疾病。在亚洲国家，脑出血占脑卒中患者的20%~30%，而欧美国家脑出血仅占卒中患者的5%~15%，在我国，虽尚未有大规模流调资料，但脑出血患者多有高血压病史，可高达70%~80%，故临床上一直沿用高血压脑出血（HICH）。高血压脑出血是一种高发病率、高致残率和高致死率的脑血管疾病，起病急骤、病情凶险、病死率高，是危害人类健康常见的严重疾病，也是急性脑血管病中最严重的一种，为目前中老年人致死性疾病之一。发病后1个月内病死率高达30%~50%，脑出血后6个月仍有80%的患者后遗残疾，存活者中超过30%遗留神经功能障碍，从而给个人、家庭和社会造成了沉重的负担。高血压病常导致脑底的小动脉发生病理性变化，在这样的病理基础上，患者因情绪激动、过度脑力与体力劳动或其他因素引起血压急剧升高，导致已病变的脑血管破裂出血。其中以豆纹动脉破裂最为多见，其他依次为丘脑穿通动脉、丘脑膝状动脉和脉络膜后内动脉等。因此，高血压性脑出血的好发部位依次为：壳核（外囊）区、脑叶皮层下白质内、丘脑、脑桥、小脑半球，发生于延髓或中脑者极为少见。

高血压脑出血一般可依据临床表现作出诊断。发病年龄多在中年以上，既往常有高血压病史，寒冷季节发病较多。发病突然，患者出现不同程度的头痛、呕吐、偏瘫及意识障碍。CT检查能清楚显示出血部位、血肿大小、出血扩展方向及脑水肿范围，给治疗方法的选择提供了重要依据。磁共振检查也能帮助脑出血在短时间内作出准确的诊断。

二、基底节区出血

（一）概述

基底节区是最常见的高血压脑出血部位，约占所有高血压脑出血的60%。由于该区域由不同的动脉供血，包括 Heubner 返动脉、豆纹动脉、脉络膜前动脉等，故而基底节内囊区脑出血的具体部位、出血量、是否破入脑室等因素都会引起不同的临床表现。因此对于基底节内囊区脑出血进行分型并依此进行评估，对于手术的决策以及预后的判断有十分重要的意义。

（二）解剖学基础

基底节（又称基底神经节）是指从胚胎端脑神经节小丘发育而来的神经核团，是大脑的中心灰质核团，包括杏仁核、纹状体和屏状核。纹状体又分为尾状核和豆状核，豆状核又可分为壳核和苍白球。壳核和尾状核合称为新纹状体，苍白球称为旧纹状体。对于基底节区的血供，一般认为主要来源于大脑中动脉、大脑前动脉、脉络膜前动脉及后交通动脉，同时脉络膜后外动脉也恒定地分布到纹状体，但范围很小，可视做次要来源。

（三）临床表现

典型可见三偏体征（病灶对侧偏瘫、偏身感觉缺失和偏盲等），大量出血可出现意识障碍，也可穿破脑组织进入蛛网膜下隙，出现血性脑脊液（CSF），直接穿破皮质者不常见。①壳核出血：主要是豆纹动脉外侧支破裂，通常引起较严重运动功能障碍，持续性同向性偏盲，可出现双眼向病灶对侧凝视不能，主侧半球出血可有失语。②尾状核出血：表现为头痛、呕吐及轻度脑膜刺激征，无明显瘫痪，有时可见对侧中枢性面舌瘫，临床常易忽略，偶因头痛在 CT 检查时发现。

（四）诊断

头颅 CT 平扫为首选检查。CT 可以快速准确地检查出脑内出血的部位、范围和血肿量，以及血肿是否破入脑室，是否伴有蛛网膜下隙出血等。MRI 梯度回波 T_2 加权像对判断急性出血十分敏感，且对早期出血更有价值，但是时间、成本、可用性，患者的耐受力、临床状况，可能使得急诊 MRI 在大多数情况下无法实施。当怀疑引起脑出血的病因是高血压以外的因素时，进行 MRI 检查是有必要的，可以鉴别诊断脑血管畸形、肿瘤、颅内动脉瘤等。如果临床怀疑或者其他检查提示潜在的血管病变，应行 DSA 或 3D – CTA 以明确诊断。

（五）治疗

1. 非手术治疗

血压的处理、颅内压的控制及循环呼吸系统的稳定是影响预后的三个至关重要的因素。血压的高低是决定血肿是否进一步扩大的最重要的因素。为减少再发出血的危险性，在最初 4 小时可迅速降低血压，以后使血压缓慢升高以增加缺血区的血液灌注。收缩压 > 180 mmHg 或舒张压 > 105 mmHg 者使收缩压下降至 160 mmHg 左右水平；脑出血前血压不高者，则降压达病变前水平。降低颅内压效果较肯定的是利尿剂。对于肾功能正常的患者，甘露醇降颅内压既安全又有效，可单用或与呋塞米合用以增强其疗效，这两类药可明显改善患者的预后及降低死亡率。神经保护剂与神经营养剂等能阻断刺激毒性级联反应导致的局部脑缺血及阻止神经元的坏死，促进脑功能恢复。采取措施控制血压、降低颅内压、预防癫痫发作及维持系统稳定对于防止出血、水肿及缺血的加重极其重要。患者的意识状态是影响预后的最重要因素，而意识状态又可间接反映血压及颅压是否得到适当的控制。

2. 手术治疗

手术治疗应综合多个因素予以确定，以下三点是确定手术时必须予以考虑的。

（1）手术适应证和禁忌证的选择：建立在对患者整体状况全面考虑的基础上，根据患者的意识状况、出血部位、出血量、出血时间、是否存在严重的继发性损害如急性梗阻性脑积水或脑疝。对选择内科治疗的患者，应严密观察病情变化，若出现病情进行性加重，或复查 CT 发现血肿增大、出现脑积水征象，或难以用内科方法控制颅内压增高，应及时采取外科治疗。

（2）手术时机：对于中等量的壳核血肿已引起意识不清、木僵或明显运动障碍者主张超早期手术。目前国内外学者普遍认为高血压性脑出血需要术者，应尽量在发病后 6 ~ 7 小时内行超早期手术。早期手术可以解除血肿的占位效应和周围脑组织的中毒反应。手术的目的主要在于清除血肿，降低颅内压，使受压的神经元有恢复的可能性，防止和减轻出血后的一系列继发性病理变化，阻断恶性循环。早期手术可以有效解除血肿的占位效应和周围脑组织的中毒反应，但是颅内活动性出血的患者手术风险较高。另外，手术清除血肿需要切开血肿浅层的脑组织，从而造成新的出血。

（3）手术方法。

1）骨瓣或小骨窗开颅血肿清除术：骨瓣开颅术虽然创伤稍大，但可在直视下彻底清除血肿，止血可靠，减压迅速，还可根据患者的病情及术中颅内压变化以及对术后颅内压进行预判等，决定是否行去骨瓣减压。小骨窗开颅术损伤小，手术步骤简便，可迅速清除血肿，直视下止血也较满意，以基底节区血肿为例，开颅后十字切开硬膜，暴露外侧裂及颞叶皮质，用脑穿针穿刺血肿定位、抽吸减压，于颞上回上缘横行切开皮质 1~1.5 cm，沿穿刺方向深入 2~3 cm，即达血肿腔。清除血肿后，血肿腔内可置硅胶引流管，以便引流或辅以尿激酶等纤溶药物治疗。

2）立体定向血肿清除术及血肿纤溶引流术：该术式是 CT 定位并引导立体定向仪行精确的血肿穿刺，然后碎吸血肿或纤溶后吸除血肿并安置引流的一种手术。整个手术过程是在 CT 监视下进行，可对血肿排出量进行测定，并能判断有无再出血而采取相应措施。具体方法是在头皮上做约 3 cm 的切口后钻孔，切开硬膜，避开皮质血管进行以血肿为中心的靶点穿刺，穿刺成功后先行血肿单纯吸除，吸除量可达 70% 以上，对于血肿腔内残存的血凝块，可采用超声吸引（CUSA）或旋转绞丝粉碎血块，以利于血肿引流排空。

3）神经内镜血肿清除术：采用硬质镜与立体定向技术相结合来清除。内镜手术清除脑内血肿应在全身麻醉下进行，在 CT 或 B 超定位下穿刺血肿腔，在不损伤血管壁、周围脑组织及不引起新的出血的前提下尽可能清除血肿，但不必强求彻底清除，以免引起新的出血，达到减压目的即可，然后放置引流管做外引流，必要时进行血肿腔纤溶引流，如遇有小动脉出血，可以通过内镜的工作道用高频射频凝固止血。上述几种方法的联合应用使脑出血手术更加优化。

三、丘脑出血

（一）概述

丘脑出血是脑出血中致残率和致死率较高的类型之一。丘脑出血病死率占全部脑出血的 13%，如破入脑室临死率可达 53%，存活者常遗留持续神经心理障碍、迟发性疼痛和运动异常等。丘脑是感觉系统的皮质下中枢，丘脑出血时因出血量的多少、病情发展速度、核损害部位和范围而临床表现不一。

（二）解剖学基础

丘脑是间脑中最大的卵圆形灰质核团，位于第三脑室的两侧，左、右丘脑借灰质团块（称为中间块）相连。丘脑是产生意识的核心器官，其功能就是合成发放丘觉。丘脑被 Y 形的白质板（称为内髓板）分隔成前侧、内侧和外侧三大核群。丘脑的核团与其纤维联系。丘脑的血供来源较多，以椎－基底动脉系为主，颈内动脉为辅。较大的核团血供情况大致为：丘脑外侧核，后半主要由大脑中动脉的丘脑膝状体动脉供应，前半（腹前核和腹外侧核等）由大脑后动脉的结节丘脑动脉供应；丘脑内侧核，后半主要由脉络膜后内侧动脉的丘脑支供应，前半由大脑后动脉的丘脑穿支动脉和后交通动脉的结节丘脑动脉供应。丘脑外侧核的血管疾病约占全部丘脑血管疾病的 70%，大多数是由丘脑膝状体动脉和丘脑穿支动脉破裂所致。

（三）临床表现

1. 眼部症状

由于血肿压缩下丘脑和中脑扩展，可出现垂直性眼球运动障碍，双眼呈下视位（又称为"落日眼"），双眼向鼻尖注视，即所谓的丘脑眼，也可出现向病侧或向病灶侧的侧视麻痹，双瞳孔缩小，或病灶侧瞳孔缩小，往往可见霍纳征。

2. 语言障碍

优势半球丘脑出血常表现为各种形式的语言障碍，轻者为错语，重者为完全性的表达性失语、感觉性失语、混合性失语或命名性失语。

3. 运动及感觉障碍

初期症状可有病灶对侧半身麻木，丘脑出血往往不同程度地直接或间接损伤内囊，因此多数病例不同程度地出现偏身障碍，可为一过性或持久性。一般感觉障碍比运动障碍重，深感觉障碍比浅感觉障碍重。可有小脑性共济失调、深感觉障碍性共济失调和不随意运动。重症病侧可反复出现去大脑强直发作，往往于压眶时诱发。

4. 皮质功能障碍

可有计算力不佳、定向力障碍、智能减退，甚至痴呆。腹侧病变，可出现结构性失用症、失认及痛感缺失，可出现同向性偏盲和半侧空间忽视，丘脑内髓板以内的结构属于上升性网状激活系统，此部位受损可出现不同程度的意识障碍，有的一直表现为嗜睡状态。

5. 脑室积血

此型出血破入脑室的发生率高，故脑脊液多呈血性。

（四）诊断

头颅 CT 平扫为首选检查。CT 可以快速准确地检查出脑内出血的部位、范围和血肿量，以及血肿是否破入脑室。

（五）治疗

1. 非手术治疗

对于血肿量较小、一般情况良好、功能废损不严重的丘脑出血才用保守治疗。保守治疗注意重视颅内压的控制、血压的处理及循环呼吸系统的稳定三个至关重要的因素（同基底节区脑出血）。神经保护剂与神经营养剂的运用、促进脑功能恢复、预防癫痫发作及维持系统稳定对于防止出血、水肿及缺血的加重尤为重要。

2. 手术治疗

（1）手术适应证和禁忌证的选择。

1）钻孔脑室外引流：丘脑出血破入侧脑室并发梗阻性脑积水出血明显患者。

2）开颅手术：丘脑出血破入侧脑室血肿铸型，且有明显颅内高压；丘脑实质内血肿较大、意识状态较差患者，但尚有自主呼吸；丘脑血肿破入脑室并发梗阻性脑积水的患者；有明显颅内高压患者。

3）内科治疗的患者，应严密观察病情变化，若出现病情进行性加重，或复查 CT 发现血肿增大，出现脑积水征象，或难以用内科方法控制颅内压增高，应及时采取外科治疗。

（2）手术时机：主张超早期手术，应尽量在发病后 6~7 小时内行超早期手术。

（3）手术入路：侧脑室三角区入路（右侧）或顶间沟入路（左侧）。

四、脑叶出血

（一）概述

脑叶出血的年发病率约为 8.4/10 万，约占自发性脑出血的 1/3，且随着年龄的增长发病率显著增加。脑叶出血是指大脑皮质及皮层下白质的出血，其病因、病理和临床表现等很多方面都有其特殊性，常常好发于顶叶、颞叶及枕叶，从解剖学上看是因为脑内微型动脉高度集中于此处。

脑叶出血的发生与很多因素有关，常见原因为脑淀粉样血管病（CAA）、脑血管畸形、高血压、抗凝治疗、梗死后出血、血液异常和肿瘤出血等。高血压不是脑叶出血的常见原因。大宗报道中尚未发现明确的病因，有报道称仅 31% 的患者有慢性高血压，Kase 等的研究显示住院患者中 50% 有高血压，Broderick 等发现高血压所致的脑叶出血和其所导致的大脑深部、小脑和脑干的出血概率基本相同。Zia 等对社区人群进行跟踪随访研究，结果表明，高血压与脑叶出血和非脑叶出血均相关，但与后者的相关性更强。

（二）临床表现

自发性脑叶出血的症状取决于血肿的位置及大小。相对于其他形式的自发性脑出血，入院时患者伴有高血压和昏迷的频率较低。昏迷发病率低与血肿位于大脑周围结构组织有关。患者一般出现头痛、呕吐、畏光、癫痫和烦躁不安等症状，偏瘫少见，相应的脑叶神经缺损表现比较突出。有报道显示，脑叶出血癫痫发生率高于非脑叶出血。一般认为脑叶出血患者出现头痛的可能较深部出血者多见，主要是因为脑叶出血易破入蛛网膜下隙，刺激脑膜而导致头痛。由于脑叶出血相对远离脑室系统，其继发脑室出血的发生率较低。若脑叶血肿扩大，颅内压增高症状明显。

（三）诊断

头颅 CT 平扫为首选检查。CT 可以快速准确地检查出脑内出血的部位、范围和血肿量，以及血肿是否破入脑室。MRI 及 CTA 可以鉴别诊断脑血管畸形、肿瘤、颅内动脉瘤等。如果临床怀疑或者检查提示潜在血管病变应安排血管成像。

（四）手术治疗

1. 手术适应证

脑叶的大出血主张行手术治疗，有学者认为有选择地手术治疗能使部分患者的预后得到改善。STICH 研究表明距皮层表面 1 cm 以内的脑叶血肿在发病后 96 小时内的手术治疗可能取得更好的临床预后，虽然这一研究的数据没有统计学差异。而对脑叶出血且格拉斯哥昏迷量表（GCS）评分在 9～12 分的患者仍建议手术治疗。Broderick 等回顾性分析了 188 例幕上脑出血（ICH）患者，他们认为出血量能帮助医生最佳地预测不同部位的血肿（基底核、丘脑和皮层下）。30 天内的病死率和神经功能恢复情况，该研究认为手术清除血肿仍被认为是减少 30 天内病死率（特别是脑叶出血者）的最佳选择。外科治疗可通过减轻占位效应，挽救脑出血患者的生命。大量研究表明脑叶出血超过 30 mL 且血肿距皮层表面 1 cm 以内者，开颅清除幕上血肿可明显改善预后。

2. 手术时机

对手术时机目前尚未达成共识。相关临床研究报道的从发病到手术的时间为 4～96 小时，从而使得比较不同的手术时机对预后的影响相当困难。对于脑叶出血，早期手术治疗是一种改善预后的方式。总的原则是，若血肿量超过 30 mL，占位效应明显，患者有颅内压增高的临床表现，早期手术对改善患者的预后具有重要意义。

3. 手术要点

（1）骨瓣或骨窗开颅手术：必须考虑以下三个技术要点。①显微操作是必要的技术手段。②脑叶出血手术皮层切口应靠近血肿中心，距血肿最表浅处，注意避开语言中枢及重要功能区。③血肿中心部分先予以清除，尤其应小心避免血肿腔深部内囊纤维的损伤。

（2）定向钻孔抽吸术：通过 CT 和 MRI 的定位引导钻孔抽吸并同时应用血纤维蛋白肽类和机械辅助作用提高了疗效，有研究报道表明抽吸术具有良好的疗效，但该方法存在术后再出血的危险，尤其是在出血的高危期。

（3）神经内镜：已应用于脑内血肿的治疗。一项随机、前瞻性研究对内镜术和最佳的内科治疗作了比较，发现内镜治疗具有良好的疗效，所有患者血肿清除均超过 50%，其中 45% 的患者可清除 70% 以上的血肿，术后早期无死亡病例，再出血率仅为 4%。对于皮层下出血的患者，应用内镜术治疗在 6 个月时，达到良好效果者占 40%，对于皮层下出血量大于 50 cm³ 的患者，接受内镜术治疗，能明显提高存活率。与保守疗法相比，神经功能的恢复比保守治疗要好，研究发现，当出血量较大时，内镜治疗可提高存活率，中等量出血时可提高神经功能恢复的概率。

（五）预后

脑叶出血预后好于深部出血。但复发性脑叶出血常常提示预后不佳。一般而言，脑叶血肿经手术治疗可明显降低病死率和致残率。年龄是影响预后的重要因素，超过 60 岁的预后较差。

五、脑室出血

（一）概述

脑室内出血（IVH）是脑出血（ICH）中的重要类型，根据出血原因不同又分为原发性脑室内出血（PIVH）和继发性脑室内出血（SIVH）。Darby 等将 PIVH 定义为出血仅在脑室内或脑室壁室管膜下

15 mm以内来源的出血，SIVH为室管膜外15 mm以外的脑实质出血破入脑室。PIVH较SIVH的发病率低。

高血压是继发性脑室内出血的主要原因，90%以上的患者有高血压病史。40%的原发性脑室内出血患者的病因是血管病，包括动脉瘤和烟雾病。烟雾病是原发性脑室内出血的重要原因，占28.6% ~ 55%，其次是血管畸形和动脉瘤。对于原发性脑室内出血的患者，有条件的医院，在患者病情允许的情况下应尽早行DSA或CTA检查，明确病因，针对病因治疗，预后较好。

（二）解剖学基础

侧脑室和第三脑室位置深在，完全由神经结构包裹，大脑内形态弯曲，不同脑叶的形状和大小有差异，且脑室壁还有重要运动、感觉和视觉传导通路和自主神经、内分泌中枢等，所以这一部位的手术具有很大挑战性。每侧侧脑室为一C形的腔，围绕丘脑。每侧侧脑室分为5个部分：额角、颞角、枕角、体部和房部。每一个部分具有内侧壁、外侧壁、顶壁和底壁。丘脑位于侧脑室的中央，每侧侧脑室围绕丘脑的上方、下方和后方，侧脑室的体部位于丘脑的上方，房部和枕部位于丘脑的后方，颞角位于丘脑的下外侧面。丘脑的上表面构成侧脑室体部的底壁，丘脑枕的后表面构成房部的前壁，丘脑的下表面位于颞角顶壁的内侧缘，丘脑出血极易破入侧脑室。尾状核是一个包绕在丘脑周围的C形细胞团块，为侧脑室壁的重要组成部分，分为头部、体部和尾部。尾状核头部突入侧脑室额角和体部的外侧壁，体部构成部分房部的外侧壁，尾部从房部延伸到颞角的顶壁，与颞角尖端的杏仁核相延续，尾状核出血常经额角破入脑室。穹隆是另一个侧脑室壁上围绕在丘脑周围的C型结构。穹隆的体部将第三脑室的顶壁与侧脑室体部的底壁分开。胼胝体参与侧脑室各个壁的构成，由前向后分为嘴部、膝部、体部和压部，嘴部构成额角的底壁，膝部和体部形成侧脑室额角和体部的顶壁。

第三脑室位于胼胝体和侧脑室体部的下方，蝶鞍、垂体和中脑的上方，两侧大脑半球、两侧丘脑和两侧下丘脑之间。它与Willis环以及分支、盖伦静脉及其属支关系密切。第三脑室是一个漏斗形腔隙，通过前上方的室间孔和侧脑室相通，通过中脑导水管与第四脑室相通。第三脑室有一个顶壁、一个底壁、一个前壁、一个后壁和两个外侧壁。第三脑室的外侧壁由丘脑和下丘脑构成，尤以丘脑出血极易破入第三脑室。

第四脑室是小脑和脑干之间的宽篷状中线孔腔，其头侧通过中脑导水管连接第三脑室，尾侧通过正中孔连接枕大池，外侧通过外侧孔连接桥小脑角。

与侧脑室和脉络裂关系最密切的动脉是脉络膜前后动脉，该动脉供应侧脑室和第三脑室内的脉络丛。颈内动脉、大脑前后动脉、前后交通动脉都发出穿支分布到侧脑室和第三脑室各个壁。大脑深部的静脉系统回流入室管膜下的管道，穿过侧脑室和第三脑室的壁，汇聚于大脑内静脉、基底静脉和大脑大静脉。小脑上动脉与第四脑室顶壁的上半部关系密切，小脑后下动脉则主要与顶壁的下半部关系密切，基底动脉和椎动脉发出许多穿支至第四脑室底。第四脑室内无重要的静脉，关系最密切的静脉为小脑与脑干之间裂隙内的静脉，以及小脑脚表面的静脉。

（三）临床表现

多数患者在发病前有明显的诱因如情绪激动、用力活动、洗澡、饮酒等，多为急性起病，少数可呈亚急性或慢性起病。患者发病后多有意识障碍，部分患者可有中枢性高热，体温持续40 ℃以上，呼吸急促，去皮质强直及瞳孔变化，极少数患者可呈濒死状态。

一般表现：依据出血部位及出血量多少而异，轻者可表现为头痛、头晕、恶心、呕吐、血压升高、脑膜刺激征等；重者表现为意识障碍、癫痫发作、高热、肌张力高、双侧病理反射征阳性；晚期可出现脑疝、去大脑强直和呼吸、循环障碍以及自主神经系统紊乱；部分患者可伴有上消化道出血、急性肾衰竭、肺炎等并发症。

原发性脑室内出血除具有一般表现外，与继发性脑室内出血相比尚有以下特点：①意识障碍相对较轻；②可亚急性或慢性起病；③定位体征不明显；④以认知功能、定向力障碍和精神症状为常见。

因原发出血部位不同其临床表现各异：①位于内囊前肢的血肿极易破入脑室，临床表现相对较轻；

②位于内囊后肢前2/3的血肿，由于距脑室相对较远，当血肿穿破脑室时，脑实质破坏严重，临床表现为突然昏迷，偏瘫，在主侧半球可有失语、病理反射阳性、双眼球向病灶侧凝视；③位于内囊后肢后1/3的血肿，多有感觉障碍和视野变化；④丘脑出血表现为意识障碍、偏瘫、一侧肢体麻木、双眼上视困难、高烧、尿崩症、病理反射征阳性等；⑤小脑出血表现为头痛、头晕、恶心、呕吐、颈强直、共济失调等；重者出现意识障碍、呼吸衰竭等；⑥脑干出血轻者表现为头痛、眼花、呕吐、后组脑神经损伤、颈强直等；重者表现为深昏迷、交叉瘫、双侧瞳孔缩小、呼吸衰竭等。

（四）诊断

首选 CT 检查，CT 可以明确出血部位、出血量及有无梗阻性脑积水，为临床评估提供可靠依据。针对原发性脑室内出血患者，应行血管检查明确病因，首选 DSA，若患者病情较重，则行 CTA/MRA 检查。目前对于脑室内出血严重程度的评估多采用 Grabe 评分（表5-4）。

表5-4　Grabe 评分

出血部位	出血量	评分
侧脑室	微量或少量	1
	小于横切面的1/2	2
	大于横切面的1/2	3
	侧脑室铸型	4
第三脑室	出血无脑室扩大	1
	出血有脑室扩大	2
第四脑室	出血无脑室扩大	1
	出血有脑室扩大	2

（五）治疗

1. 一般治疗

（1）控制血压：应用药物控制血压，但要避免血压下降过快、降得过低（降幅应低于基础血压的20%，收缩压在 140~160 mmHg，舒张压在 90~100 mmHg）。

（2）处理颅内压增高：应常规行颅内压监测。若出现颅内压增高，应使用甘露醇等药物脱水以降低颅内压。

（3）维持水电解质平衡。

（4）意识障碍者应酌情考虑气管插管或切开。

（5）血管造影：由于高血压脑出血所致的继发性脑室出血无论临床上或影像学上均有异于动脉瘤或动静脉畸形的特征性表现，故血管造影只是在需要排除脑动静脉畸形、颅内动脉瘤或其他原因所致的脑内出血时方可采用。

（6）防止应激性溃疡药物的使用。

（7）神经营养治疗。

2. 外科治疗

外科治疗的主要目标是迅速消除血肿的占位效应和由此而导致的继发性脑损害，但是手术却很少能改善神经功能。是否采取外科治疗措施必须针对每一位患者具体神经功能情况、出血量和部位、患者年龄以及患者本人及其亲属对疾病治疗的期望值来决定。

原发性脑室内出血，并发梗阻性脑积水患者，考虑钻孔引流术。

继发性脑室内出血，根据出血原发部位不同，直接开颅清除血肿，有以下手术入路。

（1）经额角入路：尾状核出血破入脑室，选此入路，路径最短，直视下可有效清除尾状核及同侧侧脑室内血肿，若切开透明隔，可清除部分对侧侧脑室血肿。

（2）经顶间沟入路：由于丘脑出血位置深，周围重要神经结构复杂，此入路可较好地避开重要功能区，显微镜直视下可彻底清除丘脑及左侧侧脑室血肿。

（3）经三角区入路：丘脑出血破入脑室（右侧），经三角区入路。

（4）经枕下小脑蚓部入路：小脑及脑干出血破入第四脑室，经枕下小脑蚓部入路。

六、小脑出血

（一）概述

自发性小脑出血（CH），是指非外伤引起的小脑实质的脑出血，为幕下脑出血中常见且预后相对较好的类型。急性自发性小脑血肿的人群发病率尚不清楚，早年国外部分尸检报道大约为 0.7%。从整个脑实质发病部位看，自发性小脑出血占所有自发性脑出血的 5%～13%，这一数字与小脑组织重量在整个中枢神经系统中的比例接近。其发病率男性略高于女性，发病高峰年龄在 60～80 岁。小脑出血的病死率报道相差较大，在 20%～75%，在 CT 及 MRI 普及以前，这一数字可能更高，而手术患者病死率为 20%～50%。

（二）病理生理

高血压是所有自发性脑出血的最常见因素，近年来，随着对脑血管淀粉样变（CAA）在脑出血疾病中研究的深入，过去人们认为的罕见发病原因，现在被认为是老年人脑叶出血非常重要的原因。此外，血管畸形也是引起小脑出血的重要原因之一。在国外资料中，梗死后出血在小脑出血中也不少见。目前认为小脑出血通常发生于齿状核及其附近，表现为小脑半球的血肿，这是高血压引起自发性小脑出血最常见的部位。由于齿状核可由小脑所有动脉供血，所以很难确定出血责任动脉。位于小脑蚓部的出血，较易破入第四脑室与脑室相通，并常凸向脑桥被盖部。其出血责任血管多来自小脑上动脉或小脑后下动脉的远段分支，有时见动脉瘤。

（三）临床表现

自发性小脑出血多急性起病，症状常发生在活动时。突发头痛、恶心、呕吐、头晕，最常见的表现是患者突然站立或行走时跌倒，但无肢体偏瘫。头痛多表现为枕部疼痛，也有患者表现为额部头痛，甚至球后部位的疼痛；呕吐症状也见于大部分患者；患者头晕症状多是真性眩晕（前庭性眩晕）。但头痛、呕吐、头晕 3 个症状并非同时见于大多数患者。此外患者还表现为构音障碍、耳鸣等症状，但是较之前的症状少见。同时小脑出血由于血肿压迫可能出现脑神经麻痹症状，表现为向同侧凝视麻痹、患侧周围性面瘫、眼球震颤及同侧角膜反射减弱。在清醒患者，如出现同侧步态或肢体共济失调、同侧同向性凝视麻痹和同侧周围性面瘫"三联征"时，常常提示小脑血肿的发生。

小脑出血的患者临床经过常常难以预料，入院时患者清醒或仅表现为嗜睡，短时间内可恶化为昏迷甚至死亡，这是区别于其他部位脑出血的临床特点之一。多数症状恶化的情况发生于患者发病 72 小时之内，但也有迟发恶化者，临床医生应予以高度警惕。单纯依靠患者入院时临床表现有时很难预测患者的临床过程。

（四）诊断

CT 扫描为诊断自发性小脑出血和确定其部位提供了简便、经济、迅速且准确的方法，MRI 也可作为小脑出血的诊断检查，但检查相对耗时且不够经济。急性血肿在 CT 表现为小脑部位的高密度影。CT 能够显示血肿是否破入脑室，脑干受压情况，以及是否存在脑积水。这些都为临床确定患者手术指征及预测患者病情变化及预后提供了很重要的信息。同时反复 CT 复查在病情变化较快的患者中是非常必要的，一旦发现血肿扩大或出现脑积水等征象，即应尽早进行手术治疗，以防止病情进一步恶化。

由于目前各种影像学检查手段，包括 CT、CTA、MRI 及 DSA 等检查的广泛应用，临床医师不仅能够早期发现小脑出血，并能够判断小脑出血原因，为下一步临床治疗提供足够的依据。自发性小脑出血需要与动脉瘤、血管畸形及肿瘤引起的小脑出血进行鉴别。

（五）治疗

1. 手术指征与禁忌证

小脑出血的内科治疗方案基本同其他部位脑出血。

关于手术指征的选择，小脑出血的患者，如出现临床神经功能恶化，或出现脑干受压及（或）急性梗阻性脑积水表现时应尽早行血肿清除术。意识状态良好（GCS 评分≥13 分）的小脑出血患者是否手术目前仍有争议，由于患者术前意识状态与预后密切相关，同时小脑出血后临床变化过程难以预测，患者一旦出现昏迷行手术治疗往往预后较差，故部分学者认为出现明显第四脑室受压情况时早期应积极手术治疗，不论患者神经功能是否明显恶化。部分学者则认为对于这类患者，如脑积水情况已得到控制，建议观察等待，一旦出现神经功能恶化，则行手术治疗，反之则行保守治疗。总之，对于此类患者是否手术，在病情恶化的风险、临床潜在的后果及手术风险三者间仔细衡量非常重要。

鉴于小脑出血多位于小脑半球齿状核附近，患者的临床症状表现最为重要的原因是颅内压增高，其中颅后窝张力的明显增高常是致命性小脑扁桃体疝的主要原因，而因血肿占位效应所致的梗阻性脑积水又进一步加重了高颅压危象。笔者认为对所有小脑出血的病例，除非已至濒死状态，均应采取积极手术清除血肿，尽可能挽救患者生命。

小脑出血的手术禁忌证基本同幕上部位脑出血，年龄并非小脑出血的绝对禁忌证，并发严重心肺功能疾病及凝血功能异常也应力争纠正后行手术治疗。

2. 手术时机

由于小脑出血的手术指征多以是否出现神经功能恶化情况作为判断标准，文献报道部分患者可能在发病数天甚至数周后行手术治疗，但是可以肯定的是，患者一旦出现进行性脑干功能紊乱，应立即行颅后窝开颅手术清除血肿减压，以预防不可逆的脑干功能障碍。绝大多数学者均主张临床神经功能恶化前尽早手术，无论患者出血时间长短，都可获得相对良好的预后。

3. 手术方式的选择

（1）单纯脑室外引流术：单纯脑室引流术仅适用于不能耐受全身麻醉开颅患者，或血肿不大仅因破入第四脑室引起早期梗阻性脑积水者。

（2）开颅血肿清除术：根据血肿部位选择枕下开颅，枕骨骨窗约 4 cm×4 cm 大小，手术尽量清除小脑内及已破入脑室内的积血，打通脑脊液循环，对于并发脑积水患者建议同时行侧脑室外引流。如条件许可，可置入颅内压监护仪检测颅后窝压力变化情况，尽量将颅内压维持在一定范围以保证足够的脑灌注。开颅手术清除血肿优点在于：有效解除血肿占位效应及梗阻性脑积水，避免继发缺血性损害。随着显微外科及微创技术的不断进步，微创颅内血肿清除术已逐渐开展，术中行小骨窗（3 cm×3 cm）开颅，显微镜下操作，清除小脑内血肿并仔细止血，对脑组织损伤小，术后并发症相对少，这在本院的临床实践中得到证实。

（3）内镜辅助下血肿清除术：过去神经内镜下血肿清除术多用于伴脑积水的脑室内血肿清除，国外报道取得了较好效果。而内镜下小脑内血肿清除术的疗效仍处于探索阶段，内镜下小脑血肿清除术的经验提出，相对于传统开颅血肿清除术，内镜手术手术时间短，且能够缩短患者术后行脑室外引流的时间，并减少患者术后行永久分流的风险。但是由于颅后窝操作空间狭小，内镜下手术操作技术要求较高，能否推广应用还需更多的临床研究。

（4）环枕减压及血肿清除术：做枕下正中直切口，上缘于枕外粗隆上 2 cm，下缘达第 5～6 颈椎棘突水平，术中咬除枕骨鳞部、枕大孔后缘、寰椎后弓，广泛剪开硬脑膜，达到环枕减压的目的，继之清除血肿。其好处在于能有效地行颅后窝减压，并充分引流脑脊液，疏通脑脊液循环，但手术创伤较大，术后环枕稳定性受一定影响。此术式适用于血肿大且破入第四脑室、手术难以彻底清除血肿的患者。

4. 并发症及预后

小脑出血可能发生的并发症及处理基本同幕上其他部位脑出血。无论手术与否，出血后应加强监护，严密观察，以便及时发现可能发生的再出血。

小脑出血的预后与术前意识状态、脑干功能受损程度、手术是否早期并有效缓解高颅压危象直接相关，但总体而言，其预后较之脑干、丘脑等重要功能区的脑出血为好。

七、脑干出血

（一）概述

脑干出血最常见的部位是脑桥，其次为中脑和延髓。在 CT 应用于临床以前，脑桥以外的脑干出血常与脑干梗死混淆。直到头颅 CT 应用于临床诊断后，才有中脑和延髓出血的病例报道。但即便进行 CT 检查，脑桥的小出血也可能被漏诊。脑干出血的病理机制是继发性血管损害，最常见的原因是高血压，由此产生的出血导致脑干功能严重损害，患者预后很差。

（二）解剖学基础

脑干自下而上由延髓、脑桥和中脑组成，位于颅底内面的斜坡上，上方以视束为界，下方经枕骨大孔与脊髓相连续。脑桥和延髓的背面与小脑相连，它们之间的室腔称为第四脑室。第Ⅲ～Ⅻ对脑神经自脑干发出。延髓长约 3 cm，是脊髓到脑的过渡部，上端借横行的延髓脑桥沟与脑桥为界，下接脊髓并与脊髓的沟、裂相连；脑桥位于脑干的中部，其腹侧面膨隆称脑桥基底部，是由大量横行纤维和部分纵行纤维组成，基底部正中有纵行的基底沟，容纳基底动脉；中脑腹侧面上界为视束，下界为脑桥上缘，两侧有粗大的由纵行纤维构成的隆起，称为大脑脚底。第四脑室是位于延髓、脑桥和小脑之间的室腔，形似帐篷。第四脑室上通中脑水管，下通延髓下部和脊髓的中央管，并借脉络组织上的 1 个第四脑室正中孔和 2 个第四脑室外侧孔与蛛网膜下隙相通。脑干的血液供应来自椎 - 基底动脉系统。延髓动脉为椎动脉和它的分支发出的一些微细血管，分布到延髓及舌咽、迷走及副神经根。脑桥动脉从基底动脉后面或两侧发出，左、右侧各有 4～5 支，供应脑桥基底部及邻近结构。中脑动脉主要由大脑后动脉环部发出。

（三）临床表现

脑干出血的临床表现取决于血肿大小和出血的位置。大多数患者有头痛和局灶性脑干神经功能缺损症状。患者常伴有头痛、呕吐，但与脑叶或小脑出血相比，头痛的发生率不高。由于出血的位置不同，患者可出现复视、共济失调、脑神经受损、眩晕、耳鸣、听觉过敏、震颤、构音障碍、肌张力障碍、高热、呼吸功能障碍、长束体征等。若出血量大可能迅速进展至昏迷。

1. 脑桥出血

中央部位大的出血可导致意识障碍，并迅速进展至昏迷状态。临床特征主要是完全性瘫痪、去大脑强直和针尖样瞳孔、高热和过度换气。大部分患者通常在几小时内死亡。

2. 中脑出血

自发性中脑出血很少见。常见的临床表现有动眼神经麻痹、垂直方向凝视麻痹和不规则瞳孔。

3. 延髓出血

延髓出血在脑干出血中最为少见。延髓出血的临床表现包括眩晕、共济失调、后组脑神经功能异常、呼吸功能障碍。在出血早期即可突然出现中枢性低通气，导致呼吸骤停。

（四）诊断

脑干出血是急性神经功能障碍的重要原因，准确的早期诊断，并给予相应的治疗，有助于降低残疾率，在顶盖或基底部较小的出血可仅出现局灶性体征而不伴有意识障碍，需 CT 或 MR 扫描才能诊断。脑桥出血起病时的意识水平与 CT 血肿体积的大小，直接影响到预后。目前认为 CT 是早期诊断脑干出血的最佳选择，CT 方便快捷，有利于患者的早期诊断和治疗，但 CT 受骨质伪影影响，其清晰度远逊于 MRI，故对所有脑干出血者，力争行 MRI 检查有利于诊断和鉴别诊断。

（五）治疗

对于高血压性脑干出血，既往认为手术治疗价值很有限甚至将其列为手术禁忌而采用内科保守治疗，具体治疗原则同其他部位高血压脑出血。目前，对脑干出血的手术指征及禁忌证达成了共识。①意识状态为中度昏迷；②出血量超过脑干最大平面1/2；③有第四脑室及中脑导水管受压或脑积水；④病情逐渐恶化，生命体征出现紊乱，尤其是呼吸变浅变慢可考虑显微手术下清除血肿以缓解脑干受压。

下列情况则不考虑手术：①出血量少无意识障碍；②脑干出血量少，无明显脑室系统受阻；③深昏迷，双侧瞳孔散大固定；④无自主呼吸；⑤生命体征严重紊乱；⑥有其他手术相对禁忌。

手术入路选择应以距血肿最近为宜，以最短的手术路径，最小程度的脑干损伤，达到清除血肿、解除脑积水及降低颅内压的目的。手术入路为：血肿位于脑桥及延髓背侧，采用枕下正中入路；血肿位于脑桥腹外侧，采用经枕下 - 乙状窦后入路；血肿位于中脑或中脑脑桥交界部，采用颞下入路。

脑干出血患者常伴有意识障碍，为保持呼吸道通畅，有利于排痰，防止肺部感染，昏迷患者应行气管插管或气管切开。有肺部感染患者，应在细菌培养及药敏试验的指导下，尽早采用有效抗生素治疗。

（六）预后

脑干出血是脑出血中最严重的类型，其预后取决于出血部位、血肿量、患者的意识状态、全身情况及治疗时机等多种因素，严格掌握手术指针及手术时机是改善预后的关键。

（张洪涛）

第三节　缺血性脑血管疾病

缺血性脑血管疾病是由各种原因导致颅内外血管狭窄、闭塞造成急性或者慢性，一过性或者进展性脑组织缺血、缺氧损害的一系列疾病总称。引起血管狭窄和闭塞的原因有脑血管硬化、先天畸形、外伤、炎症、肿瘤、动脉瘤、手术损伤等。脑血管疾病是造成人类死亡的三大疾病之一，2011年完成的我国居民第三次死因调查结果显示，脑血管病已成死因的第一位。脑血管疾病急性发作称为脑卒中，该病呈"三高"（发病率高、致残率高和病死率高）的特点，严重危害患者的健康，并影响其生活质量，甚至危及患者的生命。同时该病也给患者及其家庭和社会带来沉重的医疗、经济和社会负担。

一、脑缺血的病理生理

（一）脑的供血和循环

正常脑的重量约为 1 300 ~ 1 500 g，占全身体重的2%，脑是一个特殊的需氧器官，耗氧量很大，心脏每分钟搏出5 000 mL 血液，其中750 ~ 1 000 mL（占15% ~ 20%）供应脑。单侧颈内动脉血流量约为350 mL/min，双侧颈内动脉血流量占全脑血流量的85%，单侧椎动脉血流量为100 mL/min，双侧椎动脉供血占全脑血流量的15%。

脑组织血流以每分钟每100 克脑组织所流过的血液量来计算，正常情况下脑血流量（CBF）为50 mL/（100 g·min）±10 mL/（100 g·min）。CBF 降到18 ~ 20 mL/（100 g·min），脑皮层诱发电位减低，脑电波逐步消失；当CBF 降至15 mL/（100 g·min），脑皮层诱发电位和脑电波完全消失，即使脑细胞存活，但功能消失，神经轴突间的传导中断，如此时脑血流增加或者恢复，脑功能可以完全恢复。当CBF 降至8 ~ 10 mL/（100 g·min）时，神经细胞膜的离子泵功能衰竭，细胞内水肿，内部结构破坏，血流进一步减少出现细胞死亡，脑梗死形成。单侧大脑中动脉每分钟有75 ~ 125 mL 的血液通过，一侧颞浅动脉及枕动脉每分钟也有150 mL 的血液通过。脑血循环停止3 秒，代谢即起变化；停止60秒，神经元活动停止；停止4 ~ 8分钟，即出现不可逆转的脑梗死。

正常脑血管靠扩张和收缩来调节脑血流量，而血管的扩张和收缩有赖于体循环血压、动脉血二氧化碳分压（$PaCO_2$）和氧分压（PaO_2）。正常动脉血 $PaCO_2$ 为 40 mmHg（1 mmHg = 133.332Pa），PaO_2 为 100 mmHg。当 $PaCO_2$ 发生变化时，由于酸性 CO_2 分子透过内皮的数量不同，可导致细胞外的 pH 改变，因而引起脑血流量的改变。$PaCO_2$ 增高时，脑血管扩张，CBF 增加；$PaCO_2$ 降低时，脑血管收缩，CBF减少。$PaCO_2$ 每变化 1 mmHg，CBF 即变化 5%。氧分压一般对 CBF 影响不大。

脑血管对血压的变化在 60 ~ 180 mmHg 有自动调节功能：当血压升高时，脑血管收缩而使脑血管阻力增加；血压下降时，血管扩张而使脑血管阻力下降，此两种变化可维持正常脑血流量。血压变化超过自动调节范围后，CBF 随血压的升降而增减。

脑的局部微循环由微动脉、毛细血管及微静脉组成。微循环主要靠化学物质调节，脑缺血发生后微循环中血流变慢、淤积，最后静脉血流停滞，发展为血栓。脑急性缺血和梗死后局部脑组织代谢产物聚积，脑血管内血流压力降低，脑血管的自动调节从代偿发展为失代偿，血流速度减缓，血流量降低，局部 CBF 可减少 30% ~40%。健侧脑区对二氧化碳的反应也可能消失或减退。治疗的首要目的是尽早、尽快、有效改善局部血流速度及血流量。

脑缺血区的血供改善主要靠侧支循环的代偿，一侧前循环受阻后，来自前交通动脉及后交通的血流是决定颅内缺血区域血流动力学代偿的关键因素，并且颈外系统也可参与供血。脑动脉闭塞的患者脑血管造影发现，从对侧颅内动脉系统供血的有 77%，从基底动脉供血的有 54%，从同侧颈外动脉系统经眼动脉逆行供血的有 60%，经脑膜动脉至大脑皮质动脉的有 48%。

（二）脑缺血半暗带

在脑梗死区周围有一缺血区域，称为"半暗带"。缺血区的体积可以比中心梗死区大数倍，半暗带内的局部脑血容量（rCBV）及局部脑血流量（rCBF）处于边缘状态，细胞仍存活但无功能，神经传导停止，rCBV 及 rCBF 增加可使此区内的神经细胞恢复功能。已有证据表明急性缺血性卒中患者的半暗带区的灌注异常可持续 5 ~7 天。"半暗带"曾经是手术治疗脑缺血疾病的根据。目前半暗带的检查主要通过 PET、PWI、PCT，并且还可较早发现 CT 阴性的缺血灶、脑梗死早期。

缺血半暗带检测最初是通过正电子发射断层显像（PET）。PET 可以评估缺血半暗带的范围，系列研究发现某些脑缺血患者缺血半暗带甚至在症状发生后 16 小时仍能检测到。磁共振弥散成像（DWI）与灌注成像（PWI）不匹配也可以发现缺血半暗带存在，在急性缺血性患者中进行的 DWI 和 PWI 成像研究，通过梗死核心区识别出半暗带，观察半暗带是否演变为脑梗死和指导缺血性疾病治疗。

（三）神经血管单元

美国国立神经病学与卒中研究所（NINDS）于 2001 年提出神经血管单元（NVU）概念。神经血管单元由神经元 – 胶质细胞 – 血管构成，包括神经元、星形胶质细胞、小胶质细胞、血管内皮细胞、血管周细胞、基底膜以及细胞外基质。NVU 概念的产生使得神经学科医师对中枢神经系统多种细胞形态和功能的认识得以更新。NVU 概念强调维持正常脑功能自稳状态的血管、细胞和基质之间信号传递的动态性。NVU 组成成分间有信号联系，如神经血管偶联（NVC）、细胞间通讯、神经血管再生以及相关神经营养因子、离子和介质共同参与。这些信号失调和偶联功能障碍会引发功能失调和疾病。

如何在诸多靶点中选择有效的干预措施，改善 NVU 的内部稳态和保证脑细胞功能的正常运行，逐渐成为研究重点。既往脑缺血损伤研究大多局限在神经元的保护，将大脑中不同的细胞群体和结构分割开来研究，忽略了大脑功能的整体性和不同结构间的相互作用。NVU 概念的提出，为临床治疗缺血性脑卒中提供了新的靶点，也为血管搭桥手术治疗缺血性脑血管病提供了新的理论依据。

二、病因及临床表现

缺血性脑血管疾病病因包括心源性脑缺血、血液学异常、大血管病变和脑小血管病变所致的栓子。动脉粥样硬化性疾病在老年人最常见，其重要的危险因素有高血压、糖尿病、吸烟和高脂血症等。大血管病变可导致较大面积的脑梗死，小血管病变可导致腔隙性梗死。心房颤动是导致脑梗死的主要病因之一，由于心肌梗死导致的局部心壁运动功能减退或心肌病和瓣膜异常可以诱发血栓形成，导致心源性栓塞。另外，红细胞增多症和血小板增多，以及骨髓增殖性疾病也是脑缺血的危险因素，可能与血液的高凝状态有关。对于年轻患者，除外其他卒中危险因素，动脉夹层或卵圆孔未闭也是脑缺血的病因。大多数脑缺血患者的症状是由于血栓性栓塞，由于短暂性脑缺血发作（TIA）或由于血流动力学不足引起卒中的患者只占很小部分。

从发生脑缺血的部位来讲，分为前循环脑缺血和后循环脑缺血。发生前循环脑缺血多是由于颅内血管栓塞，栓子主要来源于病变的心脏和颈总动脉分叉部粥样硬化溃疡病变。后循环脑缺血的发作多是由于椎基底动脉系统的低血流灌注，椎动脉和基底动脉很少发生粥样硬化溃疡病变；其病变特点是椎动脉狭窄或闭塞，而后部循环缺乏较大的侧支循环血管。脑缺血性疾病临床包括短暂性脑缺血发作、脑栓塞、脑梗死和烟雾病。

（一）短暂性脑缺血发作

1. 定义

传统 TIA 是指伴有局灶症状的短暂的脑血液循环障碍，以反复发作的短暂性失语、瘫痪或感觉障碍为特点，症状和体征通常在数分钟、数小时内消失，一般不超过 24 小时。随着神经影像学和临床研究的发展，部分 TIA 患者颅内已经出现了梗死灶。

早期对有 TIA 病史的患者进行组织病理学检查，发现有与短暂性神经功能缺失相对应的顶叶小区域皮质神经元缺血性改变。动物实验也表明在 0.14 mL／（g·min）或以下的脑血流量或大脑中动脉可逆性闭塞超过 45 分钟，可出现选择性神经元坏死或梗死区。后来，CT 和 MRI 显示出 TIA 患者有缺血性脑损害。有 28% 的 TIA 患者可在 CT 上检出与神经症状相对应的脑梗死，当 TIA 症状持续 45 分钟以上时，这些病灶检出率可高达 80%。所以，TIA 可以分为真正的 TIA 和短暂性症状及体征的脑梗死。斯坦福卒中中心主任 Greg Albers 教授系统回顾了 Stroke 杂志发表的 TIA 定义及评价，对文中颇受争议的讨论部分提出了美国心脏学会／美国卒中学会（AHA／ASA）的 TIA 新定义，即不伴有急性梗死的脑、脊髓、视网膜缺血发作导致神经功能障碍的综合征。新旧定义相同点，仍是中枢神经系统短暂性局部缺血发作，发作后症状完全恢复。虽然新定义在一定程度上过于强调影像学证据，可能会造成因检查方法的不同，对 TIA 诊断结果的差异，但是新定义强调以组织改变为基础，不单纯以时间为界来区分 TIA 或脑梗死，认为 TIA 是一种医学急症，有助于急性脑缺血的早期评估和治疗。

2. 临床表现

TIA 好发于中老年人（50~70 岁），男性多于女性。发病突然，迅速出现局限性神经功能或视网膜功能障碍，多于 5 分钟左右达到高峰，持续时间短，恢复快，不留后遗症状，可反复发作，每次发作的症状相对较恒定。前循环 TIA 常见症状为对侧单肢无力或轻偏瘫、偏身麻木或感觉减退、失语，也可出现对侧单肢或半身感觉异常。后循环系统 TIA 的表现为体位改变后突发眩晕、平衡失调，少数可伴耳鸣。

3. 鉴别诊断

异常脑电图，CT、MRI 检查发现脑内局灶性病变，心电图、超声心动图和 X 线检查异常，持续时间超过 24 小时，不具备眼球震颤外其他神经系统定位体征，TIA 可与部分性癫痫、梅尼埃病、心源性晕厥等鉴别。

（二）脑栓塞

脑栓塞主要发生在大动脉分叉及转折处，血栓或颈动脉的粥样斑块脱落可造成颈内动脉或大脑中动脉栓塞。

根据骤然起病，数秒至数分钟内出现偏瘫、失语、一过性意识障碍、抽搐发作等局灶性症状，有心脏病病史或发现栓子来源诊断不难。同时并发有其他脏器栓塞、心电图异常均有助于诊断，头部 CT 和 MRI 可明确脑栓塞部位、范围、数目及是否伴有出血。

（三）脑梗死

脑梗死是指脑部供血中断，又无充分侧支循环代偿供血导致脑组织缺血、缺氧坏死和脑软化，产生的神经系统症状群。不包括全脑性缺血和缺氧性坏死，如窒息和心跳、呼吸暂停引起的全脑病损。

1. 脑梗死按病变部位和范围分类

（1）颈动脉系统梗死：主要表现为病变对侧肢体瘫痪或感觉障碍。主半球病变常伴不同程度的失语，非主半球病变可出现病变对侧肢体瘫痪或认知障碍等高级皮层功能障碍，其他少见的临床表现有意识障碍、共济失调、不随意运动及偏盲等。

（2）椎—基底动脉系统脑梗死：累及枕叶可出现皮质盲、偏盲；累及颞叶内侧海马结构，可出现记忆力下降；累及脑干或小脑可出现眩晕、复视、吞咽困难、霍纳综合征、双侧运动不能、交叉性感觉及运动障碍、共济失调等；累及脑干上行激活系统容易出现意识障碍。

（3）腔隙性脑梗死：腔隙性脑梗死指脑或脑深部穿通动脉阻塞所引起的缺血性梗死，直径为 0.2～1.5 mm，主要累及脉络膜动脉、大脑前动脉、大脑后动脉或基底动脉的深穿支。腔隙性梗死主要见于高血压患者。腔隙性梗死多发生在壳核、脑桥基底、丘脑、内囊后肢和尾状核，另外也可累及内囊前肢、皮质下白质、小脑白质和胼胝体。腔隙性梗死一般预后较好。但多次发生腔隙性梗死或称腔隙状态，可出现假性延髓性麻痹和血管性认知功能障碍。腔隙性梗死的表现常见 4 种类型：①纯运动障碍；②纯感觉卒中；③轻偏瘫共济失调；④构音障碍 - 手笨拙综合征。

2. 脑梗死按照病情发展分类

（1）可逆性神经功能障碍（RIND）：发生 RIND 脑梗死灶范围小，出现的神经功能障碍较轻，24 小时以后逐渐恢复，一般在 1～3 周功能完全恢复。

（2）发展性卒中（SIE）：SIE 症状逐渐发展，在几小时、几天、几周，甚至几个月内呈阶梯状或稳步恶化，常于 6 小时至数日内达高峰。DSA 常显示颈内动脉或大脑中动脉闭塞。

（3）完全性卒中（CS）：突然出现中度以上程度的局部神经功能障碍，于数小时内达高峰，并且稳定而持续地存在。以后症状可能时轻时重，但总的趋势是无进展。其症状及体征包括偏瘫、偏盲、失语及感觉障碍，随闭塞的动脉不同症状各异，主要是颈内动脉闭塞、大脑中动脉闭塞和脑动脉多发性狭窄。

三、检查和诊断

缺血性脑血管病根据病史及神经系统阳性发现可以初步判定出病变血管的部位，是颈内动脉系统，还是椎基底动脉系统，是血栓还是栓塞，栓子的可能来源在哪里，并按照 TIA、RIND、SIE 和 CS 的分类对患者作出诊断分型。脑缺血疾病的诊断除临床资料外，影像学辅助检查非常重要。

（一）CT 和 MRI 扫描

缺血性脑卒中患者首先做 CT 扫描，可以区分脑缺血及脑出血。TIA 患者 CT 扫描多无阳性发现，少数可表现为轻度脑萎缩或在基底节区有小的软化灶。RIND 患者的 CT 表现可以正常，也可有小的低密度软化灶。CS 患者则在 CT 上有明显的脑低密度梗死灶，可有脑室扩大。脑梗死初期 CT 一般不能发现缺血灶，24 小时后低密度区才逐渐显现。IRI 检查能够克服 CT 早期阴性结果的缺点，可以在脑卒中 6 小时后发现早期脑梗死部位。梗死灶呈长 T_1 和长 T_2 改变，表示存在细胞毒性脑水肿。在 24 小时左右，梗死灶内血-脑屏障破坏，注射二乙三胺五醋酸钆（Gd - DTPA）做 MR 增强扫描可见明显的信号增强。发病 1 周后梗死灶仍可表现为长 T_1 和长 T_2，但 T_1 值较早期缩短。如梗死灶内有出血，呈 T_1 值缩短而 T_2 值仍然延长。

磁共振弥散成像（DWI）是基于水分子运动成像的原理，主要用于急性期和超急性期脑梗死的诊断，缺血后数分钟即可显示异常高信号，10 天后高信号开始降低。DWI 在一定程度显示不可逆的梗死灶，磁共振灌注成像（PWI）则显示脑梗死的低灌注区。利用灌注减低与弥散异常范围的差异，可用来估计缺血"半暗带"的范围。

（二）CT 血管成像（CTA）、磁共振血管成像（MRA）、数字减影血管成像（DSA）

CTA 头颈部检查可以发现颅内及颈部血管狭窄及梗死部位，扫描完成后图像重建可获得容积再现（VR）、最大密度投影（MIP）及多平面重建（MRP），实现颅颈血管立体多角度筛查，最小血管直径为 0.6～2.5 mm，2 mm 以下血管显示率为 98.5%。

（三）增强磁共振血管造影（DCEMRA）

较非对比增强磁共振血管成像对血管腔的显示更加可靠，评估狭窄程度更加真实。CTA 是血管内直注射造影剂，通过薄层扫描、计算机三维重建显示血管结构，可以多角度观察、分辨血管结构，并且根据需要选择或者保留骨性结构作为影像及解剖定位参照，是重要的血管成像技术，应予推荐。

CTA、MRA 是目前脑血管病检查中无创检查的主要手段，可实现脑血管病"初步筛选"，结合临床可以使相当一部分患者完成诊断，而不需要血管造影检查。

DSA 仍然是脑血管复杂病变诊断的"金标准"，并且 3D–DSA 对血管构造的反应更加精确、直观，CTA、MRA、DSA 的综合应用对脑血管病的诊断、治疗方案选择非常重要。对缺血性脑血管疾病的诊断，可以清楚、直观、立体地显示缺血的责任血管、狭窄及梗阻位置，对于颈动脉狭窄，可明确狭窄程度及长度，但对于动脉斑块的诊断不如彩色超声。

（四）CT 灌注成像（CTP）和磁共振灌注成像（PWI）

CT 灌注成像（CTP）是指在静脉注射对比剂的同时，对所选层面进行连续多次扫描，观察对比剂在脑组织血管内的动态变化过程，并获得某一像素的时间密度曲线，根据数学模型计算出脑血流量（CBF）、脑血容量（CBV）、平均通过时间（MTT）和最大峰值时间（TTP），能准确反映脑组织血流灌注情况，并通过 CTP 图像中 CBF、CBV 和 MTT 的变化来判断不同区域的缺血程度，进而评价血流动力学改变。320 排 CT（也称为全脑 CTP）在血管增强和全脑灌注方面有其独特的优势，具有更大的扫描范围，能够缩短扫描时间，减少容积效应，减少放射性对比剂的用量。有研究表明，在急性大脑中动脉供血区卒中患者中，病灶侧的 CBF、CBV 和 MTT 与对侧相比存在显著差异，其中以 MTT 最为敏感，CBF 次之。研究表明，CTP 对诊断 3 小时内急性发作的缺血性脑卒中敏感度为 64.6%，准确度为 76%。

TIA 患者行全脑 CTP，可表现为 TTP 和 MTT 明显延长，CBF 有轻度降低，CBV 轻度增高，这种灌注异常表现属于脑梗死前期 I 2 期；患侧 TTP 和 MTT 明显延长，CBF 有轻度降低，CBV 基本正常，属于脑梗死 II 1 期，提示脑灌注压下降引起脑局部血流动力学异常，并且脑局部循环储备力开始失代偿，导致神经元功能发生异常，若不及时干预，CBF 下降到超过脑代谢储备力，就会引起神经元形态学改变，从而发生不可逆的脑梗死。

CTP 显示病灶的中心区及周边区各相对灌注参数值差异均有显著性。CTP 不仅能早期发现缺血灶，还可运用 CBF 图与 CBV 图的不匹配区来确定缺血半暗带的存在和范围。

磁共振灌注成像（PWI）也是提供组织血流动力学检查的重要手段，灌注参数有相对脑血容量（rCBV），相对脑血流量（rCBF），相对最大峰值时间和 MTT 等，其中 MTT 是一个非常敏感的指标。PWI 评价血流动力学改变与 CT 灌注彩色成像基本一致，但是 rCBV 及 rCBF 比 CTP 准确性稍高。

（五）超声检查

1. 多普勒超声检查（TCD）

可以判定脑底动脉环、大脑前动脉、大脑中动脉、大脑后动脉、颈内动脉颅内段及椎基底动脉等颅内大血管的血流方向、血流速度和搏动指数（PI）等，依此可判定哪根血管有病变。TCD 血流速度是反映管腔大小直接的、最敏感的指标，根据血流速度的变化和频谱所反映正常层流的消失、涡流的出现，以及两侧血流速度不对称，可以诊断管径减少超过 50% 的狭窄，对于未超过 50% 的狭窄则难以明确诊断。

2. 血管超声检查

缺血性脑血管病的血管超声是对于颈总动脉及颈内动脉狭窄程度及原因查找的较好手段，能够对颈动脉粥样斑块的大小、形状、血管狭窄程度、血流速度、方向作出准确判断。

（六）视网膜中心动脉压测定

颈内动脉的颅外段严重狭窄或闭塞时，大多数患者同侧的视网膜动脉压比对侧低。用眼动脉压测量计测量两侧视网膜中心动脉的收缩压及舒张压，如果两侧的压力相差 20% 以上则有诊断意义。

（七）血流储备能力评价

脑血流储备能力的评价对评价患者的高危状态及预后、治疗选择有重要意义，目前评价方法有正电子发射断层显像（PET）、氙-CT（Xe – CT）、单光子发射计算机断层显像（SPECT）、CTP、PWI 等。

Xe – CT 脑灌注成像技术是一种传统测定活体组织灌注的影像学方法，应用稳态氙气与 CT 联合应用来测量脑血流量，能提供准确定量的脑血流量值，并且可以作为评估侧支循环、脑血管储备能力的手段。由于 Xe – CT 灌注成像能够准确测量脑血流量，并能通过负荷试验测量脑血管储备能力，因此可以超早期显示脑缺血的血流灌注情况，且能够发现缺血半暗带，为缺血性脑血管病的超早期诊断提供可靠的影像学信息，从而为制订有效的防治方案提供依据。

PET 能够提供脑组织的结构和功能信息，定量测定脑血流和灌注，是测定脑血流和灌注的金标准，但较高的费用限制了其临床应用。Xe – CT 因 Xe 具有放射性且来源困难，限制其临床应用。SPECT 不能提供脑血管的形态学信息。临床较多应用 CTP 及 PWI 来进行脑血流储备评估。

四、治疗

缺血性脑血管病的治疗包括病因治疗、对症治疗，具体分为内科治疗、介入治疗及手术治疗。颈内动脉狭窄被认为是缺血性脑血管病的重要原因，采用内膜剥脱还是选择支架治疗一直以来有较多争论，目前研究表明采用内膜剥脱仍然是首选治疗方式。

（一）内科治疗

TIA 的治疗主要是病因治疗及预防。有报道认为 TIA 发作后一个月内发生卒中的机会是 4% ~ 8%；在第一年内发生的机会是 12% ~ 13%；以后 5 年则高达 24% ~ 29%。TIA 发生率在椎基底动脉供血区明显低于颈内动脉供血区，且后循环预后一般较前循环好。临床治疗包括控制高血压、降低血黏度、改善高凝状态、控制血糖，如冠心病、心律失常、心功能不全和瓣膜病患者还应治疗心脏疾患。

脑栓塞治疗中有效的预防很重要。房颤患者可采用抗心律失常药物或电复律。如果复律失败，应采取预防性抗凝治疗。抗凝疗法目的是预防形成新的血栓，杜绝栓子来源，或防止栓塞部的继发性血栓扩散，促使血栓溶解。由于个体对抗凝药物敏感性和耐受性有很大差异，治疗中要定期监测凝血功能，并随时调整剂量。在严格掌握适应证并进行严格监测的条件下，适宜的抗凝治疗能显著改善脑栓塞患者的长期预后。血管扩张剂如罂粟碱或亚硝酸异戊酯对于部分发病后 2 ~ 3 小时心源性脑栓塞患者有一定疗效。气栓处理主张采取头低位、左侧卧位；减压病应立即给予高压氧治疗，可减少气栓，增加脑细胞供氧。当有癫痫发作，抗癫痫治疗同时停止应用神经兴奋性药物，适当脱水治疗并严密观察。脂肪栓的处理可用扩容剂、血管扩张剂、5% 碳酸氢钠注射液 250 mL 静脉滴注，每日 2 次。足量的抗生素抗感染治疗是感染性栓塞的主要治疗手段。

脑梗死属于急症，病死率约为 10%，致残率可达 50% 以上。存活者的复发率高达 40%，脑梗死复发可严重削弱患者的日常生活和社会功能，而且可明显增加病死率。脑梗死溶栓治疗适宜时间窗为发病 4.5 小时，尽可能静脉溶栓治疗，发病 6 ~ 8 小时内仍可进行适当的急性期血管内干预。脑梗死治疗强调个体化和整体化治疗，与神经外科、康复治疗努力实现一体化治疗，以最大程度提高治疗效果和改善预后。

1. 一般治疗

（1）基础治疗：卧床，避免和处理引起颅内压增高的因素，如头颈部过度扭曲、激动、用力、发热、癫痫、呼吸道不通畅、咳嗽、便秘等，注意血压控制、血糖水平的调节。颅内压增高症状明显，可使用甘露醇静脉滴注，必要时也可用甘油果糖或呋塞米等。

（2）控制血压：脑梗死急性期患者并发有高血压时目前一般不建议降压治疗，血压降低会减少脑灌注，加重梗死区或者半暗带的缺血，使病情加重。有高血压病史者 24 小时病情稳定后再行系统降压药物治疗；对于平均动脉压超过 130 mmHg 或者收缩压超过 180 mmHg 者，使用降压药物，并首选口服降压药。

（3）控制血糖：空腹血糖应 < 7 mmol/L（126 mg/dL），糖尿病空腹血糖控制的靶目标为 < 6.5 mmol/L，必要时可通过控制饮食、口服降糖药物或使用胰岛素控制高血糖。在急性期血糖超过 11.1 mmol/L 时可给予胰岛素治疗，治疗高血糖同时应注意避免低血糖，血糖低于 2.8 mmol/L 时可给予 10% ~ 20% 葡萄糖注射液口服或注射治疗。

2. 抗血小板聚集药及抗凝药治疗

急性期（脑梗死发病 6 小时后至 2 周内，进展性卒中稍长）的抗血小板聚集推荐意见如下：①对于不符合溶栓且无禁忌证的缺血性脑卒中患者应在发病后尽早给予口服阿司匹林 150～300 mg/d，急性期后改为预防剂量 50～150 mg/d；②溶栓治疗者，阿司匹林等抗血小板药物应在溶栓 24 小时后开始使用；③对不能耐受阿司匹林者，可考虑选用氯吡格雷等抗血小板治疗。抗血小板药物的选择以单药治疗为主，氯吡格雷（75 mg/d）、阿司匹林（50～300 mg/d）都可以作为首选药物。对于有急性冠状动脉疾病（例如不稳定型心绞痛，无 Q 波心肌梗死）或近期有支架成形术的患者，推荐联合应用氯吡格雷和阿司匹林。

抗凝治疗，主要包括肝素、低分子肝素和华法林，其应用指征及注意事项如下。①无抗凝禁忌证的动脉夹层患者发生缺血性脑卒中或者 TIA 后，首先选择静脉肝素，维持活化部分凝血活酶时间在 50～70 秒或低分子肝素治疗；随后改为口服华法林抗凝治疗［国际标准化比值（INR）2.0～3.0］，通常使用 3～6 月；随访 6 月如果仍然存在动脉夹层，需要更换为抗血小板药物长期治疗。②溶栓后还需抗凝治疗的患者，应在 24 小时后使用抗凝剂。③少数特殊患者（如主动脉弓粥样硬化斑块、基底动脉梭形动脉瘤、卵圆孔未闭伴深静脉血栓形成或房间隔瘤等）的抗凝治疗，可在谨慎评估风险、效益比后慎重选择。④对大多数急性缺血性脑卒中患者，最好不进行早期抗凝治疗。

3. 降低血浆纤维蛋白原治疗

很多研究显示脑梗死急性期血浆纤维蛋白原和血液黏滞度增高，蛇毒酶制剂可显著降低血浆纤维蛋白原，并有轻度溶栓和抑制血栓作用。对不适合溶栓并经过严格筛选的脑梗死患者，特别是高纤维蛋白血症者可选用降纤酶、巴曲酶、安克洛酶等治疗。

4. 其他药物

目前常用神经营养药物有神经节苷脂、依达拉奉、丁基苯酞等。对一般缺血性脑卒中患者，不推荐扩容及扩血管治疗，脑卒中后早期血液稀释疗法有降低肺栓塞和下肢深静脉血栓形成的趋势，但对近期或远期病死率及功能均无显著影响。1 次痫性发作不建议长期使用抗癫痫药物，脑卒中后 2～3 个月再发的癫痫应常规行抗癫痫治疗。

5. 康复治疗

应尽早行康复治疗，有研究结果提示脑梗死发病后 6 个月内是神经功能恢复的"黄金时期"，对语言功能的有效康复甚至可长达数年。

（二）介入治疗

介入治疗主要包括急性期的动脉内溶栓、狭窄动脉内膜旋切术和狭窄动脉支架置入术、机械碎栓、机械取栓、血管内血栓抽吸等。溶栓治疗是目前最重要的恢复血流的措施，重组组织型纤溶酶原激活剂（rt-PA）和尿激酶（UK）是我国目前主要使用的溶栓药，目前认为溶栓治疗时间窗为 4.5 小时内或 6 小时内。溶栓治疗有静脉溶栓及动脉溶栓两种方法。动脉溶栓使溶栓药物直接到达血栓局部，理论上血管再通率应高于静脉溶栓，且出血风险降低，目前尚无证据表明动脉溶栓效果优于静脉溶栓，机械碎栓、机械取栓、血管内血栓抽吸等治疗目前国内外虽有文献报道，但由于对设备及技术要求高，术中及术后颅内出血风险增加，其效果有待临床进一步证明。

1. 静脉溶栓

（1）适应证：年龄 18～80 岁；发病 4.5 小时以内（rt-PA）或 6 小时内（尿激酶）；脑功能损害的体征持续存在超过 1 小时，且比较严重；排除颅内出血，且无早期大面积脑梗死影像学改变。

（2）禁忌证：近期有过出血性疾病或手术及有出血倾向者；脑出血、蛛网膜下隙出血；近 3 周内有胃肠或泌尿系统出血；近 2 周内进行过大的外科手术；凝血机制异常，血小板严重减少者；严重心、肝、肾功能不全；严重糖尿病及高血压；妊娠患者。

（3）静脉溶栓方法：①对缺血性脑卒中发病 3 小时内和 3～4.5 小时的患者，尽快静脉给予 rt-PA（0.9 mg/kg）溶栓治疗，其中 10% 在 1 分钟内静脉推注，其余持续滴注 1 小时；②发病 6 小时内的缺血性脑卒中患者，如不能使用 rt-PA 可考虑静脉给予尿激酶，应根据适应证严格选择患者，使用方法：

尿激酶 100 万 ~150 万 U，溶于生理盐水 100 ~200 mL，持续静脉滴注 30 分钟。

2. 血管扩张术

球囊血管成形术和支架置入术最初用来治疗颅内动脉粥样硬化性脑血管狭窄，预防急性卒中。Pha-touros 应用球囊扩张术和支架置入术，使动脉粥样硬化性卒中患者闭塞的血管得到再通。目前应用的主要有 Wingspan、Neuroform、Enterprise、Leo 以及 Solitaire 等自膨式支架。自膨式支架具有良好的顺应性，血管痉挛的发生率较低，但它只适用于直径超过 2 mm 的血管。血管痉挛是术中及术后最常见的并发症。支架置入后需要抗血小板聚集治疗，存在出血的风险。支架置入术可能引起迟发性的支架内狭窄，但由于术后恢复快，创伤较小，仍然是多数患者的选择，临床应用较多。

可回收支架是用于治疗急性缺血性卒中的最新装置。这种支架在急性缺血性卒中患者治疗的过程中，可起到再通闭塞管腔的作用，随后可被回收，不作为永久性置入。在回收的过程中，可以同时作为血栓切除装置。缺点是增加血管壁内皮损伤、血管痉挛的风险。

（三）手术治疗

1. 颈内动脉内膜切除术（CEA）

20 世纪 50 年代，Fisher 等在研究颅外颈动脉疾病与脑梗死之间关系时证实了颅外颈动脉疾病是引起短暂性脑缺血发作（TIA）及脑卒中的重要原因，并指出动脉粥样硬化多发生于颈动脉分叉部位，而分叉远端的颈内动脉分支和颅内血管则较少受累。手术切除受累的血管内膜既解除了颈动脉的狭窄，可迅速有效改善脑供血及预防脑卒中。Stully 等于 1953 年首先尝试进行颈动脉内膜切除术（CEA）以来，CEA 已成为脑血管手术中最常实施的方法之一。CEA 手术对有症状或无症状颈动脉严重狭窄者均有明显疗效，可减少脑卒中发生和 TIA 进行性加重，已经产生脑梗死灶（多为腔隙性梗死）的可阻止梗死灶进一步扩大。

（1）CEA 适应证。

1）反复单侧颈动脉系统 TIA，颈动脉狭窄超过 70%。如双侧动脉均有狭窄，有症状的一侧先手术；双侧均有症状时，狭窄较严重侧先手术，3 周后再做对侧手术；如双侧狭窄相似，选择前交通充盈侧先手术。如颈动脉近端、远端均有病灶，应选近端先手术。

2）TIA 表现为短暂单眼盲（黑矇）发作或不完全性脑卒中，CT 无大的梗死或出血性梗死及占位征象，增强 CT 无血-脑屏障破坏表现，尽管颈动脉狭窄程度未达到上述标准，也应手术。

3）颈动脉狭窄并发椎基底动脉供血不足症状，后循环主要由前循环供血者。

4）无症状颈动脉狭窄者应根据狭窄程度、侧支循环、溃疡斑部位、是否出现梗死灶决定。

5）轻型进行性脑卒中内科治疗无效者，并有"2)"的 CT 条件。

（2）CEA 禁忌证。

1）中一重型完全性脑卒中。

2）有严重冠心病或其他器质性病变。

3）颈动脉狭窄范围超过乳-颚线（乳突尖与下颚角连线）达颅底，颅外手术不可到达。

4）颈动脉完全阻塞，并且血管造影显示没有侧支逆流到达岩骨段 ICA。

（3）围术期危险因素（Mayo Clinic 标准）评估：根据患者的神经功能状态、全身情况和血管造影发现，患者出现神经功能障碍的风险最大，其次是全身情况，最后是血管造影结果。

（4）颈动脉内膜切除方法：采用胸锁乳突肌前缘切口，显露颈总动脉、颈外动脉和颈内动脉近端，阻断颈部血管前，静脉注入肝素（1 mg/kg）抗凝。在手术显微镜下，沿颈总动脉和颈内动脉前壁切开血管，用剥离子分离形成硬化斑块的血管内膜，动作轻柔仔细，防止穿破颈动脉壁，斑块切除完成后，头部血管端进行血管外膜固定 1 ~2 针，防止夹层、血栓形成阻塞血管。血管切口用血管缝合线（如 Prolene 6 -0 Ethicon 缝线）连续缝合，当缝合完最后一针打结时，要放开颈内动脉放血冲洗处残留的斑块碎屑和空气。缝合完成后先放开颈外动脉，再放开颈总动脉，最后放开颈内动脉。局部止血后，术中 B 超检查血管内腔情况，若有管腔狭窄、内膜漂浮等现象，立即拆开缝线进行处理。术后用抗凝剂不是必须的，用氯吡格雷或阿司匹林抗血小板聚集，治疗半年。

术后血压的控制非常重要。狭窄的颈内动脉恢复畅通，血流量显著增加，颅内血流量及血流压力相应增加，同时由于颈动脉窦刺激，血压在术后波动较大，造成颅内出血风险较大。因此，术后应严格控制血压，使血压下降至原来收缩压的2/3，必要时辅以镇静治疗。

（5）颈动脉临时转流管使用指征和方法：患者经全身麻醉后，术中使用电生理监测及经颅多普勒超声（TCD）。显露颈部血管后，首先试验性阻断术侧颈内动脉，如M1段血流明显下降，电生理监测波幅明显减低，则认为存在侧支循环代偿不良，需用颈动脉临时转流管。将颈动脉临时转流管的两端分别插入颈总动脉近端切口和颈内动脉远端切口内，通过止血带并充盈转流管两端球囊，排气后即可开放转流管并继续手术。颈动脉缝合至最后3~4针时，抽空转流管两端的球囊，取出转流管，再次阻断血管并完成血管缝合。

（6）术中监测：术中脑电图、体感诱发电位、TCD的使用可提高手术的安全性。术中评价和监测脑血流状态，对保证术侧脑血流灌注充足是十分必要的。脑电图或体感诱发电位监测术区电活动变化，以间接了解术侧脑血流是否充足。TCD持续监测术侧大脑中动脉血流速度，直接测定术侧颈内动脉远端反流压，以确定颈内动脉颅内段的代偿状况。

2. 去骨瓣减压术

发生在颈内动脉末端或大脑中动脉主干的大面积脑栓塞，以及小脑梗死发生严重脑水肿，继发脑疝，应积极进行脱水、降颅压治疗，同时尽快进行去骨瓣减压术。

许多动物实验证实，大脑中动脉被阻断的时间越长，梗死区越大，水肿范围也越广，造成的神经功能障碍越严重。中动脉夹闭1~2小时可引起轻微神经功能障碍；夹闭4小时出现小梗死区、中度神经功能障碍；夹闭6~24小时出现大面积脑梗死、偏瘫及昏迷。2小时后恢复血供，可出现进行性脑水肿；6~24小时后恢复血供，则出现梗死区出血。因此，实施血管重建手术可恢复脑缺血区血流循环，但进行性的水肿和出血常导致手术失败，手术的时机、手术方式应慎重选择。

用手术建立低流量侧支循环（采用间接血流重建+直接血流重建），STA-MCA吻合，引起梗死区出血的概率较低。目前对于大面积脑梗死的治疗，可颞肌贴敷、去骨瓣减压，同时选择性应用STA-MCA吻合。如果患者已经形成脑疝，颅内压非常高，过长时间暴露脑组织会加重脑的缺血损害。为了使颞肌与脑皮层有较好的血管重建，提倡硬脑膜放射状切开，且不主张用人工脑膜。对于脑梗死患者是否适合血管吻合手术，目前尚有较多争论。

五、疗效与展望

对于颅内血管狭窄、闭塞造成的脑缺血疾病，颅内外血管直接、间接重建是目前重要的治疗手段。1967年Yasagil和Donaghy应用颞浅动脉与大脑中动脉吻合。1985年一项前瞻性国际多中心研究结果证实搭桥手术对颅内动脉狭窄或闭塞的治疗是无效的，尤其是大脑中动脉组。随着医学技术的进步、脑血管病检查手段的提高，重新思考、分析后许多学者认为，以往研究的设计存在很多不足，研究组没有纳入脑灌注血流动力学因素，并且有些中心病例数量过少，搭桥手术的效果应重新评价。随着神经外科显微技术的不断进步，颅内外血管搭桥技术重新得到发展。

关于颈内动脉狭窄的支架（CAS）治疗和CEA治疗随机化对照研究显示：7天以内症状发生率CAS高于CEA；30天卒中或死亡的发生率，支架术后（9.6%）显著高于内膜剥脱术后（3.9%），ECA仍然是颈动脉狭窄治疗的首选。

（曹德乾）

第四节 脑血管畸形

一、脑动静脉畸形

脑动静脉畸形（CAVM）是脑血管畸形中最常见的一种，属于高发病率的先天性脑血管疾病，发病高峰期一般认为在 20～40 岁，在颅内各部位均有可能发生，主要存在颅内异常扩张的动静脉直接交通，无中间的毛细血管床，包括供血动脉、畸形血管团和引流静脉 3 个部分，发病率约为颅内动脉瘤的 1/10。

（一）病因

据估计，CAVM 出现在胚胎发育期的第 4 周和第 8 周，也有假说认为，CAVM 在出生后会继续生长。CAVM 确切的病因尚不清楚，目前有以下几种说法：①CAVM 是在毛细血管丛内的永存的动静脉直接相通；②CAVM 是动态变化的，源于无序的血管生长，如"增生性毛细血管病"；③CAVM 源于毛细血管和和静脉之间结合部再塑形的功能异常；④CAVM 可能代表着瘘性的脑动脉瘤。

（二）流行病学

以人群为基础的统计数据非常有限，CAVM 的总发病率为 0.005%～5%，有尸检证据表明人群中总检出率约为 4.3%，另有对 3 200 例脑肿瘤患者的尸检检出率约为 1.4%，其中 12.2% 为症状性的。CAVM 的性别差距不大，男性略多见（约为 55%），好发于 20～40 岁的年轻人，平均发病年龄约为 31.2 岁。CAVM 多为单发，幕上的额叶、颞叶、顶叶、枕叶都是高发部位。CAVM 可并发其他脑血管疾病，最常见的是脑动脉瘤，有报道称，大约 50% 的 CAVM 患者同时患有脑动脉瘤，通常这样的患者更容易发生出血、癫痫和神经功能异常。

与 CAVM 有关的疾病包括：①遗传性出血性毛细血管扩张症，是一种血管结构的常染色体显性遗传性疾病，常累及脑、鼻、皮肤、肺、胃肠道；②家族性脑动静脉畸形，病例少见，大多数为自发性；③怀－梅二氏综合征，比较少见，特点是脑和视网膜存在动静脉畸形；④斯德奇－韦伯综合征，是一种神经皮肤病，常累及软脑膜、视网膜和面部等。

（三）病理

（1）从解剖上来看，CAVM 可在双侧半球分布，更多累及大脑半球或功能区。CAVM 的供血动脉主要有终末供血、穿支供血和过路供血 3 种类型。CAVM 的畸形血管团可致密存在，也可弥散分布，小则几厘米，大至整个脑半球。相邻的脑组织因既往出血的含铁血黄素沉着所染色，表面的脑膜可增厚并纤维化，也可以表现为胶质增生和钙化。多发的 CAVM 占 9%，常伴有相关的血管综合征（遗传性出血性毛细血管扩张症）。

（2）从组织学上来看，CAVM 的动脉异常扩张，管壁变薄、退变或缺少中膜、弹力板。以往观点认为畸形血管团内部不存在正常脑组织，而目前研究认为 CAVM 中可有正常脑组织，但一般不具有功能。畸形血管团内部可散在动脉瘤或硬化的脑组织，血管壁可存在中膜肥大，无法分辨是动脉或是静脉；静脉"动脉化"，管壁增厚，但缺乏弹力板，不是真正的动脉结构。

（四）病理生理

CAVM 多数是高排低阻型，供血动脉和引流静脉的压力逐渐增高（尤其是流出道狭窄）与出血直接相关。有的观点认为，CAVM 的"盗血"导致周围脑组织局部脑血流量（CBF）降低，周围脑组织的自动调节引起症状出现，但也有前瞻性研究否认了这种说法。CAVM 的发育可使功能区脑组织结构重组，增粗供血动脉、巨大畸形血管团和粗大引流静脉、静脉球等可产生占位效应，导致周围脑组织受压移位。

（五）自然病程

CAVM 最常见的临床表现是脑出血，约占出血性卒中的 1%，年出血率为 2%～18.7%，出血风险高低取决于既往有无出血病史，无出血病史的每年出血率为 2%～4%，首次出血后再出血风险显著增加，出血后第 1 年的再出血率约为 7%，然后逐年下降，大概第 3 年可降至基线水平。

CAVM 出血的风险差异很大，关于高风险因素争论较多，尚无明确结论，一般认为高危因素包括以下 12 点：①出血病史；②畸形团大小，对此尚无统一意见；③深部静脉引流；④单一静脉引流；⑤静脉引流不畅，静脉流出道狭窄或是反流；⑥幕下的病变；⑦脑深部的病变；⑧脑室周围病变；⑨血流相关性动脉瘤；⑩大脑中动脉穿支参与供血；⑪高血压；⑫炎性因子 IL-6 多态性。

CAVM 自然好转的极为少见。CAVM 出血的总病死率为 5%～30%，低于颅内其他疾病导致的出血病死率，主要是由于 CAVM 是先天性疾病，部分病变的相邻脑组织逐渐适应性调节。

（六）临床表现

CAVM 绝大多数在表现为脑出血或癫痫后才被发现，一部分患者为隐匿性，伴随终身而无症状，此外头痛和局灶性神经功能异常也很常见，少部分患者还有耳鸣症状。2 岁以下的儿童常表现为充血性心力衰竭、大头症和癫痫。

1. 出血

出血为最常见症状，约占临床表现的 53%，并且超过一半以上表现为颅内血肿，其次是蛛网膜下隙出血和脑室出血。与畸形相关的严重血管痉挛偶尔被提及，但并不常见。

2. 癫痫

占临床表现的 5%～20%，年发生率为 1%～4%，可表现为局灶性或是全身性，表现方式常可提示病变所在部位，病变位于颞叶和顶叶的更易发生癫痫，其中病变位于顶叶的癫痫多表现为局灶性的，而额叶的动静脉畸形更多的是引起广泛性的癫痫。

3. 头痛

约占临床表现的 15%，未破裂的脑动静脉畸形也可以引起头痛。曾有报道 CAVM 与偏头痛和其他头痛综合征有关。头痛部位与病灶位置无明确相关。

4. 局灶性神经功能异常

包括视觉、听觉异常，肌张力障碍，锥体束征阳性，进展性理解力、记忆力下降等。这可能与 CAVM 引起的盗血现象和脑组织重构、移位相关。

（七）辅助检查

辅助检查主要是影像学检查，包括 CT、MRI、CTA、MRA 和 DSA。影像学资料必须结合临床表现和神经系统查体结果才能作出 CAVM 的诊断。

1. CT

CT 为诊断急性出血的最佳影像学检查。未出血的 CAVM 的 CT 平扫常为阴性，粗大的供血动脉、引流静脉或静脉球可表现为高血管信号，巨大的 CAVM（广泛的供血动脉、畸形血管团和粗大的引流静脉、静脉球）可造成局部脑组织移位、脑室受压或脑积水。

2. MRI

MRI 对微小病变的检出率明显高于 CT，可精确定位病变的解剖位置，可检出相关动脉瘤，对开颅切除手术的指导意义很大。

3. CTA/MRA

CTA/MRA 敏感性高于 CT 和 MRI，无创、便捷，但对于手术治疗的指导性不如 DSA。

4. DSA

DSA 敏感性最高，微创、低风险，是诊断脑动静脉畸形的"金标准"，可准确分辨供血动脉（含血流相关性动脉瘤）、畸形血管团和引流静脉（含静脉球），对指导治疗可提供最有价值的信息。

（八）治疗

脑动静脉畸形（CAVM）治疗的目的是尽可能完全切除或栓塞畸形血管团，消除或者减少 CAVM 破裂出血的风险，控制癫痫发作，减少局灶性神经功能损害，改善盗血，恢复脑组织正常血供。目前 CAVM 的治疗方法主要包括显微外科手术切除畸形血管团、血管内栓塞畸形血管团及立体定向放疗 3 种治疗方法，每种治疗方法既可以作为单一的治疗方式，也可以与其他治疗方式结合使用。临床工作中，影响手术方式及效果的因素较多，包括 CAVM 大小、位置、供血动脉（来源和数量）、引流静脉（是否存在深部引流）、是否并发动脉瘤及脑出血、患者全身状况等。因此，CAVM 的治疗应结合具体情况采取个体化治疗方案，目前临床上结合 Spetzler - Martin（S - M）分级。CAVM 推荐治疗原则见表 5-5。

Spetzler - Martin Ⅰ ~ Ⅱ级 CAVM 首选显微外科手术治疗，次选放疗，因为外科手术后产生永久性神经功能障碍的风险较小，但是否进行外科手术还要考虑到神经外科医生是否具有丰富的经验。

表 5-5 CAVM 推荐诊疗原则

S - M 分级	深部穿支	大小	首选处理方法	次选处理方法
Ⅰ ~ Ⅱ级			外科手术	放疗
Ⅲ级	无		外科手术	放疗
	有	<3 cm	放疗	观察
	有	>3 cm	观察	放疗后手术或栓塞
Ⅳ ~ Ⅴ级	无		外科手术和栓塞	观察或放疗
	有		观察	放疗后手术或栓塞

Spetzler - Martin Ⅲ级 CAVM 的治疗效果主要取决于是否有深部穿支供血，若无深部穿支供血，处理原则同Ⅰ ~ Ⅱ级 CAVM；若有深部穿支供血，则需要考虑 CAVM 的大小，直径小于 3 cm 的 CAVM 首选放疗，直径大于 3 cm 的 CAVM 处理原则同Ⅳ ~ Ⅴ级 CAVM。

Spetzler - Martin Ⅳ ~ Ⅴ级 CAVM 治疗上存在巨大挑战，一般采取先栓塞再外科手术，残余病变进行放疗的方案。大于 3 cm 的 CAVM，采取放疗的治愈率很低，外科手术效果也不理想，并可能导致一定程度的永久性神经功能缺失及较高的病死率，因此不进行手术而进行动态临床观察也是一种选择。

1. 一般治疗

对于年龄较大，仅有癫痫症状且能通过药物有效控制，位于脑重要功能区、脑深部或病变广泛的患者，可以考虑临床随访观察及保守治疗。加强医患沟通，让患者了解 CAVM 的自然史并正确认识该疾病，消除患者紧张情绪，指导患者保持良好的生活习惯，避免过度疲劳和心情激动，积极控制血压，必要时给予抗癫痫药物治疗。

2. 血管内栓塞治疗

CAVM 的血管内栓塞治疗是通过栓塞材料闭塞畸形血管团达到治疗目的的治疗方法。

（1）血管内栓塞治疗的目的。

1）治愈性栓塞：完全栓塞畸形血管团，使畸形血管团和早期静脉引流不再显影，从而达到解剖学治愈，且有远期影像学（脑血管造影）随访证据，远期造影随访的意义如下。①可以发现术后即刻造影未能发现的少量残余病灶。②供血动脉侧支吻合形成或血管再通。一旦静脉出口处血栓形成，且再无新引流静脉形成而获得治愈，一般而言，当远期造影证实畸形团无造影剂显影而完全闭塞、无动静脉分流、病灶内无造影剂滞留，则可以认为以后不会发生再通。临床上，体积小、位置表浅、单一动脉来源终末支供血动脉的 CAVM 较易达到治愈性栓塞。

2）选择性部分栓塞：治愈性栓塞困难的 CAVM，如体积大，多支动脉供血、过路型供血，细小的脑膜侧支供血，治疗上可以闭塞血管构筑上的薄弱环节，主要针对病灶内伴发的假性动脉瘤、供血动脉末端动脉瘤、动静脉瘘致静脉压力增高（静脉瘤形成），从而以恢复脑组织正常血液循环，减少盗血、控制癫痫发作，降低 CAVM 发生破裂出血的概率，同时也可以为其他治疗创造有利条件。

3）联合治疗的组成部分：显微外科手术或放疗前，通过选择性部分栓塞 CAVM 中的深部供血动脉、闭塞高流量动静脉瘘、闭塞伴发动脉瘤，从而缩小病灶体积、降低术中出血风险，提高治疗安全性、降低患者的致残率和病死率。巨大型、高流量的 CAVM 外科手术切除宜在血管内栓塞治疗 1 ~ 3 周后进行，放疗宜在血管内栓塞治疗 2 ~ 3 个月内进行。

（2）血管内栓塞材料：为了达到理想的栓塞效果，学者们曾经尝试过多种栓塞材料进行 CAVM 的栓塞，栓塞材料包括硅胶球、凝血块、丝线段、聚乙烯醇（PVA）颗粒、酒精、硬膜切片、吸收性明胶海绵等，但均受限于栓塞效果不可靠、材料可控性差、再通率高等原因而仅用于外科手术前栓塞，不能作为治愈性栓塞的理想材料。20 世纪 70 年代末至 80 年代初先后问世的新型液体栓塞材料有氰基丙烯酸异丁酯（IBCA）和氰基丙烯酸正丁酯（NBCA），由于该材料在与血液接触后就能发生聚合，从而起到永久性栓塞的效果被广泛应用于临床，其中 NBCA 因为其使用的安全性、有效性，是美国食品药品监督管理局（FDA）批准的栓塞材料。随着材料学的进步，NBCA 由于其可控性差、易随血流漂移、易与微导管粘连等缺点，近年来正逐渐被一种新型的液体栓塞材料 Onyx 胶所替代。与以往的液体栓塞材料相比，Onyx 具有如下特点：①Onyx 黏附性低，能有效控制注胶速度，术中粘管发生率低，治疗结束后撤除微导管更容易且安全；②借助压力梯度效应，后续注入的 Onyx 胶可以推动前面注入的 Onyx 胶继续向前移动和弥散，到达更细小、微导管无法到达的分支血管中，从而使病灶达到尽可能完全栓塞；③Onyx 对病灶渗透能力很强，注入病灶后变成海绵状膨胀物并闭塞畸形团，达到永久性栓塞；④透视下显影良好，但是，过度不透射线也是 Onyx 的不足之处，使得在栓塞过程中，畸形团栓塞程度不能很准确地被估测出来。

（3）血管内栓塞疗效的影响因素。

1）微导管与畸形团的接近程度：如果微导管无法有效接近畸形血管团，栓塞材料则可能进入微导管与病灶间的正常分支血管，从而引起正常脑组织缺血和脑功能受损。影响微导管与病灶接近程度的因素包括供血动脉的来源（软膜动脉、硬膜动脉、穿支动脉和脉络膜动脉）、位置、弯曲程度和管径。其中硬膜动脉血管来源的 CAVM 因易于发生血管再通或侧支循环的建立而容易复发，而穿支动脉和脉络膜动脉来源的 CAVM 栓塞风险显著增加。

2）病灶大小：Yasargil 将畸形血管团分为以下几型。①隐匿型（血管造影和外科手术不能发现病变）。②隐蔽型（血管造影和外科手术不能发现病变，但组织学可见）。③微型（血管造影可见）。④小型（1~2 cm）。⑤中型（2~4 cm）。⑥大型（4~6 cm）。⑦巨大型（大于 6 cm）。通常情况下，只有供血动脉明确的小型 CAVM 较易在不引起手术并发症的条件下达到永久性完全栓塞，而较大畸形血管团因多伴有硬膜动脉和穿支动脉双重供血，完全栓塞难度较大。

3）血流动力学特征：CAVM 内动静脉分流的数量、形态、速度决定了栓塞材料能否在畸形血管团内选择性沉积。因此可以将 CAVM 分为丛状、瘘管状和混合型 3 种类型，其中丛状 CAVM 动静脉分流数量较多、直径较小、流速较慢；瘘管状 CAVM 动静脉分流数量较少、直径较大、流速较快；较大的 CAVM 多为混合型。栓塞材料在丛状 CAVM 中使用较为安全，治愈率高。

总之，CAVM 很少能够达到治愈性完全栓塞，一般而言，结构相对简单、单支供血的小型 CAVM 易于解剖治愈；位置较深、多支供血（尤其是穿支供血、侧支供血）中-大型 CAVM 多采取选择性部分栓塞病变中出血高危因素的方式达到治疗目的；复杂型 CAVM 的治疗策略则应充分考虑到治疗的风险效益比。

（4）在 CAVM 血管内栓塞治疗中 Onyx 胶的使用技巧。

1）尽量选择粗大、迂曲小而又允许适当反流的供血动脉为靶血管。

2）微导管尽量进入或尽可能接近 CAVM 畸形血管团内。

3）选择最佳治疗工作角度，以便很好地观察 Onyx 的弥散情况和及时发现反流。

4）利用 Onyx 胶的压力梯度特性，采用"堵塞/前推"技术，实现 Onyx 在畸形团内的充分灌注。

5）结合反流长度和反流时间，判断拔除微导管的时机，防止粘连、留置微导管。

6）巨大型 CAVM 不应力求一次完全栓塞，因为可能增加灌注压，增加瘤壁破裂致脑出血的风险，多采取分次或者分期栓塞。

7）栓塞较大 CAVM 后应控制性降压 24 小时或以上。

（5）血管内栓塞治疗的并发症。CAVM 血管内栓塞治疗的并发症主要包括：①误栓（栓塞材料误入正常供血动脉）；②黏管和断管（微导管被栓塞材料黏附于血管内、撤管时发生断裂致部分微导管留置体内）；③脑血管痉挛；④正常灌注压突破致术后脑出血。

临床上一般认为，如下 CAVM 病变不适合进行血管内栓塞治疗：①动静脉分流量高、流速快的瘘管状 CAVM；②仅有细小的深部重要穿支供血的 CAVM，如脑干 CAVM；③部分脊髓 CAVM。

3. 显微外科手术治疗

显微外科手术因可以切除病灶、并发出血时可以清除血肿，减少血肿对周围脑组织的压迫损伤，目前仍是治疗 CAVM 的重要方法。

（1）手术适应证。

1）既往或近期有颅内出血，Spetzler – Martin Ⅰ～Ⅲ级的 CAVM，除非累及下丘脑、基底核区、脑干等区域的病灶，可行手术切除。

2）无颅内出血史，CAVM 位于表浅非功能区，直径在 6 cm 以下，可行手术切除。

3）药物难治的顽固性癫痫，切除病灶有助于控制癫痫发作。

4）进行性神经功能损害。

5）改善盗血，恢复正常脑组织血流。

6）颅内血肿急性期，脑疝倾向，挽救生命。

（2）手术治疗指征的影响因素。

1）患者因素：①年龄，年轻患者手术耐受性好、神经修复能力强；②基础身体状况，基础疾病会增加麻醉、手术风险；③症状，有进行性神经功能障碍、癫痫发作难以控制、反复出血的患者比无症状患者更能接受手术治疗；④心理因素。

2）病灶因素：关于 CAVM 病灶的诸多分类方法中，Spetzler – Martin 分级标准可以进行初步的手术难度估计和术后神经功能情况评估，因此在临床中被广泛采用。一般认为，小型 CAVM 较大型 CAVM 具有更高的出血发生率，分析原因是小型 CAVM 供血动脉压远高于大型 CAVM 供血动脉压。根据统计学分析，Spetzler – Martin 分级为 Ⅰ～Ⅲ级 CAVM 的自然出血危险性高于外科手术干预的危险性，手术治疗对该级别 CAVM 有明显优势，应积极采取手术治疗。Ⅳ～Ⅴ级 CAVM 外科手术危险性高于自然出血危险性，应根据具体情况决定行综合治疗或保守治疗。

3）医生因素：具有丰富 CAVM 治疗经验的神经外科专科医生手术治愈率较高、并发症率较低。

（3）手术时机：急诊（破裂出血）CAVM 和择期（未破裂出血）CAVM 的手术治疗策略应区别对待，遇到危及生命的急诊 CAVM 应紧急处理，除非病灶较小可以一并切除外，治疗目标旨在清除血肿、彻底止血、充分减压、最大限度地保护正常脑组织，对于未处理或残留病灶可于患者病情稳定 3 周至半年后择期处理。

（4）显微外科手术切除 CAVM 的步骤。

1）辨别病灶：认真比对脑血管造影影像与镜下观察到的实际情况，动脉化的引流静脉是辨别病灶最重要的线索，对于深部的病灶往往可以循着引流静脉逆向寻找。此外，术中超声和神经导航均可以帮助确定病灶的位置。

2）阻断表浅供血动脉：仔细辨别病变的供血动脉和病变附近的正常血管，原则上，只有进入畸形血管团的血管才是供血动脉，应小心分离、阻断。有时很难区分供血动脉和动脉化的引流静脉，鉴别方法为临时夹闭该血管，畸形血管团以远的血管如果塌陷了则是引流静脉，如果继续搏动则是供血动脉。对于紧邻甚至穿过病灶供应正常脑组织的动脉，小的、供应非功能区的可予以切断，但务必应保留其主干。

3）环形切除畸形血管团：手术的关键在于尽量紧贴畸形血管团边缘实施环形切除，既往发生过出血的病灶周围通常存在胶质带，可沿此胶质带进行分离、切除。

4）切断深部供血动脉：处理深部供血动脉是 CAVM 手术的关键和难点，处理这类血管要求术者有足够的耐心、一根一根地妥善处理，遇到出血点不要简单地压迫了事，一旦动脉血管断裂回缩进脑实质，继发的出血可能导致严重的脑实质、脑室内血肿。

5）切断引流静脉，完整切除病灶：原则上，CAVM 的引流静脉应该最后被切断，因为过早地切断引流静脉可能导致病灶内血液回流受阻，增加术中出血风险。如果重要的引流静脉出血，可用吸收性明胶海绵或其他止血物堵住出血点轻微压迫止血，切忌轻易切断该引流静脉。分离病灶过程中切忌过分牵拉，避免损伤重要的引流静脉引起出血，尤其是位于窦旁、小脑幕上下的引流静脉。当处理好供血动脉、病灶边缘完全分离后切断引流静脉，完整切除病灶。

6）止血：完整切除病灶后应彻底止血，确认无出血后应将患者血压升高 15～20 mmHg，镜下观察

10～15 分钟再次确认有无出血，创面残腔铺上一层可吸收止血纱，术后应适当控制性降压，预防灌注压突破。

（5）并发症。

1）术中并发症：①术中血肿，CAVM 破裂或过早切断引流静脉；②脑实质挫伤，不能紧贴血管团进行游离、切除；③脑组织缺血，正常脑血管被切断。

2）术后并发症：①出血，CAVM 残余组织出血、不牢靠的止血、灌注压突破；②癫痫发作，术后可预防性使用抗癫痫药 6 个月；③神经功能缺失，尤其见于重要功能区术中受损。

4. 立体定向放射

利用现代立体定向技术和计算机技术，将单次大剂量高能质子束从多个方向和角度聚集到治疗靶点上，使之产生局灶性坏死而达到治疗疾病的目的。目前，临床中用于治疗 CAVM 的立体定向技术主要有伽马刀，X 刀和粒子刀等，其中由于伽马刀创伤小、无出血、并发症少，应用最为广泛。伽马刀治疗 CAVM 的原理是放射线引起的畸形血管内皮增生、血管壁发生结构破坏逐渐被胶原性物质代替，最后血管壁增厚硬变，进行性血管腔狭窄以及随之而出现的血流速度缓慢，最终导致血栓形成和 CAVM 闭塞。

（1）伽马刀治疗 CAVM 的适应证：①病灶直径 < 3 cm 或体积 < 10 mL；②病灶位于脑深部或重要功能区；③显微外科手术切除术后或血管内栓塞治疗术后病灶残余、复发；④全身情况差，不能耐受开颅手术。

（2）伽马刀治疗时机：治疗过程中，病变位于重要功能区、位置较深、直径 < 3 cm 的 CAVM 最适合行伽马刀治疗；病变并发颅内血肿者，若血肿量较小且无脑疝征象，可待血肿吸取、水肿消退后再行伽马刀治疗；若血肿量大且有脑疝征象，应立即急诊开颅清除血肿并酌情切除畸形血管团，术后需行造影等影像学检查，了解有无病变残留，残留病变可行伽马刀治疗；大型 CAVM 则宜先行血管内栓塞或手术切除治疗，减小病变体积后再行伽马刀治疗，或者分期行伽马刀治疗。

（3）伽马刀治疗效果的影响因素：由于伽马刀治疗效果具有时间延迟性，其效果除了与放射剂量、病变位置、大小、靶点选择有关外，还与治疗后观察时间有关。①决定病变闭塞率的是放射剂量，包括中心剂量和边缘剂量，其中边缘剂量起决定因素。在病变大小相同的情况下，病变的可能闭塞率 = $(35.69 \times 边缘剂量 - 39.66)\%$。②伽马刀治疗的疗效不如手术切除那样直接、迅速，其作用是渐进的、持续的，时间越长，疗效越明显，平均治愈时间为术后 2～3 年。③病变体积越大，完全闭塞率逐渐下降。④靶点选择定位在畸形血管团本身，不包括供血动脉和引流静脉，从而减少了治疗靶点的容积，缩小了范围，有利于提高边缘剂量，促进血管巢的闭塞，同时避免正常供血动脉受损，减少缺血并发症，也可避免引流静脉意外过早闭塞，降低脑水肿、脑出血风险。

（4）伽马刀治疗并发症：①放射性脑水肿引起的头痛、头晕、恶心、呕吐；②放射性神经功能损伤；③新发癫痫；④迟发性脑出血。

5. 综合治疗

目前，对于大型、S－M 高分级、位于重要功能区且结构复杂的 CAVM，很难依靠单一治疗手段达到治愈目的，综合治疗可结合各种治疗方案的优点，避开单一治疗方案的缺点，扩展可治疗病变的范围，明显提高治愈率，降低致残率和病死率。根据治疗顺序，综合治疗可分为：①手术 + 放疗；②栓塞 + 手术；③栓塞 + 放疗；④放疗 + 手术；⑤栓塞 + 手术 + 放疗 5 种类型。临床上，结合具体病变情况，采取个体化治疗方案。

（九）预后与展望

脑动静脉畸形的诊断治疗一直以来都是神经外科医生研究的重点，随着医学影像学技术的发展，各种检查方法的进一步完善，有效地提高了 CAVM 诊断的准确性。在治疗方面，内科治疗开始受到越来越多的重视，对于那些手术风险高而且未破裂出血的 CAVM 是否需积极手术治疗仍有待我们进一步研究。在根治方法上，分级较低的 CAVM 仍然以显微外科手术和血管内栓塞治疗为主要手段，而综合治疗结合了各种治疗方案的优点，在大型、复杂的 CAVM 上有着明显的优势，是目前发展的趋势。另外，对于 CAVM 患者，根据每个患者的具体情况制订出最适合患者的个体化治疗方案，是神经外科应该努力的方向。

二、隐匿性血管畸形

颅内隐匿性血管畸形（AOVM）是指脑血管造影检查不显影，经组织病理学或手术证实的颅内血管畸形。一般认为，其病理类型包括海绵状血管瘤、毛细血管扩张症、小型脑动静脉畸形、静脉性血管畸形等，是常见的自发性颅内出血的重要原因。

（一）海绵状血管瘤

1. 概述

海绵状血管瘤（CA）最早于1854年由Luschka描述。Russell和Rubinstain根据病变组织由海绵状血管腔隙组成，将其命名为CA。其实该病并非真正的肿瘤，而是一种缺乏动脉成分的血管畸形。CA曾被认为是一种少见的脑血管畸形，只有在手术或尸检时才能明确诊断。随着医学影像学的发展，特别是MRI上CA特异性的影像学表现，该病的报道日渐增多。临床发病率仅次于CAVM，一般人群发病率为0.4%～0.9%，占脑血管畸形的8%～15%，其中脑干CA占9%～35%，脑室内CA占2.5%～10.8%，脑外型CA占0.4%～2%。CA好发于30～50岁，男女发病率无明显差异。妊娠期及儿童期出血率较高，经自然病史研究发现，症状型患者年出血率为1.6%～6.5%。脑内型CA常见于大脑半球皮层、皮层下、脑干以及侧脑室等部位。脑外型常见于颅中窝、鞍旁等部位。单发病灶患者多于多发病灶患者，多发病灶患者约占25%。

CA病因不清楚，可能与遗传、性激素、血管内皮生长因子和细胞凋亡等有关。目前存在两种学说。①先天性学说，CA是一种常染色体不完全显性遗传疾病，迄今已发现55%的CA有明显家族遗传史，散发病例也可能存在同样的遗传机制。目前认为，与CA发病有关的基因主要有 CA1、CA2 和 CA3，可能的突变基因定位于 7q11.2－q21 者称为 CA1，定位于 7p13－15 区者称为 CA2，而定位于 3q25.2－27区者称为 CA3。40%的家系致病基因位于 CA1，20%位于 CA2，40%位于 CA3。CA1～CA3 均有家族遗传倾向。研究显示家族性和（或）多发CA多见于西班牙裔。②后天性学说，认为常规放疗、病毒感染、外伤、手术、出血后血管性反应均可诱发。Zabramski等追踪6个家族21人，随访2.2年发现17个新生CA病灶，每个患者每年出现0.4个新生病灶。

CA病理表现包括：病变为黯红色圆形或分叶状血管团，没有包膜但边界清楚，呈桑葚状，其内为蜂窝状的薄壁血管腔隙，切面如海绵状。缺乏明显的供血动脉和引流静脉，可见大量的小血管进入病变内，内部或周围常有小的出血灶，周围脑组织常有黄染的胶质增生。镜检见丛状、薄壁的血管窦样结构，其间有神经纤维分隔，窦间没有正常的脑组织，窦壁缺乏弹力层和肌肉组织，没有明显的供血动脉和引流静脉。另外大多数CA都有复合型的病理改变，如纤维瘢痕形成，新近或陈旧性出血，相邻脑组织可见胶质增生，窦腔内血栓形成、机化及钙化、窦壁玻璃样变性以及囊变等。目前认为出血、血栓形成伴有机化和再通是CA增大的原因。

2. 临床表现

CA可以无症状，大多表现为癫痫发作、出血和局灶性神经功能缺失。

（1）无症状：患者无任何临床症状或仅有轻微头痛，占总数的11%～44%，部分患者也可以发展为有症状者，Robinson等报道40%CA患者在6个月～2年内发展为有症状患者。

（2）癫痫：大多数脑内CA位于幕上脑实质内，癫痫发作是其最常见症状，占40%～100%，表现为各种形式的癫痫，病灶位于颞叶、伴钙化或严重血黄素沉积者发生率较高。CA对邻近脑组织压迫造成缺血，继发于血液漏出等营养障碍，病灶周边脑组织含铁血黄素沉着以及胶质增生或钙化成为致痫灶。

（3）出血：CA患者每人年出血率为0.25%～3.1%。几乎所有的患者均有亚临床微出血，但有临床症状的出血者较少，为8%～37%。首次明显出血后再出血率增高。大脑半球深部CA更易出血，与CAVM出血不同，CA的出血一般发生在病灶周围脑组织内，较少进入蛛网膜下隙或脑室，出血后预后较CAVM好。女性患者，尤其是妊娠妇女、儿童及既往出血者出血率较高，反复出血者可引起病灶增大并加重局部神经功能缺失。

（4）急性及进行性局部神经功能缺失：常继发于病灶出血，症状取决于病灶部位与体积，占15.4%～46.6%。

3. 辅助检查

（1）CT检查：脑内型CA表现为界限清楚的圆形或卵圆形的等密度或稍高密度影，常并发斑点状钙化。病灶周围无水肿及占位效应，急性出血可表现为较均匀的高密度，增强后，病灶无或轻度强化。

（2）MRI检查：MRI上典型表现为"爆米花"样高低混杂信号，病灶周见低信号环环绕。瘤巢内反复慢性出血和新鲜血栓内含有稀释、游离的正铁血红蛋白，使其在所有的序列中均呈高信号。陈旧性血栓及反应性胶质增生呈长 T_1、长 T_2 信号。病灶内胶质间隔和沉积的含铁血黄素表现为网格状的长 T_1、短 T_2 信号。病灶内钙化在 T_1WI 和 T_2WI 上均为低信号。病灶周边可见含铁血黄素沉积呈环状低信号，T_2WI 最明显。增强扫描可见瘤体轻度强化或不强化。磁共振磁敏感加权成像（SWI）与常规 MRI 相比，对 CA 内出血的检测更为敏感，尤其是早期和微量出血。

（3）PET检查：CA表现为正常或低放射性核素摄入，有别于高摄入的肿瘤。

4. 诊断与鉴别诊断

对于初次癫痫发作、颅内自发出血，或有局灶性神经功能障碍的患者应该考虑脑CA。脑内型主要与高血压脑出血、脑内肿瘤出血相鉴别，脑外型须与脑膜瘤、神经鞘瘤、垂体瘤等相鉴别。

5. 治疗

（1）保守治疗：无症状或仅有轻微头痛的CA，可保守治疗，定期随访。建议早期6个月复查1次，病变稳定以后则每年复查1次。

（2）手术治疗。

1）适应证：有癫痫表现的患者应该积极考虑手术。反复出血、位置表浅、进行性神经功能障碍的脑干CA也可以手术治疗。儿童患者致癫痫的发生率显著高于成人，早期手术可以防止癫痫对儿童智力的长期损害以及消除癫痫对认知与精神行为的影响。

2）手术方法：对CA伴癫痫者，手术时应同时切除病灶和周边不正常的脑组织。术前对致痫灶评估和术中皮质脑电图监测有利于致痫灶的定位和切除。术中不仅要切除病灶，同时应该将病灶周围的致痫组织全部切除。脑干CA手术时，入路应以最近为原则，同时要利于暴露和操作，术中应仔细辨认解剖标志、血管走行路径、脑干形态和颜色，并结合影像学资料对病灶区进行定位。脑外型CA多位于颅中窝海绵窦区，手术相当困难，术中见肿瘤呈紫红色，边界清晰，被膜光滑与颅中窝底硬膜相延续，瘤内实质成分少，出血凶猛，常因术中大出血被迫终止手术，手术并发症和病死率较高。

（3）放疗：立体定向放疗对CA的疗效不肯定，不能有效阻止海绵状血管瘤增长和再出血。伽马刀治疗效果欠佳，仅对位于重要功能区或手术残留的病灶才辅助放疗。脑海绵状血管瘤无明显血供，不适合于血管内介入治疗。

CA属良性病变，经正确的诊断及治疗，预后良好。

（二）毛细血管扩张症

1. 概述

颅内毛细血管扩张症（ICT）是一种罕见的小型脑血管畸形，又名脑毛细血管瘤，与脑动静脉畸形（CAVM）、脑静脉性血管畸形和脑海绵状血管瘤一起构成脑血管畸形的4种基本类型。ICT常发生在颅后窝，大脑半球也可见到。患者极少发生破裂出血，一般无症状且影像学表现不明显，诊断较困难。该病病因不明，可能是毛细血管发育异常所致。ICT发病率不详，通常在尸检中意外发现，尸检中的检出率被引用得最多的是0.04%～0.1%和0.1%～0.15%两种。该病无性别差异，尸检中患者年龄多为40～80岁。ICT通常为单发占78%，多发者占22%，多见于遗传性出血性毛细血管扩张症。病灶通常直径小于3 cm，表现为正常脑实质中小型、红色、斑块状、边界不清的病灶，有时呈瘢痕状，没有粗大或异常的供血动脉。镜下可见由许多细小扩张的薄壁毛细血管构成，只有一层内膜细胞，没有弹力纤维，缺乏肌层及纤维组织，管腔内充满红细胞，到处可见到小静脉杂于其间，间质内常杂有神经组织，内含变性的神经元、神经胶质及髓鞘纤维，这是 ICT 与海绵状血管瘤的根本区别，其周围少有胶质细胞增生及含铁血黄素沉积现象。

2. 临床表现及检查

通常无症状，可因并发其他脑血管病而被意外发现。有症状者的 ICT 极罕见，若不行病理检查无法确诊。虽然症状性 ICT 多数表现为出血，但在各种类型的脑血管畸形中，ICT 是出血率最低、侵袭性最小的一种。

（1）CT：平扫一般没有异常发现，有时可见颅内出血，增强后可呈不同程度的强化。

（2）MRI：MRI SE 序列上，ICT 于 T_1WI、T_2WI 常表现为等信号或稍低信号，T_2WI 可以表现为稍高信号，无占位效应及出血，增强后 T_1WI 表现为轻度强化。磁共振磁敏感加权成像（SWI）利用组织间磁敏感性的差异产生图像对比，ICT 在 SWI 上磁敏感性增强，有特征性表现，SWI 对其检出优于常规 MRI。

（3）DSA：大多数无阳性发现，也可有以下表现。①出现丛状小血管。②出现消失延迟的毛细血管。③出现伸展扭曲的小动脉。④出现早期充盈的扩张静脉或水母头状的髓质静脉等。

ICT 与 CAVM 和静脉性血管畸形的鉴别较为简单。CAVM 在 DSA 上可见供血动脉、引流静脉和畸形血管团，CT 和 MRI 上也可见畸形血管。静脉性血管畸形在 DSA 静脉期呈现"水母头"征，而动脉期和毛细血管期正常，典型者在 MRI 和 MRA 上即可确诊。ICT 与海绵状血管瘤在 DSA 上均无异常，但后者在 MRI 上有特异性改变。

3. 治疗

ICT 大多数无症状，不需要治疗。有症状者可给予对症治疗，若出现破裂出血则根据血肿大小及部位采用保守或手术治疗。此病预后良好，个别脑干 ICT 出血者预后较差。

（三）脑三叉神经血管瘤病

1. 概述

脑三叉神经血管瘤病又称斯德奇-韦伯综合征（SWS）或脑面血管瘤病，是一种罕见的以颜面部和颅内血管瘤病为主要特征的神经皮肤综合征，属脑血管畸形的一种特殊类型，也是错构瘤病的一种。

确切病因不清，一般认为由胚胎的 4~8 周时原始血管发育异常所致。SWS 多为散发，近年来仅在少数病例中发现有 3 倍体染色体，故 SWS 同其他错构瘤病不同，为先天性疾病而非遗传性疾病。

SWS 无明显的性别差异，白种人发病率高于黑种人，黄种人发病率目前尚不清楚。

病理改变为一侧面部、软脑膜和脉络丛的血管瘤。面部血管瘤为毛细血管扩张或毛细血管瘤，类似于胚胎期毛细血管，缺乏弹力层与平滑肌，常位于一侧三叉神经的分布区。患侧半球可见萎缩、变硬，软脑膜局限性增厚，血管异常增生、充血。常见于顶叶与枕叶。镜下见软脑膜毛细血管-静脉性畸形，由薄壁小静脉及毛细血管组成，部分血管透明变性、闭塞，周围神经纤维及神经元减少与变性，胶质增生钙化。钙化呈松散状或团块状，部分可见于皮质血管内或血管周围间隙。进行性钙化、继发性脑实质变性和胶质增生可能是导致智能进行性衰退的原因。SWS 常累及同侧眼球脉络膜与视网膜，呈蜂窝状，致先天性青光眼。

2. 临床表现

患者多于 10 岁前发病，表现为癫痫、智力障碍及偏瘫，占 89%。主要临床特征为一侧颜面的焰色痣（NF），肢体抽搐，对侧偏盲，偏瘫，智能减退，同侧青光眼。面部血管瘤多呈葡萄酒色或灰红色，边缘清楚，扁平或轻度隆起，手指压可退色，常位于一侧三叉神经的分布区。肢体抽搐多为对侧肢体局限性运动性发作，其次为全身大发作，与脑部病变的部位有关。偏瘫多晚于癫痫，癫痫出现越早，偏瘫发生率越高。癫痫与面部 NF 的相关性较低，与智能和肢体功能障碍有关。约半数患者有不同程度的智力障碍，可能与软脑膜血管瘤附近皮质慢性缺氧、频繁癫痫和反复静脉阻塞有关。当病灶累及枕叶和视辐射时，常发生对侧偏盲。先天性青光眼常在同侧，发生机制可能为小梁发育异常和巩膜静脉高压，与面部 NF 相关，上睑部 NF 患者多发生严重的青光眼。眼底检查可见脉络膜血管瘤、视网膜变性、视网膜剥离和萎缩，可致患者视野缺损或视力下降。

3. 辅助检查

（1）头颅 X 平片：脑组织钙化，呈散在状、线状或脑回状，多见于枕叶，患者年龄越大，钙化越明显。其他部分患者可见局部颅骨增厚。

（2）头颅 CT 及 MRI：局部脑萎缩引起脑沟脑回增宽，蛛网膜下隙扩大。皮质下可见迂曲的脑回状钙化，多见于顶枕叶。患侧颅骨代偿性增厚。增强后可见局部脑萎缩的皮质脑回样强化，是最特征的表现。MRA 示皮质静脉数量减少，深静脉增多增粗。

（3）脑血管造影：顶枕叶毛细血管在毛细血管期和静脉期呈弥漫性均匀性密度增高，皮质静脉减少，深部髓静脉扩张增多，皮质血流主要由扩张的深髓静脉经室管膜静脉系统进入深静脉系统。

（4）脑电图：患侧半球皮质电活动减少，出现痫样放电与局限性慢波。

（5）SPECT：患侧半球局限性灌注下降。

（6）PET：患侧半球脑代谢率下降，氧利用率增高。

4. 诊断

典型患者根据临床表现即可诊断；非典型者（如缺乏面部 NF）以及早期患者需辅以影像学检查。目前头颅 CT 和 MRI 是诊断该病最有效的临床手段，文献报道 SWS 典型的影像表现包括：①颅内影像特点的脑回样钙化，假性加速化的髓鞘化，脉络丛增大，以及其他静脉异常改变，缺血及脑萎缩；②颅板增厚；③眼球改变为眼球增大或缩小，为眼积水及牛眼、脉络膜血管瘤、巩膜毛细血管扩张等所致。

5. 治疗

目前该病尚无根治性方法，主要采取对症治疗，防止病变发展及产生继发性损害。控制癫痫以药物为主，难治性癫痫用手术方法将钙化、强化区域脑叶切除，术后癫痫发作次数可能减少。关于手术时机尚有争议，有学者主张早期手术以防止正常脑组织发生不可逆损害，并能改善学习状况，防止智力进一步衰退，而晚期手术仅能防止癫痫发作，对已形成的智力障碍无效。静脉血栓形成可能是 SWS 进行性神经损害的主要原因之一，目前主张口服阿司匹林（60～325 mg/d）以预防静脉血栓的形成，有研究显示小剂量阿司匹林能减少 SWS 患者卒中样发作的频率。面颈部浅表血管畸形或血管瘤多采用激光治疗。对伴青光眼者，予药物降眼压或行抗青光眼手术，多数眼压可被控制，也有报道非穿透性深层巩膜切除术对控制 SWS 相关的青光眼短期效果较好。

三、静脉性血管畸形

（一）概述

脑静脉性血管畸形，又名发育性静脉异常（DVA）或静脉血管瘤，是由放射状排列异常的髓静脉汇入中央扩张的静脉干导致，周围是正常的神经组织。随着 MRI 的应用和影像学技术的发展，现已是常见的脑血管畸形之一。尸检报告该病的发生率占脑血管畸形的 2.5%～2.6%，国内报道 DVA 占各类脑血管畸形的 1.7%～3.3%。常常单发，可在任何年龄段发病，多发年龄段为 30～40 岁，男性稍多于女性，约 65% 发生于幕上，最常见于额叶（40%），特别是在靠近侧脑室额角处。约 35% 发生于幕下，常位于靠近第四脑室小脑半球内。

DVA 病因尚不清楚，多认为在脑的胚胎发育过程中，当动脉系统发育即将完成时，由于宫内意外因素，造成正常静脉通路阻塞，致胚胎髓静脉代偿扩张，扩张的深髓静脉被大的穿支静脉引流至邻近表浅静脉窦和（或）室管膜下静脉而形成。另外后天因素有肿瘤压迫、血栓形成，动静脉分流引起的静脉压升高，造成静脉回流受阻，导致髓质静脉代偿性扩张，甚至形成畸形血管团。有些病例研究显示，其发生与人类第 9 对染色体短臂的基因突变相关，遵循常染色体显性遗传规律。

DVA 病理所见为：异常静脉管壁由覆盖扁平上皮的纤维结缔组织构成，无内弹力板，肌纤维及弹力纤维丧失，管壁可增厚、透明变性。镜下见畸形静脉成分，其间有正常脑组织相隔。组织学上，DVA 的组成是单个或多个扩张的髓质静脉，汇集到一支中心静脉，穿越大脑半球或小脑半球引流入浅静脉或深静脉后进入相邻的静脉窦，无明显供血动脉及直接的动-静脉引流短路。

（二）临床表现

大多数 DVA 患者临床上很少出现症状，经常为偶然发现的颅内病灶。DVA 的症状与其部位有关，癫痫发作是最常见的临床症状，其次为局部神经功能障碍。幕上病变患者多存在慢性头痛、癫痫及局部神经功能受损等表现；幕下病变表现为步态不稳或颅后窝占位症状，小脑病灶更易出血。

（三）辅助检查

1. CT

平扫可以显示正常，约半数发现异常，常见圆形高密度影，为扩张的静脉网，也可见高密度的含铁血黄素沉着或钙化，增强扫描可见圆形、线形增强血管影。CTV 特征性表现为静脉中晚期出现伞状或树枝样深部髓静脉汇集到单根粗大的引流静脉，然后汇入表浅皮层静脉或硬膜窦。

2. MRI

MRI 表现为引流静脉在 T_1WI 呈低信号，T_2WI 也呈低信号，部分引流静脉在 T_2WI 呈高信号或显示不清，与血管管腔较细、流速较慢或空间伪影有关。髓静脉网在 T_1WI 呈等或低信号，T_2WI 呈等或高信号，与血流较慢有关，且发现率明显较引流静脉低。SWI 对 DVA 非常敏感，对其血管细节显示较好，在无须使用造影剂的情况下，借助 SWI 的静脉血管的磁敏感效应，能直观地观察到引流静脉的形态特征、引流去向，清晰显示 DVA 的"水母头"样改变及更多更细小的髓静脉血管。

3. DSA

DSA 是诊断 DVA 的最佳影像学方法，典型表现是在静脉期出现许多细小扩张的髓静脉呈放射状汇入一条或多条粗大的导静脉，表现为"水母头"征或"海蛇头状""车辐状"改变。

与 DVA 并存的血管性病变并不少见，常见的是海绵状血管畸形、毛细血管扩张症等。DVA 患者中 13%～40% 的并发海绵状血管畸形。这些患者的脑出血发生率明显高于单纯海绵状血管畸形患者。有学者认为，DVA、海绵状血管畸形、毛细血管扩张症本质上属于同类疾病。

（四）治疗

早期认为 DVA 有较高的出血率，需手术治疗。近年来的文献报道认为与其他脑血管畸形相比，DVA 属良性病变，主张保守治疗。许多学者发现，DVA 的引流静脉同时是正常脑组织的引流静脉，切除后会致静脉引流突然中断，出现脑充血和脑水肿，尤其在颅后窝中线部的风险更大。目前多数学者反对手术治疗，尤其是对无症状、无出血、症状轻或功能区的 DVA 更是如此。对有癫痫或头痛者给予抗癫痫药或止痛药，对反复出血或形成较大血肿者可考虑手术。

四、硬脑膜动静脉瘘

（一）概述

硬脑膜动静脉瘘（DAVF）是指动静脉交通在硬脑膜及其附属物大脑镰和小脑幕的一类血管性疾病，也称为硬脑膜动静脉畸形（DAVM）。

发病机制尚不清楚，先天性学说认为，硬脑膜存在极其丰富的血管网，存在 50～90 μm 直径的正常"动静脉交通"的特殊结构，以静脉窦附近为最多，在胚胎发育过程中，如血管发育不良，极易导致 DAVF 发生。获得性学说则认为，生理情况下，硬膜上存在动静脉的细小分流或潜在连接，当颅脑外伤、头部手术、炎症及体内雌激素水平的改变等引起静脉窦闭塞时，静脉压逐渐升高，并逆向传递，使硬膜上原来存在的动静脉间细小分支扩张，进一步失去自动调节功能，直至形成 DAVF。

DAVF 占颅内血管畸形的 10%～15%，总体出血率为 12.7%～42.0%，年发生率为 1.8%，出血病例病死率为 20%～35%，好发年龄为 40～60 岁。

DAVF 多以瘘口部位和引流静脉分类，根据瘘口所在位置分为横窦、乙状窦、海绵窦等多种类型，也可按照病变所属区域进行划分，如硬膜窦区、海绵窦区、天幕区、颅底区等。该分类由于对临床诊治的指导作用较为局限，目前已逐渐被引流静脉分型所替代。

根据引流静脉进行分类，以 Djindjian 分型与 Cognard 分型最佳。Djindjian 分型：I 型，血液引流到通畅的静脉窦，症状以颅内杂音为主，很少引起颅内压增高及神经系统症状；Ⅱ型，血液引流到静脉窦并反流到皮层静脉，以慢性颅内压增高为主；Ⅲ型，血液直接引流到皮层静脉，使其扩张，甚至呈动脉瘤样变，以蛛网膜下隙出血（SAH）为主要症状；Ⅳ型，血液引流入静脉湖，占位效应显著，颅内压明显增高，出血率高，常有神经功能障碍。Cognard分型是对Djindjian分型的改良，其Ⅰ、Ⅱ型症状较轻或无明显症状；Ⅲ型由于有皮层静脉引流，出血率达40%；Ⅳ型有皮层引流伴静脉瘤样扩张，出血率更高，达65%；Ⅴ型，血液引流入脊髓的髓周静脉，50%出现进行性脊髓病变。

（二）临床表现

DAVF各病例之间临床差异很大，患者可能无症状或有较轻的临床症状，也可能有急进性神经系统症状。研究表明DAVF的静脉引流方式决定临床风险和自然史，根据静脉引流方式的不同可分为4类。①自皮层向静脉窦引流，称为顺流，症状主要由动静脉短路引起，可表现为搏动性耳鸣及颅内血管杂音，海绵窦区DAVF可表现为突眼、球结膜充血水肿。②静脉高压，血流自静脉窦逆流至皮层，称为逆流，症状由扩张、迂曲、薄壁的静脉引起，可发生颅内出血、头痛、神经功能障碍。③直接引流到蛛网膜下隙或皮层静脉，使这些静脉呈瘤样扩张，是蛛网膜下隙出血的主要原因。④硬脑膜动静脉瘘伴有硬脑膜或硬脑膜下静脉湖，血流直接引流到静脉湖中，该型病情严重，常出现占位效应。

从发生率来看，主要症状为搏动性颅内血管杂音，占67%，杂音可在病变局部或遍及整个头部，瘘口部位杂音最响，并向周围传导，音调高低取决于动静脉短路情况。半数患者可出现头部钝痛或偏头痛，也可呈搏动性剧痛，活动、体位变化或血压升高时症状加重。其原因为：静脉高压导致的颅内压增高；扩张脑膜动静脉对脑膜的刺激；小量颅内出血等。轻偏瘫和呕吐发生率也达50%，原因为颅内压增高和巨大静脉湖占位效应。颅内出血占20%，多因粗大迂曲的引流静脉破裂所致，与瘘本身无关。出血后，表现为相应的占位效应，重者出现昏迷，甚至死亡。癫痫发作与耳鸣各占15%，多因正常脑静脉回流受阻，局部充血、水肿所致。其他还包括视力减退、眼部症状、步态障碍、眩晕、脑积水及心功能不全等，发生率多在10%以下。

（三）辅助检查

1. CT

主要表现有骨质异常、硬膜窦异常扩大及脑血管的异常，如颅骨内板血管压迹明显、大静脉窦的异常扩张。病情发展严重时甚至可见广泛的脑皮层静脉迂曲扩张，呈蚯蚓状。

2. 磁共振成像（MRI）

可以提供患者蛛网膜下隙及脑实质的情况，能较清楚地显示瘘口、增粗的供血动脉、迂曲扩张的引流静脉及静脉窦的情况，MRI显示瘘口紧邻硬膜窦，并有"流空"现象，可提示本病。

3. DSA

选择性脑血管造影是目前确诊和研究本病的可靠手段，可以了解供血动脉、瘘的位置和引流静脉和静脉窦。其方法为：①选择性颈内动脉和椎动脉造影，除外脑动静脉畸形，并了解这些动脉的脑膜支参与供血的情况；②颈外动脉超选择造影，显示脑膜的供血动脉及动静脉瘘的情况，寻找最佳的治疗方法和途径；③了解引流静脉及方向、瘘口位置和脑血流紊乱情况，有助于解释临床症状和判断预后。

（四）治疗

最近几年，对DAVF的治疗方法主要包括介入神经放疗、外科手术和立体定向放疗等。治疗原则是闭塞硬脑膜静脉窦壁上的瘘口。各治疗中心所采取的治疗策略和具体方法各有不同，但疗效已明显提高，文献报道的治愈率为66%~89%。

血管内栓塞治疗逐渐成为治疗DAVF的发展趋势。主要包括经动脉栓塞、经静脉栓塞和联合栓塞。早期选用的栓塞材料主要是颗粒和弹簧圈，但弹簧圈和颗粒栓塞常只能闭塞供血动脉主干，不能闭塞瘘口，由于硬脑膜动脉吻合丰富，所以常只能缓解症状而不能治愈且易复发，目前已基本放弃这两种栓塞材料。NBCA粘管严重、弥散性差，临床应用栓塞DAVF治愈率低。Onyx具有不易黏管、弥散性好、注射易控制等优点，使用可较为容易通过动脉将引流静脉栓塞，从而达到治愈的目的。经静脉途径栓塞是治疗 DAVF 的主要方法，最安全、有效。术中采取的静脉途径包括固有的静脉窦、皮质引流静脉、未显影的静脉窦及通过手术暴露静脉或静脉窦直接穿刺。栓塞材料主要是可控或游离的纤毛弹簧圈或普通弹簧圈，也可使用液体栓塞剂。

手术治疗应将病变全部切除，关键是闭塞硬脑膜与软脑膜之间的异常沟通。由于瘘口所在位置特别是脑深部结构如小脑幕缘、环窦等处的瘘口完全切除是不可能的，并具有较高的手术危险。外科治疗主要采取窦孤立、窦切除等方法，适用于上矢状窦和侧窦区。对小脑幕区、枕骨大孔区和大脑凸面的，由于常经皮质静脉引流，可通过外科手术切断引流静脉而治愈。

立体定向放疗诊疗 DAVF 的文献较少，报道的治疗效果较理想，但尚不能作为主要的治疗方法。

（杨幸达）

第六章

颅内肿瘤

第一节　概述

颅内肿瘤的临床表现主要包括颅内压增高和局部症状及体征。90%以上的颅内肿瘤患者存在颅内压增高症状，且症状常呈慢性、进行性加重；若肿瘤存在囊性变或瘤内出血，则可出现急性颅内压增高，甚至出现脑疝，直接导致患者死亡。局部症状及体征为肿瘤对周围脑组织的压迫、破坏所致，临床表现取决于肿瘤的生长部位。

一、颅内压增高症状和体征

颅内肿瘤的临床表现主要为头痛、呕吐，以及视神经盘水肿。头痛是因颅内压增高刺激、牵扯脑膜血管及神经所致，多位于前额及颞部，颅后窝肿瘤可致枕颈部疼痛并向眼眶放射。疼痛性质常为持续性，并呈阵发性加剧，晨醒、排便、咳嗽时加重，呕吐后可缓解。呕吐是因迷走神经中枢及神经受激惹引起，常伴随头痛发生，呕吐多为喷射性。颅内压增高导致视神经受压，眼底静脉回流受阻，从而引起视神经盘水肿，是颅内压增高的客观征象，严重时可有眼底出血。颅内压增高晚期，患者视力减退，视野向心性缩减，甚至失明，常双侧都受影响。部分患者，特别是幼儿，可无视神经盘水肿。

除上述主要表现，患者还可出现头晕、复视、黑蒙、猝倒、意识模糊、精神淡漠等症状。中重度急性颅内压增高常引起生命体征改变，呼吸、脉搏减慢，血压升高，即库欣综合征。

二、局部症状与体征

局部症状与体征为肿瘤压迫或破坏周围脑组织所致，临床表现主要取决于肿瘤生长部位。包括两种类型：一种为刺激性症状，如疼痛、癫痫、肌肉抽搐等；另一种是正常神经组织受挤压或破坏导致的功能丧失，如偏瘫、失语、感觉障碍等麻痹性症状。因首发症状或体征提示最先受肿瘤压迫、损害的脑组织部位，故最早出现的局部症状具有定位意义。不同部位脑肿瘤具有不同的局部特异性症状及体征，以下对常见部位进行描述。

（一）大脑半球肿瘤

大脑半球功能区附近的肿瘤早期可有局部刺激症状，如癫痫、幻听、幻视等；晚期则出现破坏性症状，如肌力减弱、感觉减退、视野缺损等。常见临床症状如下。

1. 精神症状

最常见于额叶肿瘤，尤其是肿瘤侵犯双侧额叶时症状最为明显。表现为人格改变及记忆力减退，反应迟钝，生活懒散，丧失判断力，性情改变等。

2. 癫痫发作

可为全身性大发作，也可为局限性发作，而局限性发作对肿瘤的诊断具有重要意义。癫痫发作前可有先兆症状，如颞叶肿瘤癫痫发作前常有眩晕、幻嗅；顶叶肿瘤癫痫发作前可有感觉异常，如肢体麻木等。癫痫发作最常见于额叶肿瘤，其次是颞叶肿瘤和顶叶肿瘤，枕叶肿瘤最少见。

3. 锥体束损害症状

最早常发现一侧腹壁反射减弱或消失，其后同侧腱反射亢进、肌张力增加、病理征阳性。症状因肿瘤大小及对运动区损害程度的不同而各异。

4. 感觉障碍

常见于顶叶肿瘤，痛、温觉障碍常不明显，多位于肢体远端，且多轻微。皮质感觉障碍则表现为两点辨别觉、实体觉、对侧肢体位置觉障碍等。

5. 失语症

常见于优势大脑半球肿瘤，分运动性、感觉性、混合性及命名性失语。运动性失语是指优势半球额下回受侵犯，患者具有理解语言的能力，而语言表达能力丧失。感觉性失语是指优势半球颞上回后部受侵犯时，患者有语言表达能力，但不能理解语言。

6. 视野缺损

常见于枕叶及颞叶深部肿瘤，因肿瘤累及视辐射神经纤维所致。早期呈同向性象限视野缺损，而后视野缺损的范围随肿瘤体积的增大而增大，最后可形成同向偏盲。

（二）鞍区肿瘤

鞍区肿瘤患者颅内压增高症状较少见，因患者初期即可出现视力、视野改变及内分泌功能紊乱，从而及早就医。

1. 视力减退及视野缺损

常为鞍区肿瘤患者就诊的主要原因，因肿瘤向鞍上发展压迫视交叉所致，眼底检查可见原发性视神经萎缩。视力减退常由一只眼开始，另一只眼视力也逐渐减退，呈进行性发展，可致双眼相继失明。典型的视野缺损表现为双颞侧偏盲，若肿瘤向前发展压迫一侧视神经，可出现一侧失明，而另一侧颞侧偏盲或正常；若肿瘤向后发展压迫视束，表现为同向偏盲。

2. 内分泌功能紊乱

泌乳素水平过高，女性出现闭经、泌乳、不孕等；男性出现阳痿、性功能减退。生长激素水平过高，于儿童可致巨人症，于成人可致肢端肥大症。促肾上腺皮质激素水平过高，可致库欣综合征。

（三）松果体区肿瘤

肿瘤位于松果体区者，颅内压增高常为首发表现，甚至为唯一临床症状和体征，主要因肿瘤位于中脑导水管开口附近，极易导致脑脊液循环梗阻。肿瘤继续向周围生长，从而压迫四叠体、中脑、小脑、下丘脑等，引起以下相应的局部症状。

1. 四叠体受压迫症状

主要表现为上视障碍、瞳孔对光反射和调节反射障碍。此外，还可出现眼睑下垂、滑车神经不完全麻痹等。

2. 中脑受压迫症状

若肿瘤累及脑干基底部皮质脊髓束，则可见肢体不完全麻痹、双侧锥体束征。若肿瘤累及中脑网状结构，则可影响患者的意识状态。

3. 小脑受压迫症状

若肿瘤压迫小脑上蚓部或通过中脑的皮质脑桥束，则表现为持物不稳、步态蹒跚、眼球水平震颤等。

4. 下丘脑损害表现

嗜睡、肥胖、尿崩症、发育停止等，男性还可见性早熟。

（四）颅后窝肿瘤

肿瘤累及小脑半球、小脑蚓部、脑干及桥小脑角4个部位，出现以下4组不同的临床表现。

1. 小脑半球受累

主要表现为患侧肢体共济失调。此外，还可出现患侧肌张力减退或消失、腱反射迟钝、膝反射钟摆样等临床表现。

2. 小脑蚓部受累

主要表现为躯干和下肢远端共济失调，患者步态不稳或不能行走，龙贝格征阳性。

3. 脑干受累

交叉性麻痹为其特征性表现。中脑受累多表现为患侧动眼神经麻痹；脑桥受累可表现为患侧眼球外展肌、面肌麻痹，同侧面部感觉、听觉障碍；延髓受累可出现患侧舌肌、咽喉麻痹，舌后1/3味觉消失等。

4. 桥小脑角受累

常见患侧中后组脑神经症状及小脑症状。中后组脑神经症状，如患侧耳鸣、进行性听力减退、颜面麻木、面肌麻痹或抽搐、眩晕、声音嘶哑、饮水呛咳等。小脑症状，如患侧共济失调、眼球水平震颤等。

三、治疗

（一）降低颅内压

在治疗颅内肿瘤的过程中，降低颅内压处于非常重要的地位。降低颅内压最直接、最根本的方法是切除颅内肿瘤，但部分肿瘤无法手术或不能全切，需要行放疗或化疗。临床常用降低颅内压的方法有脱水治疗、脑脊液引流、综合治疗等。

1. 脱水治疗

脱水药物分利尿性和渗透性两类。前者通过将水分排出体外，使血液浓缩，从而增加其吸收组织间隙水分的能力；后者则通过升高血液渗透压，使水分从脑组织向血管内转移。

2. 脑脊液引流

主要包括侧脑室穿刺和脑脊液持续外引流两种。侧脑室穿刺主要用于急救和迅速降低因脑室扩大引起的颅内压增高，穿刺点常为右侧脑室额角，排放脑脊液不可过快，防止因颅内压骤降导致的脑室塌陷或颅内出血。脑脊液持续外引流主要用于缓解术前、术后的颅内压增高症状，或用于监测颅内压变化情况。

3. 综合治疗

综合治疗措施包括低温冬眠或亚低温治疗、激素治疗、限制水钠输入、保持呼吸道畅通、保持合理体位等。

（二）手术治疗

手术是治疗颅内肿瘤最直接也是最有效的方法，临床常见手术方法如下。

1. 切除手术

切除手术的原则是在保留正常脑组织的基础上，最大限度地切除肿瘤。按切除肿瘤的程度分为全切（完全切除）、次全切（切除90%以上）、大部切除（切除60%以上）、部分切除，以及活检。

2. 内减压手术

若肿瘤不能达到全切，可切除肿瘤周围的非功能区脑组织，获取足够空间，达到降颅压、延长患者寿命的目的。

3. 外减压手术

常用于不能切除、仅行活检及脑深部肿瘤放疗前，通过去除颅骨骨瓣，敞开硬脑膜以降低颅内压。常用术式有去大骨瓣减压术、颞肌下减压术、枕肌下减压术等。

4. 脑脊液分流术

常用于解除脑脊液梗阻，常用术式有侧脑室-腹腔分流术、侧脑室-枕大池分流术、终板造瘘术、第三脑室底部造瘘术等。

（三）放疗

位于重要功能区或位置深在而不宜手术的肿瘤，或不能全切的肿瘤术后，或对于放疗较敏感、不能耐受手术或不同意手术的患者，可采用放疗。放疗分内照射法和外照射法两种。内照射法又称间质内放疗，通过将放射性同位素植入肿瘤内，达到放疗目的。外照射法包括普通放疗、等中心直线加速器治疗、伽马刀放疗等。

（四）化疗

临床上常用的化疗药物有卡莫司汀、洛莫司汀、司莫司汀、博来霉素、阿霉素、丙卡巴肼、长春碱、替尼泊苷等。选药原则为：①药物应能通过血-脑屏障，对中枢神经无毒性，并能在血液和脑脊液中长时间维持；②分子量小、脂溶性高的非离子化药物；③颅内转移瘤应参照原发肿瘤选择药物。

（五）基因药物治疗

基因药物治疗颅内肿瘤目前仍处于临床研究阶段。例如，单纯疱疹病毒胸苷激酶基因能使抗病毒药物丙氧鸟苷转化为细胞毒性药物，以逆转录病毒为载体，导入胶质瘤细胞内，特异性杀伤处于分裂期的瘤细胞，并可诱导周围瘤细胞凋亡，且不影响正常或静止的细胞。

四、脑肿瘤影像学检查进展

目前临床诊疗中，医学影像学已成为决定最终医疗行为的重要依据，脑肿瘤常规检查多依靠 X 线片、CT 及 MRI 等。近年来，由传统 CT 及 MRI 衍生出的三维 CT、正电子发射断层显像（PET）、磁共振弥散加权成像（DWI）、磁共振波谱（MRS）、磁共振弥散张量成像（DTI）、扩散张量纤维束成像（DTT）技术等新兴检查手段的出现，为脑肿瘤的临床诊断及治疗提供了重要的参考依据。

（一）三维 CT

CT 可以说是 20 世纪医学研究的重要成果之一，它使临床医学发生了革命性的变化，但由于受到计算机技术发展的限制，成像以二维轴位图像为主。而临床医生对于病灶的认识，也只能由二维 CT 图像进行想象和抽象叠加，难以对病灶及其周围结构勾画出准确的三维立体关系。三维 CT 是指 CT 图像的三维重建，是目前研究的热点，涉及数字图像处理、计算机图形学、医学等相关领域。螺旋 CT（SCT）扫描速度快，可获得无间断的容积数据，一次体积数据采集在短时间内即可完成；同时配合三维 CT 成像软件，对数据进行回顾性处理，从而产生高质量的立体三维图像，对颅内病灶的定位极其精细。

（二）磁共振波谱（MRS）

MRS 是目前唯一能无创伤探测活体组织化学特征的方法，是在磁共振成像的基础上产生的一种新型的功能分析诊断方法，是磁共振成像和磁共振波谱的完美结合，MRI 研究的是人体器官组织大体形态的病理生理改变，而 MRS 研究的是人体细胞代谢的病理生理改变，二者的物理学基础都是核磁共振现象。许多疾病的代谢改变早于病理形态改变，MRS 则对代谢改变的潜在敏感性很高，可提供信息以早期检测病变。在 20 世纪 70 年代，MRS 即被应用于人和动物组织器官的活体组织检测，随着 MRS 的迅速发展，近年来美国食品药品监督管理局（FDA）已认可 MRS 技术，MRS 也从实验室转入临床应用阶段。MRS 对于一些疾病的病理生理变化、早期诊断、疗效及预后的判断都有重要意义。对一般的神经影像学技术而言，MRS 是一项辅助检查技术，通过特定的脑立体像素反映代谢产物的水平，从而提供解剖影像以外的局部生理性数据，在 MRI 检查的同时无需花费过多的时间。MRS 可检测许多代谢产物，并根据代谢产物的含量分析组织代谢的改变。MRS 不但可以将肿瘤与炎症、脱髓鞘病变区分开来，而且可以在肿瘤性疾病的分级、放疗后反应、鉴别复发和假性进展等方面提供有价值的数据。

（三）功能性磁共振成像（fMRI）

fMRI 在观察大脑思维活动时，时间分辨率很高，而空间分辨率也可达到毫米水平。借助于 fMRI，大脑的研究范围可延伸至记忆、注意力、决策、情绪等方面。在某些情况下，fMRI 可识别研究对象所见到的图像或阅读的词语。尽管广义上将 fMRI 分为脑血流测定技术、脑代谢技术、神经纤维示踪技术三类，但目前应用最广泛的是 BOLD 效应的 fMRI，即通常所说的 fMRI。

fMRI 的原理，即 BOLD 效应，是基于局部神经元功能活动对耗氧量和脑血流量影响程度不匹配而导致的局部磁场性反应，如氧合血红蛋白和去氧合血红蛋白。氧合血红蛋白是抗磁性物质，对质子弛豫没有影响；而去氧合血红蛋白是顺磁物质，可产生横向磁化弛豫时间（T_2）缩短效应。故当去氧合血红蛋白含量增加时，T_2 加权信号减低；当神经元兴奋时，电活动引起脑血流量显著增加，同时耗氧量也增加，但增加幅度较低，使局部血液氧含量增加，去氧血红蛋白的含量减少，T_2 加权信号增强。总之，神经元兴奋可引起局部 T_2 加权增强，这就是 T_2 加权像信号能反映局部神经元活动的原理，即 BOLD 效应。

早期的 fMRI 单纯利用神经元活动的血流增强效应，是通过注射顺磁造影剂的方法实现的；随着成像技术的发展，才逐渐形成 BOLD。由于 fMRI 成像技术是无创的，因此应用的范围越来越广。与其他非手术脑功能定位技术，如脑电图、脑磁图、正电子发射断层显像、红外光谱成像相比，fMRI 具有极好的时空分辨率。针对肿瘤切除计划，fMRI 能提供有价值的额外信息。在术前神经功能定位方面，fM-RI 可对血流量的微小变化以及有功能的皮质产生生理活性时的 T_2 加权信号进行定位，与传统 MRI 获得的解剖信息和术中电刺激测绘的数据相结合，能更精确、更完全地切除肿瘤，并可避免损伤邻近脑功能区。

（四）磁源成像（MSI）

MSI 通过测量脑神经电流产生的生物磁场而获得神经元兴奋的信息，并与 MRI 解剖图像叠加进行空间定位。其重要意义在于改变了 CT、MRI、PET、单光子发射计算机断层扫描等时间分辨率和静止图像的现状，使其叠加在 MRI 图像上，如电影一般，在解剖结构中实时地合成活动功能图像，动态观察、确定大脑神经功能活动的起源及传导通路。这种解剖与功能的结合、互补，把脑磁图（MEG）短暂、间隙的准确性与 MRI 解剖学、病理学的特异性相结合，并针对皮质功能组织，提供精确、实时的三维神经功能活动立体定位解剖图像。与 fMRI 相似，MSI 可在术前对外侧裂皮质和语言优势半球进行定位。MEG 可在 MRI 影像上明确标记脑主要功能区，实现无创脑功能成像，同时可与计算机导航系统融合，为术前手术入路的制订和术中选择最佳入路以避免损伤脑功能区提供了可靠依据。

（五）磁共振弥散张量成像（DTI）和扩散张量纤维束成像（DTT）技术

如使用美国 GE – Signa HD 1.5T 超导双梯磁共振机固有 Funtool 4.3 功能软件对采集到的原始数据进行处理，感兴趣区（ROI）设置选取两侧整个大脑区。计算术后区及对侧相应区域白质与灰质的 FA 值，在彩色 FA 图的基础上再重组双侧 CST 3D 白质纤维束图，观察纤维束的结构变化（移位、分布、连续性及破坏等），双侧 CST 的选取尽量做到全面且多方位重建 DTT 图像，显示纤维束与肿瘤的关系和术后纤维束的形态异常改变，为术前诊断及术后评价提供依据。

五、微创手术方式

就手术治疗而言，须根据术前神经肿瘤的部位、大小、大体特征、组织学特征、放化疗敏感性、术前患者神经系统症状严重程度，以及所在医院的医疗条件来决定切除肿瘤的策略。肿瘤全切虽是医患双方共同追求的目标，但若存在诸多因素限制，则应充分衡量患者得失，适当地缩小手术范围，或仅做以组织学诊断为目标的肿瘤活体组织检查手术。随着科技的进步，神经外科进入了微创手术时代，无框架神经导航、术中成像、术中超声定位及脑功能区定位等辅助措施迅速发展。将各种技术有机结合，可以在完全切除肿瘤的同时，使肿瘤以外的正常组织仅受最轻微的创伤。

（一）锁孔技术

1971 年，神经外科医生 Wilson 最早提出锁孔技术，Perneczky 等使其逐步规范和完善。1998 年，Fries 等在锁孔入路解剖学研究的基础上提出了内镜辅助下锁孔技术的手术理念。2000 年，赵继宗提出了类似锁孔的微骨孔手术治疗理念，兰青较全面地开展了眶上、颞下、远外侧枕髁后等经神经导航下锁孔手术入路的解剖与临床研究。2005 年，Reiscb 等报道了 1 125 例眶上锁孔手术经验。锁孔手术是神经外科手术入路微创化研究的产物。神经外科手术，经历了最初的扩大切口使光线射入颅内深部，以确保手术医生及助手能看清颅内深部结构的裸眼手术，到采用眼睛式手术放大镜，再到采用手术显微镜的过程。颅底入路的设计与完善，使以前不能到达的颅中线和颅底的肿瘤得以暴露和切除，而采用锁孔理念为基础的入路从某种程度上改善了颅底手术巨大创伤的状况。

神经内镜的光线从内镜头端发出，看不到物镜上方和后方的区域，而显微镜光线从颅外的一定距离射入，则可看到包括内镜上方、后方的整个手术通道，将手术显微镜与神经内镜巧妙结合，相互补充，故最初开展锁孔手术的医生也多为内镜术者。人们又致力于寻找一种手术技术，其既有内镜微创的优点，又能克服内镜手术不能直接在显微镜下操作的缺点，不但可用于脑室系统及颅内自然间隙，还可用于以往创伤较大的颅底手术，锁孔手术技术被逐步发展和完善起来，成为不依赖神经内镜的独立手术方法。

1. 理念和原则

锁孔手术在我国尚未全面展开，在手术理念及原则方面仍存在争议。锁孔技术的核心是根据患者影像学检查所显示的病变部位、性质和局部解剖学特点，进行精确、个体化设计，从而选择最佳手术入路。锁孔手术是以现代影像和定位技术为依托，吸收显微外科的原则和技术而发展起来的微创神经外科技术，以小骨孔为特色，微创原则贯穿手术全过程，不仅是开颅时微创，进颅后更应遵循微创。理解锁孔的理念是发展和提高该技术的关键。锁孔在神经外科领域具有三重含义。①锁，一把钥匙对应一把锁，对于不同的病变应采用不同的手术入路，即个性化设计手术入路。锁孔技术虽有其常用入路，但不应拘泥于此，应注重每个患者的特殊性。②孔，每个病变和手术入路都有其重要的切入点，即钻孔处。此孔有唯一性，体现在只有在该处钻孔、进颅、暴露病变，直到完成手术，患者所受创伤才最小。③锁孔效应，经锁孔所看到的空间不是与锁孔相同的大小，而是离孔越远视野越大，即门镜放大效应（猫眼效应）。利用颅内解剖结构中已经存在的间隙，通过显微技术开创出一条创伤最小的手术通道，以到达脑深部的靶区，并进行有效的手术操作。

锁孔手术的原则：首先追求的是患者的安全，其次是追求满意的手术效果，再次是基于上述两条追求对患者造成最小手术创伤。锁孔手术的微侵袭性不仅是小骨孔和轻柔操作，还强调对病灶处理的满意程度。若对某一病变无原则地采用锁孔手术而不能充分地处理病变，则被 Perneczky 称为最大的侵袭。不适合做锁孔手术入路的肿瘤，选择骨窗大一些的入路可能获得更好的疗效。锁孔手术微创的原则是兼顾颅内、外，并以颅内为重点。虽然锁孔手术切口的标志是骨孔小于 3 cm，但并非绝对。更重要的是根据患者的具体情况，设计最合适于切除病变的最小骨孔，有可能是大于 3 cm 的。

2. 锁孔手术的适用范围

常用锁孔手术入路分为定型和非定型两类，用于治疗各种脑部深处病变。

定型是指利用颅内已有的几个主要自然间隙，将深部空间扩大后进行手术的锁孔入路。常用入路如下。①眶上锁孔入路，目前采用最多，从前向后可显露前颅底、视交叉前方、垂体柄及鞍膈等，甚至可见颅后窝脑干腹侧面和基底动脉分叉部。②翼点锁孔入路，在 Yasargil 翼点入路的基础上，通过磨除蝶骨嵴，利用外层裂自然间隙，可暴露从同侧颅前窝至中颅底的全部范围，对于鞍区偏侧方的病灶尤为合适。③颞下锁孔入路，此入路可显露鞍区、岩斜区、小脑幕游离缘等处的病变。④纵裂锁孔入路，骨窗可位于矢状窦的任意侧，而无须越过矢状窦，若切开胼胝体，可经穹隆间到达第三脑室。⑤幕下锁孔通路，此通路使常规颅后窝开颅范围进一步缩小，如枕下乙状窦后入路，可显露桥小脑角及岩斜区病变。⑥经皮质-侧脑室锁孔入路，较常规入路切口和骨孔明显缩小，充分利用脑室间隙暴露室间孔、侧脑室及第三脑室。⑦其他入路，经蝶垂体瘤、经迷路听神经瘤等手术的锁孔入路。

非定型是指病变接近骨窗或需切开脑组织暴露病变的锁孔入路。此类手术是锁孔入路由定型到非定型的发展，使锁孔入路的适应范围得以扩大，而不局限于常规锁孔入路。因周围明显的解剖标志较少，故手术切口难以定位，需根据病变位置选择小骨孔，若定位不准确，骨孔会偏离病变，给手术带来困难。打开硬膜后，周围少有正常存在的自然间隙或脑池可利用，脑膨出较多见。切开脑皮质后，其手术入路的走向很大程度上依赖于术者的手术经验。这类手术应在术前根据脑沟在 MRI 上的显像标记好位置，采用立体定向或导航技术确定关键孔，并尽量利用脑沟等颅内间隙，以减少脑实质创伤，且应严格遵循在肿瘤边界进行操作和手术切除靶标。

（二）立体定向手术

立体定向手术分为有框架和无框架两类。诊断性活体组织检查常在局麻下用封闭式立体定向的方式，即在有框架的立体定向下完成手术操作。利用影像引导的立体定向活体组织检查能获得足量的病理学和分子生物学诊断所需的组织，而手术意外的发生率可降到最低点。Bernstein 等报道，立体定向活体组织检查因活体检查组织取材不当所致的误诊率约为 8%，术后肺活动性出血的发生率约为 53.9%，相关并发症的发生率约为 6%，病死率约为 2%。目前，立体定向活体组织检查仅用于一部分疑似胶质细胞瘤的患者，根据病变的大小、深度、有无传播及特征性临床症状，来决定是否需要活体组织检查。尽管印迹、涂片或冷冻切片具有速度快的优点，可用于确诊，但仍有必要留下更多的组织做石蜡切片。根据活体组织检查所得到的病理学资料是否能指导辅助治疗，以及是否存在优势，尚无随机对照研究资料。回顾性非随机化研究表明，与采用常规外科手术的患者相比较，活体组织检查后放疗的存活率没有明确的实质性益处。

六、神经导航和术中成像

神经导航是神经外科领域一项重大的进步，利用此方法可帮助医生制订手术计划和选择到达肿瘤的最佳途径，以及在术中实时评价肿瘤切除的程度，尤其在解剖变异或有困惑时，术中实时获取解剖信息更加宝贵。肿瘤连同周围水肿带，往往扭曲正常的解剖关系，给凭经验定位的神经外科医生带来很多困难。术中导航可根据术前为导航准备的影像资料，通过 T_2 加权像描绘的肿瘤边界，在完整切除与正常脑组织毗邻肿瘤的同时保护好肉眼难以鉴别的正常脑组织。术中实时导航的主要部件包括：把手术对象与相关的周围结构和物理空间进行注册，确定手术对象与固定装置间的关系，整合实时数据及计算机界面。利用天然标记或外部基准标记，使多幅图像的数据相互关联。无框架立体定向神经导航系统包括：超声波数字化系统、红外显示系统、磁场数字化仪、多关节编码臂及机器人系统。多重注册技术对手术区域相关联的图像很有用，无论首选的注册方法如何，因无框架定向系统的标记物能反映出图像的变形，故在精确定位方面，无框架定向系统优于有框架系统。此外，因无框架定向系统不需固定框架，故可用于颅骨切除。一些新的无框架定向系统包括基于超声波、发光二极管及磁场的跟踪系统，也已投入使用。而在术中产生的"脑移位"影响肿瘤切除的准确性，还需术中超声波或术中磁共振来解决。

（一）术中超声波

手术切除肿瘤后，病灶收缩，切除的残腔或脑脊液的漏出都可能引起术中脑组织移位，从而使术前已规划好的手术区域发生变化，并可导致正常脑组织的损害。神经导航系统通过综合术中超声波获取的数据，对组织移位加以部分纠正。与其他实时图像的成像方式相比，术中超声波存在一些不足，如有时检查到的图像结构不清，无法有效区别异常组织和正常组织，手术区域的血性产物可能导致对超声图像的误读等。通过术中成像技术证实，无论在皮质或是皮质下水平，神经导航系统最大的误差来源于术中脑移位。解决此问题，可通过跟踪皮质相对已知标志的移动，采用术中超声波或数字成像所获得的数据进行实时更正，但尚需在临床上有更多的研究来评价此方法的有效性。根据 Berger 等的经验，术前 MRI 影像在术中无法使用时，利用术中超声波校准是一种可接受的选择。超声波导航的优点在于能配合术前 MRI 影像，提供肿瘤切除的实时信息，有利于处理术中出血、囊肿引流及肿瘤切除，还可在使用标准的导航技术时计算脑移位。

（二）术中磁共振

采用术中 MRI 需要有与 MRI 相兼容的器械，如陶瓷或钛器械，以尽量降低人为影响。能实时正确反映肿瘤位置是术中 MRI 追求的主要目标，若出现影像失真，则必然导致注册目标不准确，从而导致肿瘤定位的偏差。除了器械，空气—组织界面也可造成人为影响，需提高 MRI 机器性能加以解决。手术损伤血脑屏障造成造影剂外渗，可能会被解释为残余肿瘤。为了减少此类影像错误，必须认真研究每个系统，并用模型定期检查失真情况，以及常规使用修正程序以校准误差。在切除病灶前，采用更高的对比度获得的影像，可有效辨别术中造影剂外渗，提高切除病灶的准确性。Tronnier 等通过对 27 个病例的数据研究发现，更新导航系统参数有益于肿瘤切除程度的评价和消除传统导航系统术中脑漂移。Black 等通过研究 140 例病例得出了类似的结论。术中 MRI 在评价切除范围，以及在追踪活体组织检查方面都是可靠的方法。另有研究表明，开放式 MRI 仪放在手术室邻近的一间手术室内，检查时把患者从主手术室移至隔壁 MRI 室，有 16% 的幕上肿瘤在手术切除后的术中 MRI 影像上发现本不该残留的肿瘤。目前的 MRI 无论放在何处，对于低级别胶质瘤；尤其是处于功能区附近者，术中成像对鉴别其水肿及正常脑组织的边界都具有一定的困难，这需要采用术中刺激映射技术来解决。

七、刺激映射技术

刺激映射技术即术中电生理监测技术，可实时精确显示语言、运动等功能区所在的位置，是一种通过在相应的区域借助于皮质刺激或皮质下刺激以确认脑功能区的客观评价方法，是近几年开展的新技术。神经肿瘤手术治疗的原则是在保护脑功能不受损伤的前提下尽可能多地切除肿瘤。然而，即使在肉眼可见的明显肿瘤边界内切除肿瘤，对于肿瘤附近的脑功能区来说仍然是不安全的。因此，在术中利用刺激映射技术实时精确地确定脑功能区十分重要。

（一）技术原理及适应证

刺激映射技术可通过术中刺激映射肿瘤内部及其周围的皮质和皮质下组织，辨别、保留功能区域内的正常组织，最大限度地减少术后出现永久性功能缺陷的风险。刺激映射技术除了应用于确定脑皮质功能区的范围以外，还能可靠地辨别皮质下运动、语言、感觉区的下行传导束，是目前指导术者安全切除肿瘤的唯一有效的方法。位于功能区及其附近的大脑半球的低级别胶质细胞瘤，是采用术中刺激映射技术的主要适应证。因胶质细胞瘤有侵犯皮质下脑白质束的倾向，故无论是辨别皮质运动区还是其下行通路都十分重要。有功能的脑组织很可能位于大块拟切除组织内部，术前须用刺激映射加以辨别。

传统观念认为，语言功能的皮质代表区包括语言区、Broca 区、Wernicke 区及后语言区。这一观念现在仍被大多数人认可。但关于皮质电刺激方面的研究已经发现，语言功能区存在明显的个体差异，并对传统观念提出质疑。基于不同患者语言中枢位置不尽一致，所以应根据术中患者对指定物体命名，以及对某一段文字阅读后所反馈的图像信息来确定其功能区，而不能仅依据标准的神经外科解剖标志定位来切除位于颞叶"非语言功能区"的肿瘤。即使切除距颞极仅 4 cm 的颞叶组织或仅切除颞上回，都有可能导致术后永久性失语。

（二）操作过程

将患者放置在适当的位置，以利于暴露手术所需的区域，同时需保护并垫好四肢。刮洗头部，标记切口，一般需较广泛的暴露，以确保有充分的皮质部位供测试用。使用加热毛毯保持中心温度在正常体温上下 1 ℃左右。若患者的体温降得过低，尤其是患者在常规麻醉下，会使皮质刺激映射变得困难。麻醉诱导时常规预防性使用抗生素。采用的麻醉方法是静脉注射丙泊酚或静脉滴注芬太尼，以维持镇静和睡眠。通过鼻套管输入氧气，防止动脉血氧饱和度降低。无论是否使用渗透性利尿剂，均需插入导尿管。颅骨切除范围应足够大，以利于暴露肿瘤及其周围的脑组织，包括可能存在的相关功能区，提供充足的能映射功能的皮质区，并用术中超声或手术导航系统确定肿瘤位置。由于硬脑膜对疼痛很敏感，在硬脑膜上的动脉周围，需用利多卡因和丁哌卡因混合液做浸润麻醉，以减轻患者唤醒后的不适。

（三）识别运动中枢皮质和皮质下通路

硬膜打开后，行刺激映射检查，首先识别运动皮质，在脑表面放置一个间距双极电极，间距 5 mm，用 2 ~ 16 mA 电流每隔 2 ~ 3 秒刺激一次。用直流电发生器产生双相性脉冲方波，频率 60 Hz，峰值持续时间为 1.25 毫秒。唤醒运动区皮质活动所需的电流大小取决于患者的麻醉状态。一般来说，睡眠状态下运动区的刺激电流需达到 4 mA，而清醒状态则可减少到 2 mA。以 1 ~ 2 mA 的幅度调整电流，直至运动区皮质产生可辨别活动。除了肉眼可见的运动区皮质活动，多通道肌电图具有更强的敏感性，水平较低的刺激也可引起运动反应。一般没必要用 16 mA 以上的刺激去唤醒运动或感觉反应。处理术中刺激诱发的局灶性运动性癫痫最好的方法是使用室温林格液快速冲洗皮质，迅速中止源于被激惹皮质的癫痫活动。

外侧裂下皮质运动中枢的确立是通过引出张、闭眼和握手的动作反应来完成的。腿的运动皮质中枢靠近大脑镰，不在视野内，需将条状电极沿大脑镰插入，并用适合外侧裂皮质表面的电流刺激引起腿部运动区的活动。下行运动和感觉传导通路的确立，是在辨别出运动皮质后，用相似的刺激参数刺激和辨别下行传导束。下行运动和感觉传导通路可延伸至内囊及其下方的脑干和脊髓。切除浸润性胶质细胞瘤时，因有功能的运动、感觉或语言中枢可能位于肉眼可见的肿瘤内部或被肿瘤浸润的脑组织内，故这一检测就显得十分重要。切除肿瘤后还应再次刺激皮质或皮质下结构，若能证实运动和感觉通路完好，即使患者神经系统受损，功能障碍也只是暂时的，可在术后数日或数周内恢复。当切除位于放射冠、内囊、岛叶、辅助运动区及其附近区域的肿瘤时，确定皮质下通路十分重要。由于双极刺激来自电极连接片的电流极微弱，故一旦出现运动或感觉异常，须立即停止切除。

（四）识别语言中枢

丙泊酚麻醉去除颅骨后，应使患者在清醒状态下测定语言中枢所在的位置。识别皮质运动中枢后，将皮质脑电图的连接线固定于骨窗周边的颅骨上，用脑电图双极电极刺激记录皮质电极的连接点。这种刺激可引出一种能在监视器上看到的后放电电位，这种后放电电位的存在表明刺激电流强度过大，须以 1～2 mA 的幅度逐渐减小，直至后电位消失。术中让患者从 1～50 计数，同时将双极的刺激探针放置到中央沟前的运动回下方，以识别 Broca 区。当计数中断时，即在完整的语言表达过程中，捕捉到没有口咽运动的时刻就意味着找到了 Broca 区。语音捕捉计数的完整性中断通常局限于面部运动皮质的正前方。应用理想的电流刺激的同时，将命名对象的幻灯片展示给患者，每隔 4 秒变换一次，并让患者说出所示物体的名称，仔细记录下答案。为确保没有"命名困难"或"命名不能"的刺激映射错误，每个皮质点要测 3 遍。所有用于命名的基本皮质点，均需用无菌、带有编号的小纸片在脑表面记录下来。脑电图在语言映射的全过程中连续监测，能标记出多发的后放电棘波，一则可减少连续电流刺激诱发癫痫的机会，二来可减少由电流扩散效应导致的命名错误。

有研究表明，从病灶切除边界至语言中枢距离的长短，决定了术前已经存在的语言障碍术后会持续多久，能否恢复，以及手术造成的语言障碍是否为永久性。一般来说，手术切除边界至最近语言中枢的距离超过 1 cm，则不会出现永久性语言功能障碍。

八、虚拟现实技术

虚拟现实技术（VRT）是一种利用计算机创建虚拟环境，并借助于多种专用输入、输出设备，实现用户与虚拟环境直接交互的技术，具有交互性、临境感和构想性。

（一）虚拟现实技术的现状

目前，VRT 已成为医学领域应用最活跃的技术之一。VRT 术前计划系统可将原有的二维影像重新整合，形成三维立体影像，并可提供虚拟的手术环境。应用操作工具在术前制订计划和模拟手术，有助于提前了解手术的难易度，评估手术风险，并对术前诊断予以补充和完善。术者可于虚拟环境中体验手术的全过程。VRT 系统的优势在于实现了个体化，通过模拟系统减少了手术风险，提高了对手术成功率的可控性。在教学方面，VRT 技术更能体现其优越性，除了能极大地节约培训的时间和费用以外，还可大大降低非熟练术者实施手术的风险性。充分利用已有的成功经验和感受，术前制订计划并模拟手术过程，可减少手术并发症。目前，国内外许多研究机构和商业公司在虚拟外科手术计划及模拟训练等方面进行了研究和实践。

（二）虚拟现实技术在神经外科中的应用

为了达到虚拟与实际情况相吻合，对影像扫描有一定的要求：CT 须 8 排以上，螺旋扫描模式或容积扫描效果更好；MRI 须 1.5T 以上，梯度回波，三维数据采集；最小矩阵 256×256，所有影像学资料原始数据以 DICOM 格式输出至光盘，对于不同序列须严格区分；若病例有 CT、CT 血管造影（CTA）、MRI、磁共振血管造影（MRA）这 4 种数据，则可提供最佳解剖影像；同一患者在扫描时，所有影像资料的扫描区域应当一致，以获得精确融合；CT 与 CTA、MRI 与 MRA 的扫描要求一致；周边不能有磁场或产生磁场的设备，以免影响操作效果。

VRT 将同一例患者的多种影像数据进行三维立体重建并融合为一体，变想象为实体；对同一患者的多种影像数据进行融合，并可从冠状位、矢状位、轴位任意一个方位观察二维、平面三维及立体三维图，有利于医生分析和研究病例解剖关系，对病灶进行进一步确诊。

通过 6D 自由度图像控制器和处理器对立体三维图像进行互动操作，可模拟手术的真实过程。其最大的优势在于可逆性，即可在术前无数次修改并确认哪种模拟手术计划为最佳方案。通过 PACS 连接和 DICOM 网络功能即可获取图像，为神经外科和影像科的医生提供一个便捷、高效的交流平台，也便于会诊和教学信息交流。

（三）手术方法和操作程序

全球有很多研究机构和公司研发虚拟手术计划系统，但真正进入临床应用的并不多。VI 公司的 Radio Dexter 是将先进的 VRT 与实时体积测量和三维透视相结合的医学成像软件，其神经外科手术模拟系统的工作流程如下。

1. 影像资料的收集

记录患者的术前资料，收集数据并输入，可选择 1~4 种影像资料，包括 CT、CTA、CT 静脉成像（CTV）、MRI、MRA、磁共振静脉成像（MRIV）、PET 等，以多种影像融合为最佳选择。影像采集通常于术前 3 日内进行，扫描前安放 8~10 个体表标志，一直保持到其他影像资料收集完成，以备与 MRI 等资料融合。CT 应获得连续 1.5 mm 薄层断层扫描资料，以保证三维重建的质量；MRI 通常采用快速梯度回波序列，对整个脑组织进行对比增强扫描及 T_1 加权磁化快速梯度回波扫描序列，层厚 2 mm；MRA 采用三维时间飞跃法，层距 0.6 mm，层厚 1.2 mm，必要时还可选时间飞跃法 MRV 检查，以备重建静脉系统与病灶的关系。影像资料经以太网输入右旋镜设备中，并由计算机产生立体图像，通过一面镜子发射进入操作者的视野中，操作者佩戴液晶眼镜即可同步观看镜后浮动的虚拟立体图像。

2. 虚拟界面的观察和输出

虚拟界面输出功能如下。①三维立体影像显示功能，同时显示冠状位、矢状位以及轴位图像。可显示大体解剖，提供手术体位参考，还可选择显示或隐藏，使图像处于透明状态以观察其内部细节。②虚拟控制面板显示功能，采用符合人体工学的超低磁场、虚拟现实互动操作平台和互动式显示屏幕，以显示三维互动效果。③6D 图像旋转控制器和 6D 拉动切割图像处理器，可进行操作切换和界面工具切换，具有三维立体成像显示系统功能；高分辨率显示器，分辨率≥0.24 mm，水平频率为 30~110k Hz，垂直频率为 50~160 Hz，刷新率≥100 Hz，以实现与控制台显示器内容一致并能同步高清立体显示。④配备高端视频显卡处理器并配置双图形加速接口，使该屏幕能将设备的主要功能及应用得以显现，以确保更多的人浏览和讨论。⑤远红外发射功能，与专业三维立体接收装置及立体成像软件包一起提供实时图像，无需媒介转换。与传统影像检查最大的不同在于 VRT 的可介入性、可操作性，而不仅仅是分析二维平面上的影像。VRT 系统利用 Dextroscope 平台，使用者双臂放置于类似于脑外科手术中的托盘上，与实际手术中双眼到切口的距离（30~40 cm）相当。使用者左手控制对象的位置，可随意移动；右手进行各种精细操作，模拟器械的阻力感和细致性可增加术者在显微镜下操作的感觉，提高显微手术技巧。佩戴专用眼镜对三维图像进行观察，可有用双手捧住患者虚拟头颅的真实感。最后输出每个病例图片、视频资料及 Html 文件，并可在网络上共享。

3. 手术计划的制订

手术计划的制订依赖于对多种技术融合性资料进行体积探查的工具。每个患者的多种影像技术资料被记录后，经过融合处理，则可显示为三维立体图像，系统中含有一套三维处理工具，可用来记录数据或切割、测量图像；也可模拟术中情景，如打开颅骨、分离软组织、夹闭动脉瘤、切除病灶等。在设计一些难以到达部位的神经外科手术步骤，如处理颅底或大脑深部的肿瘤或血管时，VRT 技术可为颅内解剖结构及异常空间关系提供更快、更好的理解。

实施过程，使用以下工具进行操作：①色彩调节台，调整所有显示结构的颜色和透明度；②切割工具盒，去除物体容积内需调整的部分，以提供一个混合性的正交立体观；③剪辑工具，控制反映体积大小的 6 个正交表面的位置，使图像或其分割出来的亚部分能以三维立体的形式被显示出来，并通过"接触"和"滑动"使之移动；④虚拟笔，对图像进行任意立体分割、着色、调剂透明度，可显示多平面相互垂直和等体积画面分割；⑤虚拟叉，提取所需要的任意图像，进行近距离、多方位的观察；使用手柄或夹子观察 6 个相互垂直的边界面，立体切割各部位的图像，同时观察其周边结构；⑥测量器，用于任意的空间距离及曲线长度的测量；⑦体素编辑工具，可适时改变像素的大小，模拟电钻、吸引器等手术器械，切除虚拟图像的任意部分或改变其颜色，还可在 CT 数据上切除颅骨或在 MRI 图像上切除病灶，也可模拟手术显微镜对手术入路中的结构进行多方位、放大观察等。

（四）虚拟现实技术的展望

有学者认为，该技术有助于颅底疾病的诊断，并有助于分析复发病例手术失败的原因，且能在术前计划时筛选出最佳的个性化手术入路，减少并发症。但该技术尚未成熟，目前难以大范围推广，有些问题仍须解决：①提高 CT 和 MRI 的分辨率，能更加清晰地显示基底核、基底池、脑干或外侧裂的确切边界，达到几何学水平三维结构被分割的要求；②增加配套的手术工具，如笔杆式反馈器；③仪器小型化，用带液晶屏的眼镜直接传输图像，可使多人同时操作，以模拟主刀与助手间的配合；④建立解剖和手术资料模板；⑤将术前 VRT 资料与手术导航资料相结合，实时指导手术。

九、机器人手术

2000 年，美国 FDA 批准了由 Intuitive Surgical 公司研发的达·芬奇手术系统，这是美国第一个可在手术室使用的机器人系统。这些机器人不能单独进行手术，而需借助外科医生的指令来完成操作。通过远程控制和语音启动，使其为外科医生提供机械化帮助。在微创手术中，机器人可以实现对外科仪器前所未有的精确控制，并可轻松到达肉眼无法看到的手术部位，更好地完成手术。

达·芬奇系统主要由两个部件组成：控制台和手术臂。使用达·芬奇系统进行胆囊手术时，仅需在患者腹部切开略小于铅笔直径的切口，用于插入 3 根不锈钢杆。这 3 个钢杆分别由机器人的 3 只机械臂固定，一根安置照相机，另外两根装配外科器械，用于解剖和缝合。与传统外科手术不同，手术器械不需术者直接持握，术者只需站在距离手术台半米外的控制台边，通过屏幕观察患者体内照相机发回的 3D 图像，来观察内部情况，并控制手柄，通过计算机向机械臂发出信号，使机械臂上的器械与外科医生的手同步移动。

另外一个机器人系统 ZEUS 是由 Computer Motion 公司研发的，与达·芬奇系统的装置类似，目前在美国被批准用于医疗试验，德国医生已经使用此系统进行了冠心病搭桥手术。ZEUS 系统得到了自动化内镜定位机器人系统的协助。自动化内镜定位机器人系统（AESOP）比 ZEUS 和达·芬奇系统简单得多，只有一只用于定位内镜的机械臂，这就使术者空出了一只手。手术机器的自动化控制可最大限度地减少操作人员，也许将来在一间宽敞的手术室中，只有一名医生控制着机器完成整台手术；医生甚至可以通过计算机远程控制机器人来完成手术，即在甲地某医院的医生可对乙地某医院的患者进行手术。此外，机器人系统还可使医生在长达几个小时的手术中节省体力。术者在长时间的手术过程中可能会很疲惫，甚至会引起手的颤动。机器人系统可对人手的颤动进行矫正，忽略颤动，保持机械臂的稳定。

手术机器人系统优点很多，但要普及还有一段很长的路要走。期待在 21 世纪能设计研发出一种无人参与的自动化机器人对人体进行手术，其可自动找出人体病变部位，并进行分析、手术，而不需要人类的任何指导。

（冯金周）

第二节　脑胶质瘤

脑胶质瘤源于神经上皮，是颅内最常见的恶性肿瘤，占颅内肿瘤的 40%～50%。随着对脑胶质瘤研究的深入，许多新的诊疗方法逐渐出现并不断完善，如射频热疗、基因治疗、光动力学治疗、免疫治疗、神经干细胞治疗等。

一、临床表现

脑胶质瘤患者常有头痛、呕吐、视神经盘水肿等一般症状，局部症状因肿瘤侵犯部位不同而表现不同，如癫痫，视力、视野改变，偏瘫，共济失调，生命体征改变等。其中，胶质母细胞瘤及髓母细胞瘤恶性程度较高，病程较短，颅内压增高症状较明显；少突胶质细胞瘤常以癫痫为首发症状，也是最常见的症状；室管膜瘤，恶心、呕吐、头痛是最常见的症状，而在患儿中，视神经盘水肿是最常见的体征。

二、影像学检查

（一）MRI 和 MRS 联合应用

单一的影像学检查对肿瘤类型诊断依然有限，而在常规 MRI 影像学基础上借助于 MRS 信息而诊断正确的病例不断增加。对于患者来说，MRI 的增强对比、水肿、异质性、囊肿或坏死皆为评估要素，且成为 MRS 的分组标准，再依据 MRS 数据计算每个代谢物在病变和侧体素之间的比值，相对 IRS 定量线性判别分析，将诊断正确率由 87% 提升至 91%。MRS 通过检测特定代谢变化，可帮助 MRI 影像进一步精确诊断颅内病变的性质，合理地应用 MRS 能在临床实践中提高诊疗效率，同时可避免不必要的手术，减少手术并发症的发生。

（二）^{18}FDG – PET – CT

^{18}FDG – PET – CT 是一种能够检测脑胶质瘤复发的技术，它能有效地区分反射性坏死与治疗导致的其他损伤。^{18}FDG – PET 可确认机体代谢活动的损害情况，故能鉴别复发肿瘤和放疗后或手术后的改变。有研究显示，^{18}FDG – PET – CT 的准确度（80.85%）高于增强 MRI（68.09%），且 ^{18}FDG – PET – CT 对 WHO Ⅲ级复发肿瘤有较高的诊断准确度（91.43%）和特异度（94.74%），但这仍需要增大亚组样本量，做进一步研究。^{18}FDG – PET – CT 的优点还在于早期描述肿瘤的活动情况，有效地指导手术及放疗。虽然 ^{18}FDG – PET – CT 诊断的效果很明显，但临床上还要考虑其较高的假阳性率，而且，因脑组织对 ^{18}FDG 摄取率高和 CT 缺乏明确的病灶，故有遗漏病灶的可能。^{18}FDG – PET – CT 的敏感度较低，不建议作为检查复发的初级筛选手段，但可在 MRI 检查出病灶后，再行 ^{18}FDG – PET – CT 作一定的特性描述。

三、治疗

（一）手术治疗

手术是治疗脑胶质瘤最基本、最直接的方式，是最关键的一步，也是首选治疗方法。尽管显微手术技术在不断进步，但术后早期 MRI 复查证实，仅 60% 左右的脑胶质瘤可达到影像学全切除。近年来，随着显微神经外科与功能影像学技术的迅速提高，脑胶质瘤手术治疗正由"解剖模式"向"解剖—功能"模式加速转化，向着"保障功能的前提下最大程度切除肿瘤"进一步迈进。目前已经采用的手术新技术主要有：①术前应用功能影像学技术，包括功能性磁共振成像（fMRI）、磁共振波谱（MRS）、磁共振弥散张量成像（DTI）等；②以神经导航为主的影像学引导手术（IGS）的手术计划制订及术中应用；③唤醒麻醉技术在术中的安全应用；④术中成像技术，包括术中超声、术中 MRI 等；⑤以直接皮质电刺激技术为代表的术中脑功能定位；⑥术中荧光造影及荧光显微镜的使用。

（二）射频热疗

射频（RF）热疗技术的出现已经有 100 多年历史，目前已应用于临床治疗的多个方面，如实体肿瘤、心血管系统、骨骼系统、妇科疾病、疼痛医学及医学美容等领域，但在神经外科肿瘤方面，尤其是对发病率最高、预后差的脑胶质瘤的治疗，还处于试验摸索阶段。

1. 热疗与放化疗的协同作用

热疗联合放疗具有协同增敏作用，可增强对肿瘤细胞的杀伤效应，临床效果显著，热疗联合化疗也可增强灭活肿瘤细胞效果。有研究显示，单独通过动脉内用药可延长生存期，但单独通过静脉内化疗无效，联合热疗则可增强静脉内及动脉内化疗的效果。

2. 联合应用热敏脂质体

脂质体是一种人工生物膜，作为抗癌药物载体，能降低药物毒性，保护被包封药物，且具有良好的天然通透性及靶向性，临床上已逐渐开展应用。热敏脂质体是脂质体靶向研究领域的一个热点，并一开始就与肿瘤热疗结合起来。应用热敏脂质体载药，结合病变部位升温，以实现药物的靶向投递，成为一种全新的脂质体靶向策略。将抗癌药封入热敏脂质体，在恶性脑胶质瘤热疗过程中，肿瘤部位被加热到设定温度以上，在加热杀死肿瘤的同时，脂质体打开并释放抗癌药，靶向性地在加热肿瘤部位高浓度释放抗癌药。

随着射频消融技术的改进、对脑胶质瘤发病机制研究的深入，以及对热敏脂质体的不断探索，以射频热疗技术联合热敏脂质体为基础的靶向热化疗技术有望成为一种有效治疗脑胶质瘤的新方法。

（三）免疫治疗

以树突状细胞（DC）为基础的肿瘤疫苗是目前免疫治疗研究的热点。DC 疫苗可激活免疫细胞，且激活的免疫细胞能精确、特异地监测整个中枢神经系统，并于首次治疗后获得免疫记忆功能，具有潜在的持久反应能力。目前，国际上正有十几项应用 DC 疫苗治疗胶质瘤的临床研究。部分已结束的研究表明，DC 疫苗治疗脑胶质瘤是安全的，在诱导抗肿瘤免疫的同时没有诱发自身免疫性疾病；部分临床研究结果显示，肿瘤疫苗延长了患者的生存时间。但免疫治疗的具体机制仍未完全明晰，并缺乏标准、有效的监测疗效的免疫学指标，且自身免疫性破坏、选择性免疫抵抗，以及患者的免疫调节之间的平衡问题有待于进一步的研究。

（四）分子靶向治疗

恶性脑胶质瘤的靶向治疗是全新的治疗理念。2009 年，美国 FDA 批准贝伐单抗用于在常规治疗条件下病情仍继续恶化的多形性胶质细胞瘤患者，但目前关于贝伐单抗治疗复发胶质母细胞瘤的研究仍仅限于少数几项 II 期临床试验，大型随机对照研究尚在进行中，缺乏有力的临床数据表明其可显著缓解病情或明显延长患者生存期，而国内推荐使用贝伐单抗同样是基于美国 FDA 的标准，尚存在争议。有个别研究者认为，应用贝伐单抗后肿瘤缩小可能是一种影像学上的假象，实际上肿瘤并未缩小，而是正在"积极"地向远处播散。

（五）氩氦刀冷冻消融治疗

目前，氩氦刀仅作为手术治疗的辅助手段，肿瘤经冷冻消融后术中出血减少，便于肿瘤切除，在提高了手术安全性的同时减少了术后并发症。术中 CT 和 MRI 可清晰地显示病变范围，实时监控冷冻消融形成冰球的大小，也可提供三维图像。MRI 对冰球的实时监测优于 CT，冷冻过程中的实际坏死范围与MRI 监测图像接近，MRI 还可通过恰当的模拟软件预测并绘区。对于病灶较小或难以耐受开放性术者，可选 CT 及 MRI 引导下微创氩氦刀冷冻消融治疗，手术可在局部麻醉下进行，肿瘤消融较为彻底，术后患者恢复快，可明显提高患者生存质量。虽然氩氦刀冷冻消融治疗恶性胶质瘤具有诸多优势，但疗效仍难以令人满意。

氩氦刀作为一种新型、有效的治疗手段，正逐渐为神经外科医生所重视。大量的基础及临床研究已经证实了氩氦刀外科辅助治疗和立体定向微创介入治疗的有效性和可行性。氩氦刀与化疗、放疗、基因治疗等其他治疗联合应用是冷冻治疗胶质瘤的未来发展方向。

（冯金周）

第三节　脑膜瘤

脑膜瘤多为良性，只有极少数为恶性，发病率居颅内肿瘤的第 2 位，仅次于脑胶质瘤。2007 年，WHO 将脑膜肿瘤分为四大类：脑膜上皮细胞肿瘤、间叶性肿瘤、原发性黑色素细胞性病变、血管网状细胞瘤。各大类肿瘤再细分，共有脑膜肿瘤 40 余种。脑膜肿瘤占颅内原发瘤的 14.4% ~ 19.0%，平均发病年龄为 45 岁，男女发病率之比为 1 ：1.8，儿童少见。

一、临床表现

脑膜瘤多为良性，生长缓慢，病程较长，瘤体积较大。头痛和癫痫常为首发症状，老年患者尤以癫痫发作为首发症状。因肿瘤生长部位不同，还可出现相应的视力、视野改变，嗅觉、障碍、听觉障碍及肢体运动障碍等。虽瘤体较大，但大多数患者，尤其是老年患者，颅内压增高等临床症状并不明显，即使出现视神经萎缩，头痛也不剧烈，也没有呕吐。但生长于哑区的肿瘤体积较大且脑组织已无法代偿时，患者可出现颅内压增高症状，病情会突然恶化，甚至短时间内出现脑疝。脑膜瘤可致邻近颅骨骨质改变，骨板受压变薄或被破坏，甚至肿瘤穿破骨板侵犯至帽状腱膜下，此时头皮可见局部隆起。肿瘤还可致颅骨增厚，增厚的颅骨内可含肿瘤组织。

二、辅助检查

1. 脑电图

一般无明显慢波，当肿瘤体积较大时，压迫脑组织引起脑水肿，则可出现慢波。多为局限性异常 Q 波，以棘波为主，背景脑电图改变轻微。血管越丰富的脑膜瘤，其 δ 波越明显。

2. X 线平片

脑膜瘤导致局限性骨质改变，出现内板增厚，骨板弥漫增生，外板呈针状放射增生。无论肿瘤细胞侵入与否，颅骨增生部位都提示为肿瘤中心位置。约 10% 的脑膜瘤可致局部骨板变薄或破坏。

3. 脑血管造影

脑膜瘤血管丰富，50% 左右的脑膜瘤血管造影可显示肿瘤染色。造影像上脑膜小动脉网粗细均匀，排列整齐，管腔纤细，轮廓清楚，呈包绕状。肿瘤同时接受颈内、颈外或椎动脉系统的双重供血。血液循环速度比正常脑血流速度慢，造影剂常于瘤中滞留，在造影静脉期甚至窦期仍可见肿瘤染色，即"迟发染色"。

4. CT

平扫可见孤立、均一的等密度或高密度占位性病变，边缘清楚，瘤内可见钙化。瘤周水肿很轻，甚至无水肿，富于血管的肿瘤周围水肿则较广泛，偶可见瘤体周围大片水肿，需与恶性脑膜瘤或其他颅内转移瘤相鉴别。肿瘤强化明显，约 15% 的脑膜瘤伴有不典型囊变、出血或坏死。

5. MRI

大多数脑膜瘤信号接近脑灰质。在 T_1WI 图像上常为较为均一的低信号或等信号，少数呈稍高信号，在 T_2WI 上呈等信号或稍高信号。脑膜瘤内，MRI 信号常不均一。MRI 还可显示瘤体内不规则血管影；呈流空效应。因脑膜瘤血供丰富，在增强扫描时呈明显均匀强化效应，但有囊变、坏死时可不均匀，其中 60% 肿瘤邻近脑膜发生鼠尾状强化，称为硬膜尾征或脑膜尾征，是肿瘤侵犯邻近脑膜的继发反应，但无特异性。瘤周常有轻、中度的脑水肿，呈长 T_1、T_2 信号影，无强化效应，这是典型脑膜瘤 MRI 信号特征，具有一定的诊断价值。不典型脑膜瘤多为 Ⅱ～Ⅲ 级脑膜瘤，肿瘤较大，形态多不规则，边缘毛糙，信号常不均匀，瘤周有水肿，MRI 表现多样，容易误诊。

三、治疗

（一）治疗原则

1. 手术治疗

手术切除是最有效的治疗方法，多数患者可治愈，切除的越多，复发的概率越小。切除的范围受肿瘤的位置、大小、肿瘤与周围组织的关系、术前有无放疗等因素影响。

（1）体位：仰卧位、侧卧位、俯卧位都是常用的体位，应根据患者肿瘤的部位选择最佳体位。

（2）切口：手术入路应尽量选择距离肿瘤最近的路径，同时避开重要的血管和神经。位于颅底的肿瘤，入路的选择还应当考虑到脑组织的牵拉程度。切口设计的关键在于使肿瘤位于骨窗中心。

（3）手术要点：在显微手术镜下分离肿瘤，操作更细致，更有利于周围脑组织的保护。血供丰富的肿瘤，可在术前栓塞供血动脉，也可在术中结扎供血血管。受到肿瘤侵蚀的硬脑膜和颅骨应一并切除，以防复发。经造影并在术中证实已闭塞的静脉窦也可切除。

（4）术后注意事项：术后应注意控制颅内压，予以抗感染、抗癫痫治疗，还应预防脑脊液漏的发生。

2. 非手术治疗

对于不能全切的脑膜瘤或恶性脑膜瘤，应在术后行放疗；对于复发而不宜再行术者，可做姑息治疗。

（二）鞍区脑膜瘤的治疗

1. 手术治疗

鞍区脑膜瘤占脑膜瘤的 4%～10%。目前最主要的治疗方法仍然是手术治疗。80% 以上的鞍区脑膜瘤患者存在视力障碍，保留或改善视觉功能是鞍区脑膜瘤治疗的主要目的。鞍区脑膜瘤的手术入路有很多，如额底入路、翼点入路、额外侧入路、纵裂入路，以及眶上锁孔入路、经蝶窦入路等。各种手术入路各有其优、缺点，在此不作赘述。

近几年兴起的眶上锁孔入路避免了常规手术入路的开颅过程，选择直接而精确的路径，微创或无创地到达病变部位。若有合适的病例实施手术，眶上锁孔入路可取得满意的疗效，但对于侵入鞍内的肿瘤及大型鞍区肿瘤切除较困难。

经蝶窦入路可避免开颅手术对脑组织的牵拉及损伤，对视神经和视交叉的干扰最小，可较早显露垂体柄，在直视下处理病灶，最大限度地避免损伤。该入路对于局限于中线生长，没有重要血管、神经包裹粘连的，以及蝶窦内侵犯的鞍区脑膜瘤具有明显优势。

近年来，微创技术备受青睐，神经内镜经蝶窦入路技术不断成熟，而各种锁孔入路如眶上锁孔入路、翼点锁孔入路、额外侧锁孔入路等也不断涌现。有分析表明，与其他入路相比，采用眶上锁孔入路及神经内镜经蝶窦入路治疗鞍结节、鞍膈脑膜瘤的患者，其术后视力恢复更好。

2. 放疗

随着放射外科、神经放射学的发展，放疗正向着高剂量、高精准、高疗效、低损伤的方向不断发展，立体定向放射外科（SRS）、分次立体定向放疗（FSRT）、三维适形放疗、调强适形放疗等技术也不断成熟。

3. 生物学治疗

目前，分子靶向治疗成为肿瘤治疗的研究热点。分子靶向治疗利用肿瘤细胞与正常细胞之间的生化及分子差异作为靶点，并依此设计靶向的抗肿瘤药物，其选择性更强，不良反应更低。有研究表明，脑膜瘤的发生和生长与内皮生长因子、血管内皮生长因子、血小板源性生长因子、转化生长因子-β 以及胰岛素样生长因子等因子的高表达及其相关受体上调密切相关，而这些都可以作为潜在的靶点进行分子靶向治疗。

（三）非典型性脑膜瘤的治疗

非典型性脑膜瘤是 WHO Ⅱ级脑膜瘤，介于良性脑膜瘤和恶性脑膜瘤之间。

1. 影像学检查进展

除了 CT 及 MRI，越来越多的学者在诊断中尝试应用一些新的影像学技术，如磁共振波谱（MRS）、磁共振弥散加权成像（DWI）、正电子发射断层显像（PET）等。研究发现，脑膜瘤 MRS 胆碱/肌酸比值、脂质/胆碱比值在不同级别的脑膜瘤中有明显的差异性；通过 DWI 评估一些表观弥散系数，也可提示脑膜瘤的分级；通过 PET 可观察到氟脱氧葡萄糖在高级别的肿瘤中高度聚集。

2. 治疗进展

关于手术，许多研究中心都认为全切除术可单独作为 Ⅱ级脑膜瘤治疗的首选手段，但最近有研究结果显示，单独采用全切除术结果较差，特别是对于侵袭静脉窦或颅底等部位者，术后复发率往往更高。

因非典型脑膜瘤手术后复发率高，许多学者推荐行早期放疗，对非典型脑膜瘤次全切除术患者给予辅助性放疗。对于采取全切除术的患者，有些学者提倡放疗，但也有学者建议观察，并将放疗作为复发后的补救措施。新的治疗措施还包括立体定向放射外科（SRS）、低分次立体定向放疗（HFSRT）、外部照射放疗（EBRT）等。对于立体定向放疗的报道，多为在肿瘤残余或复发的治疗上，大部分是后者。美国放疗肿瘤学组和欧洲癌肿研究治疗机构在非典型性脑膜瘤治疗的Ⅱ期临床试验中，采用外部照射放疗。脑膜瘤通常采用光子治疗更大、定位更准的HFSRT，可减少脑膜瘤治疗后水肿的发生。

（四）岩斜区脑膜瘤的手术治疗

岩斜区位于颅底中央，位置深，与脑干相邻，周围血管、神经丰富。岩斜区脑膜瘤是岩斜区常见肿瘤，约占颅后窝脑膜瘤的50%，肿瘤基底位于颅后窝上2/3斜坡和内听道以内的岩骨嵴，瘤细胞起源于蛛网膜细胞或帽细胞。目前，岩斜区脑膜瘤的手术治疗尚存在一些争议。随着手术显微镜、神经内镜、神经导航及神经电生理监测等技术的应用，以及放射神经外科的兴起，岩斜区脑膜瘤的手术策略向着多元化发展，手术风险及术后残死率均显著下降。

1. 显微外科手术

（1）额-眶-颧入路：由Hakuba等于1986年最早提出，其后又经Francisco等改良，适用于肿瘤主体位于幕上，并累及颅中窝、海绵窦、蝶骨，且向眶壁侵犯的岩斜区脑膜瘤。该入路优点在于距肿瘤近，颞叶牵拉轻，安全性较好，缺点是对于中下岩斜及桥小脑角区暴露不佳，且手术创伤较大，耗时较长，对术者要求较高。此入路目前已很少单独使用，仅作为其他入路的补充。

（2）颞下入路及其改良入路：为早期颅底手术经典入路。该入路优点在于手术操作位于硬膜外，避免过分牵拉颞叶，减少血管、神经损伤，降低了手术风险。

（3）经岩骨乙状窦前入路：又称为迷路后入路。Sammi于1988年提出该入路，后经改良。优点在于暴露范围大，手术距离短，小脑及颞叶牵拉轻，缺点在于手术创面较大，且在磨除岩骨后部时易损伤乙状窦、内耳及听神经。此外，因桥小脑角区血管神经遮挡严重，故肿瘤暴露及手术切除较困难。

（4）部分迷路切除入路：又称为经半规管脚入路，于迷路后入路基础上，在上半规管及后半规管壶腹部向总脚处分别开窗，并磨除部分骨迷路，完整保留膜迷路。缺点在于易损伤听神经而导致听力丧失，中耳破坏广泛致术后发生脑脊液漏，手术时间较长，风险较大。

（5）枕下乙状窦后入路及其改良：经桥小脑角暴露岩斜区，视野可达岩斜区外侧部。深部及幕上因血管、神经、岩尖以及小脑幕遮挡，暴露不佳。Sammi等于2000年对该入路进行了改良，即乙状窦后内听道上入路，该入路磨除内听道上嵴，并切开小脑幕，以暴露幕上岩斜区及颅中窝，但脑干腹侧及深部斜坡的暴露仍不佳。另外，岩尖磨除及小脑幕切开过程中易损伤滑车神经、三叉神经、岩静脉以及岩上窦，且对于侵犯海绵窦及与第三脑室、中脑紧密粘连的肿瘤，该入路不适用。

（6）枕下远外侧入路：经侧方达颅颈交界，显露椎动脉入硬膜处，切除枕骨大孔后缘至枕骨髁或其背内侧，暴露下斜坡及脑干腹外侧部。该入路优点在于：下斜坡、枕骨大孔至C_5的脑干及高位延髓腹侧区域显露良好，不需牵拉脑干及颈髓；手术距离短，术野良好，可直视后组脑神经及大血管，肿瘤切除率高，且手术创伤显著降低；较易确认基底动脉、椎动脉及其分支，较易阻断或控制肿瘤血供；于冠状面显露肿瘤与延髓、颈髓的界面，可明确肿瘤与后组脑神经及血管的关系；可同时处理硬膜内、外病变，一期全切、哑铃形肿瘤。其缺点在于：中上斜坡显露欠佳；易损伤脑神经、椎动脉、颈内静脉及颈静脉球，可致乙状窦出血及栓塞；手术时间较长。

（7）联合入路：根据颅底解剖特点可将颅底外科联合入路大致分为横向联合和纵向联合。横向联合包括前方及后方横向联合，前者如各岩骨侧旁入路联合额-眶-颧入路，可使术野前移，扩大暴露范围；后者如岩骨侧方入路联合枕下远外侧入路或乙状窦后入路，可使术野下移达下斜坡及枕骨大孔区域。纵向联合，即小脑幕上下联合，可使岩斜区暴露良好，通过进一步改良，又可暴露鞍上、海绵窦及颅中窝，并将术野扩大至岩斜区以外区域。联合入路的缺点为：因术区解剖结构复杂，手术步骤繁多，对术者要求较高；鞍上部分显露时有颞叶过度牵拉的可能；术野仍存在如三叉神经麦克囊到海绵窦后部等死角区；手术时间较长。

2. 神经导航技术在显微手术中的应用

自 1986 年第一台神经导航仪应用于临床以来，导航下显微手术发展迅速。应用神经导航辅助暴露颅底术区，可在保证手术安全前提下显著增加肿瘤全切率。导航的优点在于实时反馈功能，可对肿瘤实时定位，术前利于优化切口及骨窗设计，术中可准确定位肿瘤，并避开重要血管、神经。在显微手术过程中注重以下操作技巧，可有效降低手术风险，减少并发症。

（1）分离肿瘤前：应先放出脑池内脑脊液以降低颅压，再牵拉脑组织。

（2）分离肿瘤时：应暴露肿瘤与正常组织间蛛网膜界面，并沿此界面操作。术中常见肿瘤与重要血管神经粘连紧密，以及蛛网膜界面模糊的情况，需确认软脑膜界面，若此界面存在，可继续分离；若肿瘤已侵犯重要结构，而软脑膜界面已经消失，则不宜强行切除。

（3）切除肿瘤时：应先做包膜内处理，缩小肿瘤体积，以获得充足空间处理肿瘤基底部，切断供血动脉，最后处理肿瘤包膜。

（冯金周）

第四节　垂体腺瘤

垂体腺瘤（PA）是一组源于垂体前叶和垂体后叶及颅咽管上皮残余细胞的肿瘤，是最常见的鞍区占位性病变。最新调查表明，垂体腺瘤占颅内肿瘤的 8%～15%。发生于垂体前叶的垂体腺瘤，为良性，约占颅内肿瘤的 10%，仅次于脑胶质瘤和脑膜瘤。尸检垂体瘤发生率接近 25%。男女发病率总体相当，小于 20 岁或大于 71 岁的人群发病率很低。男女间存在明显的年龄差异，女性有两个发病高峰，即 20～30 岁和 60～70 岁，而男性的发病率则随年龄的增长而增加。垂体腺瘤常具有内分泌腺功能，因而影响机体的新陈代谢，造成多种内分泌功能障碍。按形态和功能将其分为催乳素腺瘤、生长激素腺瘤、促肾上腺皮质激素腺瘤、促甲状腺激素腺瘤、促性腺激素腺瘤、多分泌功能腺瘤、无分泌功能腺瘤等。

一、临床表现

主要是垂体激素分泌过量或不足引起的一系列内分泌症状和肿瘤压迫鞍区结构导致的相应功能障碍。

（一）内分泌功能紊乱

分泌性垂体瘤可过度分泌激素，早期即可产生相应的内分泌亢进症状。肿瘤压迫、破坏垂体前叶细胞，造成促激素减少及相应靶腺功能减退，出现内分泌功能减退症状。

1. 催乳素（PRL）腺瘤

PRL 腺瘤占垂体腺瘤的 40%～60%，多见于 20～30 岁的年轻女性，男性约占 15%。PRL 增高可抑制下丘脑促性腺激素释放激素的分泌，使雌激素水平降低，黄体生成素（LH）、促卵泡激素（FSH）分泌正常或降低。女性患者的典型临床表现为闭经-溢乳-不孕三联征，又称为 Forbis－Albright 综合征。早期多出现月经紊乱，如月经量少、延期等，随着 PRL 水平进一步增高，可出现闭经。闭经多伴有溢乳，其他伴随症状还有性欲减退、流产、肥胖、面部阵发性潮红等。处于青春期的女性患者，可出现发育期延迟及原发性闭经等症状。男性高 PRL 血症，可致血睾酮水平降低、精子生成障碍，精子数量减少、活力降低、形态异常。临床表现有阳痿、不育、睾丸缩小、性功能减退，部分男性患者还可出现毛发稀疏、肥胖、乳房发育及溢乳等症状。

女性患者多可早期确诊，其中约 2/3 为鞍内微腺瘤，神经症状少见。男性患者往往因性欲减退羞于治疗或未注意到，故在确诊时大多 PRL 水平很高，肿瘤较大并向鞍上或海绵窦生长，且多有头痛及视觉障碍等症状。

2. 生长激素（GH）腺瘤

占分泌性腺瘤的 20%～30%。GH 可促进肌肉、骨、软骨的生长，以及促进蛋白质的合成。垂体生长激素腺瘤过度分泌 GH，并通过胰岛素样生长因子-1（IGF-1）介导作用于各个器官靶点。若 GH 腺瘤发生在青春期骨骺闭合以前，则表现为巨人症；若发生在成人，则表现为肢端肥大症。

（1）巨人症：患者身高异常，甚至达 2 m 以上。生长极迅速，体重远超同龄人。外生殖器发育与正常成人相似，但无性欲。毛发增多，力气极大。成年后约 40% 的患者可有肢端肥大样改变。晚期可有全身无力、嗜睡、头痛、智力减退、毛发脱落、皮肤干燥皱缩、尿崩症等症状。此型患者多早年夭折，平均寿命为 20 余岁。

（2）肢端肥大症：患者手、足、头颅、胸廓及肢体进行性增大。手、足肥厚，手指增粗，远端呈球形。前额隆起，耳廓变大，鼻梁宽而扁平，眶嵴及下颌突出明显，口唇增厚，牙缝增宽，皮肤粗糙，色素沉着，毛发增多，女性患者外观男性化。部分患者可因脊柱过度生长而后凸，锁骨、胸骨过度生长而前凸，胸腔增大可呈桶状胸。脊柱增生使椎间孔隙变小从而压迫脊神经根，引起腰背疼痛或其他感觉异常；而椎管狭窄则有可能出现脊髓压迫症。因患者舌、咽、软腭、悬雍垂及鼻旁窦均可出现肥大，故说话时声音嘶哑、低沉，睡眠时打鼾。呼吸道管壁肥厚可致管腔狭窄，影响肺功能。心脏肥大者，少数可出现心力衰竭。其他器官如肝、胃、肠、甲状腺、胸腺等均可出现肥大。血管壁增厚，血压升高。组织增生可引起多处疼痛，故除头痛外，患者常因全身疼痛而被误诊为风湿性关节炎。少数女性患者可出现月经紊乱、闭经，男性早期性欲亢进，晚期性欲减退，尚可导致不孕不育。约 20% 的患者有黏液性水肿或甲状腺功能亢进，约 35% 的患者可并发糖尿病。患者早期精力充沛、易激动，晚期疲惫无力，注意力不集中，记忆力减退，对外界事物缺乏兴趣。

少数 GH 腺瘤患者，其肿瘤大小、GH 水平高低与临床表现不尽相符，如肿瘤较大或 GH 水平显著升高，而临床表现却甚为轻微；血 GH 水平升高不显著的患者，临床症状反而明显。

3. 促肾上腺皮质激素（ACTH）腺瘤

占垂体腺瘤的 5%～15%。ACTH 腺瘤多发于青壮年，女性多见。一般瘤体较小，不产生神经症状，甚至放射检查也不易发现。其特点为瘤细胞分泌过量的 ACTH 及相关多肽，导致肾上腺皮质增生，产生高皮质醇血症，出现体内多种物质代谢紊乱。

（1）脂肪代谢紊乱：可产生典型的向心性肥胖，患者头、面、颈部及躯干脂肪增多，形成"满月脸"，颈背交界处脂肪堆积形成"水牛背"，四肢脂肪较少，相对瘦小。患者晚期可有动脉粥样硬化改变。

（2）蛋白质代谢紊乱：可导致全身皮肤、肌肉、骨骼等的蛋白质分解过度。表皮、真皮处胶原纤维断裂，暴露皮下血管，形成"紫纹"，多见于下肢、腰部、臀部及上臂。血管脆性增加，从而易导致皮肤瘀斑，伤口易感染、不易愈合等。50% 的患者可有腰背酸痛，可出现软骨病、佝偻病及病理性压缩性骨折。在儿童则影响其骨骼正常生长。

（3）糖代谢紊乱：可引起类固醇性糖尿病。

（4）性腺功能障碍：70%～80% 的女性患者出现闭经、不孕及不同程度的男性化，如乳房萎缩、毛发增多、痤疮、喉结增大、声音低沉等。

（5）高血压：约 85% 的患者出现高血压。

（6）精神症状：约 2/3 的患者存在精神症状，如轻度失眠、情绪不稳定、易受刺激、记忆力减退，甚至精神变态。

4. 促甲状腺激素（TSH）腺瘤

占垂体瘤不足 1%。TSH 腺瘤表现为甲状腺肿大，可扪及震颤，闻及血管杂音，有时可见突眼及其他甲亢症状，如急躁、易怒、双手颤抖、多汗、消瘦、心动过速等。TSH 腺瘤可继发于原发性甲状腺功能减退，可能因甲状腺功能长期减退，TSH 细胞代偿性肥大，部分致腺瘤样变，最后形成肿瘤。

5. 促性腺激素腺瘤

很罕见。促性腺激素腺瘤起病缓慢，因缺乏特异性症状，故早期诊断困难。多见于中年以上男性，主要表现为性功能减退，但无论男女患者，早期多无性欲改变。晚期大多有头痛，视力、视野障碍，常误诊为无功能垂体腺瘤。本病分为 FSH 腺瘤、LH 腺瘤、FSH/LH 腺瘤 3 型。

（1）FSH 腺瘤：患者血 FSH 水平明显升高。病程早期，LH、睾酮水平正常，男性第二性征正常，大多数性欲及性功能正常，少数性欲减退，勃起功能差。晚期 LH、睾酮水平相继下降，可出现阳痿、睾丸缩小及不育。女性则出现月经紊乱或闭经。

（2）LH 腺瘤：患者血 LH、睾酮水平明显升高，FSH 水平下降，睾丸及第二性征正常，性功能正常。全身皮肤、黏膜可有明显色素沉着。

（3）FSH/LH 腺瘤：患者血 FSH、LH、睾酮三者水平均升高。早期常无性功能障碍，随着肿瘤体积增大，破坏垂体产生继发性肾上腺皮质功能减退症状，以及阳痿等性功能减退症状。

6. 多分泌功能腺瘤

腺瘤内含有两种或两种以上的分泌激素细胞，根据肿瘤所分泌的多种过量激素而产生不同的内分泌亢进症状，出现多种内分泌功能失调症状的混合症候，最常见的是 GH + PRL。

7. 无分泌功能腺瘤

多见于 30～50 岁人群，男性略多于女性。肿瘤生长较缓，不产生内分泌亢进症状。往往确诊时瘤体已较大，压迫或侵犯垂体已较严重，导致垂体分泌促激素减少，出现垂体功能减退症状。一般认为，促性腺激素的分泌最先受影响，其次为促甲状腺激素，最后影响促肾上腺皮质激素，临床上可同时出现不同程度的功能低下的症状。

（1）促性腺激素分泌不足：男性性欲减退，阳痿，第二性征不明显，皮肤细腻，阴毛呈女性分布；女性月经紊乱或闭经，性欲减退，阴毛、腋毛稀少，或出现肥胖等。

（2）促甲状腺激素分泌不足：患者畏寒、少汗、疲劳、乏力、精神萎靡、食欲减退、嗜睡等。

（3）促肾上腺皮质激素分泌不足：患者虚弱无力、恶心、厌食、免疫力差、易感染、血压偏低、心音弱、心率快、体重偏轻。

（4）生长激素分泌不足：儿童骨骼发育障碍，体格矮小，形成侏儒症。

少数肿瘤可压迫后叶或下丘脑，产生尿崩症。

（二）神经症状

神经症状由肿瘤占位效应直接引起。一般无功能腺瘤在确诊时体积已较大，多有鞍上及鞍旁生长，神经症状较明显。分泌性腺瘤因早期产生内分泌亢进症状，确诊时体积较小，肿瘤多位于鞍内或轻微向鞍上生长，一般无神经症状或症状较轻。

1. 头痛

约 2/3 的无功能垂体腺瘤患者有头痛症状，但并不十分严重。早期出现头痛是因肿瘤向上生长时，鞍膈被抬挤所致。头痛位于双颞部、前额、鼻根部或眼球后部，间歇性发作。若肿瘤继续生长，穿透鞍膈，则头痛症状可减轻甚至消失。晚期头痛可因肿瘤增大压迫颅底硬膜、动脉环等痛觉较敏感的组织所致。肿瘤卒中可引起急性剧烈头痛。

2. 视神经受压

（1）视力改变：视力的减退与视野的改变并不平行，双侧也并不对称。常到晚期才出现视力改变，主要原因是视神经受压原发性萎缩。肿瘤压迫所致的视神经血液循环障碍也是引起视力下降甚至失明的原因。

（2）视野改变：多为双颞侧偏盲。肿瘤由鞍内向上生长压迫视交叉的下部及后部，将视交叉向前推挤，此时首先受压迫的是位于视交叉下方的视网膜内下象限的纤维，而引起颞侧上象限视野缺损。肿瘤继续向上生长则累及视交叉中层的视网膜内上象限纤维，产生颞侧下象限视野缺损。若肿瘤位于视交叉后方，可先累及位于视交叉后部的黄斑纤维，出现中心视野暗点，称为暗点型视野缺损。若肿瘤偏向一侧生长，压迫视束，可出现同性偏盲，临床上较少见。一般来说，视野的改变与肿瘤的大小是成正相关的，但如果肿瘤发展缓慢，即使瘤体很大，只要视神经有充分的时间避让，则可不出现视野的改变。

3. 其他神经症状

主要由肿瘤向鞍外生长，压迫邻近组织所引起。

（1）肿瘤压迫或侵入海绵窦，可导致第Ⅲ、第Ⅳ、第Ⅵ对脑神经，以及三叉神经第 1 支的功能障碍，其中尤以动眼神经最易受累，导致一侧眼睑下垂、眼球运动障碍。肿瘤长至颅中窝可影响颞叶，导致钩回发作，出现幻嗅、幻味、失语及轻度偏瘫。

（2）肿瘤突破鞍膈后向前方发展，可压迫额叶而产生一系列的精神症状，如神志淡漠、欣快、智力减退、癫痫、大小便不能自理、单侧或双侧嗅觉障碍等。

（3）肿瘤长入脚间窝，压迫大脑脚及动眼神经，导致一侧动眼神经麻痹、对侧轻偏瘫，若向后压迫导水管，则可导致阻塞性脑积水。

（4）肿瘤向上生长压迫第三脑室，可导致多种下丘脑症状，如多饮、多尿、嗜睡、健忘、幻觉、迟钝、定向力差，甚至昏迷。

（5）肿瘤向下生长可破坏鞍底，长入蝶窦、鼻咽部，导致鼻塞、反复少量鼻出血及脑脊液鼻漏等。

二、诊断

垂体腺瘤的诊断需根据临床症状、体征、内分泌检查及影像学检查结果综合确定。

（一）内分泌检查

测定垂体及靶腺激素水平有利于了解下丘脑-垂体-靶腺轴的功能，对术前诊断及术后评估具有重要参考价值。诊断分泌性垂体瘤的内分泌指标是：血清 PRL 水平 $>100\mu g/L$；随机 GH 水平 $>5\mu g/L$，口服葡萄糖后 GH 水平 $>1\mu g/L$，IGF - 1 水平增高；尿游离皮质醇（UFC）$>100\mu g/24 h$，血 ACTH 水平 $>46\mu g/L$。皮质醇增高者，应做地塞米松抑制试验，必要时可行胰岛素兴奋试验、促甲状腺激素释放激素（TRH）试验，以及促肾上腺皮质激素释放激素（CRH）刺激试验。

垂体 ACTH 腺瘤临床表现为库欣综合征，分为 ACTH 依赖性和非 ACTH 依赖性，临床上需依靠多项检查才能明确病因。

（二）影像学检查

除需做 CT 及 MRI 外，有时也做脑血管造影以排除脑部动脉瘤或了解肿瘤供血及血管受压情况。怀疑有空蝶鞍或脑脊液鼻漏者，可用碘水 CT 脑池造影检查。

1. CT

CT 对微腺瘤的发现率约为 50%，小于 5 mm 的肿瘤发现率仅为 30%，做薄层扫描（1～2 mm），发现率可有所提高。微腺瘤的典型表现为垂体前叶侧方的低密度灶或少许增强的圆形病灶；垂体高度女性 > 8 mm，男性 >6 mm，鞍膈抬高；垂体柄向肿瘤对侧偏移；鞍底局部骨质受压变薄。大腺瘤增强扫描常均匀强化。瘤内可见出血、坏死或囊性变，该区不被强化。鞍区 CT 薄层扫描加冠状、矢状重建可显示蝶窦中隔与中线间的关系，从而使术者避免在凿开鞍底时偏离中线损伤颈内动脉等组织，减少手术并发症；还可显示鞍底前后左右的大小，对于明显向颅内、海绵窦扩展，或呈侵袭性生长的肿瘤，术中保证鞍底够大，增大显微镜侧方观察范围，利于肿瘤全切。

2. MRI

MRI 是目前诊断垂体瘤的首选方法。微腺瘤垂体上缘膨隆，肿瘤呈低信号，垂体柄向健侧移位，垂体增强动态扫描可显示微腺瘤与正常组织的边界，增强前后证实微腺瘤的准确率为 90%，直径小于 5 mm 的发现率为 50%～60%。大腺瘤可显示瘤体与视神经、视交叉，以及与周围其他结构如颈内动脉、海绵窦、脑实质等的关系。术前 MRI 有助于了解肿瘤的质地，以及肿瘤与颈内动脉或基底动脉的关系。对于向鞍上或颅内明显扩展或明显侵袭海绵窦的肿瘤，根据 MRI 判断肿瘤质地，选择手术入路，可提高手术切除的范围。

三、治疗

垂体腺瘤的治疗目的在于：控制激素水平，恢复垂体功能，缩小或消除肿瘤，解除颅内占位引起的症状体征等。目前常用的治疗方案包括手术治疗、药物治疗和放疗。各治疗方案各有优缺点，手术可快速解除肿瘤对周围组织的压迫，并有效地减少激素分泌，但对已侵犯到鞍旁、海绵窦的垂体腺瘤，手术常不能全切，且风险大、并发症较多；立体定向放疗常用于不能耐受手术或是拒绝术者；放疗可控制肿瘤生长，恢复激素水平，但持续时间长，有导致垂体功能减退、放射性脑坏死、脑神经损伤，甚至诱发继发性恶性肿瘤的可能；药物治疗并发症少，但起效慢，终身服药，费用昂贵。

（一）手术治疗

1. 经颅手术

经颅手术切除垂体腺瘤很早就应用于临床，现已是非常成熟的术式。适用于：①明显向额颞叶甚至颅后窝发展的巨大垂体腺瘤；②向鞍上发展部分与鞍内部分的连接处明显狭窄的垂体腺瘤；③纤维化、质地坚硬，经蝶窦无法切除的垂体腺瘤。临床上常用手术入路有经额入路、经颞入路、经翼点入路及眶上锁孔入路。随着显微镜及内镜技术的不断发展，经颅手术现在主要用于不适合经蝶手术的患者，如巨大垂体腺瘤、侵袭性的肿瘤、需要联合入路及分期手术的患者。

2. 经鼻蝶手术

经鼻蝶手术入路适用于：①突向蝶窦或局限于鞍内的垂体腺瘤；②向鞍上垂直性生长的垂体腺瘤；③蝶窦气化程度良好的垂体腺瘤患者。手术方式主要包括显微镜下经鼻蝶和内镜下经鼻蝶手术，是目前治疗垂体腺瘤最常用的手术入路，约96%的患者可经蝶窦入路手术切除。以前，伴有甲介型或鞍前型蝶窦的垂体腺瘤患者，因术中定位、暴露鞍底困难，曾被列为经蝶入路手术的禁忌证，或需额外设备于术中定位鞍底，但随着手术技术发展及设备的创新，CT 仿真内镜重建能显示蝶窦浅、深部结构的三维解剖图像，可模拟经鼻蝶入路手术过程。

神经内镜下经鼻蝶切除术是近几十年国内外新出现并迅速推广的一项微创垂体腺瘤切除技术，较以往显微镜手术存在明显的优点：①减少了手术对鼻中隔中上部及鼻腔底黏膜的损伤，术后很少发生鼻中隔穿孔；②不造成鼻中隔骨性骨折，不影响术后鼻外形；③照明条件好，并可放大图像，能更好地显示蝶窦内、鞍内、鞍上等解剖结构，可减少术后并发症的发生；④患者术后反应轻，恢复快。但内镜也有其缺点：内镜缺乏立体层次感，对术者熟练度有较高的要求，需在鼻腔内寻找参照物；操作空间相对于显微镜手术更狭小，手术操作需要特殊训练。

（二）立体定向放射外科

随着计算机技术和放射物理学的发展，立体定向放射外科（SRS）在垂体腺瘤的治疗中取得了较好的效果，肿瘤无进展率和生物治愈率都较高。SRS 或 FSRT 技术在确保肿瘤靶区剂量的同时，能使瘤外的照射剂量迅速减少，保护靶区周围的重要组织，故尤为适用于瘤体较小的垂体腺瘤。SRS 主要适用于：①直径 <10 mm 的垂体微腺瘤；②直径 >10 mm，但视力、视野无明显受损的垂体腺瘤，且 MRI 检查肿瘤和视交叉之间的距离应在 3 mm 以上；③手术残留或复发者；④不能耐受术者。

（三）综合治疗

如在手术切除大部分肿瘤后行放疗或药物治疗控制肿瘤生长，或于放疗或药物治疗使肿瘤缩小、变软后再行手术，可以起到扬长避短、提高疗效、降低风险的效果。目前，综合治疗也存在一些尚待解决的问题，如放疗与药物治疗的最适间隔时间尚未明确，药物治疗对放疗剂量的影响也尚未明确等，且目前仍无较大的临床研究用于综合治疗的疗效分析。

（冯金周）

第五节　颅内神经鞘瘤

神经鞘瘤来源于施万细胞，又称为施万细胞瘤，颅内神经鞘瘤通常发生于脑神经末梢的胶质-施万结，多为良性肿瘤，WHO Ⅰ 级。各种年龄、不同性别均可发生，患者多为 30 ~ 40 岁的中年人，无明显性别差异。肿瘤通常为单发，有时可多发，大小不等。有细胞型、丛状型、黑色素型 3 种亚型。肿瘤累及不同的脑神经，出现不同的临床症状及体征。以听神经鞘瘤为多发，其次是三叉神经鞘瘤。

一、听神经鞘瘤

听神经鞘瘤起源于听神经的神经鞘，多位于上前庭神经，少数位于该神经的耳蜗部，约占颅内肿瘤的 8.43%。听神经鞘瘤开始时多局限于内耳道，引起内耳道直径扩大并破坏内耳门后唇，而后向阻力较小的内耳道外、桥小脑角方向发展，故瘤体常为两部分，一部分在内耳道，另一部分在内耳道外、桥小脑角。肿瘤充满桥小脑角池，后可向脑干和小脑方向发展，压迫耳蜗神经核和面神经核。若肿瘤继续增大，向小脑幕上扩展，甚至可达枕骨大孔附近，压迫三叉神经和后组脑神经。肿瘤可压迫脑干和小脑，当第四脑室受压时可导致梗阻性脑积水。约 10% 的听神经瘤为双侧听神经瘤，双侧听神经鞘瘤与神经纤维瘤病 2 型（NF-2）密切相关。

（一）临床表现

临床早期特征为进行性耳鸣伴听力丧失，之后可出现感觉性平衡失调和发作性眩晕。大多数瘤体较小者表现为单侧听力丧失、耳鸣、前庭功能异常，瘤体较大者出现三叉神经、面神经功能异常以及颅内压增高的症状。最后肿瘤体积增大，可出现脑干和小脑受压。

1. 听力丧失

听力丧失是听神经鞘瘤最常见的症状，患者出现渐进性、高频感音神经性听力丧失。

2. 耳鸣

常见，于听力下降之前或同时出现，多为单侧持续性高调耳鸣。

3. 前庭功能异常

约 50% 的患者会出现前庭功能失调，表现为眩晕、平衡功能障碍。早期瘤体较小，患者眩晕症多见，晚期瘤体大，患者平衡功能障碍多见。

4. 三叉神经功能异常

约 50% 的患者出现三叉神经功能异常，以角膜反射消失最常见，其他症状如面颊部、颧骨隆突处感觉麻木或麻刺感。三叉神经症状与肿瘤体积密切相关，听神经瘤直径在 1 cm 以下者几乎不出现三叉神经症状，直径在 3 cm 以上者 48% 出现三叉神经症状，特大肿瘤者还可出现咀嚼肌薄弱，甚至萎缩。

5. 面神经功能异常

常于晚期出现，瘤体较小的患者很少有此症状。患者常出现面部肌肉抽搐、麻痹。

6. 其他症状

肿瘤占位效应可导致颅内压增高、脑积水、脑干和小脑受压症状。颅内压增高表现为渐进而持久的头痛、恶心、呕吐、感觉迟钝等。脑干受压出现患侧上、下肢功能障碍。小脑受压出现步态紊乱、共济失调。

（二）辅助检查

1. 神经耳科学检查

（1）一般听力检查：出现气导大于骨导并一致下降，双耳骨导比较试验偏向健侧，提示内耳病变；纯音听阈检查表现为以高频为主的听力减退，气导与骨导听力曲线一致或接近一致。若肿瘤压迫内耳道血管，影响耳蜗血液循环，可产生重振现象。

（2）语言听力检查：神经性耳聋不仅出现纯音听阈下降，同时还有语言审别能力的下降，即能听到谈话声，而不理解谈话的内容。

（3）前庭功能检查：目前多采用微量冷水试验法。大多数正常人在耳内注入 0.2 mL 的冰水后可出现水平性眼震。若注入量达 2 mL 仍未出现反应，则认为注水侧前庭功能丧失。肿瘤越大，前庭功能障碍越严重。

（4）听觉脑干诱发电位：这是反映脑干内听觉过程神经机制的客观指标。声音由外界传入内耳后，用头皮电极记录耳蜗至脑干的电生理反应。诊断听神经瘤主要依靠波幅和峰潜伏期改变：无反应；仅有Ⅰ波；仅有Ⅰ~Ⅱ波；Ⅰ~Ⅴ波间潜伏期延长。

2. 影像学检查

内耳道 X 线平片包括通过眼眶显示岩锥的前后位或后前位、汤氏位、斯氏位、颅底位，其中以斯氏位最好，前后位和汤氏位可发现约 75% 的听神经瘤，其他不能增加诊断率。CT 能发现约 80% 的听神经瘤，直径在 1.5 cm 以下的肿瘤很难发现。MRI 可提供肿瘤的早期诊断，特别是内耳道内的小肿瘤。

（三）诊断及鉴别诊断

中年以上患者出现耳鸣、耳聋、眩晕、平衡障碍等表现，影像学显示桥小脑角（CPA）占位时，应考虑听神经瘤。NF-2型听神经瘤具有以下特点：最常见于青年人，双侧发病多于单侧。双侧肿瘤可同时发生，也可先后发生，两侧肿瘤的大小和听力可明显不同。需与以下疾病相鉴别。

1. 脑膜瘤

为桥小脑角第二好发的肿瘤。脑膜瘤的特点为：肿瘤钙化、岩骨侵蚀或增生，且CT比MRI更明显。33%~75%的患者听力丧失，与内耳门之间存在一定距离，且跨过内耳门而不进入。在所有磁共振（MR）序列中几乎均为等信号，因血管变化，在T_2上呈高信号。增强后，脑膜瘤比听神经瘤均匀。

2. 表皮样囊肿

由进入神经管的上皮细胞聚集而成，在颅内最常见于桥小脑角。特点为：沿蛛网膜下隙生长且压迫周围脑组织。CT上呈水样均匀影像，MRI上呈典型沿蛛网膜下隙见缝就钻的表现。听力、前庭功能障碍均不明显。

3. 三叉神经鞘瘤

以三叉神经症状起病，早期无耳鸣、听力下降等症状。内耳道无扩大，可向颅中、后窝两个方向发展。

（四）治疗

对大型肿瘤，尤其有脑干、小脑明显受压症状者，只要无手术禁忌证，不论年龄大小都应争取手术切除。对于中小型肿瘤，选择治疗方式应考虑肿瘤的大小、年龄、症状出现时间的长短、同侧及对侧听力状态、是否合并其他内科疾病、患者的意愿、经济状况等因素，设计个性化的治疗方案。若暂时无法决定，可用神经影像学动态观察。

1. 姑息疗法

对于65岁以上、体质虚弱且肿瘤较小的患者，除非肿瘤生长较快，否则密切的临床观察是最好的选择。年轻人采用姑息疗法尚存在争议。

2. 立体定向放射外科治疗

立体定向放射外科治疗听神经瘤具有时间短、无痛苦、手术风险低、神经功能保留较好等优点，但存在某些局限性而不能取代手术：①治疗后占位效应仍存在，不适用于伴有脑积水、脑干受压的患者；②适用于体积较小的肿瘤；③增加了面神经、三叉神经的不必要放射性损伤；④若需要手术介入，可能增加手术难度。

3. 显微神经外科手术治疗

1964年，House首次在经迷路入路手术中应用显微镜，听神经瘤手术治疗进入了显微外科时代。近年来，随着神经影像技术、现代显微神经外科技术的不断发展，听神经瘤的手术治疗方式发生了巨大的变化，不但可以完全切除肿瘤，还可保留面神经甚至听神经功能。

（1）手术入路的选择：听神经鞘瘤手术入路主要包括经枕下开颅乙状窦后入路、经迷路入路和经颅中窝入路。对于大型或巨大型肿瘤，有学者还采用经岩骨乙状窦后入路、经岩骨部分迷路切除入路，甚至经岩骨乙状窦前入路。经枕下开颅乙状窦后入路是最常用的入路，优点是该入路显露好，肿瘤与脑干和内听道的关系显示较为清楚，适合切除任何大小的肿瘤，并可保留面神经和耳蜗神经，缺点是手术创伤大，必须暴露、牵拉小脑，手术时间也较长。经迷路入路适用于小肿瘤伴听力完全丧失者，也适用于老年患者。其优点为手术完全在硬膜外操作，对脑干和小脑影响小，危险性低，缺点为听力永久性丧失。经颅中窝入路适用于小肿瘤，手术主要在耳上硬脑膜外操作，优点是可保留听力，缺点是需牵拉颞叶。

（2）神经内镜在术中的应用：神经内镜适用于保留听力的听神经鞘瘤切除，尤其是直径在1.5cm以下的听神经瘤。显微镜下肿瘤全切除，暴露内听道底部时必须打开迷路，这样就会损伤迷路，而使用神经内镜则多可发现并切除内听道内的残留肿瘤。神经内镜辅助显微手术提高了手术的安全性和有效性，但也有学者提出，应用神经内镜并不提高术后听力保留率。

二、三叉神经鞘瘤

三叉神经鞘瘤起源于三叉神经的颅内段，多发生于三叉神经半月节部，也可发生于三叉神经根部，还可同时累及半月节部和根部，形成哑铃状，跨越颅中、后窝。极个别可破坏颅中窝，向颅外生长。三叉神经鞘瘤占颅内肿瘤的 0.07% ~0.33%，占颅内神经鞘瘤的 0.8% ~8%，好发于中年人，早期症状多不典型，易被忽视。

（一）临床表现

以三叉神经损害为主要表现，患者常有一侧面部麻木或阵发性疼痛，患侧咀嚼肌无力及萎缩。肿瘤生长方向不同，导致不同的邻近脑神经和脑组织受损。若肿瘤位于颅中窝，可损害视神经和动眼神经，导致视力、视野障碍，眼球活动受限，眼球突出等。若肿瘤压迫颞叶内侧面，患者可出现颞叶癫痫、幻嗅等症状。若肿瘤位于颅后窝，可累及滑车神经、面神经、听神经及后组脑神经，出现眼球运动障碍、面瘫、听力下降等症状。若肿瘤压迫、损伤小脑，则可出现共济失调。晚期，肿瘤可推挤脑干，导致对侧或双侧锥体束征、脑积水等。若肿瘤骑跨颅中、颅后窝，除可引起相关脑神经症状外，因肿瘤紧贴、压迫大脑脚，还可影响颈内动脉，导致对侧轻偏瘫、高颅压和小脑损害等症状。

（二）辅助检查

1. X 线平片

可见典型的肿瘤进入颅后窝的特征性表现，即岩尖前内部骨质破坏；边缘整齐。

2. CT

肿瘤生长部位不同，CT 表现有所差异。若肿瘤位于岩尖部的 Meckel 囊处，可见患侧鞍上池肿块影有均匀强化效应，若肿瘤中心坏死，瘤内可见不规则片状或条索状强化影，以及周边环状强化，并可见岩尖部存在骨质破坏。若肿瘤向颅后窝发展或起源于颅后窝，在 C – P 角可见尖圆形肿块影，还可见小脑、脑干及第四脑室受压、变形等间接征象。若肿瘤位于颅中窝，有时可出现肿瘤侵入眶内、眼球外凸等 CT 征象。

3. MRI

常见岩骨尖部高信号消失，病灶呈长 T_1 长 T_2 信号，T_2 加权显示病灶信号强度较脑膜瘤高，注射造影剂强化后效应较脑膜瘤弱。

（三）治疗

三叉神经鞘瘤为良性肿瘤，全切后可治愈，手术切除是最佳手段。

1. 开颅手术切除

若患者可耐受全麻和手术，且肿瘤直径在 3.5 cm 以上，应选择开颅手术切除肿瘤，以解除肿瘤压迫，维护神经功能。手术应选择最易接近肿瘤且不对重要神经和血管造成严重损害的入路。常用入路如下。

（1）经颅眶或经颞下入路：适用于颅中窝的神经鞘瘤，也适用于肿瘤累及海绵窦或颞下窝者。

（2）经岩骨入路或扩大经岩骨入路：适用于位于海绵窦后部、体积小到中等的肿瘤。

（3）枕下乙状窦后入路：适用于三叉神经根部的神经鞘瘤。

（4）小脑幕上下联合、经颞下经乙状窦前入路：适用于跨越颅中、颅后窝的"哑铃形"大型三叉神经鞘瘤。

2. 伽马刀治疗三叉神经鞘瘤

随着显微外科及颅底手术技术的不断发展，70% 以上的三叉神经鞘瘤可做到全切或近全切，但三叉神经功能损伤率为 38% ~75%，永久性功能障碍发生率为 13% ~86%。欧美一些学者认为，海绵窦区的肿瘤即使全切后也有可能因窦内残留极少量肿瘤而导致日后复发。近年来，国内外开展了三叉神经鞘瘤放射外科治疗。伽马刀在改善患者临床症状方面，可使多数患者获得症状缓解。不能耐受全麻或不愿开颅，且肿瘤直径在 3.5 cm 以下者，可采用伽马刀控制、缩小甚至消除肿瘤。对行开颅手术而未能全切仍有残留的患者，也可采用伽马刀进行立体定向放疗。

（冯金周）

第七章

颅内感染

随着医学诊疗水平的不断提高，人类许多感染性疾病得到控制，可是颅内感染仍然是神经外科的严重问题，有不少患者未能及时得到诊断和治疗，以致发生不可逆的神经系统损害，甚至死亡。因此，早期发现、迅速而有效的治疗不仅可挽救患者的生命，而且能最大限度地恢复患者的神经功能。近年来，由于免疫抑制剂、细胞毒性抗肿瘤药物的应用，大剂量放射线照射治疗恶性肿瘤等，使一些人体正常菌或条件致病菌引起抵抗力低下的患者感染。颅内感染通常为血源性，少数由邻近感染灶直接蔓延或继发于外伤和外科手术。因此，对感染性疾病进行积极治疗，是防止其向颅内播散的关键。

第一节　颅骨感染

一、颅骨化脓性骨髓炎

大多数来自直接感染，如开放性颅骨骨折、开颅或颅骨钻孔术、颅骨牵引术后感染等，以及放疗、皮肤移植失败等使颅骨裸露而遭受感染。少数来自邻近感染灶（如鼻窦炎、中耳炎、头皮感染等）和血源性感染（如败血症、身体其他部位的化脓性感染等）。

（一）病理

根据病理形态，分为破坏性和增殖性两种。增殖性骨髓炎以局部骨质增生为主，由慢性炎症刺激骨膜所致。在感染的急性期，病变区有渗出性改变，骨髓腔内有渗出液和炎性细胞浸润。进入慢性期后，渗出性改变渐由修复性改变所替代，病变区出现成纤维细胞和成骨细胞，形成肉芽肿和致密的新骨。颅骨骨髓炎的蔓延途径有两种：一是沿板障血管，通过血栓性静脉炎向四周扩大；二是先引起邻近硬脑膜的血栓性静脉炎或头皮感染，然后再经导静脉蔓延到邻近的颅骨。前一种蔓延灶与原发病灶连接，后一种蔓延灶可与原发灶相隔离，形成多灶性的颅骨骨髓炎。在儿童，由于骨缝未愈合，颅缝内没有血管，有阻止感染蔓延到邻近颅骨的作用，故病变多局限于一块颅骨。开颅骨瓣形成术后骨髓炎也只影响骨瓣，骨窗邻近颅骨多不受累。由于板障内积聚的脓液侵蚀，颅骨板可被穿通，其中内板较外板易受侵蚀。外板穿通后可形成骨膜下脓肿，内板破坏则可并发硬脑膜外脓肿，甚至脑脓肿。由于骨膜在病变早期即被破坏，故颅骨化脓性骨髓炎的骨膜下新骨形成较少，此外，不像在长骨那样容易产生死骨，即使形成死骨也往往较小，这与颅骨及其附着的头皮具有充沛的血液供应等因素有关。

金黄色葡萄球菌和厌氧链球菌是最常见的致病菌，其次为表皮葡萄球菌、黏质沙雷菌等。

（二）临床表现

急性期患者有头痛、发热。大多数颅顶部骨髓炎患者有病灶局部的头皮红、肿、热和痛等炎症反应，并可形成头皮下脓肿。额骨受累时可出现眼睑水肿。慢性期有以下两种类型。①头皮下脓肿或自行穿通，或经切开排脓形成慢性瘘管，有时有死骨排出。发作可反复，长期迁延，经久不愈。②头皮未穿通，有局部颅骨增厚。颅底部骨髓炎可引起较少见的格拉代尼戈综合征，此乃经颞骨岩尖的三叉神经和展神经受累而出现下列表现：三叉神经第 1 ~ 2 支痛、眼球外展不能，少数伴三叉神经运动支麻痹。开颅术后出现下列情况应怀疑有骨髓炎：原因不明的头皮切口裂开伴颅骨裸露、颅骨失去正常光泽而呈象牙色。

（三）诊断

诊断主要依靠上述临床表现，辅助诊断有头颅 X 线平片、分层片和头颅 CT 等。头颅 CT 不仅可了解颅骨骨髓炎的范围，而且可发现颅内结构受累情况。骨髓炎的 X 线平片表现与临床表现常不平行。感染早期 X 线平片常无阳性发现，一般需发病 2 周后，化脓坏死发展至一定大小时，方显示出骨质疏松和细小的透亮灶，随后逐渐扩大成轮廓毛糙、不规则蜂窝状的透亮区，相互毗连或分散成堆，周围的骨质常有硬化增生，病灶与正常骨质的分界不清。骨质破坏主要在板障，可波及内、外板，破坏区内可见米粒般细小的致密死骨。颅板外多无骨膜反应，但局部头皮却常有软组织肿胀。慢性病例的颅骨呈大片骨质增生，如牙质状硬化，以内板增厚为著。在骨质增生区内常见大小不等的圆形透亮区，为慢性脓肿所在，其中可见到死骨。感染控制后，颅骨的破坏区自边缘起逐步修复，但是再骨化的进程极其缓慢，常长达数年之久，表现为骨质硬化增生的轮廓渐趋整齐、密度均匀、脓腔消失、死骨吸收，并且重新出现正常板障结构。

（四）鉴别诊断

若化脓性骨髓炎的骨质破坏范围较大，而骨质增生不多时，应与下列病变鉴别：①黄色瘤，其骨质破坏形态多呈地图样，边缘锐利，没有较宽阔的骨质硬化带；②神经母细胞瘤颅骨转移，常有广泛颅骨侵蚀破坏，多沿颅缝分布，也没有附近骨质增生硬化，局部皮肤没有炎性征象；③硬化型纤维异常增殖症；④脑膜瘤骨增生，若化脓性骨髓炎增生较显著时，需与③和④区别，一般骨髓炎的骨增生范围更广泛，若找到死骨和脓腔则可作为鉴别诊断的有力证据，全身和头皮局部感染症有助于诊断的确定；⑤颅骨结核，其鉴别有时甚为困难，但骨结核的骨质破坏灶轮廓较锐利，周围硬化增生较少，死骨也较少见。

（五）治疗

急性期先用抗生素控制感染，待病变局限或局部蜂窝织炎消退后再采用外科手术治疗。如有头皮下积脓，应及时切开排脓。病变转入慢性期，应及时进行彻底的手术治疗。延误手术，有可能使感染向颅内扩散，造成硬脑膜外、硬脑膜下或脑内脓肿。手术方法是彻底切除病变颅骨。虽可借助 CT 或头颅 X 线片来确定应切除的病灶范围，可是更可靠的是手术时的判断。对有脓性分泌物，软而不出血的颅骨、死骨均应切除，直至见到出血的健康颅骨边缘为止。要注意不要遗漏与原发病灶不相连的继发病灶。如无硬脑膜下脓肿则严禁切开硬脑膜。手术切口内置放抗生素，引流物置放与否视感染的急性程度而定。脓液应做革兰染色涂片、需氧和厌氧培养等。术后抗生素选用应根据紫固色涂片和（或）药敏试验决定。而且，在急性感染征象消退后，抗生素至少还要应用 4~6 周，以减少骨髓炎不愈或复发的可能。小的颅骨缺损可不必处理，大的颅骨缺损（直径大于 3 cm）如需修补，应在骨髓炎治愈 1 年以后。开颅术后骨瓣感染，可先局部应用抗生素灌洗，较长期的感染则要对局部失去活力的组织反复修剪，如上述处理无效或脓液分泌增多，应及时去除骨瓣。

二、颅骨结核

较少见，好发于儿童，常继发于身体其他部位的结核病灶，经血行扩散至颅骨，额和顶骨为好发区，可单发或多发。病变从板障开始，有干酪样坏死和肉芽组织形成，可向内侵及内板和硬脑膜，向外破坏外板而至软组织。有时有死骨形成。

（一）临床表现

起病较缓慢，无急性过程，开始头部形成包块，轻度疼痛，以后形成冷脓肿，不红不痛，穿刺可得稀薄的脓液，溃破后瘘管经久不愈。局部可有压痛，患者有时有头痛等症状。

X 线表现：好发于颅缝附近的颅骨穹隆部，少数也见于颅底，按骨质形态改变可分下列两种类型。①局限型，早期仅显示小片状骨质吸收、脱钙，脱钙区逐步扩大并发生骨质破坏，呈单个或多个圆形或卵圆形或带有波浪状的骨质缺损，边缘及其周围的骨质密度可不规则增生，病程长者密度增生愈显著。缺损处若有死骨，多较细小，偶在单发病灶中可见含一个纽扣样死骨。②广泛浸润型，骨质破坏呈葡萄状向四周浸润蔓延，范围广泛而不规则，往往伴有骨质增生。病变在颅缝附近更为严重。在儿童，骨质破坏并不受颅缝限制，此点与化脓性颅骨骨髓炎不同。软组织切线位摄片可见局部头皮肿起或因瘘管形成而高低不平。

（二）治疗

感染局限者应在全身抗结核治疗配合下做病灶清除术。

三、颅骨真菌性肉芽肿

多由放线菌或酵母菌，少数由球孢子菌所引起。发生于全身抵抗力减弱者，真菌由呼吸道或身体某些寄生部位经血液循环侵入颅骨。

病程进展缓慢，常形成慢性肉芽肿，肉芽肿软化溃破后形成多个瘘管，流出的脓液中可找到真菌，如见到"硫黄"颗粒，则可能为放线菌感染。

颅骨 X 线平片可见骨质破坏与反应性骨质增生，死骨形成，但无骨膜反应。应注意与颅骨结核区别，脓液检查常可确诊，必要时做活组织检查和脓液真菌培养。

治疗包括手术、抗生素和碘化钾等综合性治疗。

（郑俊博）

第二节　颅内感染性疾病

一、硬脑膜外脓肿

由邻近感染灶，如鼻窦炎、中耳炎、颅骨骨髓炎直接蔓延到硬脑膜外间隙而成，也可继发于开放性颅脑损伤、开颅术和先天性皮肤窦等感染之后。大约 20% 硬脑膜下脓肿患者并发硬脑膜外脓肿。

（一）临床表现

早期患者常有头痛、发热等，当脓肿增大达一定体积，引起颅内压增高，产生相应临床表现，并可有意识障碍、癫痫、局灶神经体征。炎症可经硬脑膜导静脉扩散至硬脑膜下和脑内，产生化脓性脑膜脑炎、硬脑膜下脓肿、脑脓肿或化脓性血栓性静脉窦炎等。常见致病菌为金黄色葡萄球菌和大肠杆菌。

临床病史，头颅、鼻窦和乳突 X 线片有助于本病的诊断。头颅 CT 检查可显示脓肿部位（常在鼻窦炎或中耳炎附近）的硬脑膜和脑组织与颅骨内板分离。

（二）治疗

包括全身应用抗生素和开颅清除脓肿，由于炎症使硬脑膜坏死而变得脆弱，因此手术清除脓液和肉芽组织时要轻柔和小心，以免撕破硬脑膜（硬脑膜是脑抵御感染的重要屏障），术后伤口放置引流物数天。同时要处理原发病灶。清除的脓液应立即做革兰染色涂片、需氧和厌氧培养。抗生素应在术前就开始应用，直到术后感染完全控制才停止。开始宜用广谱抗生素，如新青霉素 I 和氨基糖苷类抗生素或氯霉素，青霉素过敏者可改用万古霉素或氯霉素，如为革兰阴性杆菌，可选用氨基糖苷类抗生素。细菌培养和药敏试验结果出来后，再酌情选用敏感抗生素。

二、硬脑膜下脓肿

与硬脑膜外脓肿相同，常继发于鼻窦炎或中耳乳突炎，特别多见于青少年，可能是青少年的鼻窦后壁正处在发育成熟中，不能很好地抵抗细菌向颅内蔓延。较少来源于开放性颅脑损伤、开颅手术后感染、颅骨骨髓炎、硬脑膜下血肿感染或血源性感染（如化脓性脑膜炎，常见于婴儿）、胸腔化脓感染、面部感染、咽喉感染或帽状腱膜下感染等，也可继发于脑脓肿破裂。脓液在硬脑膜下腔迅速扩散，覆盖在大脑凸面和积聚于脑沟和脑裂内，也可由一侧大脑凸面扩展到对侧大脑凸面或由大脑扩展到小脑凸面和椎管内。一般总脓液量不多或在硬脑膜下腔只有 5～8 mm 厚，但是由于脑水肿、皮层静脉炎和静脉窦血栓形成等因素引起颅内压增高却很明显，因此病情发展凶险，死亡率较高。另外，由于硬脑膜下积脓可因败血症的脓性栓子引起，这些栓子也可引起脑脓肿。据统计，约 1/4 患者并发脑脓肿，约 9% 患脑脓肿的儿童同时有硬脑膜下积脓。

常见致病菌为链球菌、葡萄球菌、流感嗜酸杆菌、大肠杆菌，有时为厌氧菌引起。

（一）临床表现

早期患者出现头痛、发热和颈强直，常有局灶型癫痫发作和轻偏瘫、眼底视神经盘水肿、动眼神经和展神经麻痹。多数患者在数小时或数天内病情迅速恶化，少数患者由于抗病力强或细菌毒力低而使病情呈亚急性发展。核素脑扫描、脑血管造影和头颅 CT 是诊断本病的主要方法，尤其以头颅 CT 更为准确、方便，已取代前两种检查方法。CT 典型表现为：大脑凸面有新月形或椭圆形低密度肿块，其靠近脑实质一面包膜可增强，少数慢性病例的包膜可发生钙化。CT 可同时显示脑水肿、脑脓肿和脑受压情况等。腰椎穿刺对诊断帮助不大，而且有诱发脑疝和促使炎症扩散的危险，一般仅用在与脑膜脑炎鉴别困难时，以及头颅 CT 和脑血管造影检查排除颅内占位性病变后。

（二）治疗

要求紧急开颅清除脓肿，由于脓液易积聚在脑沟或脑裂内，以及炎症引起硬脑膜下腔内粘连，因此单纯钻孔难以彻底清除脓肿，宜以脓肿最厚处为中心做骨瓣开颅，摒弃骨瓣，尽可能多地清除脓液和坏死组织以及近硬脑膜一层包膜，与脑皮质粘连的包膜不要勉强切除。硬脑膜敞开减压。术后脓腔内置放导管或引流物，便于术后引流和抗生素溶液灌注，一般在术后 7 天内逐渐拔除。婴幼儿脑膜炎后继发的硬脑膜下积脓则可反复通过前囟穿刺吸脓。抗生素应用同脑脓肿。在颅内病变处理同时，对原发感染灶也应给予相应的治疗。对有癫痫者，应给予抗癫痫治疗。

三、脑脓肿

（一）病因

健康脑组织对细菌有一定的抵抗能力，实验证明把致病菌接种于脑内，很难造成脑脓肿。脑损伤、梗死引起的脑组织坏死，以及术后残留无效腔等则有利于脑脓肿的形成。脑脓肿大多继发于颅外感染，少数因开放性颅脑损伤或开颅术后感染所致。根据感染来源可分为以下几种。

1. 直接来自邻近感染灶的脑脓肿

其中以慢性化脓性中耳炎或乳突炎并发胆脂瘤引起者最常见，称为耳源性脑脓肿，约 2/3 发生于同侧颞叶，1/3 在同侧小脑半球，大多为单发脓肿，但也可以是多发性的。额窦或筛窦炎可引起同侧额叶突面或底面的脓肿，称为鼻源性脑脓肿。蝶窦炎可引起鞍内或颞叶、脑干等脓肿。头皮疖痈、颅骨骨髓炎等也可直接蔓延至颅内形成脑脓肿。这些脓肿大多发生在原发感染灶同侧。少数在对侧，此时脑脓肿是通过血源性播散而形成。耳源性脑脓肿的发生率一度占脑脓肿的首位，近年来，随着人民生活水平的提高和对中耳炎防治的普及，其发生率已退居在血源性脑脓肿之后。

2. 血源性脑脓肿

多因脓毒血症或远处感染灶经血行播散到脑内而形成。如原发感染灶为胸部化脓性疾患（如脓胸、肺脓肿、支气管扩张症等）称为肺源性脑脓肿，因心脏疾患（细菌性心内膜炎、先天性心脏病等）引起者称为心源性脑脓肿。此外，皮肤疖痈、骨髓炎、牙周脓肿、膈下脓肿、胆管感染、盆腔感染等均可成为感染源。此类脓肿常为多发，分布于大脑中动脉供应区，以额、顶叶多见，少数可发生于丘脑、垂体、脑干等部位。

3. 创伤性脑脓肿

在开放性颅脑损伤中，因异物或碎骨片进入颅内带入细菌，细菌也可从骨折裂缝侵入。非金属异物所致的脑脓肿多发生在伤后早期，金属异物所致者，则多在晚期，有长达 38 年后发病的报道。脓肿部位多位于伤道或异物所在处。

4. 医源性脑脓肿

因颅脑手术感染所引起，如发生于开颅术、经蝶（或筛）窦手术、立体定向术后感染。

5. 隐源性脑脓肿

感染源不明，可能因原发病灶很轻微，已于短期内自愈或经抗生素等药物治愈，但细菌经血行已潜伏于脑内，一旦人体抵抗力减弱，潜伏的细菌就繁殖而致脑脓肿。因此这类脑脓肿多为血源性，其病原体毒力低或机体抵抗力较强，急性化脓性炎症期不显著，病程长，诊断常困难。

（二）病理

1. 致病菌

随感染来源而异，常见的有：链球菌、葡萄球菌、肺炎球菌、大肠埃希菌、变形杆菌和铜绿假单胞菌等，也可为混合性感染。耳源性脓肿多属以链球菌或变形杆菌为主的混合感染，鼻源性脑脓肿以链球菌和肺炎球菌为多见，血源性脑脓肿取决于其原发病灶的致病菌，胸部感染多属混合性感染，创伤性脑脓肿多为金黄色葡萄球菌。不同种类的细菌产生不同性质的脓液，如链球菌感染产生黄白色稀薄的脓，金黄色葡萄球菌为黄色黏稠状脓液，变形杆菌为灰白色、较稀薄、有恶臭的脓，铜绿假单胞菌为绿色的、有腥臭的脓，大肠埃希菌为有粪便样恶臭的脓。脓液应及时做细菌革兰染色涂片、普通和厌氧菌培养及药敏试验。有时脓液细菌培养为阴性，这是因为已应用过大量抗生素或脓液曾长时间暴露在空气中，也可由于未做厌氧菌培养。厌氧菌脑脓肿的发生率日益增多，其中以链球菌居多，其次为杆菌和其他球菌。除开放性颅脑损伤引起的脑脓肿外，大多数厌氧菌脑脓肿继发于慢性化脓性病灶，如中耳炎和胸腔化脓性病变等。结核分枝杆菌、真菌（如放线菌、隐球菌等）、阿米巴原虫及肺吸虫等偶也可引起脑脓肿。

2. 细菌侵入颅内的途径

随病因而异。耳源性脑脓肿的细菌主要入侵途径是经邻近的骨结构（如鼓室盖）直接蔓延至硬脑膜、蛛网膜、血管、血管周围间隙，从而进入颞叶脑实质，形成脓肿，也可经鼓室盖后壁或 Trautman 三角（上方为岩上窦、下方为面神经管、后方为乙状窦）引起小脑脓肿。在少数病例，并有血栓性静脉炎时，感染性栓子可经静脉窦逆行或经导静脉（或动脉）传入脑，引起远隔部位如顶、枕、额叶、小脑蚓部或原发病灶对侧的脑脓肿。鼻源性脑脓肿的感染是细菌经额或筛窦壁，侵犯硬脑膜形成硬脑膜外（或下）脓肿，进而炎症扩散入脑实质和血管（特别是静脉），形成脑脓肿。血源性脑脓肿细菌侵入脑实质的途径有以下三种。①经动脉血液循环，多见于脓毒血症和胸腔内感染及细菌性心内膜炎，细菌或感染性栓子经动脉血液循环到达脑内，先天性心脏病因有动静脉短路，大量静脉血不经肺过滤，直接进入左心，使细菌或感染栓子直达脑内。青紫型心脏病者常伴有红细胞增多症，血黏度增加，易形成栓子和造成脑栓塞，脑组织缺血缺氧、坏死，更有利于细菌繁殖而形成脑脓肿。②经静脉血液循环，见于头面部感染、颅骨骨髓炎，牙周脓肿等，细菌可经面静脉与颅内的吻合支或板障静脉、导静脉等侵入颅内。③经椎管内静脉丛，肝、胆、膈下脓肿、泌尿系统感染和盆腔感染，可经脊柱周围静脉丛与椎管内的静脉吻合进入椎管内静脉，再经椎静脉逆行入颅内。损伤性脑脓肿因硬脑膜破损，异物侵入颅内将细菌带入。

3. 病变的演变过程

病菌侵入脑内，一般经下述 3 个阶段形成脑脓肿。

（1）急性化脓性脑炎或脑膜脑炎期：由于病灶部位小血管的脓毒性静脉炎或化脓性栓塞，使局部脑组织软化、坏死，继而出现多个小的液化区，病灶周围血管扩张，伴炎症细胞浸润和脑水肿。

（2）化脓期：随着液化区扩大和融合而成脓腔，其中有少量脓液，周围有一薄层不规则的炎性肉芽组织，邻近脑组织有胶质细胞增生和水肿带。

（3）包膜形成期：脓腔外周的肉芽组织因血管周围结缔组织与神经胶质细胞增生逐步形成包膜，其外周脑水肿逐渐减轻。脓肿包膜形成的快慢不一，取决于机体对炎症防卫能力和病菌的毒力等。一般感染后 10～14 天包膜初步形成，4～8 周包膜趋于完善。但少数患者因其抵抗力差或病菌的毒力强大，脑部化脓性病灶长期不能局限，感染范围不断扩大，脑水肿严重，除形成多灶性少量积脓外，无包膜形成，称为暴发性脑脓肿。这是脑脓肿的一种特殊类型，预后多数不良。另外，在脓肿不同部位，包膜形成也不一致，在近脑皮质处，因血管丰富，包膜形成较厚，在白质深处则包膜薄而脆，因此脑脓肿易向脑室破溃。脑脓肿大小不一，可单房或多房，单发或多发。在脑脓肿周围常伴有局部的浆液性脑膜炎或蛛网膜炎，有时并发化脓性脑膜炎、硬脑膜外（或下）脓肿，增加鉴别诊断的困难。

（三）临床表现

1. 典型表现

取决于机体对炎症的防卫能力与病菌毒力，以及脓肿大小、所在部位和邻近解剖结构受影响的情况。多数患者具有下列典型表现。

（1）全身症状：多数患者有近期感染或慢性中耳炎急性发作史，伴发脑膜炎者可有畏寒、发热、头痛、呕吐、意识障碍（嗜睡、谵妄或昏迷）、脑膜刺激征等。周围血象呈白细胞增多、中性粒细胞比例增高、红细胞沉降率加快等。此时神经系统并无定位体征。一般不超过 2～3 周，上述症状逐渐消退。隐源性脑脓肿可无这些症状。

（2）颅内压增高症状：颅内压增高虽然在急性脑膜炎期可出现，但是大多数患者于脓肿形成后才逐渐表现出来。表现为头痛好转后又出现，且呈持续性、阵发性加重，剧烈时伴呕吐、脉缓、血压升高等。半数患者有视神经盘水肿。严重患者可有意识障碍。上述诸症状可与脑膜脑炎期的表现相互交错，也可于后者症状缓解后再出现。

（3）神经系统定位体征：神经系统定位体征因脓肿所在部位而异。颞叶脓肿可出现欣快、健忘等精神症状，对侧同向偏盲、轻偏瘫、感觉性失语或命名性失语（优势半球）等，也可无任何定位征。小脑脓肿的头痛，多在枕部并向颈部或前额放射，眼底水肿多见，向患侧注视时出现粗大的眼球震颤，还常有一侧肢体共济失调、肌张力降低、肌腱反射降低、强迫性头位和脑膜刺激征等，晚期可出现后组脑神经麻痹。额叶脓肿常有表情淡漠、记忆力减退、个性改变等精神症状，也可伴有对侧肢体局灶性癫痫或全身大发作、偏瘫和运动性失语（优势半球）等。若鼻窦前壁呈现局部红肿、压痛，则提示原发感染灶可能在此处。顶叶脓肿以感觉障碍为主，如浅感觉减退，皮层感觉丧失，空间定向障碍，优势半球受损可出现自体不认症、失读、失写、计算不能等。丘脑脓肿可表现为偏瘫、偏身感觉障碍和偏盲，少数有命名性失语，也可无任何定位体征。

2. 不典型表现

有些患者全身感染症状不明显或没有明确感染史，仅表现为脑局部定位征和（或）颅内压增高症状，临床上常误诊为脑瘤等。有些患者并发脑膜炎，仅表现为脑膜脑炎症状。

3. 并发症

脑脓肿可发生以下两种危象。

（1）脑疝形成：颞叶脓肿易发生颞叶钩回疝，小脑脓肿则常引起小脑扁桃体疝，而且脓肿所引起的脑疝较脑瘤者发展更加迅速。有时以脑疝为首发症状而掩盖其他定位征象。

（2）脓肿破裂而引起急性脑膜脑炎、脑室管膜炎：当脓肿接近脑室或脑表面，因用力、咳嗽、腰椎穿刺、脑室造影、不恰当的脓肿穿刺等，使脓肿突然溃破，引起化脓性脑膜炎或脑室管膜炎并发症。常表现为突然高热、头痛、昏迷、脑膜刺激征、角弓反张、癫痫等。其脑脊液可呈脓性，颇似急性化脓性脑膜炎，但其病情更凶险，且多有局灶性神经系统体征。

（四）诊断与鉴别诊断

脑脓肿的临床诊断依据有：①患者有化脓性感染病灶，并有近期的急性或亚急性发作史；②颅内占位性病变表现；③在病程中曾有全身感染的表现。对这些患者应进行下列各项辅助检查，以助诊断和辅助诊断。

1. 实验室检查

（1）血常规：脑脓肿患者外周血白细胞计数多正常或略增高，若白细胞计数 $>20 \times 10^9$/L（20 000/mL），多提示并发脑膜炎或全身系统感染。

（2）腰椎穿刺和脑脊液检查：在脑膜脑炎期颅内压多为正常或稍增高，脑脊液中白细胞可达数千以上，以中性粒细胞为主，蛋白量也相应增高，糖降低。脓肿形成后，颅内压即显著增高，脑脊液中的白细胞可正常或略增高（多在 100 个/每立方毫米左右），糖正常或略低，但若化脓性脑膜炎与脑脓肿并存，则脑脊液的变化对诊断意义不大。而且，腰椎穿刺如操作不当会诱发脑疝。因此当临床怀疑为脑脓肿时，腰椎穿刺要慎重。操作时切勿放脑脊液，只能取少量脑脊液做化验。

2. 辅助检查

（1）脑 CT：是目前诊断脑脓肿的主要方法，适用于各种部位的脑脓肿。由于脑 CT 检查方便、有效，可准确显示脓肿的大小、部位和数目，故已成为诊断脑脓肿的首选和重要方法。脑脓肿的典型 CT 表现为：边界清楚或不清楚的低密度灶（0～15Hu），静脉注射造影剂后，脓肿周边呈均匀环状高密度增强（30～70Hu），脓肿中央密度始终不变，脓肿附近脑组织可有低密度水肿带，脑室系统可受压、推移等。如脓肿接近脑室，可引起脑室管膜增强征。少数脑脓肿的增强环不均匀，或有结节状。脑 CT 显示的"环征"并非脑脓肿特有，也可见于神经胶质母细胞瘤、转移癌，囊性胶质细胞瘤、脑梗死和脑内血肿等，因此应结合病史注意鉴别。一般脑脓肿有感染史，CT 显示的环较均匀，伴有室管膜增强，容易识别。在脑炎晚期，CT 也可显示"环征"，这是脑炎引起血-脑屏障改变，血管周围炎性细胞浸润和新生血管形成等所致，因此脑炎的"环征"与脓肿包膜的"环征"在本质上不同。两者的区分，除结合发病时间外，可采用延迟 CT 检查法，即在静脉注射造影剂 30 分钟后扫描，脑炎原来低密度中央区也变成高密度，但脓肿中央区密度不变。由于类固醇激素有抑制炎症反应和成纤维增生、新生血管形成的作用，从而影响脓肿包膜形成，因此，对可疑患者应停用激素后重复 CT 检查。

（2）磁共振成像（MRI）：在脑炎期病灶呈边缘不清的高信号改变，中心坏死区为低信号改变，T_2（横弛豫时间）延长，周边脑水肿也呈高信号变化，灰白质对比度消失，T_1（纵弛豫时间）和 T_2 也延长。脑炎晚期的病灶中央低信号区扩大，IR（反向复原减像）示中央区仍为低强度。包膜形成期的中央区低信号，T_1 延长，但在长 TR（重复时间）成像时原低信号变成较脑脊液高的高信号。包膜则为边界清楚的高信号环。邻近脑灰白质对比度恢复正常，但 T_1、T_2 仍轻度延长。因此 MRI 显示早期脑坏死和水肿比 CT 敏感，区分脓液与水肿能力比 CT 强，但在确定包膜形成、区分炎症与水肿方面不及 CT 敏感。但增强的环征有时难与囊性肿瘤区分。弥散加权（DW）及近似弥散系数（ADC）在脑脓肿前者为高信号，后者为低信号，有助于区别囊性肿瘤。但是，对术后感染，DW 有时有假阴性或假阳性，要注意结合有关资料进行鉴别。

（3）钻孔穿刺：具有诊断和治疗的双重意义，适用于采取上述各检查方法后还不能确诊的病例，而又怀疑脑脓肿者。在无上述检查设备的单位，临床上高度怀疑脑脓肿者，可在脓肿好发部位钻孔穿刺。

3. 鉴别诊断

（1）化脓性脑膜炎：一般化脓性脑膜炎体温较高，中毒症状和脑膜刺激征较明显，多无定位体征，脑脊液呈化脓性炎症改变等，不难与脑脓肿鉴别。但若脑脓肿与化脓性脑膜炎相伴随，则临床上两者难以严格区别，可采用脑 CT 或 MRI 加以鉴别。

（2）耳源性脑积水：多因中耳感染、乳突炎和横窦血栓形成所致。其特点为颅内压增高而缺少定位体征，病程较长。可采用脑 CT 或 MRI 以及磁共振静脉显示（MRV）检查来与小脑脓肿区分。或小心行腰椎穿刺，压病灶侧颈静脉，如不引起脑脊液压力增高，则提示该侧横窦阻塞（Tobey – Ayer 试验）。本病经药物抗感染，脱水多能缓解。

（3）化脓性迷路炎：为中耳炎并发症，可出现眼颤、共济失调和强迫头位，颇似小脑脓肿。但本病眩晕较头痛严重，眼底水肿，无病理征，经药物治疗数周多好转。

（4）脑瘤：一般根据病史、CT、MRI 可鉴别，有时需手术才能确诊。

（五）治疗

1. 药物治疗

在化脓性脑膜脑炎时选用有效的抗生素和脱水剂治疗，常可避免脓肿形成。脓肿形成后，抗生素仍是重要的治疗措施。由于血-脑屏障存在，抗生素在脑组织和脑脊液中的浓度比血中要低。因此应用抗生素要注意以下三点。①用药要及时，剂量要足，一旦诊断为化脓性脑膜脑炎或脑脓肿，即应全身给药。为提高抗生素有效浓度，必要时可鞘内或脑室内给药。②开始用药时要考虑到混合性细菌感染可能，选用抗菌谱广的药，通常用青霉素和氯霉素，以后根据细菌培养和药敏试验结果改用敏感的抗生素。③持续用药时间要够长，必须体温正常，脑脊液和血常规正常后方可停药。在脑脓肿手术后应用抗生素，不应少于 2 周。青霉素钠盐或钾盐 1 000 万 ~ 2 000 万 U/d，分 2 ~ 4 次静脉滴注，增效磺胺甲基异噁唑 4 支（相当于 SMZI 600 mg，TMP 320 mg），分 2 次静脉滴注；氯霉素每天 50 mg/kg，分 2 ~ 3 次静脉注射；苯甲异噁唑青霉素 12 ~ 18 g/d，分 2 次静脉注射；氨苄西林每天 150 ~ 200 mg/kg，分 2 ~ 4 次静脉滴注；阿米卡星每天 200 ~ 400 mg，分 2 次肌内或静脉注射；庆大霉素每天 3 mg/kg，分 2 ~ 3 次静脉滴注；妥布霉素每天 5 ~ 7 mg/kg，分 2 ~ 3 次给药；第三代头孢菌素，如头孢曲松钠每天 1 ~ 2 g，分 1 ~ 2 次静脉滴注；羧苄西林每天 300 ~ 500 mg/kg，分 2 ~ 4 次静脉注射；万古霉素每天 1 ~ 2 g，分 2 次静脉滴注；利福平每天 1 200 mg，分 2 次口服；甲硝唑每天 15 ~ 20 mg/kg，分 2 ~ 4 次静脉注射。鞘内注射抗生素：庆大霉素每次 10 000 ~ 20 000 U，每天 1 ~ 2 次；阿米卡星每次 5 ~ 10 mg（最大剂量每次 40 mg），每天 1 次，先锋 I 号每次 15 ~ 100 mg，每天 1 次；头孢噻啶每次 12.5 ~ 50 mg，每天 1 次；多黏菌素每次 10 000 ~ 50 000 U，每天 1 次；万古霉素每次 20 mg，每天 1 次；两性霉素 B 首剂 0.05 mg，以后逐渐增至 <1 mg；咪康唑每次 10 ~ 20 mg。可选用 1 ~ 2 种抗生素作鞘内注射，用生理盐水稀释药物，注射时要缓慢，使药液逐渐在脑脊液中弥散，并根据患者反应调整针尖位置和注射速度，以减少药液对神经组织的毒性反应。当伴有脑室炎时，鞘内给药脑室内药浓度很低，仅为椎管内浓度的 1/40 ~ 1/10，因此应装置头皮下贮液囊，做脑室内给药。脑室内给药同鞘内，但药剂量减半。当急性化脓性脑炎发展迅速，出现高颅压，危及患者生命，经脱水剂治疗无效时，可开颅切除炎性坏死脑组织，并在残腔内放置导管，以便术后做引流和注入抗生素。抗生素应用时间，根据患者临床状况和 CT 表现而定。当脓肿体积显著缩小，抗生素静脉给药至少 3 周，以后改口服，直到 CT 证实脓肿完全消失为止。对结核性、真菌或阿米巴原虫性脑脓肿，应给予相应的药物治疗。

2. 手术治疗

脑脓肿一旦形成，就不能单独用药治疗，还必须采用手术。对包膜尚未完善形成的早期脓肿、多发性小脓肿、基底节等深部脓肿，或患者年老体弱不能耐受手术者，可先采用内科治疗，但必须密切随访，定期做神经系统检查和脑 CT 复查。

关于手术时机，有两种意见，一种主张一旦确诊为脑脓肿即应手术，另一种主张用抗生素治疗 1 ~ 2 周，待包膜形成完善手术。多数人偏向后一种意见，但当病情恶化时，应立即手术。手术方法有以下两种。

（1）穿刺抽脓术：简便安全，既可诊断又可治疗，适用于各种部位的脓肿，特别是位于脑功能区或深部脓肿（如丘脑，基底节），或老年体弱、婴儿、先天性心脏病及病情危重不能耐受开颅术者。穿刺法失败后，仍可改用其他方法。因此随着脑 CT 的应用，穿刺法常作为首选的治疗方法，甚至用于多房性脑脓肿。对深部脑脓肿（如丘脑脓肿），采用立体定向技术或脑 CT 简易定位法，可提高穿刺的准确性。但是缺点是疗程较长，对厚壁脓肿、脓腔内有异物者不适用。

穿刺抽脓时，应根据脓肿部位，选最近脓肿而又不在脑功能区或大血管部位钻孔。穿刺入脓腔后，应保持针尖在脓腔中央，把脓液尽量抽吸出来，并反复小心地用生理盐水做脓腔冲洗，防止脓液污染术野。最后向脓腔内注入抗生素。临床症状、体征的消失，CT 显示脓肿缩小（直径小于 1.5 cm）、皱缩，则说明脓腔已闭合，可停止穿刺。但临床还应定期随半年至 1 年。

（2）脓肿切除术：经穿刺抽脓失败者、多房性脓肿、小脑脓肿或脓腔内有异物者均应行脓肿切除术，对脓肿溃破者也应紧急开颅切除脓肿，并清洗脑室内积脓。术时应注意防止脓液污染伤口。本法治疗彻底，颅内减压满意，但它要有一定的医疗技术和条件。可见，上述两法各有利弊，应根据患者情况合理选用。一般而论，手术方法与术后癫痫发生率、脓肿复发率及神经系统并发症之间并无显著关系。无论采用什么方法，最重要的是及时地诊断和治疗，在脑干尚未发生不可逆的继发性损伤以前清除病变，解除脑受压，并配合应用适当的抗生素，脱水治疗，注意营养和水电解质平衡。

其他治疗应包括术前、术后高渗、利尿脱水剂（如 20% 甘露醇等）的应用和抗癫痫等对症治疗。由于术后约半数患者发生癫痫，以术后 4～5 年为高峰，因此术后抗癫痫治疗不应短于 5 年。

（六）预后与预防

脑脓肿的发生率和病死率仍较高，在抗生素应用前，病死率高达 60%～80%，20 世纪 40 到 70 年代由于抗生素应用和诊治方法发展，病死率降为 25%～40%。CT 应用后，病死率降低不显著，仍为 15%～30%，这与本病（特别血源性）早期难被发现，当患者来诊时，脓肿已属晚期有关。一般手术病死率与术前患者意识有关，清醒者为 10%～20%，昏迷者为 60%～80%。各种疗法都有程度不等的后遗症，如偏瘫、癫痫、视野缺损、失语、精神意识改变、脑积水等。因此，脑脓肿的处理应防重于治，并重视早期诊断和治疗。例如重视对中耳炎、肺部感染及其他原发病灶的根治，以期防患于未然。

影响疗效和预后的因素有：①诊治是否及时，晚期患者常因脑干受压或脓肿破溃而导致死亡；②致病菌的毒力，特别是厌氧链球菌引起的脑脓肿发病率和病死率均较高，可能与其破坏脑组织的毒力有关；③心源性、肺源性和多发性脑脓肿预后差；④婴幼儿患者预后较成人差。

四、脑结核瘤

本病多继发于身体其他部位的结核病灶，由血源性播散入颅内，可单发或多发，颅内任何部位都可发生，但以小脑幕下较幕上者多见，约为 2：1，儿童尤其如此。

（一）病理

小脑幕下结核瘤好发于小脑半球，幕上结核瘤以额叶、顶叶多见，其次为颞叶，少数可见于硬脑膜、硬脑膜下腔、眶上裂、四叠体、胼胝体、脑干、脑桥小脑角、小脑扁桃、枕大池、脉络膜丛、垂体等。结核瘤大小不一，可从直径数毫米到 9 cm，甚至可占据整个小脑半球或大半个大脑半球。外观为边界清楚、黄白色结节状或不规则、少血管的肿块，多位于脑皮质下，少数表浅者可与硬脑膜粘连。病灶周围脑组织水肿或萎缩。瘤剖面中心为淡黄色干酪样坏死或肉芽组织，显微镜检见类上皮细胞、朗汉斯巨细胞、淋巴细胞、浆细胞和中性粒细胞等。苯酚品红染色能找到抗酸杆菌。病灶周围脑组织有退化的神经元、神经纤维、栓塞的血管、格子细胞和肿胀的星形胶质细胞和少突胶质细胞。少数结核瘤中央的干酪样坏死而呈囊性变或并发化脓性细菌感染或形成结核性脑脓肿。

过去本病的发生率很高，约占颅内肿瘤的 30%～50%，随着抗结核药的广泛应用，本病的发生率已显著降低，一般在 0.9%～2.5%，可是在某些国家和地区其发生率仍达 8%～12%。

（二）临床表现

多见于青少年和儿童，约 1/3 的患者有其他部位原发结核病灶，1/3 曾有结核病或结核病接触史，其余则无结核病史。绝大多数患者有头痛、呕吐、视神经盘水肿等高颅压征，婴幼儿可见头颅增大、头皮静脉怒张。局灶体征依病灶部位而定，小脑幕上者以各种形式的癫痫为突出表现，其他依次为运动、感觉障碍、失语等。小脑幕下者则以小脑共济障碍常见。约半数患者有低热、盗汗、体重下降、营养不良、红细胞沉降率增快等全身慢性感染病征。

头颅 X 线平片有时有病理性钙斑，胸片 50% 患者有肺结核，腰椎穿刺仅半数患者有白细胞稍增高、蛋白轻度增高，可是颅内压增高却见于大多数患者，因此应尽量避免腰椎穿刺，以防诱发脑疝。脑血管造影和脑室造影可显示颅内占位征象。脑 CT 是本病最理想的诊断方法，其典型表现为：均匀或不均匀的低密度病灶，其间有高密度钙化灶，增强后其包膜呈环状密度增高。邻近脑组织可有低密度水肿区小结核瘤，（直径小于 1 cm）可表现为等密度或高密度病灶。

对颅内占位性病变者有下列情况应怀疑脑结核瘤：①青少年患者；②身体其他部位有结核病灶或有结核病史；③有头痛、低热、抽搐、盗汗、乏力、体重下降和红细胞沉降率增快者。

（三）治疗

主要是药物治疗，在药物治疗无效或有不能控制的颅内压增高以及术前不能定性者才进行手术治疗。除位于重要功能区的病灶外，应争取全切除，术中谨防结核瘤破裂污染术野，手术结束时用 0.05% 链霉素溶液彻底冲洗术野。术后应继续抗结核药物治疗。过去本病手术后多因并发结核性脑膜炎而死亡，病死率高达 50% ~70%。抗结核药物问世后，疗效大为改观。药物治疗一般采用链霉素 1 g/d、异烟肼 400 ~600 mg/d，对氨水杨酸 8 ~12 g/d，三者联合应用，或利福平 600 ~1 200 mg/d、异烟肼和乙胺丁醇三者合并应用，总疗程为 18 ~28 个月，同时可给予维生素 B_6 50 ~100 mg/d，以防抗结核剂引起的神经毒性反应。术后或并发粟粒性结核或脑膜炎者，可加用肾上腺皮质激素，以减轻脑水肿。

五、脑梅毒瘤

少见，发生率约占颅内肿瘤的 0.1% ~0.6%，为一种慢性肉芽肿性晚期神经梅毒。大多累及脑皮质下区和经血管、脑膜扩散至邻近脑实质。好发于大脑半球，偶见于小脑和脑干、第四脑室、垂体、下丘脑等。单发为主，呈不规则圆或形卵圆形，直径大小不一，质地如橡皮，切面呈灰红色。镜检可分三个区域：中心区为广泛坏死，含大量嗜银纤维（为本病的特点），其外围为细胞结构，有浆细胞、淋巴细胞、单核细胞，成纤维细胞、类上皮细胞和巨细胞等，伴有血管炎或血管周围炎，最外围为胶原纤维组成的包膜。

（一）临床表现

近似颅内肿瘤，有高颅压征和局灶神经征。颅骨 X 线平片可有慢性颅内压增高表现、松果体钙化移位等。如病灶与脑膜广泛粘连，可侵犯颅骨而使局部颅骨板变薄和破坏。脑血管造影和脑 CT 检查显示占位征象。如发现阿-罗瞳孔，血和脑脊液梅毒反应阳性，对本病诊断很有价值。

（二）治疗

包括应用铋剂、碘剂和青霉素等药物，药物治疗无效或有高颅压征或严重局灶征时，应手术治疗切除梅毒瘤，术后仍需抗梅毒治疗。

六、脑真菌性肉芽肿和脓肿

属深部真菌感染，因此凡能引起深部组织感染的真菌，均可以是本病的致病菌，如隐球菌、曲霉菌、球孢子菌、类球孢子菌、诺卡菌、放线菌、荚膜组织胞浆菌、芽生菌、分子孢子菌、念珠菌、波伊德霉样真菌、藻菌等，但以隐球菌和曲霉菌、放线菌多见。近年来，由于抗生素、激素和免疫抑制剂在临床上的广泛应用，器官组织移植手术的推广，以及医务人员对真菌病认识的提高，真菌感染的发生率有增加趋势。在自然界中真菌分布很广泛，很多真菌是条件致病菌，寄生在人体中，当人体抵抗力降低时，它们乘虚而入，可侵犯肺、脑膜和脑、脊髓、皮肤、淋巴结、肠、肝、脾、肾上腺等脏器等。真菌入侵脑的方式，常先从呼吸道吸入，形成肺部病灶，再由肺经血行播散于全身器官和入颅，少数真菌（如曲霉菌、放线菌和芽生菌）可经头面部的口腔、鼻腔、鼻窦、眼眶、脊椎骨等处的病灶直接侵入中枢神经系统，个别病例可经腰椎穿刺、手术植入而发生脑部真菌感染。患有单核-巨噬细胞系统恶性肿瘤、糖尿病等患者较易发生本病。

（一）病理

感染使脑膜局限性或广泛性形成不规则的肉芽肿，淋巴细胞、浆细胞或多核巨细胞浸润。脑呈不同程度的水肿，真菌沿血管周围和软脑膜下聚集，形成多数小囊样病灶，呈急性或慢性化脓性炎症反应，甚至形成脑脓肿或肉芽肿，多位于脑实质内，偶见于脑室内。在脓肿和肉芽肿中可见大量真菌体或菌丝。不同种类的真菌感染，引起的病理变化也不相同，白念珠菌常引起小灶性化脓和肉芽肿；隐球菌早期形成胶冻样病变，无纤维包裹，晚期则形成肉芽肿，放线菌主要形成多发性脓肿和肉芽肿，脓肿壁呈黄色，脓液含"硫黄颗粒"。

（二）临床表现及诊断

病程多为亚急性、慢性或隐匿性发展，甚至可迁延或反复发作达数十年之久，未经治疗者多死亡。临床表现颇似颅内肿瘤，有高颅压征和局灶神经征。椎管内感染表现为进行性脊髓横贯性损害。可有发热，但常不明显。常伴因脑底蛛网膜粘连引起的交通性脑积水。脑脊液常规、生化检查可发现压力、蛋白和细胞计数增高，但非特异性。头颅 X 线片、同位素脑扫描、脑血管造影等仅显示颅内占位迹象，不能确定占位的性质。脑 CT 表现与化脓性脑脓肿相同，包膜可有或无增强，肉芽肿则呈等密度或略高密度病灶，中等增强，可有或无钙化。周围脑水肿常不明显。因此，单纯根据临床表现和上述检查难以诊断本病，诊断的重要依据是脑脊液涂片染色、培养和接种或脑组织和肉芽组织标本的病理检查，以发现病原菌。真菌皮肤试验阳性反应，其他器官、组织发现真菌感染有辅助诊断价值，如皮肤瘘管分泌物有黄色、奶油黄、棕色和有时为黑色的"硫黄颗粒"（可把分泌物稀释于生理盐水中，取沉积物过滤后寻找），则很可能为放线菌感染。

（三）治疗

以手术切除肉芽肿或脓肿为主，术后辅以药物治疗。药物如下所述。

1. 两性霉素 B

对隐球菌、球孢子菌、念珠菌等效果较好。剂量从 0.25 mg/kg 开始，溶于 5% 葡萄糖注射液中静脉滴注，逐渐增至 1 mg/kg，使在 3 个月内总剂量达 2～4 g。滴注速度应缓慢，避光。由于本药不易透过血-脑屏障，故常同时鞘内给药。方法：取两性霉素 B 0.25 mg 溶于等渗盐水 1 mL 内，然后用 5～10 mL 脑脊液再稀释后缓慢、分次注入鞘内。一般鞘内给药 1 次最大剂量为 1 mg，每周注射 2 次。应用本药前给予地塞米松和非乃根等，可减轻药物不良反应。

2. 制霉菌素

对隐球菌、念珠菌等效果较好。剂量，成人 200 万～400 万 U/d，儿童每次 12.5 万～25 万 U，分 2～4 次口服。

3. 克霉唑（三苯甲咪唑）

对念珠菌、球孢子菌等有效。剂量：成人每天 50～60 mg/kg，儿童每天 20～60 mg/kg，分 3 次口服。

4. 曲古霉素

对隐球菌、芽生菌，念珠菌有效。剂量：20 万～40 万 U/d，分 3～4 次口服。

5. 5-氟尿嘧啶

作用同两性霉素 B，但它能通过血-脑屏障，对肝、肾均有损害。剂量：每天 100～200 mg/kg，一般应用 6～8 周。

6. 抗生素

大剂量青霉素、林可霉素、氯霉素对放线菌感染有效。

7. 酮康唑

对球孢子菌、组织胞浆菌有效。剂量：200～1 200 mg/d。

上述药物应用的期限视病情而定，并应根据脑脊液常规、生化、涂片检查和培养结果决定是否停药。用药期间要注意药物的不良反应，并调整全身情况，增强机体抵抗力，消除引起真菌感染的原因，这样才易于提高治疗效果。

（郑俊博）

第三节　颅内寄生虫病

由生物病原体如原虫（阿米巴、弓形虫、锥虫等）、蠕虫（囊虫、肺吸虫、包虫、血吸虫、旋毛线虫等）侵入人体而发生的疾病。在中枢神经系统，生物病原体及其代谢产物可引起过敏性、中毒性、血管性和炎症性反应，并导致脑组织广泛水肿、脑脊液循环梗阻或寄生虫性肉芽肿和脓肿。各种寄生虫引起的神经系统损害的表现不同，但有其共同性，可归纳如下：急性期多出现功能性症状，如头痛、头晕、失眠、烦躁不安、情绪淡漠、记忆力降低、嗜睡等，急性期后出现脑损害症状，如颅内压增高、全身性或局灶性癫痫、运动和感觉功能麻痹，失语等。此外，有时可伴有周围神经或脊髓症状等。

一、阿米巴病

阿米巴病是由溶组织阿米巴原虫引起，它主要侵入肠道，称为肠道阿米巴病。肠道阿米巴滋养体可经肠壁的血液-淋巴迁移到肠外，引起各种肠外并发症，其中以肝脓肿最为多见，脑部并发症约占肠外阿米巴病的 1% ~ 8.1%。本病分布遍及全球，但以热带地区多见。

病理变化有脑膜脑炎和脑脓肿两种类型。在脑膜脑炎中，脑膜和皮层的切片中可找到溶组织阿米巴。病损区为坏死灶，逐渐发展成肉芽肿，有时可与化脓性细菌混合感染，形成脓肿。脓肿周围有慢性组织反应，形成血管性和结缔组织的包膜，包膜内可找到阿米巴滋养体。

（一）临床表现及诊断

本病多继发于慢性肠道阿米巴病或阿米巴肝（或肺）脓肿，其间隔时间可长可短，一旦颅内病灶出现，病程发展多较迅速。有剧烈头痛、抽搐、嗜睡、昏迷，局灶体征有复视、偏瘫、面瘫、失语等。

本病的诊断除根据临床表现、脑脊液检查、脑 CT 和 MRI 扫描外，确诊主要是找到溶组织阿米巴病原体。由于脑脊液涂片可找到阿米巴原虫的机会少，因此主要从脑标本中寻找，特别是脓腔包膜、脓液和肉芽肿。取标本时宜用针筒或玻璃管，而不用棉签，因后者会使原虫黏着在棉花上，并使其脱水，不利于病原体的寻找。粪便中检得病原体也有诊断价值。

（二）治疗

包括药物和手术治疗。如病情允许，应先给予抗阿米巴药物。为减少药物不良反应和提高疗效，以及同时治疗颅外原发病灶，现多主张多种药物联合应用，如甲硝唑 400 ~ 750 mg，每天 3 次，5 ~ 7 天为一疗程，加用碘喹啉 650 mg，每天 3 次，20 天，或去氢吐根素每天 1 ~ 1.5 mg/kg，5 天。对妊娠妇女，特别是妊娠前 3 个月者应慎用甲硝唑。应用去氢吐根素时，患者应卧床休息，反复做心电图，有心肌损害时应即停药。

有脓肿形成时，应手术治疗。为减少并发细菌性感染，宜用穿刺排脓法。术后仍应给予抗阿米巴药物。

二、脑囊虫病

脑囊虫病由猪绦虫的幼虫（囊尾蚴）寄生于脑部所致，它约占人体囊虫病的 80% 以上，主要流行于华北、东北、西北和华东北部各地区。其感染方式有：①内在自身感染，患有绦虫的患者，由于呕吐或肠道逆蠕动，使绦虫妊娠节片回流至胃内，虫卵在十二指肠内孵化逸出六钩蚴，钻过肠壁进入肠系膜小静脉与淋巴循环而输送至全身和脑，发育成囊虫蚴；②外在自身感染，绦虫患者的手部沾染虫卵，污染食物，经口而感染；③外来感染，患者自身并无绦虫寄生，因摄入附有虫卵的蔬菜或瓜果后而感染。

（一）病理

猪绦虫的幼虫经血液循环播散，多寄生于脑的大脑中动脉供应区，如额叶、顶叶。根据病灶分布部位和临床特点可分为四型。①脑实质型，囊虫结节散布在脑实质内，灰质较白质为多。一般在活虫的周围组织反应较小，死虫的周围炎症反应较大，并有程度不等的纤维组织增生。邻近脑组织往往有水肿和反应性星形细胞增生，从而引起神经系统功能障碍。②脑室型，囊虫结节寄生于脑室系统内，以第四脑室最多见。结节游离于脑室内或黏附于脑室壁，引起脑脊液循环梗阻而致脑积水和颅内压增高。③脑底型，囊虫结节位于脑底池内，常成串或多发，引起颅底蛛网膜炎和粘连而产生脑神经麻痹、交通性脑积水等症状。④脊髓型，多发于胸段脊髓，髓内或髓外均可发生。

（二）临床表现

由于囊虫侵入颅内的数目、部位不同，以及囊虫的发育过程和死亡不一，因此临床症状复杂多变，病情波动。少数病例由于大量囊虫进入脑内，发病急骤，出现明显的精神和神经障碍，甚至迅速死亡。一般而言，本病神经损害取决于囊虫数目和位置所致的机械效应及囊虫引起的炎性和中毒反应。表现为颅内压增高、局灶神经体征、癫痫、精神障碍等。按临床特点可分为以下四种类型。①脑膜脑炎型，由一次大量感染后引起弥漫性脑水肿、反应性炎症变化等。临床表现有精神异常、全身性癫痫、瘫痪、失语、感觉障碍、脑膜刺激征、共济失调和昏迷等症状，不能以脑的局灶损害解释。②癫痫型，发作形式有大发作、小发作、精神运动性发作或局限发作等。同一患者可具有两种以上的发作形式，且极易转换。多样性和易转换性为本型的特点。③脑瘤型，表现为颅内压增高、癫痫、强迫头位、瘫痪和感觉障碍等。④脊髓型，囊虫侵入椎管，产生脊髓压迫症，如病变水平以下的运动、感觉和大小便障碍等。

患者常有皮下或肌肉内囊虫结节，分布于头部和躯干，四肢较少，结节呈圆或椭圆形，直径为 0.5 ~ 1.5 cm，坚实，可在皮下或肌肉中自由推动，无压痛。结节可陆续出现或自行消失。

（三）诊断

癫痫患者如有皮下或肌肉内结节，经活检证实为囊虫，则本病诊断基本成立。少数不伴皮下结节者诊断较困难，但患者可有下列特点：神经症状多样性、多灶性和不稳定性，刺激症状较麻痹症状占优势，症状进展缓慢和波动等。脑脊液检查正常或有白细胞计数增多，以嗜酸性粒细胞为主（12% ~ 60% 患者），蛋白含量增高，糖含量正常或稍降低。周围血嗜酸性粒细胞可高达30%。大便中可找到绦虫卵或成虫节片。X 线平片可发现皮下或肌肉、颅内（约1/6 患者）有散在、大小不等的钙化斑，大小为 1 ~ 12 mm，对诊断有帮助。血清或脑脊液囊虫补体结合试验，放射免疫试验测定脑脊液或血清 IgG 抗体也具诊断价值。可是弱阳性也见于胶原病、肝硬化、血吸虫病等。血清学检查阴性者也不能除外本病。脑 CT 扫描，根据囊虫生长不同时期，有不同表现。约 2/3 病灶表现同脑脊液一样密度，单发或多发，包膜可或不增强。1/5 病灶有高密度结节，可单发或多发。钙化灶多发，其周边可或不增强，多见于经药物治疗或虫体自行死亡者。可伴有阻塞性或交通性脑积水及脑皮质萎缩。由于囊液密度近似脑脊液，因此 CT 易发现脑实质内囊虫，难发现脑室内囊虫，通过脑室碘水造影后扫描方易识别。MRI 早期囊尾蚴存活在 T_1WI 呈低信号区，T_2WI 呈高信号区。脑室内囊虫在包囊呈低信号，头节为高信号的斑点状结节。

（四）治疗

1. 绦虫病的治疗

驱除寄生于肠道的成虫，防止再次自身感染。常用药有：①吡喹酮 10 ~ 20 mg/kg，每天 3 次，2 天；②氯硝柳胺 2 g，嚼碎后 1 次吞服，3 ~ 4 小时后服泻药 1 次，加速绦虫节片排出。

2. 囊虫病的治疗

①药物治疗：吡喹酮 50 mg/（kg·d），分 3 次口服，14 天，必要时可重复 1 ~ 2 个疗程。治疗有效者 CT 表现为囊肿和结节缩小或消失或钙化，脑室形态恢复正常。临床症状缓解。约 1/5 患者药物治疗无效，需手术治疗。②外科手术：适用于有颅内压增高、局灶体征，并经 CT 定位者。囊虫阻塞导水管，可从侧室注入生理盐水使脑室内压增高，促使囊虫脱离导水管。抗高颅压药物治疗无效者，可做脑室-腹腔分流术。

3. 症状治疗

癫痫患者服用抗癫痫药，脑炎型患者加用类固醇激素，颅内压增高患者用脱水剂等。

三、脑血吸虫病

日本血吸虫、曼氏血吸虫和埃及血吸虫均可寄生于人体，但以前两者多见，我国则流行日本血吸虫。2% ~ 4% 血吸虫病患者出现脑部并发症。多见于青壮年。

（一）病理

血吸虫成虫寄生在门静脉系统和其他血管内，产生的虫卵可经体循环、颅内静脉窦或椎静脉系统侵入颅内或椎管内。虫卵在脑或脊髓内沉积，可引起：①特异的炎性病变，主要发生在病灶区的软脑膜和其下的皮质和白质内，可表现为虫卵肉芽肿、假结核结节和瘢痕结节等形式，并有浆细胞浸润、病灶周围毛细血管网形成；②非特异性病变，表现为胶质细胞增生、脑（或脊髓）软化或水肿、小血管炎性变化等。

（二）临床表现

1. 急性脑血吸虫病

常见于初次进入流行区域，并有大量疫水接触史者。发病于感染后 1 ~ 2 个月。由于血吸虫的虫卵、毒素、代谢产物等引起组织坏死，出现全身毒血症反应和神经组织水肿、过敏反应。表现为急性脑炎或脑脊髓炎，有头痛、精神障碍、抽搐、昏迷等，也常伴发热、荨麻疹、血嗜酸性粒细胞增多等。

2. 慢性脑血吸虫病

虫卵进入神经组织，引起特异性虫卵肉芽肿和非特异性脑组织反应，多见于感染后 3 ~ 6 个月。由于病变多在大脑中动脉供应区，因此表现颇似有局灶征的脑瘤，常见局灶性癫痫、偏瘫、偏身感觉障碍等，还可有视野缺损、精神障碍和颅内压增高征等。虫卵栓塞血管可引起脑卒中样发病。

3. 脊髓血吸虫病

虫卵沉积于脊髓引起脊髓压迫症或脊动脉炎，栓塞使脊髓血供障碍。临床表现有急性脊髓炎、慢性肿瘤型，有运动、感觉和大小便障碍。

（三）诊断

癫痫患者来自血吸虫流行区或有疫水接触史，均应考虑到本病可能。首先应确定有无血吸虫病。曾有发热、咳嗽、荨麻疹、腹泻等全身感染症状，体检发现肝脾肿大，周围血嗜酸性粒细胞计数增多，粪便中找到虫卵、孵化阳性或结肠活检虫卵阳性均属感染证据。以血吸虫为抗原的血液和脑脊液补体结合试验、环卵试验对诊断具有重要参考价值。

神经系统体检、CT 和 MRI 显示颅内占位征象，或脊髓病变。

（四）治疗

以吡喹酮治疗为主，剂量 20 mg/kg，每天 3 次，1 天。有颅内压增高者应同时给予高渗脱水剂。有癫痫者给抗痫药。有下列情况者应手术治疗：①血吸虫肉芽肿引起颅内压增高且药物治疗无效，或引起脊髓压迫症（术前应做椎管造影）；②脑水肿和（或）脑积水严重，药物治疗无效。术后仍应辅以吡喹酮治疗。

四、脑肺吸虫病

肺吸虫成虫除寄生于宿主的肺部外，还可以在宿主体内游走，20% ~ 26% 进入中枢神经系统，产生脑和脊髓病变。本病多见于温带地区。

（一）病理和发病原理

肺吸虫成虫经胸纵隔，沿颈动脉管侵入颅腔，多数直接侵入颞枕叶，再到达其他脑叶。有时虫体穿入侧脑室，从而侵入对侧大脑半球，少数沿颈静脉或椎动脉侵入小脑，通过膈肌以下的椎间孔直接侵入椎管。脑内病变早期为成虫在脑内爬行和虫卵等引起脑组织坏死、出血和反应性炎症，形成界限不清的肉芽肿。以后病灶中心逐渐坏死、软化、液化，周围形成结缔组织包膜而成一边界清楚的脓肿或囊肿。晚期因脑组织多处破坏，纤维组织与神经胶质增生以致皮质和皮质下白质萎缩，脑沟和脑室扩大。

（二）临床表现

脑肺吸虫病可分三种类型：①亚急性脑炎型，见于疾病早期，有头痛、畏寒、发热、怕光、颈项强直等；②脑局灶性病变型，由于虫体侵入较久，形成多房性囊肿或脓肿而引起占位效应，少见情况可引起脑内出血，临床表现有同向偏盲、失语、癫痫、偏瘫、偏身感觉障碍等；③脑萎缩型，晚期因广泛脑萎缩而致智力衰退、精神症状、癫痫和进行性瘫痪等。

脊髓型早期因成虫侵入引起硬脊膜外寄生虫性冷脓肿或肉芽肿，称为扩张型；后期因成虫逸出或死亡，脊髓变性萎缩，转为萎缩型。

（三）诊断

本病患者多来自流行区，在我国为黑龙江、吉林、辽宁、台湾等，曾生食蝲蛄、石蟹等第二中间宿主和咳铁锈痰的患者，如出现反复发作的脑膜脑炎、进行性瘫痪，局限性或全身性癫痫，同向偏盲、视力减退、颅内压增高或脊髓症状时，应考虑本病可能。痰液、空腹胃液、大便和脑脊液检查找肺吸虫卵、肺吸虫补体结合试验、皮内试验有助于明确诊断。约半数患者头颅 X 线平片有病理性钙化和颅内压增高征象。CT、MRI 等有助于定位诊断。

（四）治疗

本病是全身肺吸虫病的一部分，因此治疗首先必须着重于全身治疗。主要杀虫药有：吡喹酮，总剂量 120 ~ 150 mg/kg，2 ~ 3 天疗程，一日量 2 ~ 3 次分服。硫氯酚，成人剂量 3 g/d，分 2 ~ 3 次口服，隔日服药，10 ~ 20 天。氯喹每天 15 mg/kg 等。下列情况应考虑手术治疗：①药物治疗无效，病情进行性恶化或出现颅内压增高、脊髓压迫症；②病变局限，可以切除；③包膜形成的脓肿或囊肿。上述术后患者仍应继续行抗肺吸虫治疗。此外对有癫痫等患者给予相应的症状治疗。

五、脑棘球蚴虫病

又称为脑包虫病，由细粒棘球绦虫（狗绦虫）的幼虫（即包虫）寄生于大脑和脊髓，占整个包虫囊肿的 2% ~ 3%。好发于与狗、羊等终宿主有密切接触史者，吞食虫卵污染的食物而得病。

（一）病因和病理

细粒棘球蚴绦虫卵在人体肠内孵化成六钩蚴，穿越肠壁经门静脉系统，侵入肝、肺和脑等，少数随血流经椎静脉侵入脊柱。脑棘球幼虫病好发于大脑、小脑、脑室和颅底等处。可分为两型：①原发型，幼虫经肝、肺和颈内动脉而入颅，多见于儿童，常单发；②继发型，较少见，常由心肌包虫囊肿破裂至左心房或左心室，其子节或头节经血流入颅，往往多发，伴脑栓塞，多见于成人。

包虫囊肿包膜为微白色半透明膜，囊液为无色透明，外观与脑脊液很相似，但含毒性蛋白。囊壁分内外两层，内层即包虫囊，含有大小不等的子囊，外层为宿主组织形成的一层纤维包膜，两者之间仅有轻度粘连，其中含有血管，供给营养。包虫死后，囊液变浊，囊壁可钙化。包虫囊大小不一，取决于寄生虫的种系及其寄生的组织与宿主等多种因素。囊肿生长速度每年为 1 ~ 5 cm 直径。母囊可产生于囊及头节，由于虫体繁殖力强，子囊和头节可多达数百，形成巨大囊肿。

（二）临床表现

头痛、呕吐和视神经盘水肿等颅内压增高症状常为首发症状。儿童患者可有头围增大、头皮静脉扩张。局灶性症状取决于包虫生长部位，常见有运动性或感觉性癫痫、轻偏瘫、偏身感觉障碍、视野缺损和精神症状等。脊柱包虫症表现为长期神经根刺激症状，以后因脊髓受累而突然出现截瘫。

（三）诊断

根据患者来自畜牧区，有狗、羊等密切接触史，患有肝、肺包囊虫病，加上脑部症状（或脊髓压迫症）即可考虑本病可能。对未能解释的年轻脑栓塞者，寄生虫性栓子的可能性应予考虑。血液、脑脊液包囊虫补体结合试验阳性和包囊虫液皮内试验阳性具有诊断意义。CT 和 MRI 具有定位诊断价值，特别是 CT 能显示包虫囊的位置、大小、形态，典型的包虫囊为边界清晰、密度同脑脊液或略高的类圆形肿块，壁多有钙化，几乎不增强。病灶四周无脑水肿。

（四）治疗

手术切除是唯一的治疗方法，以完整摘除囊肿为原则。若囊肿破裂，囊液外溢，不仅可引起过敏性休克反应，且囊液中的头节扩散，导致囊肿复发。因此，术前定位要准确，手术切口和骨窗要足够大，硬脑膜张力高时，要用脱水剂处理，切忌用脑针穿刺探查或抽吸囊液减压。切除时宜用加压注水漂浮法，即沿囊壁周围分离直至超过囊肿最大径，然后调整头位至有利于囊肿滚出的位置，用 2 ~ 3 个冲洗器插入囊壁与脑组织间隙内，向囊肿底部加压注入生理盐水，利用水压均匀作用于囊肿壁，使其由囊肿床内漂浮起来，滚入容器中。有报道用细针穿刺囊肿，注入过氧化氢或患者自身新鲜血于囊内，可杀死包虫原头节，为手术治疗开辟新途径。术时一旦囊液污染伤口，可用过氧化氢溶液处理。苯并咪唑类化合物对广泛播散、难以手术的患者可缓解症状，延长存活期，也可作为手术前后辅助药物，减少复发，提高疗效。

（郑俊博）

第八章

功能神经外科疾病

第一节　三叉神经痛

一、概述

三叉神经痛（TN）又称为 Fotergin 病，表现为颜面部三叉神经分布区域内，闪电式反复发作性的剧烈性疼痛，是神经系统常见疾病之一。临床上将三叉神经痛分为原发性三叉神经痛和继发性（或称症状性）三叉神经痛两类，前者是指有临床症状，检查未发现明显的与发病有关的器质性或功能性病变；后者是指疼痛由器质性病变如肿瘤压迫、炎症侵犯或多发性硬化引起。三叉神经痛的年发病率为（3～5）/10 万，随年龄的增长而增加。患病率国内外报道不一，在（48～182）/10 万。从青年人至老年人均可发病，但以 40 岁以上中老年人居多，占患者的 70%～80%。女性发病率略高于男性，多为单侧发病，右侧多于左侧。以三叉神经第 2、第 3 支分布区域为多见，累及第 1 支较少。

二、病因与发病机制

（一）原发性三叉神经痛

原发性三叉神经痛的发病机制目前尚不十分明确，其发病机制有多种理论，但至今仍没有一个理论可以完整解释它的临床特征。近年来，研究发现本病是由多种因素导致的，且各因素并非孤立存在，而是相互影响、相互作用、共同致病。传统上有中枢病变学说和周围病变学说。近年来，随着研究技术和方法的不断改进，研究发现免疫和生化因素也与三叉神经痛密切相关。

1. 中枢病变学说

1853 年，Trousseau 记述了癫痫样三叉神经痛的临床症状、发作特征、用抗癫痫药物治疗有效，以及在疼痛发作时可在中脑处记录到癫痫样放电，提出了中枢病变学说。有学者通过动物实验表明三叉神经痛的病理机制为三叉神经脊束核内的癫痫样放电。有学者提出闸门控制学说：所有来自皮肤的传入冲动，一方面抵达脊髓背角的第一级中枢传递细胞（简称 T 细胞），另一方面又与胶质细胞建立突触联系。这种闸门控制机制的胶质细胞起着在传入冲动前控制 T 细胞传入的作用。由于中枢的病变（三叉神经脊束核的损伤）造成胶质细胞控制 T 细胞的作用减弱，T 细胞的活动加强，失去了对传入冲动的闸门作用，使得 T 细胞对传入的疼痛刺激的调节作用失代偿而引起疼痛发作。也有实验证明三叉神经痛与脑干中三叉神经核的兴奋性改变有直接关系。刺激扳机点引起的病理性刺激通常是由三叉神经周围支到达脑干，通过三叉神经感觉核和网状结构迅速总和起来，而引起三叉神经痛的发作。采用脑诱发电位和临床对卡马西平治疗癫痫的研究发现，丘脑感觉中继核和扣带回等大脑皮质在三叉神经痛发病机制中也起着重要作用。虽然上述的这些研究结果均支持三叉神经痛的中枢病变学说，但是仍不能用它完全解释三叉神经痛的临床症状。例如，三叉神经痛的发作范围并不是在整个三叉神经范围内而多数发生在单侧，甚至为单支。临床上也很少发现三叉神经痛患者脑干三叉神经核病变。而脑干内许多病变也不一定引起三叉神经痛，三叉神经痛患者无明显神经系统体征等。三叉神经痛的发作性疼痛应用某些抗癫痫药物治疗无效等，这些现象都难以用中枢病变学说来解释，还有待进一步研究。

2. 周围病变学说

1967年，Kerr及Beave首先提出三叉神经痛主要病理改变是三叉神经的脱髓鞘改变，现已得到越来越多学者的认同。有学者依此提出短路理论，认为脱髓鞘的轴突与邻近的无髓鞘纤维发生"短路"，轻微的触觉刺激即可通过短路传入中枢，而中枢的传出冲动也可再通过短路而成为传入冲动，如此很快达到一定的总和而引起三叉神经痛的发作。目前，对三叉神经痛手术标本行病理学研究已经证明，三叉神经根受血管压迫部位发生脱髓鞘改变，经血管减压术后，三叉神经痛症状立即消失。对三叉神经痛患者的三叉神经超微结构的观察也支持周围病变学说，被广泛接受的引起三叉神经痛的重要发病机制是持续（静态）的或搏动的微血管压迫使三叉神经根感觉神经轴突脱髓鞘。在三叉神经根受血管压迫部位，电镜显示神经根脱髓鞘和髓鞘再生，有时伴轴突消失等病理改变。血管压迫是造成神经纤维损伤的最有力学说。

1934年，Dandy首次提出血管压迫神经根是三叉神经痛的病因之一，但未提及减压问题。大量的研究发现，三叉神经根附近动脉的迂曲走行，压迫三叉神经，动脉的搏动造成对三叉神经的不断刺激。对正常人和三叉神经痛患者的三叉神经根周围血管观察也发现存在明显差异。但是部分三叉神经痛患者并无迂曲血管压迫三叉神经根，目前还无法用血管压迫理论来解释。其他结构的异常如局部骨质压迫、蛛网膜粘连对三叉神经根的压迫同样有可能引起三叉神经痛。慢性炎症、缺血等病变可导致神经的脱髓鞘改变，也可导致三叉神经痛的发生。

3. 免疫因素

近年来，研究认为三叉神经痛脱髓鞘病变是一种细胞免疫介导的疾病。神经内巨噬细胞、肥大细胞、T细胞和血管内皮细胞破坏和吞噬轴索，促进炎症的发展，加速和加重脱髓鞘的发生和发展。有学者对50例三叉神经痛患者的三叉神经标本进行脱髓鞘染色和免疫组织化学观察分析后认为，巨噬细胞、肥大细胞、T细胞和血管内皮细胞对三叉神经脱髓鞘改变有作用。

4. 神经肽研究

近年来，研究发现多种神经介质类和神经肽类物质有三叉神经痛发作有密切关系。三叉神经系统内含有多种神经肽，与疼痛有关的包括P物质（SP）、谷氨酸（Glu）、降钙素基因相关肽（CGRP）、生长抑素（SOM）、血管活性肠多肽（VIP）等。SP和Glu最可能是伤害性信息传递信使，也有学者认为甘氨酸在伤害性信息调控过程中起着重要作用。但SP作为伤害性信息传递信使的理论更为经典。SP在半月节内与CGRP、SOM共存。CGRP促进初级感觉纤维释放SP，促进痛觉传递。

临床研究结果显示，三叉神经痛患者脑脊液（CSF）和血液中SP含量明显升高。三叉神经痛发作时，痛支神经可能快速过度释放SP导致阵发性剧烈疼痛，随着SP的耗竭，疼痛消失；在外周，SP还可引起血管扩张、腺体分泌，刺激各种炎性介质的释放，导致致痛、致炎物质的积聚，进一步刺激传导伤害性信息的传入纤维，待神经元内SP合成到一定程度时再次暴发新一轮的疼痛。

CGRP是1983年人类首次用分子生物学方法发现的一种由降钙素基因表达的新神经肽，广泛分布于神经、心血管、消化、呼吸、内分泌等系统，参与机体许多功能的调节。三叉神经痛发作时，患者血液中CGRP含量显著升高，并伴有SP升高。胡世辉等以原发性三叉神经痛患者为研究对象，用放射免疫法检测患者疼痛发作时患侧颈外静脉血中CGRP的含量，并与外周血、术后颈外静脉血、健康者颈外静脉血中的CGRP含量比较，用免疫组织化学法标记患者痛支与非痛支神经切片中CGRP免疫反应阳性颗粒，用高清晰度彩色病理图文分析系统定量分析CGRP免疫反应阳性颗粒的数量、面积、平均光密度和平均面积。结果发现疼痛发作时患侧颈外静脉血中CGRP含量显著升高，与肘静脉血、术后患侧颈外静脉血及健康对照组颈外静脉血中的CGRP含量相比，差异非常显著，后三者相比差异均不显著。痛支神经组织中CGRP免疫反应阳性颗粒的数量、面积均显著多于、大于非痛支神经组织中的CGRP免疫反应阳性颗粒。研究认为三叉神经痛发作时局部确有CGRP的参与，三叉神经痛的痛支神经过度合成和释放CGRP可能促进了局部CGRP浓度升高，导致痛阈下降，促进SP向中枢传递痛觉导致阵发性剧烈疼痛发作，并增强SP在外周的神经源性炎症作用，而长期的神经源性炎症使得痛阈降低，致使颌面部轻微的触觉刺激也能产生伤害性刺激信息。

实验证实，三叉神经痛发作时颈外静脉的 SP、CGRP 含量高于术后缓解期，有学者认为，三叉神经痛发作时痛支神经过度合成和释放 CGRP。尽管有研究表明神经肽参与三叉神经痛，但有关神经肽与三叉神经痛的关系、神经肽之间的相互关系和调节还有待进一步研究。

（二）继发性三叉神经痛

近年来，人们对继发性三叉神经痛的病因有了新的认识，对继发性三叉神经痛的诊断率也明显提高。继发性三叉神经痛常由其所属部位和邻近部位的各种病灶引起，如各种肿瘤、炎症、血管病变或血管压迫、蛛网膜粘连等。

1. 脑干内部病变

延髓及脑桥内部的病变，如脊髓空洞症、脑干肿瘤、血管病变、多发性硬化、炎症等。

2. 颅后窝病变

如脑桥小脑角的肿瘤（表皮样囊肿、神经鞘瘤、脑膜瘤等）、蛛网膜囊肿或粘连等，均可引起三叉神经痛的发作。

3. 颅中窝病变

颅中窝底后部肿瘤以脑膜瘤、三叉神经节神经纤维瘤、表皮样囊肿和颅底转移瘤多见，肿瘤生长累及位于 Meckel 囊内的三叉神经节，出现三叉神经痛症状。颅中窝底前部肿瘤以脑膜瘤、表皮样囊肿和颅底转移瘤多见。肿瘤累及眶上裂、圆孔，可出现相应症状。

4. 三叉神经周围支病变

眶内的肿瘤、蝶骨小翼区的肿瘤、海绵窦的病变及眶上裂的病变，均可累及或侵犯三叉神经根，引起继发性三叉神经痛。鼻窦的病变以及牙源性的病变也可引起三叉神经痛。

三、临床表现

主要并发症有高血压、冠心病、肺心病、慢性支气管炎、结核病、糖尿病、癌症、脑血管病等其他慢性疾病。疼痛发作仅限于三叉神经分布区（图 8-1）。综合国内报道，3 074 例左、右侧发病情况详见表 8-1。详细发病部位见表 8-2，双侧三叉神经痛仅占 1.4% ~5%。

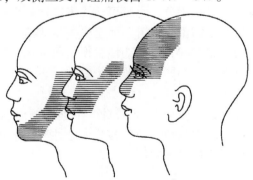

图 8-1 三叉神经各支分布区

表 8-1 3 074 例三叉神经痛左、右侧发病情况

学者	左侧例数和占比（%）	右侧例数和占比（%）	例数
王忠诚	539（37%）	893（61.4%）	1 453
孟广远	321（45%）	376（52.8%）	712
刘学宽	82（28%）	210（72%）	292
卢芳	143（40.6%）	209（59.4%）	352
杨维	104（39.2%）	161（60.8%）	265
合计	1 189（38.7%）	2 885（61.3%）	3 074

表8-2 三叉神经痛发病部位

学者	V_1	V_2	V_3	$V_{1,2}$	$V_{2,3}$	$V_{1,2,3}$	$V_{1,3}$	例数
卢芳	13	73	55	46	135	30	0	352
杨维	8	67	22	22	134	12	0	265
刘学宽	6	28	20	48	128	62	0	292
徐贵印	15	134	176	48	578	82	0	1 033
左焕琮	2	38	34	0	106	30	17	227
合计	46	340	307	160	1 081	216	17	2 169
构成比（%）	2.1	15.7	14.2	7.4	49.8	10.0	0.8	100

（一）原发性三叉神经痛的典型表现

约65%的患者具有典型的三叉神经痛表现，即：①三叉神经分布区域出现短暂的、剧烈的、闪电样疼痛，反复发作；②存在扳机点；③相应区域皮肤粗糙、着色或感觉下降。

1. 疼痛的诱发因素与扳机点

疼痛发作绝大多数有明显的诱发因素，少数病例无诱发因素。常见的诱发因素包括咀嚼运动、刷牙、洗脸、剃须，说话、打呵欠，面部机械刺激，张嘴、笑、舌头活动，进食、饮水，风、声、光刺激等。64.5%的病例存在明显扳机点，扳机点多位于上唇、下唇、鼻翼、鼻唇沟、牙龈、颊部、口角、舌、眉、胡须等处。

2. 疼痛的性质

患者描述疼痛的性质常为难以忍受的电击样、刀割样、撕裂样、火烧样疼痛，并伴有极其痛苦的表情。疼痛常剧烈，以至于患者要停止谈话、饮食、行走，以双手掩住面部，严重者咬牙，用力揉搓面部，并且躲避谈话，颜面发红，咀嚼肌和面肌抽搐，故称为单面肌痛性肌痉挛现象或痛性抽搐。疼痛可骤然消失，在两次发作期间完全无痛，如同正常人。在患者发病初期，疼痛发作次数较少，常在受凉感冒后出现，间歇期长达数月或几年。自行停止而自愈的病例很少。以后发作逐渐频繁，疼痛加重，病程可达几年或数十年不一。严重者发作日夜不分，每日可达几十次，甚至数百次，不能进食、饮水，体质消瘦，患者终日处于疼痛难耐状态，表情沮丧痛苦，乃至失去生活信心而轻生。有些患者早期呈季节性发作，疼痛在每年的春天或秋天的一定时间，呈周期性发作，而且每次发作持续时间为1~3个月不等，然后无任何原因地自然消失，直到下一年的同一季节开始发作。

3. 疼痛持续的时间

绝大多数疼痛持续数秒至数分钟，一般为1~5分钟，个别病例疼痛可持续半小时以上。发作间歇期，疼痛可消失，间歇期随病情的进展而缩短，一般为数十分钟至数小时不等。重者可每分钟内都有发作。白天发作多，晚上发作少，也可日夜不停发作。

4. 其他症状

由于疼痛使面部肌肉痉挛性抽搐，口角可向患侧歪斜。发病初期，患者面部、眼结合膜充血发红，流泪、流涕等。发病后期，患者可有结合膜发炎、口腔炎等。有的患者在疼痛发作时，用手掌握住面颊并用力地搓揉，以缓解疼痛。久而久之，患侧面部皮肤粗糙、增厚，眉毛稀少甚至脱落。

5. 神经系统体征

除部分患者角膜反射减弱或消失外，均无阳性体征发现。少数患者发病后期，因采用酒精封闭及射频治疗，患侧疼痛区域内感觉减退，以至部分麻木。对于这种情况应做详细神经系统查体，以排除继发性三叉神经痛。

（二）继发性三叉神经痛的表现

继发性三叉神经痛因其病因不同，临床表现不完全相同。

1. 脑桥旁区及桥小脑角肿瘤

此区肿瘤多见于胆脂瘤，其次为听神经瘤、脑膜瘤及三叉神经鞘瘤，因肿瘤发生部位与三叉神经的关系不同，其临床表现不同。三叉神经鞘瘤和胆脂瘤的面部疼痛多为首发症状，而听神经瘤和脑膜瘤首发症状多为耳鸣、头痛，而肿瘤后期多表现为脑桥小脑角综合征，做 CT、MRI 等辅助检查，可明确诊断。

2. 蛛网膜炎

多见于颅底部蛛网膜，面部疼痛特点多为持续性钝痛，无间歇期，查体可有面部疼痛区域感觉减退或消失。同时炎症可累及相邻的脑神经，出现相应受损害体征。

3. 颅底恶性肿瘤

常见于鼻咽癌，少见于转移瘤、肉瘤等。表现多为同侧发作性或持续性面部疼痛，伴有原发肿瘤和广泛脑神经损害的体征。

4. 多发性硬化

大约1%的患者出现三叉神经痛。患者多较年轻，疼痛多呈双侧性，疼痛特点也多不典型，神经系统查体、CT、MRI 可查到多发性病灶。

5. 带状疱疹

由颜面带状疱疹引起的神经痛，多为老年人，患三叉神经第 1 支痛后发生，呈持续性的灼痛，无触发点，患病区域有疱疹，或者疱疹消退后持续数月乃至数年，最终多可自然缓解。

四、诊断

（1）采集病史：询问颜面部疼痛性质、部位及伴随症状等。

（2）因患者惧怕疼痛发作，不敢洗脸、刷牙、进食等而致面部及口腔卫生很差，全身营养状况差，消瘦，精神抑郁，有悲观消极情绪。

（3）有些慢性患者，因经常疼痛发作时，用手揉搓、摩擦面部皮肤，致使患侧面部皮肤粗糙呈褐色，眉毛稀少或缺如。

（4）由于多数患者患三叉神经第 2、第 3 支痛，触发点在牙龈，疑为牙痛，不少患者曾有拔牙史，患侧常牙齿缺如。

（5）原发性三叉神经痛神经系统查体可无阳性体征，继发性三叉神经痛大都有阳性体征，主要表现为脑桥小脑角综合征。

（6）特殊检查：原发性三叉神经痛患者多无明显的神经系统阳性体征，要特别注意继发性三叉神经痛的可能，尤以面部感觉减退者，要详细检查有无其他神经系统体征，并进行必要的特殊检查，如头颅 X 线内听道摄片、电测听、前庭功能试验、脑神经的诱发电位、脑脊液化验、CT、MRI、MRA、DSA 等检查，以明确诊断。

五、鉴别诊断

除继发性三叉神经痛外，应注意与以下几种疾病相鉴别。

1. 牙痛

牙痛也是一种非常疼痛的疾病，特别是三叉神经痛发病初期，患者常到口腔就诊，被误诊为牙痛，许多患者将牙齿拔掉，甚至将患侧的牙齿全部拔除，但疼痛仍不能缓解。一般牙痛特点为持续性钝痛或跳痛，局限在牙龈部，不放射到其他部位，无颜面部皮肤过敏区，不因外来的因素加剧，但患者不敢用牙齿咀嚼，应用 X 线检查或 CT 检查明确牙痛。

2. 三叉神经炎

可因急性上颌窦炎、流感、额窦炎、下颌骨骨髓炎、糖尿病、梅毒、伤寒、酒精中毒、铅中毒及食物中毒等疾病引起。多有炎性感染的病史，病史短，疼痛为持续性，压迫感染的分支的局部时可使疼痛加剧，检查时有患侧三叉神经分布区感觉减退或过敏。可伴有运动障碍。

3. 中间神经痛

中间神经痛患者表现为：①疼痛性质，为发作性烧灼痛，持续时间长，可达数小时，短者也可数分钟；②疼痛部位，主要位于一侧外耳道、耳廓及乳突等部位，严重者可向同侧面部、舌外侧、咽部以及枕部放射；③伴随症状，局部常伴有带状疱疹，还可有周围性面瘫，味觉和听觉改变。

4. 蝶腭神经痛

本症病因不明，多数人认为由副鼻窦炎侵及蝶腭神经节引起。①疼痛部位，蝶腭神经节分支分布区域的鼻腔、蝶窦、筛窦、硬腭、牙龈及眼眶等颜面深部位。疼痛范围较广泛。②疼痛性质，疼痛为烧灼或钻样痛，比较剧烈，呈持续性或阵发性的加重或周期性反复性发作，发作时一般持续数分钟到几小时。伴有患侧鼻黏膜肿胀，出现鼻塞、鼻腔分泌物增加，多呈浆液性或黏液性。可伴有耳鸣、耳聋、流泪、畏光及下颌皮肤灼热感和刺痛。疼痛可由牙部、鼻根、眼眶、眼球发生，而后扩展至牙龈、额、耳及乳突部，均为一侧性。严重者向同侧颈部、肩部及手部等处放射，眼眶部可有压痛。③发病年龄常在40~60岁，女性较多。④本病可以用1%普鲁卡因做蝶腭神经封闭或用2%~4%丁卡因经鼻腔对蝶腭神经节做表面麻醉，可使疼痛缓解。

5. 偏头痛

偏头痛也称为丛集性头痛，它是一种以头部血管舒缩功能障碍为主要特征的临床综合征。病因较为复杂，至今尚未完全阐明，但与家族、内分泌、变态反应及精神因素等有关，临床表现如下。①青春期女性多见，多有家族史。②多在疲劳、月经、情绪激动不安时诱发，每次发作前有先兆，如视物模糊、闪光、暗点、眼胀、幻视及偏盲等。先兆症状可持续数分钟至半小时。③疼痛性质为剧烈性头痛，呈搏动性痛、刺痛及撕裂痛或胀痛，反复发作，每日或数周、数月甚至数年发作一次。伴随有恶心、呕吐、欲大便感、流泪、面色苍白或潮红。发作过后疲乏嗜睡。④查体时颞浅动脉搏动明显增强，压迫时可使疼痛减轻。在先兆发作时应用抗组胺药物可缓解症状。⑤偏头痛还有普通型、特殊型（眼肌麻痹、腹型、基底动脉型）偏头痛，均需要加以鉴别。

6. 舌咽神经痛

本病分为原发性和继发性两类。它是一种发生在舌咽神经分布区域内的阵发性剧痛，发病年龄多在40岁以上，疼痛性质与三叉神经痛相似，临床表现有以下特点。①病因，可能为小脑后下动脉、椎动脉压迫神经进入区有关，除此之外，可由脑桥小脑角处肿瘤、炎症、囊肿、鼻咽部肿瘤或茎突过长等原因引起。②疼痛部位，在患侧舌根、咽喉、扁桃体、耳深部及下颌后部，有时以耳深部疼痛为主要表现。③疼痛性质，为突然发作、骤然停止，每次发作持续为数秒或数十秒，很少超过两分钟。也似针刺样、刀割样、烧灼样、撕裂样及电击样的剧烈性疼痛。若为继发性的疼痛则发作时间长或呈持续性，诱因和扳机点可不明显，且夜间较重。④诱因，常于吞咽、咀嚼、说话、咳嗽、打哈欠时诱发疼痛。⑤扳机点，50%以上有扳机点，部位多在咽后壁、扁桃体舌根等处，少数在外耳道。若为继发性，扳机点可不明显，同时可有舌咽神经损害症状，如软腭麻痹、软腭及咽部感觉减退或消失等。⑥其他症状，吞咽时常引起疼痛发作，虽然发作间歇期无疼痛，但因惧怕诱发疼痛而不敢进食或小心进些流食。患者因进食进水少，而变得消瘦，甚至脱水。患者还可有咽部不适感、心律失常及低血压性昏厥等。⑦神经系统查体，无阳性体征。若为继发性，可有咽、腭、舌后1/3感觉减退，味觉减退或消失，腮腺分泌功能紊乱。也可有邻近脑神经受损症状，如第Ⅸ、第Ⅹ及第Ⅺ对脑神经损害以及霍纳征表现。

7. 其他面部神经痛

如青光眼、屈光不正及眼肌平衡失调等眼部疾病；如颞颌关节疾病、颞下颌关节紊乱综合征（科斯滕综合征）及颞颌关节炎和茎突过长等。因其病因和表现不同可以与三叉神经痛鉴别。

六、治疗

三叉神经痛的治疗方法有多种，大致可归纳为药物治疗、三叉神经周围支封闭术、三叉神经射频热凝术、经皮半月神经节球囊压迫术、三叉神经周围支撕脱术、开颅手术等。

（一）药物治疗

目前应用最广泛、最有效的药物有卡马西平、苯妥英钠等。

1. 卡马西平

也称为卡马西平、荷包牡丹碱等，本药属于抗惊厥药。卡马西平可使70%以上的患者完全止痛，20%患者疼痛缓解。可长期使用此药止痛。该药为对症治疗药，不能根治三叉神经痛，复发者再服仍有效。约1/3患者可因出现恶心、头晕等症状而停药。用法：开始剂量0.1 g，每日2～3次，以后逐日增加0.1 g，每日最大剂量不超过1.6 g，取得疗效后，可逐日逐次减量，维持在最小有效量。本药不良反应有眩晕、嗜睡、药物疹、恶心、食欲缺乏、复视、共济失调、骨髓抑制及肝功能障碍等。服药初期应检查白细胞、肝功能等，服用期间要注意观察以上不良反应。

2. 苯妥英钠

苯妥英钠为抗癫痫药，有学者认为三叉神经痛为癫痫样放电，使用抗癫痫剂有一定疗效。长期以来，该药被列为治疗三叉神经痛的首选药物。初期服0.1 g，每日2～3次，以后逐日增加0.1 g，取得疗效后再减量，也以最小剂量维持，最大剂量不超过每日0.8 g。本药疗效不如卡马西平，止痛效果不完全，长期使用，止痛效果减小或减弱，因此，目前已列为第二位选用药物。不良反应有共济失调、视力障碍、牙龈增生及白细胞减少等，应注意观察。

3. 七叶莲

有片剂和针剂，应用片剂每次3片，每日3～4次；应用针剂，每次4 mL，每日2～3次，肌内注射。一般用药4～10天见效，与其他药物合用可提高疗效。本药治疗有效率可达60%以上。

4. 其他药物

①氯硝西泮，1 mg，每次2～3次。②维生素 B_{12}，500 μg，每日1次，肌内注射。③野木瓜注射液，2 mL，每日1～2次，肌内注射。④山莨菪碱（654－2），5～10 mg，每日3次，口服；注射剂10 mg，每日1次，肌内注射。

5. 中医药治疗

①毛冬青，注射剂，每次2 mL，每日1～2次，肌内注射；片剂，每次2～6片，每日3次，口服；冲剂，每次1包，每日2～3次，口服。②颅痛宁，由川芎和荜茇提取的灭菌制剂，每次4 mL，每日3次，肌内注射，疼痛缓解后可半量维持。③白芷4.5 g，丹参5 g，陈皮4.5 g，全蝎粉3 g，僵蚕10 g，炒蔓荆子10 g，生石膏20 g，炒延胡索15 g。每日1次，水煎，分早晚服。

（二）三叉神经周围支封闭术

封闭治疗的原理是将药物直接注射于三叉神经周围支或半月神经节内，使其神经纤维组织凝固、变性以致坏死，从而造成神经传导中断，神经分布区内痛觉及其他感觉均消失，以麻木代替疼痛。而半月节封闭是药物破坏节内的感觉细胞，由于节细胞再生困难，并有一定的并发症，如神经性角膜炎或因药物注入蛛网膜下隙而损害脑神经及其他症状。常用注射药物有无水乙醇、5%苯酚溶液、无水甘油、4%甲醛溶液以及热水、维生素 B_1、维生素 B_{12} 等。封闭部位临床上主要选择三叉神经各分支通过的骨孔处，即眶上孔、眶下孔、颏孔、翼腭窝、卵圆孔等处。由于出圆孔的上颌支、出卵圆孔的下颌支及出眶上裂的眼支的封闭方法简单安全，容易操作，疗效可达3～8个月，复发后可以重复注射。可用于全身情况差、年老体弱者，也可对诊断不明的病例，做封闭术以帮助明确诊断。本项技术以往是治疗三叉神经痛的常用方法之一。目前，三叉神经周围支封闭术大有被射频热凝术替代之势。

（三）三叉神经射频热凝术

尽管 Kirschner 早在1931年就介绍了半月神经节电凝术治疗三叉神经痛，但射频热凝术治疗三叉神经痛真正为世界各地医师所广泛采用是在1974年 Sweet 和 Wepsic 对射频热凝术在设备和技术进行了一系列改进之后。改进后的射频热凝术疗效较以前明显提高，并发症显著降低，成为目前治疗三叉神经痛的主要手段之一。Sweet 和 Wepsic 对射频热凝术的改良主要包括以下五项：①射频发生器的应用，提供了精确的可控制的热源；②微型热敏电阻的应用，可监测毁损区温度的改变，以便调整电流；③神经安定镇痛剂的应用，能减轻患者的紧张、焦虑情绪；④短时麻醉剂的应用，在电凝时使患者暂时意识丧失，避免电凝时引起的剧痛，热凝后患者又能立即清醒及时行感觉检查；⑤置入电极后用电刺激来确定电极位置，以便有选择地破坏痛觉束，保留其他束支。

1. 热凝治疗仪的基本结构

热凝治疗仪一般包括振荡器、温控仪、刺激器和毁损针四部分。其工作原理是热凝治疗仪产生的射频电流由电极针经神经组织构成回路产生热量，通过毁损病灶和靶点达到治疗目的。电极针内装有热传感器，可测出被毁损区组织的温度，同时将温度传递给自动控制系统，当温度和时间达到预定参数时，电流即自动断开。射频仪还可以产生刺激方波，用来定位，确定电极的位置。

2. 射频热凝术治疗三叉神经痛的理论依据

三叉神经纤维的粗细与其传导速度密切相关。感觉神经纤维分为有髓鞘的 A 纤维与无髓鞘的 C 纤维两种。A 纤维按粗细又分为 α、β、γ 和 δ 四种。它们的传导速度、刺激阈值等各不相同。在外周神经纤维中，只有传入与传出的有髓鞘的 A 纤维和传入的无髓鞘的 C 纤维。一般认为传导痛觉传入冲动的是 Aδ 和 C 类纤维，传导触、温感觉冲动的是直径较大的 Aα 和 Aβ 纤维。现在证实较细的 Aδ 和 C 类纤维对射频电流和热的刺激比直径粗的 Aα 和 Aβ 纤维敏感。在射频电流的影响下，传导痛觉的纤维一般在 70 ~ 75 ℃ 发生变性，停止传导痛觉冲动，而粗的有髓纤维在这一温度下不会被破坏。因此，利用射频和逐渐加热的方法，可以选择性破坏感觉神经的痛觉传导纤维而相对保留粗触觉传导纤维，既可以解除疼痛，又可以部分或全部保留触觉。

3. 适应证、禁忌证及优点

（1）适应证：①经严格、正规药物治疗无效或不能耐受药物不良反应的三叉神经痛患者；②乙醇封闭、甘油注射或其他小手术治疗无效的三叉神经痛患者；③各种手术后复发的三叉神经痛患者；④射频热凝治疗后复发的三叉神经痛患者，可以重复治疗；⑤年龄大不能耐受或不愿接受开颅手术治疗的三叉神经痛患者。

（2）禁忌证：①面部感染者；②肿瘤压迫性三叉神经痛患者；③严重高血压、冠心病、肝肾功能损害者；④凝血机制障碍，有出血倾向者。

（3）优点：①手术比较安全，严重并发症发生率和病死率较低；②年老体弱多病者有时也可施行治疗；③操作简便，疗效可靠；④消除疼痛，触觉大部分存在；⑤初次手术不成功，还可重复进行，复发后也可再次治疗，仍然有效；⑥手术费用低廉，治疗成功后可停止药物治疗。

4. 手术方法

①患者取仰卧位，卵圆孔半月神经节定位穿刺时一般采用 Hartel 前入路穿刺法，即在患者患侧口角外下 3 cm（a）点，患侧外耳孔（b）点及同侧瞳孔（c）点三点做 ab 及 ac 连线（图 8-2A）。②常规消毒、铺巾，用 1% 普鲁卡因行局部浸润麻醉（过敏者改用利多卡因）。③取 A 点为进针穿刺点，使用前端裸露 0.5 cm 的 8 号绝缘电极针，针尖对准同侧卵圆孔，针身保持通过 ab、ac 两线与面部垂直的两个平面上，缓慢进针，直到卵圆孔（图 8-2B）。④当针头接近或进入卵圆孔时，患者可出现剧痛，穿刺针有一种穿透筋膜的突破感。再进针 0.5 ~ 1 cm，即可达三叉神经半月神经节，如果针尖抵达卵圆孔边缘而进针受阻，可将针尖左右或上下稍加移动，即可滑过骨缘而进入卵圆孔，一般进针深度为 6 ~ 7 cm。⑤在针尖进入卵圆孔后，拔出针芯多可见有脑脊液流出，也可拍 X 线平片或行 CT 扫描证实。此时拍侧位片，可见针尖位于斜坡突出处最高处。有条件者，全部过程最好在 X 线荧光屏监视下进行。⑥根据疼痛分布区的不同调整针尖的位置。⑦先给予每秒 50 次的方波，延时 1 毫秒，电压 0.1 ~ 0.5 V 进行脉冲电流刺激。如相应的三叉神经分布区出现感觉异常或疼痛，证实电极已达到相应的靶点，否则应重新调整。若需要超过 2 V 的电压刺激才能引起疼痛，提示针尖位置不理想，术后可能效果不佳。在刺激过程中如发现有咬肌或眼球颤动，提示电极接近三叉神经运动根或其他脑神经，也需重新调整电极，直至满意为止。⑧在电极位置确定准确后，以温控射频热凝对靶点进行毁损，逐渐加温，温度控制在 60 ~ 75 ℃，分 2 ~ 3 次毁损，持续时间为每次 0.5 ~ 1 分钟。对同时多支疼痛者可以多靶点热凝。⑨若患者仅患有单纯性三叉神经第 1、第 2、第 3 支疼痛，也可以实行疼痛发作区域的眶上神经、眶下神经

或侧入路三叉神经第 3 支的射频热凝术治疗。

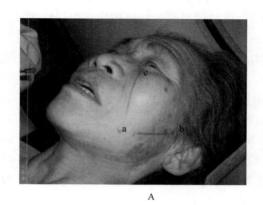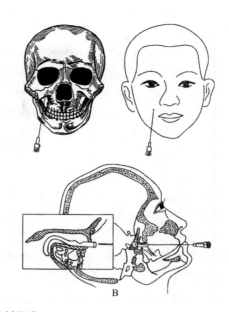

图 8-2　三叉神经痛封闭术

A. 半月神经节射频热凝前穿刺点定位；B. 半月神经节射频热凝前入路穿刺方向

5. 定位方法

选择性射频热凝术治疗三叉神经痛的操作关键是靶点定位要准确。能否准确地穿刺到半月神经节内是 Hartel 前入路治疗成功的首要环节。但徒手卵圆孔定位存在着一定的困难，Melker Lindquist 认为，大约 10% 的病例在徒手卵圆孔定位时存在困难。而且射频热凝术穿刺过程中可能有一定的危险性，也有导致患者死亡的报道。定位方法可概括为以下四种。

（1）临床症状、体征定位：当针头接近或进入卵圆孔时，患者三叉神经分布区可出现类似疼痛发作样剧痛；在射频热凝时，可在三叉神经的相应皮肤支配区出现红斑。据此有助于确定三叉神经的位置。

（2）电生理定位：将热敏电极针插入套管，连接射频热凝治疗仪。具体方法见上述手术方法步骤⑦。

（3）X 线及三维 CT 定位：半月神经节射频热凝术手术步骤同上，即在认为穿刺针穿入卵圆孔后进行 X 线摄片或颅底 CT 薄层扫描。CT 扫描时层厚 2 mm，扫描平面经过卵圆孔，然后进行三维 CT 重建，对卵圆孔进行精确定位，根据三维 CT 图像及疼痛分布区调整穿刺针的位置和进针深度，一般不超过 1 cm。

神经导航下射频热凝术是在导航引导下进行卵圆孔穿刺。

（4）卵圆孔定位装置的应用：为了精确定位，可利用卵圆孔定位装置，该装置对于初学者来说，对卵圆孔定向定位都有很大帮助。为了解决卵圆孔定位技术存在的困难，Kirschner 于 1931 年设计了世界上第一个卵圆孔定位设备，并将其应用于三叉神经半月神经节的电凝治疗。该学者于 1936 年和 1942 年分别报告了 250 例和 1 113 例治疗经验。此后，国内外学者们设计了多种卵圆孔定位设备。虽然这些设备的形状各异，但原理大致相同。大部分设备均由头部固定装置和定位测量装置两部分组成。根据解剖学和几何学原理，按测量结果固定游标，凭借游标上面的定向浅槽，对穿刺深度和方位角进行定位，而不会随患者的体位的变化而变化。

6. 手术注意事项

（1）术中严格操作规程，慎重掌握穿刺方向和深度。在前入路行半月神经节射频热凝治疗时，穿刺深度一定要控制在 6 ~ 7.5 cm，不得过深，否则可能伤及颈内动脉、静脉或眶上裂，引起严重的并发症。

（2）对三叉神经第 2 支疼痛者，从卵圆孔外侧进针较好；对三叉神经第 3 支疼痛者，从卵圆孔中间进针较好。

（3）对三叉神经第 1 支疼痛者进行射频热凝治疗时，加热要缓慢，注意保护角膜反射。

（4）射频热凝加热后，应仔细进行面部感觉检查。

（5）在射频热凝时，可在三叉神经的相应皮肤支配区出现红斑，为神经根受热损伤，痛觉丧失的表现。一般情况下，红斑通常在低于产生热凝损伤的温度时即出现。红斑的出现可以作为观察射频治疗是否成功地限于受累三叉神经分布区的客观标志之一。

（6）热凝毁损后，如果痛觉消失，说明手术成功，否则应增加温度，延长时间 30 秒，直至出现满意的感觉减退为止。

（7）如果电凝温度达到 80 ℃，持续时间不应超过 30 秒。

（8）患者出现感觉减退后，应观察 15 分钟，以便确定破坏是否稳定。

7. 手术并发症

射频治疗三叉神经痛的术后并发症发生率为 17%。主要并发症有以下几种。

（1）面部感觉障碍：发生率为 94%，大多数患者表现为触觉减退或麻木。这也证明，疼痛消失也仅能在三叉神经分布支配区的感觉明显减退或消失时才能得到。

（2）眼部损害：以角膜反射减退为主，其发生率为 3% ~ 27%，而明显的神经麻痹占 1% ~ 5%。角膜反射一旦消失，应立即带眼罩或缝合眼睑。复视的发生率为 0.3% ~ 3%。

（3）三叉神经运动支损害：主要表现为咬肌或翼肌无力，咀嚼障碍。这种情况一般在 6 ~ 9 周后恢复。

（4）带状疱疹：一般经面部涂用甲紫术后可痊愈。

（5）颈内动脉损伤：少见，但十分危重，一旦发生，应立即停止手术，密切观察，出血严重者应手术治疗。

（6）脑脊液漏：很少见。多在腮部形成皮下积液，经穿刺抽吸、加压包扎一般可治愈。

（7）其他：包括脑神经麻痹、动静脉瘘、脑膜炎、唾液分泌异常等。

并发症发生的原因之一是穿刺方向错误。在进入卵圆孔之前，如穿刺方向过于朝前极易刺入眶下裂，造成视神经和相关脑神经损伤，方向过于朝后，可刺伤颅外段颈内动脉，甚至可刺至颈静脉孔，致后组脑神经损伤。如刺入卵圆孔过深或太靠内侧，可损伤颈内动脉和海绵窦及其侧壁有关脑神经。尽管这类并发症发生率很低，但仍应高度警惕。

总之，射频热凝术的并发症有的是难以避免的，严重的并发症少见。并发症出现的原因是多方面的，穿刺不准和穿刺过深以及反复穿刺是其主要原因。在射频热凝术治疗研究过程中对部分难治性三叉神经痛患者采用 X 线、三维 CT 和导航进行卵圆孔定位，可提高穿刺成功率及疗效，降低并发症发生率。

8. 复发率

由于各位学者的复发标准和随访时间长短不一，因而所报道的复发率也不一样。一般来讲，随访的时间越长，复发率越高。非典型三叉神经痛较典型三叉神经痛复发率高。文献中报道术后复发率在 4.3% ~ 80%，平均为 28%，一般为 18% ~ 25%。大部分病例在射频热凝治疗术后 1 ~ 2 年后复发。一般认为，复发与半月神经节或后根纤维的破坏程度有关。另外，三叉神经后根中约 30 ~ 40 条神经束间有丰富的迷走支，当某一束支被破坏时，可通过迷走支得到补充。另外，三叉神经运动支中含有感觉纤维，其中 15% ~ 20% 为无髓鞘纤维，这些可解释三叉神经痛术后复发率高的问题。

9. 其他手术方法

（1）侧入路三叉神经射频热凝术：适用于三叉神经第 3 支疼痛。患者取侧卧位，患侧在上，常规消毒、铺巾，局部浸润麻醉。进针点在外耳屏前 2 ~ 3 cm，颧弓中点下方约 1 cm，其进针方向斜行向后下，于矢状面呈 110° ~ 115°，与冠状面保持 80° ~ 90°（图 8-3），斜行穿刺，进针 4 ~ 5 cm，于翼外板后方触及的颅底即为卵圆孔附近，刺中下颌神经后即出现神经分布区的放射性疼痛，然后行温控射频热凝术。穿刺时严格掌握针尖的方向和深度，以求准确刺中目标，否则有刺伤耳咽管、脑膜中动脉、颈内动脉的危险。

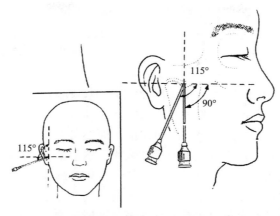

图 8-3　半月神经节射频热凝侧入路穿刺点及穿刺方向

（2）眶上神经射频热凝术：适用于三叉神经第 1 支疼痛。患者取仰卧位，于眶上缘中、内 1/3 交界处，扪及眶上孔（或眶上切迹），无菌操作下用 1% ~ 2% 利多卡因做皮肤浸润麻醉。用左手固定眶上孔周围的皮肤，右手将电极针刺入眶上孔，束中神经后可产生额部的放射性疼痛。然后行温控射频热凝术。

（3）眶下神经射频热凝术：适用于三叉神经第 2 支疼痛。眶下孔位于眶下缘中点下方 1 cm，稍偏鼻翼外侧处，其管腔向上后外侧倾斜，故皮肤进针点稍低于 1 cm 稍内侧。患者取仰卧位，常规消毒、铺巾，局部浸润麻醉后，左手摸到眶下孔，右手持针，于鼻翼稍偏外侧处进针，刺入眶下孔 0.2 ~ 0.5 cm，然后行温控射频热凝术。有时在寻找眶下孔时，因上颌骨较薄可误刺入上颌窦内，应予注意。

（四）经皮半月神经节球囊压迫术

Hartel 前方入路法，在侧位 X 线透视、荧光屏指引下穿刺进入卵圆孔，针尖抵达卵圆孔时撤出针芯，通过导管针将球囊导管推送至 Meckel 囊处，注入少量造影剂，观察球囊导管尖端的位置，如正确，继续注入 0.5 ~ 1 mL 以充盈球囊直至凸向颅后窝。根据周围的骨性标志（斜坡、蝶鞍、颞骨岩部）来判断球囊的形状及位置；必要时排空球囊并重新调整导管位置。如出现乳头凸向颅后窝的梨形最为理想。球囊呈梨形提示 Meckel 囊与球囊体积相匹配，三叉神经节及三叉神经在其入口处部分受压。球囊压力为 800 ~ 2 000 mmHg，维持时间在 3 ~ 10 分钟，然后排空球囊，拔出导管及穿刺针，穿刺点压迫 5 分钟。

（五）三叉神经周围支撕脱术

三叉神经周围支撕脱术是可以解除三叉神经相应部位分布区疼痛的一种手术方法，尤适用于第 1 支痛患者。分眶上神经撕脱术、眶下神经撕脱术和下齿槽神经撕脱术。手术较简捷，可在基层医院实施，且比较安全，年老体弱者或其他不能耐受较大手术的患者均可接受。术后易复发，止痛效果可达半年左右，但可反复实施以缓解疼痛。

（六）开颅手术

三叉神经痛常用的开颅手术有以下四种。

1. 三叉神经后根切断术

三叉神经后根切断术的作用原理是根据华韧神经退变定律，即切断神经的节后纤维则其中枢段发生退变，神经不会再生，是治疗三叉神经病的有效手术方法之一。1901 年 Spiller 首先提出，同年 Frazier 经颞部入路首先获得成功，称为 Spiller-Frazier 手术，开始时将后根（感觉根）全切断，后逐渐改进为选择性部分切断。1925 年，Dandy 改用经枕下入路行三叉神经后根切断术，因其暴露简便，且能发现局部病变，并有利于保存面部的触觉，称为 Dandy 手术。此两种手术方法各有其优缺点，至今仍被广泛应用，尤其是 Dandy 手术，由于切口部位的入路改进，减少了并发症的发生，疗效有明显提高。

（1）经颞入路三叉神经后根切断术（Spiller-Frazier 手术）：适用于三叉神经疼痛限于第2、第3支者；第2、第3支痛为主，并伴有第1支痛者。经颞部入路三叉神经感觉根切断术，术后疗效较好，本手术方法较经颅后窝三叉神经感觉根切断术（Dandy 手术）或三叉神经脊髓束切断术（Sjöquist 手术）较简便，安全性高，术后反应也较小。对高龄患者或伴有动脉硬化者也可采用此种手术方法。但该手术的复发和并发症发生率较高。

（2）经枕下入路三叉神经后根切断术（Dandy 手术）：Dandy 首次经枕下入路在三叉神经感觉根进入脑桥前不远处切断，取得了良好治疗效果。本手术方法长期以来未被广泛采用的原因是手术野深，危险性大，有一定病死率。而近年来由于神经外科技术的不断发展，尤其是显微外科的应用和学者们对本术式切口入路的改进，从而使本手术方法又被重视和采用。本手术方法适用于年龄较小的三叉神经痛患者，适用于三叉神经所有分支的疼痛，尤其是疑有脑桥小脑角的继发性病变，如肿瘤等。手术注意事项如下。①在显露三叉神经感觉根的全过程中，要轻柔牵拉小脑半球组织，以免损伤和压迫脑干。②应特别注意处理好岩静脉，因为一旦发生出血，若处理不当，不但影响手术的继续进行，且可增加并发症的发生，甚至能危及患者的生命。③注意勿要损伤运动根，在切断感觉根时，一定要靠近脑桥处（一般认为在感觉根出脑桥 0.5～1 cm），在感觉根后外侧行部分切断，一般不会损伤运动根。注意保护第Ⅶ、第Ⅷ、第Ⅸ、第Ⅹ对脑神经，因 Dandy 手术切口较向下，且切口较大，易显露此组脑神经，为避免损伤，应用棉片加以保护。

经枕下入路在接近脑桥处行感觉根部分切断术（Dandy 手术），疗效较其他术式理想，效果较好早已被公认。经颅后窝入路手术，已证明发现继发性病因的机会多（肿瘤）。本手术方法是在靠近脑桥的地方行三叉神经感觉根部分切断术，此部位疼痛纤维已大部分分离出来，故在此部位切断能较可靠地避免或减少运动根的损伤。由于三叉神经的痛觉纤维主要位于感觉根的后下 2/3，故可保留部分触觉的存在。

（3）耳后小切口三叉神经感觉根切断术：Dandy 经颅后窝入路做三叉神经感觉根切断术，其主要缺点是手术野较深，手术中易损伤岩静脉而引起出血，故发生并发症的机会和危险性大。采用耳后小切口入路（乳突后），可缩短探查感觉根和第Ⅶ、第Ⅷ对脑神经的距离，因改变了手术角度，一般不易损伤岩静脉，故不需处理岩静脉，从而缩短了手术时间，减少了并发症的发生。手术适应证与步骤同 Dandy 手术。

（4）迷路后入路三叉神经感觉根切断术（Hitselberger 手术）：适应证同 Dandy 手术。

2. 三叉神经脊髓束切断术（Sjöquist 手术）

经延髓三叉神经脊髓束切断术治疗三叉神经痛，为 Sjöquist 首创。其解剖生理基础是三叉神经三个分支的痛、温及部分触觉纤维，均通过三叉神经脊髓束，终止于三叉神经脊束核的尾侧核，当三叉神经脊髓束下行经过延髓下段时，位于延髓脊束外侧的表浅部位。在此切断三叉神经脊髓束（即感觉传导束），即能解除疼痛，又能保留面部触觉，从而防止角膜溃疡，避免口腔内食物残留或咬破颊黏膜。但三叉神经脊髓束同时也接受来自中间、舌咽和迷走神经的痛、温觉纤维，如将此束切断，将造成上述神经分布区域的痛、温觉丧失，包括同侧面部皮肤、口、舌、鼻、咽喉和眼球黏膜，同侧耳廓、外耳道、鼓膜和耳后乳突表面范围。手术适用于：①三叉神经分布区域均痛者；②曾经非手术和其他手术方法未能治愈的顽固性三叉神经痛的患者；③年龄较小或健侧眼已失明，如采用其他手术方法有可能发生角膜营养变性、角膜溃疡的患者；④三叉神经痛同时合并舌咽神经痛的患者，此手术方法可消除三叉神经痛，同时又可解除舌咽神经痛。

3. 三叉神经微血管减压术（MVD）

20 世纪 60 年代，Gardner 提出血管对三叉神经节的压迫是引起疼痛的主要原因之一，并采用了血管减压的方法进行治疗。1970 年，Jannetta 进一步发展了脑神经微血管减压术，并作为治疗一些脑神经痛的根治性外科治疗方法，并逐步得到了承认。理想的减压材料包括乙烯基海绵、聚四氟乙烯、特氟隆等。此外，国产的涤纶片、尼龙棉、尼龙布（用作人造血管的较厚的尼龙布）、吸收性明胶海绵也具有较好的减压效果。本手术方法根据各学者报告总有效率在90%以上，疼痛复发率为15%。

适应证：①保守治疗或其他手术方法治疗无效的原发性三叉神经痛患者；②三叉神经第1支痛或第1、第2、第3支痛，或双侧性三叉神经痛的患者；③三叉神经痛伴有面肌抽搐（痉挛）者；④不愿切断感觉根遗留面部麻木者；⑤年龄在65岁以下，全身重要脏器无严重疾患者，全身情况良好。

4. 神经内镜下三叉神经后根切断术或血管减压术

内镜手术是一种古老的手术，脑桥小脑角内镜技术早期主要是用于治疗脑桥小脑角功能性疾病，例如三叉神经后根切断术治疗三叉神经痛和前庭神经切断术治疗眩晕等。

由于神经内镜技术治疗原发性三叉神经痛能够发现显微镜不能观察到的死角处的异常，可以发现更多的病变，因此，神经内镜血管减压术或三叉神经后根部分切断术治疗原发性三叉神经痛，其疗效等于或优于显微镜下微血管减压术或三叉神经后根部分切断术。神经内镜血管减压术治疗原发性三叉神经痛总有效率在82%～100%。部分患者无效的原因可能是术中未发现责任血管，因为有3%～12%的原发性三叉神经痛患者在行微血管减压术时术中未发现有血管压迫；而在首次未发现有责任血管的病例中，在第二次手术时10%～65.5%发现有血管压迫；9.4%的责任血管靠近Meckel囊，而这类患者由于颞骨岩部的遮挡使显微镜下难以发现。多角度的内镜辅助显微手术可提高术中责任血管的发现率。

微血管减压术术后并发症包括小脑梗死、肿胀、听力丧失（2%～10%）、脑脊液漏（9%）等。听力丧失的原因多为术中牵拉小脑。神经内镜技术避免了术中牵拉小脑，可更好地观察内听道以及乳突小房以及随后的乳突小房封闭，使神经内镜血管减压术的术后并发症更少，几乎不发生脑神经损伤。在术后康复时间、住院天数以及手术费用等方面均优于常规显微手术。

（兰伟途）

第二节 面肌痉挛

面肌痉挛为第Ⅶ对脑神经支配的一侧面部肌肉不随意的阵发性抽搐。从眼轮匝肌开始，逐渐向下扩散，波及口轮匝肌和面部表情肌，因此又称为面肌抽搐或半侧颜面痉挛。传统观点认为多数患者为原发性，少数继发于脑桥小脑角肿瘤及锥体束损害等。

一、病因及病理

关于原发性面肌痉挛的病因及病理目前尚不十分清楚，可能是面神经通路上某些部位受到病理性刺激产生异常冲动的结果。微血管压迫与面肌痉挛发病密切相关，国内外许多学者相继开展微血管减压术治疗面肌痉挛，取得了很好的疗效。多数面肌痉挛患者为脑桥小脑角部血管压迫所致的观点，逐渐被人们所接受。异常动脉血管压迫都在面神经根部5 mm以内，面神经因反复受动脉搏动刺激，导致神经纤维受压，受压部位的髓鞘发生萎缩、变性，传出、传入神经纤维的动作电流发生短路现象，中枢失去对兴奋的整合功能，当电兴奋叠加到一定程度便形成一种暴发式下传，引起面肌痉挛。压迫血管常见于小脑前下动脉、小脑后下动脉、多根袢状血管（复合性）、椎动脉、无名动脉及静脉。

二、临床表现

原发性面肌痉挛的患者多数在中年以后发病，女性较多。病程初期多为一侧眼轮匝肌阵发性不自主的抽搐，逐渐缓慢地扩展至一侧面部的其他面肌，口角肌肉的抽搐最易引人注意，严重者甚至可累及同侧的颈阔肌，但额肌较少累及。抽搐的程度轻重不等，为阵发性、快速、不规律的抽搐。初起抽搐较轻，持续仅几秒，以后逐渐延长，可达数分钟或更长，而间歇时间逐渐缩短，抽搐逐渐频繁、加重。严重者呈强直性，致同侧眼不能睁开，口角向同侧歪斜，无法说话。常因疲倦、精神紧张、自主运动而加剧，但不能自行模仿或控制其发作。一次抽搐短则数秒，长至十余分钟，间歇期长短不定，患者感到心烦意乱，无法工作或学习，严重影响身心健康。入眠后多数抽搐停止。双侧面肌痉挛者甚少见，若有，往往是两侧先后起病，多一侧抽搐停止后，另一侧再发作，而且抽搐一侧轻而另一侧较重，双侧同时发病、同时抽搐者未见报道。少数患者于抽搐时伴有面部轻度疼痛，个别病例可伴有同侧头痛、耳鸣。

按 Cohen 等制订的痉挛强度分级。0 级：无痉挛；1 级：外部刺激引起瞬目增多或面肌轻度颤动；2 级：眼睑、面肌自发轻微颤动，无功能障碍；3 级：痉挛明显，有轻微功能障碍；4 级：严重痉挛和功能障碍，如患者因不能持续睁眼而无法看书，独自行走困难。神经系统检查除面部肌肉阵发性的抽搐外，无其他阳性体征。少数患者于病程晚期可伴有患侧面肌轻度瘫痪。

三、诊断

根据病史及临床特点为阵发性不自主的一侧性面肌抽搐，而无其他神经系统阳性体征，诊断并无困难。

肌电图检查显示肌纤维震颤和肌束震颤波。特征是：①阵发高频率脉冲（每秒 150～400 个）；②每秒 5～20 次的节律性或不规则的重复发放，每次发放包括 2～12 个脉冲；③在所有的面肌中脉冲是同步的；④逆向性刺激面神经则引起典型发放。

四、鉴别诊断

面肌痉挛应注意与下列疾病鉴别。

1. 继发性面肌痉挛

脑桥小脑角肿瘤或炎症、脑桥肿瘤、脑干脑炎、延髓空洞症、运动神经元性疾病、颅脑损伤以及面神经瘫痪等疾病均可引起面肌痉挛，但多伴有其他脑神经长束损害的表现。继发性面肌痉挛可能是部分性运动性癫痫，但其抽搐幅度较大，并往往累及颈、上肢甚或偏侧肢体，或出现典型的按大脑皮质运动区顺序扩散的杰克逊癫痫发作。脑电图上可见癫痫波发散。必要时进行脑脊液、X 线、头颅 CT 扫描或 MRI 检查可协助诊断。

2. 癔症性眼睑痉挛

常见于中年以上女性，常为双侧短暂的强迫性面肌运动，眼睑以下面肌并不累及，伴有癔症其他特点。脑电图及肌电图检查均属正常。

3. 习惯性面肌抽搐

常见于儿童及青壮年，常为双侧短暂的强迫性面肌运动，可为意志暂时控制。肌电图及脑电图均属正常，在抽搐时肌电图上出现的肌收缩波与运动时所产生的一样。

4. 痛性抽搐

部分三叉神经痛患者发作时可伴有同侧面部肌肉抽搐。原发性面肌痉挛发展严重，抽搐时间较久，可感面部不适，也可引起面部疼痛，但其疼痛程度远不及三叉神经痛那样剧烈，也无三叉神经痛的其他表现如扳机点等，因此易于鉴别。

5. 舞蹈病及手足徐动症

可有面肌的不自主抽动，但均为双侧，且伴有四肢、躯干类似的不自主运动，易于鉴别。

五、治疗

对病因明确者应治疗其原发疾病，例如肿瘤引起者应手术切除肿瘤等。对原发性面肌痉挛首先可采用药物治疗，如效果不满意或无效时再采用神经注射、射频、A 型肉毒毒素局部注射或手术疗法。分别介绍如下。

（一）药物治疗

各种抗癫痫、镇静等药物，如苯妥英钠、卡马西平、苯巴比妥、苯海索、地西泮等，对少数患者可减轻症状。口服上述药物配合维生素 B_1、维生素 B_{12} 肌内注射，有的效果更好。

（二）药物神经注射疗法

经以上药物治疗无效或症状严重者可进行药物神经注射治疗。注射的具体方法有两种，分述如下。

1. 茎乳孔穿刺面神经干注射法

分乳突前缘和乳突后缘入路。

（1）乳突前缘入路：患者常用侧卧位，取 2 mL 空针连接皮下注射针头，吸取 2% 普鲁卡因 1 mL。针自耳垂下方乳突前方向上后刺入，进入茎乳突沟，当针尖刺中面神经后，即引起同侧耳部疼痛，有时发生面肌痉挛。注入 0.3 ~ 0.5 mg 普鲁卡因，如出现面肌瘫痪，则证实刺中面神经，即可注入药物。穿刺时注意勿过于斜向前方，否则可穿入外耳道，过深可刺达颈动脉、颈静脉、舌咽神经、迷走神经及交感神经等。刺入深度一般为 2.5 ~ 3 cm。

（2）乳突后缘入路：于乳突后缘根部，乳突尖上方 1 cm 处进针，针尖向前水平方向，略向内，自乳突沟达茎乳孔后缘，刺入深度约 3 ~ 3.5 cm。

2. 面神经分支注射法

面神经经过腮腺时或经过腮腺后分成末梢支，呈扇形分布于面部表情肌，注射前可用电刺激仪确定面神经分支位置，用皮下注射针头在定位处刺入皮下组织，注入少量普鲁卡因后再注入药物。注射的范围可根据面肌痉挛的部位选择。如眼轮匝肌痉挛，可于外眦外侧 2 cm 处注射 1 ~ 2 个分支。由于面瘫不全，多在 2 ~ 4 个月后复发，疗效一般欠佳。

面神经注射药物可用无水乙醇，当刺中面神经注入普鲁卡因出现面肌瘫痪时即可注入，注药量可按出现瘫痪的程度掌握，如注入普鲁卡因后立即产生完全性面瘫，第一次可注入乙醇 0.2 mL，如疗效不满意，再次注射时可增加至 0.3 ~ 0.5 mL。理想疗效为产生不全面肌瘫痪而面肌痉挛消失。乙醇注射于面神经干可暂时中断面神经的传导功能，使面肌抽搐解除。由于注射后面神经传导功能障碍，所以它所支配的面肌立即出现瘫痪或不全瘫痪，此种面肌麻痹在数月内可恢复。解除面肌抽搐的疗效通常可维持 6 个月至 1 年，复发后可再次注射。但第三次复发后注射乙醇量不宜超过第二次用量，以免面肌瘫痪长期不恢复。

（三）射频治疗

患者仰卧，头稍后仰，穿刺点在乳突尖后下 2 cm 处，将 7 cm 长的穿刺针刺入邻近的额部皮下作为中性电极接头。局部麻醉后将带针芯的绝缘穿刺针经皮肤的穿刺点刺向茎乳孔，当刺进茎乳孔时常出现抽搐停止和轻微的面肌无力，拔出针芯换上控温电极，先给予 0.1 ~ 0.3 V 的电流，此时可出现同侧面部肌力明显减弱，这说明电极已与面神经接触，则可用 55 ℃，持续 10 秒钟进行神经凝固，若未出现面肌无力，可将温度提高到 60 ~ 65 ℃，至出现轻度面瘫，以加强凝固效果。一般患者电凝后产生 1 ~ 4 个月的面瘫。此法近期效果良好，简单、安全、无痛苦，对不愿接受开颅手术或不宜行开颅术者尤为适宜，复发后可重复应用。

（四）A 型肉毒毒素注射

近年来国内外报道应用 A 型肉毒毒素多点注射法治疗面肌痉挛，90% 以上患者有效。我国兰州生物制品研究所生产的注射用 A 型肉毒毒素为冻干水溶性结晶。每支 50 ~ 100 U，1 U 相当于大鼠腹腔内注射致急性中毒的 LD_{50}。保存于 -20 ~ -5 ℃ 低温冰箱。使用时用生理盐水稀释至 25 U/mL 的浓度。用 1 mL 皮试，4、5 号针头注射。根据病情选择注射部位与药物剂量。对初发病仅眼轮匝肌抽搐者，可采用上、下睑的内外侧或外眦部颞侧皮下眼轮匝肌共 4 或 5 点，对一侧面部肌肉抽搐较广泛者还需注射于颧弓处的颧大肌及颧小肌、面中的颊肌、面下部的口角或上唇的口轮匝肌等点，每点注射 0.2 mL（5 U）。重复注射后仍有良好疗效。一次注射总剂量不应超过 55 U，一月内使用总剂量不应超过 200 U。患者多在注射后 2 ~ 7 天见效，症状逐步改善，约 2 个月达疗效平台期，持续 6 ~ 266 周。痉挛复发多为部分肌肉复发，仍较注射前轻。间隔 3 ~ 6 个月需重复注射。如原先有某种程度的面肌无力，则更易发生面瘫、暴露性角膜炎等并发症。影响疗效的最重要因素是正确选择注射肌肉及注射位点。肉毒毒素是目前已知毒性最大的生物毒物之一，但临床小剂量局部注射后，即与肌肉结合，剩余极少量通过血液循环清除，不会导致血中高浓度，因而无中枢神经系统及全身不良反应。因本品有剧毒，应由专人保管，使用本品者应为受过专门训练的人员，应熟悉面部肌肉的解剖位置，熟练掌握操作技术。

（五）手术疗法

微血管减压术（MVD）是目前治疗面肌痉挛最常用的手术，1962 年，Gardne 等于手术中发现微血管压迫与面肌痉挛发病密切相关。据此认为面肌痉挛是面神经在脑桥小脑角部被血管结构轻度持续压迫所致的一种常见可逆性病理生理状态，为以后微血管减压术的发展提供了理论基础。磁共振血管造影（MRA）及磁共振血管断层造影（MRTA）除提供清晰的神经血管图像外，还可分辨责任血管的形态来源及与面神经压迫的关系，显示了术前诊断微血管压迫的优越性。面肌痉挛患者可做 MRA 检查，判断是否有动脉血管压迫，为微血管减压手术治疗和估计预后提供依据。总之，目前认为采用微血管减压术是针对病因的一种治疗方法，能保留或改善面神经功能，治愈率高，复发率甚低，是一种安全有效的根治性手术。有学者采用微血管减压术治疗 368 例面肌痉挛患者，术后 2 月内 93.7% 痉挛消失，4% 部分缓解，2.3% 无改变。

对面肌痉挛患者施行微血管减压术可有部分出现听力下降、面瘫及脑脊液漏等并发症。据报告，此手术并发症中，同侧听力减退和耳聋出现率为 3.2%，面肌无力出现率为 7.4%。术中进行脑干听觉诱发电位（BAPs）监测，术中并发症（听觉减退）的发生率明显减低。为了预防微血管减压手术的并发症，首先在手术体位上注意，避免采用坐位或半坐位，以防大量空气进入静脉，造成多脏器空气栓塞。手术医生要加强基础手术技巧训练，打开乳突气房要及时封闭，熟练使用吸引器和它的压力调整，仔细辨认面神经出脑干区的血管压迫形式，避免盲目地电凝、分离或切断血管。如能注意以上几点将会明显减少并发症的发生。

六、预后

面肌痉挛为缓慢进展，逐渐加重，一般不会自愈，如不给予治疗，部分患者于病程晚期出现患侧面肌麻痹而抽搐停止。对于发作数年后不见痊愈的患者，应采取积极的治疗措施，以防面肌麻痹的发生，严重影响患者的身心健康。

（兰伟途）

第三节　舌咽神经痛

舌咽神经痛是一种出现在舌咽神经分布区的阵发性剧烈疼痛。疼痛的性质与三叉神经痛相似，Harris（1921）提出舌咽神经痛是另一种独立的神经痛之前，它和三叉神经痛常被混为一谈。本病远较三叉神经痛少见，约为三叉神经痛的 1/85～1/70。男女发病率无差异，多于 40 岁以上发病。

一、病因与病理

原发性舌咽神经痛的病因，迄今不明，多无明确的病理损害，可能为舌咽及迷走神经的脱髓鞘性病变引起舌咽神经的传入冲动与迷走神经之间发生短路，以致轻微的触觉刺激即可通过短路传入中枢，中枢传出的冲动也可通过短路再传入中枢，这些冲动达到一定总和时，即可激发上神经节及岩神经节、神经根而产生剧烈疼痛。近年来神经血管减压术的开展，发现舌咽神经痛患者椎动脉或小脑后下动脉压迫于舌咽及迷走神经上，解除压迫后症状缓解，这些患者的舌咽神经痛可能与血管压迫有关。舌咽神经根在进出脑桥处，即中枢与周围神经的移行区，有一段神经缺乏施万细胞的包裹，平均长度为 2 mm，简称脱髓鞘区，该部位血管搏动性压迫、刺激即可出现舌咽神经分布区阵发性疼痛。造成舌咽神经根部受压的原因可能有多种情况，除血管因素外，还与脑桥小脑角周围的慢性炎症刺激有关，后者致蛛网膜炎性改变逐渐增厚，使血管与神经根相互紧靠，促成神经受压的过程。因为神经根部受增厚蛛网膜的粘连，动脉血管也受其粘连发生异位而固定于神经根部敏感区，致使神经受压和冲击而缺乏缓冲余地。舌咽神经根部与附近血管紧贴现象是本病的解剖学基础。而颈内静脉孔区蛛网膜增厚粘连造成舌咽神经根部的无法缓冲，受其动脉搏动性的压迫是病理学基础。继发性原因可能是脑桥小脑角或咽喉部肿瘤、颈部外伤、茎突过长、茎突舌骨韧带骨化等压迫刺激舌咽神经。

二、临床表现

舌咽神经痛的部位一般分为两种：①痛区始于咽壁、扁桃体窝、软腭及舌后1/3，而后放射到耳部，此型最多见；②痛区始于外耳、耳道深部及腮腺区，或介于下颌角与乳突之间，很少放射到咽侧，此型少见。偶尔疼痛仅局限在外耳道深部，这是只影响到舌咽神经的鼓支之故。可因吞咽、讲话、咳嗽、打呵欠、打喷嚏、压迫耳屏、转动头部或舌运动等刺激诱发疼痛。疼痛多骤然发生，呈阵发性电击、刀割、针刺、烧灼、撕裂样剧烈疼痛。发作短暂，一般持续数秒至数分钟，每日发作从几次到几十次不等，尤在急躁紧张时发作频繁。总的趋势是越发越频，持续时间越来越长，常有历时不等的间歇期，在此期内患者如常人。有时在疼痛发作时尚伴有大量唾液分泌或连续不止的咳嗽，发作时患者低头不语。可伴有面红、出汗、耳鸣、耳聋、流泪、血压升高、喉部痉挛、眩晕，偶伴有心律失常如心动过速、过缓，甚或短暂停搏，以及低血压性昏厥、癫痫发作等症状。在外耳、舌根、咽后及扁桃体窝等处可有扳机点，刺激时即可发病，故患者不敢吞咽、咀嚼、说话和做头颈部转动等。疼痛也可放射至颈或肩部。双侧舌咽神经痛者极为罕见。神经系统检查常无异常发现，是此病的一个特征。

三、诊断

根据疼痛发作的性质和特点，不难作出本病的临床诊断。有时为了进一步明确诊断，可刺激扁桃体窝的扳机点，视能否诱发疼痛。或用1%丁卡因喷雾于咽后壁、扁桃体窝等处，如能遏止发作，则足以证实诊断无误。如果经上述药物治疗后，舌咽处的疼痛虽然消失，但耳痛却仍然如前，则可封闭颈静脉孔，若能收效，说明不仅为舌咽神经痛而尚有迷走神经的耳后支参与。呈持续性疼痛或有阳性神经体征的患者，应当考虑为继发性舌咽神经痛，应做进一步检查明确病因。

四、鉴别诊断

临床上应与三叉神经痛、喉上神经痛、膝状神经节痛、蝶腭神经节痛、颈肌炎性疼痛和颅底、鼻咽部及脑桥小脑角肿瘤等病变引起者相鉴别。

1. 三叉神经痛

两者的疼痛性质与发作情况完全相似，部位也毗邻，第3支痛时易和舌咽神经痛相混淆。二者的鉴别点为：三叉神经痛位于三叉神经分布区，疼痛较浅表，扳机点在睑、唇或鼻翼，说话、洗脸、刮须可诱发疼痛发作；舌咽神经痛位于舌咽神经分布区，疼痛较深在，扳机点多在咽后、扁桃体窝、舌根，咀嚼、吞咽常诱发疼痛发作。

2. 喉上神经痛

喉深部、舌根及喉上区间歇性疼痛，可放射到耳区和牙龈，说话和吞咽可以诱发，在舌骨大角间有压痛点，用1%丁卡因卷棉片涂抹梨状窝区及舌骨大角处，或用2%普鲁卡因神经封闭，均能完全抑制疼痛。

3. 膝状神经节痛

耳和乳突区深部痛常伴有同侧面瘫、耳鸣、耳聋和眩晕。发作后耳屏前、乳突区及咽前柱等处可出现疱疹，疼痛呈持续性。膝状神经节痛者，在咀嚼、说话及吞咽时不诱发咽部疼痛，但在叩击面神经时可诱发疼痛发作，无扳机点。

4. 蝶腭神经节痛

此病的临床表现主要是鼻根、眶周、牙齿、颜面下部及颞部阵发性剧烈疼痛，其性质似刀割、烧灼及针刺样，并向颌、枕及耳部等放射。每日发作数次至数十次，每次持续数分钟至数小时不等。疼痛发作时多伴有流泪、流涕、畏光、眩晕和鼻塞等，有时舌前1/3味觉减退，上肢运动无力。疼痛发作无明显诱因，也无扳机点。用1%丁卡因棉片麻醉中鼻甲后上蝶腭神经节处，5~10分钟后疼痛即可消失。

5. 颈肌部炎性疼痛

发病前有感冒发烧史，单个或多块颈肌发炎，引起颈部或咽部痛，运动受限，局部有压痛，有时可放射到外耳，用丁卡因喷于咽部黏膜不能止痛。

6. 继发性舌咽神经痛

颅底、鼻咽部及脑桥小脑角肿物或炎症等病变均可引起舌咽神经痛，但多呈持续性痛伴有其他脑神经障碍或其他的神经系统局限体征。X 线颅底拍片、头颅 CT 扫描及 MRI 等检查有助于病因诊断。

五、治疗

（一）药物治疗

凡治疗原发性三叉神经痛的药物均可应用于本病，可使疼痛发作次数减少或减轻，有的可消失。如卡马西平 100 mg，每日 3 次，以后每日增加 100 mg，直至疼痛停止。

最大量不应超过 1 000 mg/d，以后逐渐减少，找到最小有效量，维持服用。不良反应有眩晕、思虑、恶心，部分有皮疹、白细胞减少等。苯妥英钠 100 mg，每日 3 次，最大量每日不超过 600 mg。七叶莲片 3 ~ 4 片，每日 3 次，其他镇静镇痛剂也有疗效。

（二）局部注射治疗

经药物治疗效果不理想或症状严重者，可进行药物神经注射治疗。可应用无水乙醇 0.5 ~ 1 mL、山莨菪碱溶液 10 ~ 40 mg，维生素 B_{12} 1 000 ~ 4 000 微克/次。注射方法有以下两种。

1. 咽部入路

咽部喷以 1% ~ 2% 丁卡因，取长针头，用标志定出 2 cm 长针尖，经扁桃体上极外及钩状突下方进针，如注射右侧，则空针应位于左上双尖齿下方，先进针 1 cm，后再缓慢刺入 1 cm，刺中后患者即感剧烈耳痛，然后注入 2% 普鲁卡因 1 ~ 2 mL，10 分钟后检查局部疼痛消失，而又无其他脑神经麻痹时，再注入药物。

2. 乳突尖端入路

患侧朝上侧卧位，常规消毒，于同侧下颌角与乳突连线的中点。以 2% 普鲁卡因 2 ~ 5 mL 垂直注射于皮下 1.0 ~ 1.5 cm 深处后，用 9 号腰穿针垂直或稍向前方刺入，深度 4 ~ 5 cm，穿刺时患者可感同侧口角、舌、下唇、下颌或咽及颞部稍有麻木感。用空针抽吸无血液后，注入少量 2% 普鲁卡因，5 ~ 10 分钟后可出现同侧咽壁不同程度的瘫痪及感觉障碍，吞咽困难，声嘶，出现同侧霍纳征或出现同侧抬肩及胸锁乳突肌无力等，再缓慢注入药物。注射 654 – 2 及维生素 B_{12} 时每周治疗 2 ~ 3 次，10 次为一疗程。

（三）射频电凝术

具体方法是：患者仰卧于放射摄片台上，手术在血压及心电监护下施行，当出现血压下降和心率下降时，表明发生了必须予以避免的迷走神经受累。电极作用面积 7 mm^2，穿刺的进针点在口角外侧 35 mm，下方 0.5 mm。术者将定标放在患者口腔控制电极穿刺方向，当遇到骨组织时，摄侧位片和沿电极方向的斜位片。根据摄片中颈静脉孔的位置，在电视下纠正穿刺方向，使电极尖到达颈静脉孔神经部。先用 0.1 ~ 0.3 V 低电压刺激，若出现半侧咽、扁桃体和外耳道感觉异常，且无副神经反应和血压与心电图改变，表明穿刺部位正确。于是缓缓持续增温，若无迷走神经反应出现，升温至 65 ~ 70 ℃，电凝 60 秒即可造成孤立的舌咽毁损灶。若在升温过程中出现迷走神经反应，应立即停止电凝，并给阿托品 0.5 ~ 1 mL，数分钟内可恢复，复发后可重复电凝。

（四）手术治疗

舌咽神经痛严重，而保守治疗无效者应考虑手术治疗。

1. 延髓束切断术

20 世纪 60 年代初，有学者应用延髓束切断术来治疗舌咽神经痛，当时疗效满意。因为这些神经纤维下降的水平不确定，如在近第四脑室下段切断，可产生共济失调步态，靠下则可能得不到需要的麻木范围，故未被普遍采用。

2. 舌咽神经根切断术

局部麻醉或全身麻醉下耳后切口，乙状窦下缘入路开颅。打开硬脑膜，放出脑脊液减压，抬起小脑，暴露出颈静脉孔，辨认汇集在该孔的舌咽、迷走及副神经。舌咽神经位于最前方，单根较粗，与迷走神经之间有明显的狭窄间隙。迷走神经由数根细小纤维束组成。局部麻醉时分离迷走神经时可引起呕吐，用神经钩将舌咽神经钩起，这时将引起剧烈疼痛，如疼痛部位与临床相符，可用钩刀或微型剪刀将神经切断。如疼痛部位涉及外耳深部，为迷走神经耳支影响所致，应同时切断迷走神经前方 1~2 根根丝。切断舌咽神经时少数可有血压上升，切断迷走神经时有时可发生期外收缩、血压下降、心跳停止等不良反应，手术时应密切观察。神经切断后疼痛不再发作，同侧舌后 1/3 味觉丧失，软腭、扁桃体区及舌根部麻木，咽部干燥不适，轻度软腭下垂及短暂性吞咽困难。自神经血管减压术应用临床后，不仅解除了疼痛，还保留了神经的完整，优点较多。但有的患者术中未发现压迫的血管，手术仍有一定的复发率，故神经切断术仍然是治疗本病的有效方法之一。

3. 神经血管减压术

麻醉、切口、骨窗形成和硬脑膜切开均与面肌痉挛微血管减压术相同。显露颈静脉孔和舌咽、迷走、副神经，将小脑半球向内上方牵开，刺破蛛网膜，放出脑脊液，待脑压降低后，将小脑半球向后内和上方牵开，找出颈静脉孔和舌咽、迷走、副神经。舌咽和迷走两神经自脑干发出后，向前、向内走行至颈静脉孔、副神经根与脑桥小脑角处向前行走。舌咽神经仅一根，且较迷走神经粗大，单独自蛛网膜包裹，独自穿过一个硬脑膜孔，很容易与迷走神经区别。显露压迫神经的血管袢。多在舌咽、迷走神经出脑干处，可见椎动脉或小脑后下动脉压迫神经。在显微镜下细心游离压迫神经的动脉，并在神经与血管间填入适当大小的涤纶片或特氟隆棉。对与舌咽神经粘连的增厚蛛网膜和小脑也应进行松解。然后使患者试咽口水或饮少许液体，如疼痛消失，手术即告成功。

六、预后

舌咽神经痛如不给予治疗，一般不会自然好转，疼痛发作逐渐频繁，持续时间越来越长，严重影响患者的生活及工作。

（郭艳峰）

第四节　痉挛性斜颈

一、概述

痉挛性斜颈是肌张力障碍在颈部的表现，又称为颈部肌张力障碍。患者的颈肌受到中枢神经的异常冲动造成不可控制的痉挛或阵挛，患者十分痛苦，严重患者几乎陷于残疾状态，生活不能自理。这种异常冲动起源于锥体外系，或者起源于某处，经过锥体外系传递到周围神经。

痉挛性斜颈是一种锥体外系独立性疾病，属于局限性肌张力障碍范畴，其发病率为 15/30 万。

二、病因及病理

痉挛性斜颈在临床可分为原发性和继发性两种。原发性的病因至今尚不明。

斜颈虽然至今尚无明确的病理基础，但斜颈患者的临床表现几乎与一些病理已明确的锥体外系器质性疾病相同。例如异常运动可在入睡后消失，情绪紧张时加重，用手指抵触下颌或头部其他位置时，肌痉挛便会松弛下来，头位迅即转正，症状随之消失（本体感受反射）。

原发性斜颈当前多认为是一种基底节病变，究竟是器质性抑或功能性，至今仍未查明。然而多数倾向于基底节内神经介质活动障碍，引起脑干内中间神经元网状组织失控。

三、临床表现

多数患者缓慢起病，在出现斜颈前有颈部发僵、胀痛、落枕等先兆症状，1~2 周后逐渐出现头向一侧偏斜，或由旁人指出后才发现。少数患者可急性起病。

斜颈患者的临床症状一般是晨起轻，午后重，活动或情绪波动时加剧，这种症状起伏规律与其他锥体外系疾病类似。斜颈的临床表现可分成五种类型。

（一）旋转型

旋转型是斜颈中最常见的一种类型，表现为头绕身体长轴向一侧做强直性或阵挛性旋转。依据头与长轴有无倾斜可细分为三种亚型。

（1）水平旋转：单纯的旋转，头与长轴无倾斜，颈前和颈后旋转肌力均等。

（2）前屈旋转：头的姿势由旋转和后仰两种成分组成，颈的后伸旋转肌的肌力大于前屈旋转肌。

（3）后仰旋转：头的姿势由旋转和前屈两种成分组成，颈的前屈旋转肌的肌力大于后伸旋转肌。

三种亚型中以水平型多见，后仰型次之，前屈型少见。这三种亚型与肌肉的痉挛强度、分布多寡有关。

（二）头双侧后仰型

又称为后仰痉挛，患者表现为间歇性头向背侧中线做强直性后伸，颜面仰天，行走时尤为困难，因视线不能扫及地面必须用双手扶枕对抗痉挛肌群，一松手头便如弹簧般迅速向后过伸。患者为了腾出双手常常将后枕部使劲顶在墙上，待不支时头又向后拉了过去，如此这般周而复始，坐卧不宁，度日如年，身体几乎完全陷于残废之中。

（三）侧屈型

头的长轴向一侧侧屈，耳向肩峰靠近，很多患者伴随同侧肩部向上抬举，加近了两者的距离，鼻基本上不离身体长轴。依据头有无向前或向后倾斜可细分为三种亚型。

（1）单纯侧屈型：头向肩峰正向侧屈，无向前或向后倾斜，颈前和颈后侧屈肌肌力均等。

（2）前屈侧屈型：头的姿势由侧屈和前屈两种成分组成，颈的前屈侧屈肌（斜肩肌、胸锁乳突肌等）肌力大于后伸侧屈肌（肩胛提肌、夹肌等）。

（3）后仰侧屈型：头的姿势由侧屈和后伸两种成分组成，颈的后伸侧屈肌肌力大于前倾侧屈肌。

（四）头双侧前屈型

头持续向前屈曲，颏紧贴胸前。重者除头前屈外尚有向前移伸现象，且伴随双肩上举，构成一种特殊姿态。阵挛型者表现为一种持续不断的点头状态。

（五）混合型

混合型是以两种类型相间出现的斜颈，常见的是旋转和后仰，患者间而旋转、间又后仰。

在临床症状学中根据肌肉收缩的频率又可划分为强直型和阵挛型两种。强直型者头持久地偏向一侧；阵挛型者头有节律地反复抽动。少数患者在强直或阵挛的基础上还混有震颤，个别表现为急促的、突然的抽动，有的在强直基础上夹杂有阵挛。

成人起病的斜颈一般都比较稳定，肌痉挛始终局限在颈部，属于局限性肌张力障碍范畴。然而，少数患者的肌痉挛可向颈的邻近部位扩散，称为节段性肌张力障碍，向上向脸部肌肉扩散者称为颈-颅型；向下向肩及上肢肌肉扩散称为颈-臂型；累及胸背部肌肉者称为颈-体轴型。个别患者在严重颅脑损伤后可出现颈、躯干同向一侧侧屈（偏身侧屈症）。

此外，成人起病的斜颈绝大多数表现为慢性病程，一般经过一段时间的演变，临床症状就停留在某个水平上，处于一种静止状态，如有所改善也是暂时的。有一部分患者的病程中可出现症状自动消失，缓解期往往长短不一，可自数月至数年，最后不免复发。在结束缓解期后多数患者仍保持起病初期时的类型，少数则改变为另一种类型，或更换类型，或增加类型。有一部分患者手术后告别了原来的类型，经过一定时日，对侧又出现和原来相同的类型，或表现为另一种类型，如旋转型改为双侧后仰型。

四、诊断

痉挛性斜颈患者由于颈无休止地不随意运动，颈、肩部肌肉特别肥厚，望诊时便能得到颈部特别粗壮、肌肉发达的初步印象。

颈部触诊是确定一些比较浅表痉挛肌肉最可靠的方法，如胸锁乳突肌、夹肌、肩胛提肌、斜方肌和头半棘肌等，可以根据各肌的走向和体表投影位置用手指扪触、捏夹。例如旋转型斜颈，尤其是消瘦的患者，一侧胸锁乳突肌多有肥厚增粗，触之张力高、失弹性，犹如拉紧了的弦。随头位转正，肌肉转为松软，恢复弹性。待痉挛再起，又复出现上述现象。在对侧乳突内下方可触及隆起的夹肌。也表现为粗厚、张力高，失弹性，触之如同软骨。早期或轻型患者，此肌一旦被捏紧可出现头位自动复正现象（捏夹试验阳性）。颈部肌电图描记可以帮助医生了解哪些肌肉参与痉挛。检查时分别了解松弛时和随意收缩时的肌电活动，双侧同名肌同时描记可以更清楚地显示左右活动情况，可以发现一些拮抗肌组完全处于废用后抑制状态，特别是胸锁乳突肌，可以提醒医生术后要对这些肌肉进行运动疗法，发挥其原有的旋头功能。肌电图检查还可以帮助医生发现一些不曾被怀疑的肌肉，如侧屈型中的斜方肌，前屈旋转型中的同侧胸锁乳突肌等，必要时可对这些肌肉用 1% 利多卡因溶液（不加肾上腺素或甲型肉毒毒素）做暂时性麻痹，了解它们在头的异常运动中所起的作用。有时对一些复杂的混合型斜颈患者，如侧屈-后仰型可以试对颈后肌群做局部封闭，可以了解对侧伸肌群在头后仰中的作用，以便医生设计手术方案，调整手术内容。又如侧屈型斜颈，如怀疑同侧斜方肌也参与痉挛，可以在肌电图监视下进行封闭，以了解此肌在举肩、固定肩胛活动中的作用。

斜颈患者的神经系统检查，不论是脑神经、锥体系、共济运动及周身感觉系统均在正常范围之内。EEG 及脑脊液检查都在正常范围之内。

病情分级法：不论是何种类型的斜颈都是两组（痉挛肌群和拮抗肌群）肌力强度差异的结果。参与痉挛的肌肉越多，分布范围越广，时日越长，或者拮抗侧肌力越弱，废用的时间越久，头的偏斜越甚，病情越重，纠正的能力便越差，最后造成脊柱、关节失去正常弧度，半脱位或前庭功能障碍，致使恢复困难。陈信康介绍一种各型斜颈病情程度分级法，见表 8-3。

表 8-3 痉挛性斜颈的临床分级

分级	病情	临床表现
Ⅰ级	轻度	活动时出现症状，头的偏斜 <30°，在不依靠外力情况下能将偏斜的头位纠正至中立位，并能越过中线向对侧做一定范围的移动（>60°），可坚持一段时间
Ⅱ级	中度	静止时也出现症状，头的偏斜 >30°。能将偏斜的头位纠正至中立位，但不能越过中线，活动范围 <45°，维持时间短
Ⅲ级	重度	需用单手或双手扶头以减轻痛苦，头的偏斜 >45°，头的随意运动范围很小（<30°）

五、鉴别诊断

1. 继发性肌张力障碍

继发性肌张力障碍的临床特征是异常运动常在静止时显现，运动时反而好转。引起肌张力障碍的常见疾病有脑炎、颅脑外伤、进行性肝豆状核变性（威尔逊病）、围生期脑损伤（窒息）、核黄疸、脑瘤、舞蹈病、基底节梗死或出血、多发性硬化、帕金森病、中毒（锰、一氧化碳、甲醇中毒等）等。

2. 药物引起的斜颈

可归类在继发性肌张力障碍范畴内，是一种医源性运动性疾病，可分为急性和迟发性两种。急性运动障碍患者多因摄入过量治疗神经系统疾病的药物或大剂量止吐药后，常在服药后数小时至数天出现间歇性或持久性肌痉挛，临床除了表现有斜颈外，眼睑、脸部及咽喉也可出现症状，如舌连续重复运动、外伸、卷曲、扭转，双唇做撅嘴、吸引、咂嘴、咀嚼和做鬼脸，其他如躯干、肢体不随意运动较少见，以儿童和年轻成人较多。轻微患者常被忽视。治疗可用抗胆碱能药物作静脉滴注或肌内注射，可迅速控制。轻型患者口服苯海拉明和地西泮一样有效，待症状消失后再维持 1~2 天。

另一种为迟发性运动障碍，由长期（3~6 个月）使用大剂量抗精神病药阻滞了基底节多巴胺受体引起，常见的药物如下：吩噻嗪类（氯丙嗪、三氟拉嗪、奋乃静）、丁酰苯类（氟哌啶醇、氟哌利多）、硫杂蒽类（氯普噻吨、氟哌噻吨）和舒托必利等，临床症状往往在停药或药物减量后出现。如肌痉挛局限在颈部则与原发性斜颈毫无区别，症状持久不消。肌痉挛也可在周身、颜面和四周出现。

3. 急性感染性斜颈

自 1959 年以来，国内发现一种以感染和斜颈为特征的发作性疾病，截至 1985 年年底文献报道共 312 例。本病以春、秋发病较高，女性略多于男性。前驱期一般为上呼吸道感染症状和消化道症状，持续 1~4 天。临床最重要的症状是发作性痉挛性斜颈，包括头后仰痉挛、旋转痉挛，每次发作数分钟至半个小时，重者可持续 1 天。身体其他部位也可出现肌痉挛，常伴随自主神经系统功能紊乱及精神症状。病程一般为 3~10 天，痉挛后不留后遗症，一般认为该病与肠道病毒感染有关，主要侵犯锥体外系及下丘脑，阻滞多巴胺受体，胆碱能系统功能增强，多巴胺与乙酰胆碱平衡失调。

4. 癔症性斜颈

本病多与精神创伤联系在一起，其特征是骤然发病，头的位置或异常运动变化多端，不论是临床或肌电图检查，都存在肌痉挛现象，即使临床表现是一种固定的类型，但常夹杂一些额外的、相矛盾的、不协调的、不合乎生理解剖的动作，而且症状在某一些背景下易变。癔症性斜颈常常在无人注意时、思想涣散或高度集中时（打牌、骑车）症状缓解，头位自然复正。斜颈症状也可被一些暗示所抑制，患者对某种新的治疗常抱着极大的希望和信心，例如一种"特殊的静脉输液"暗示和心理治疗可能会收到戏剧性疗效。相反，情绪波动、紧张和焦虑会使症状扩张、升级。癔症性斜颈有时很难与原发性斜颈鉴别，病程可迁延很久，必须做系统的观察。

5. 假性斜颈

假性斜颈泛指非由颈肌痉挛引起的斜颈，可因脊柱骨骼畸形、眼外肌麻痹、颈肌挛缩等造成。常见的疾病有：先天性短颈、先天性寰椎枕骨融合症、颈椎楔形畸形、自发性寰枢椎半脱位、先天性肌性斜颈、先天性眼性斜颈和代偿性斜颈等，均可表现为斜颈。

六、治疗

痉挛性斜颈目前有 3 种治疗方法：药物、A 型肉毒毒素注射及手术治疗。

（一）药物治疗

药物治疗的目的是重建平衡，由于肌张力障碍的神经生化、神经药理尚不明了，当前药物治疗尚处于摸索阶段。

1. 抗胆碱能药物

是一种抗副交感神经药物，可对抗纹状体内乙酰胆碱系统的兴奋功能，阻断中枢毒蕈碱型乙酰胆碱受体，相应提高多巴胺的效应，缓解肌张力障碍。

（1）盐酸苯海索：对成人局限性肌张力障碍的疗效不明显。Burke 对儿童期起病的患者用大剂量盐酸苯海索，平均 40 mg/d（5~120 mg），有 62% 患者获改善。

（2）甲磺酸苯扎托品：Lal 对 13 例斜颈用甲磺酸苯扎托品 2 mg 静脉注射做急性治疗试验，结果 6 例进步，其中 5 例在以后继续做口服治疗中取得进步。

（3）二环己丙醇：Povlsen 用本品 2~2.5 mg 静脉注射治疗成人肌张力障碍，50% 患者取得客观进步。成人肌张力障碍经过急性治疗试验后改用抗胆碱能药治疗时必须用大剂量才能取得一些疗效（9%~40%），不论是儿童或成人，服药后只要不出现不良反应，坚持治疗便能从抗胆碱能药物中获得最大效果，剂量宜逐渐增加，急速加量会引起昏睡、意识模糊等。抗胆碱能药物品种繁多，剂量各家差异很大，没有统一准则。抗胆碱能药物周围不良反应如瞳孔散大、视物模糊、便秘、口干、面红、出汗及尿潴留，大剂量可引起青光眼发作。治疗可用吡斯的明或毛果芸香碱滴眼液。中枢不良反应包括近记忆力障碍、神志模糊及精神症状，使剂量受到限制，有的患者可出现烦躁不安、舞蹈动作，使原抽搐加重，抗胆碱能药的疗效儿童优于成人，可能儿童承受大剂量的能力较好，症状性肌张力障碍（迟发性和产伤后）患者如果能承受大剂量也能取得一定疗效。

2. 多巴胺能药物

应用多巴胺能药物治疗肌张力障碍，在部分患者中有效。常用药物有左旋多巴（500～900 mg/d）、脱羧酶抑制剂（250 mg/d）、溴隐亭（80 mg/d）、金刚烷胺（200 mg/d）和麦角乙脲（1～3 mg/d）等。

3. 抗多巴胺能药物

当体内多巴胺过剩、乙酰胆碱功能减退时临床可出现肌张力障碍，用抗多巴胺能药物使之恢复平衡，抗多巴胺能药可分两类：一种是阻滞多巴胺受体的药物，常用的如丁酰苯类中的氟哌啶醇及吩噻嗪类中的氯丙嗪、奋乃静及哌米清：第二种是阻止中枢储藏多巴胺的药物，如利舍平及丁苯喹嗪。

（1）氟哌啶醇：氟哌啶醇回顾性疗效为 46%，超过其他多巴胺拮抗药（20%）或丁苯喹嗪（11%）。但不少患者因不能承受药物反应中止治疗。

（2）哌米清：治疗斜颈的量为 4～6 mg/d，结果进步为 44%（4/9）；另一组用 6 mg/d，双盲评分，结果只有 1 例进步，2 例恶化，其余都无效。

（3）丁苯喹嗪：各家报道的疗效不一，收集文献中随访超过一年的病例，用量为 25～300 mg/d，结果如下：全身性进步为 53%（10/19 例），颅面部为 26%（16/62 例），局限性为 24%（6/25 例），丁苯喹嗪用量为 25～2 000 mg/d，显效仅为 11%（4/35 例）。Asher 的量为 175 mg/d，显效 2 例，进步 11 例，恶化 1 例。

（4）联合疗法：Marsden 报道用 3 种药物组合在一起治疗严重肌张力障碍，剂量如下：哌米清 6～25 mg/d，丁苯喹嗪 15～150 mg/d、苯海索 6～20 mg/d。结果成人的显效为 75%（9/12 例），儿童显效 1 例，都持续超过 2 年。一般认为症状性肌张力障碍用抗多巴胺能药物较有利，而迟发肌张力障碍以多巴胺耗竭剂如利舍平、丁苯喹嗪较好。经验证明抗多巴胺能药物较多巴胺能药物有效（Segawa 变异性肌张力障碍除外），不过，一切抗多巴胺能药物（丁苯喹嗪例外）都会阻断基底节的 D_2 受体引起锥体外系症状，如帕金森病，表现为静坐不能、急性肌张力反应、抑郁症、淡漠嗜睡、直立性低血压，迫使治疗中断，不幸的是服药后肌张力障碍未见好转，却反增加了药物性帕金森病，临床症状较原来更坏，在原有的肌张力障碍基础上又增添了迟发性肌张力障碍，不过要鉴别是疾病本身进展的结果抑或药物引起，小剂量也许是一种姑息的预防措施。一旦发生，可在减量的基础上适量加用抗胆碱药，如金刚烷胺或左旋多巴等。丁苯喹嗪至今尚未见有发生迟发性综合征的报道，利舍平的效果与丁苯喹嗪一样有效，但直立性低血压是常见的不良反应，近发现氯氮平对迟发性肌张力障碍效果很好，并发迟发性综合征和帕金森综合征的机会很小。

4. 苯二氮䓬类

常用的是地西泮（100 mg/d）和氯硝西泮（4～6 mg/d）。氯硝西泮对成人和儿童肌张力障碍疗效为 14%，地西泮及其他苯二氮䓬类为 16%。

5. 巴氯芬

是 γ-氨基丁酸（GABA）的衍生物，可以降低脊髓内中间神经元及运动神经元的兴奋性。Fahn 用巴氯芬治疗成人肌张力障碍（面肌痉挛及梅热综合征），剂量 78.5 mg/d，结果 47% 获得进步，随访中有 17 例（21%）因疗效欠佳或不良反应停药中止治疗。只剩下 18%（11/60 例）患者因继续用巴氯芬治疗，平均剂量为 105 mg/d。经过平均 30.6 月的治疗，11 例中有 9 例需要增加其他药物。其他学者的治疗结果与上相仿。

6. 卡马西平

卡马西平在治疗癫痫过程中偶会出现肌张力障碍，令人费解的是它确能改善 Segawa 变异性肌张力障碍，但不能达到左旋多巴那种疗效水平，个别患者对左旋多巴无效，却对卡马西平有效。剂量是 300～1 200 mg/d，发作性运动源性肌张力障碍用卡马西平、苯妥英钠或其他抗惊厥药效果十分明显。

7. 其他药物

文献中曾试用过如下药物：三环抗忧郁药，丹曲林（肌松药），普萘洛尔，苯妥英钠，可乐定，单胺氧化酶（MAO）抑制药物，巴比妥类，苯丙胺，GABA 能药物，抗组胺药物，赛庚啶，5-羟色胺及锂等。

（二） A 型肉毒毒素注射

80 年代初，A 型肉毒毒素（BTX－A）在治疗斜视及其他眼外肌痉挛取得成功后，适应证逐渐延伸至神经系统疾病，如局限性肌张力障碍、偏侧面肌痉挛及痉挛性斜颈，也用治疗锥体外系疾病的肌张力障碍及锥体束病损引起的肌痉挛，如脑瘫引起的肢体肌强直、括约肌功能障碍、肌痛以及药物引起的迟发性肌张力障碍。注射后可暂时缓解症状。BTX－A 被认为是近年来治疗局限性肌张力障碍的重要进展。

1. 作用机制

A 型肉毒毒素由一条单一的多肽链组成，经过蛋白水解而激活裂解为重链（分子量 10 000Da）和轻链（分子量 5 000Da）。重链 C 端先与胆碱能神经末梢的突触前膜受体结合，其氨基端为通道形成区域，随着轻链进入细胞内，借助酶效应抑制乙酰胆碱囊泡的量子性释放使肌肉收缩力减弱，在有痉挛的肌腹内直接注射微量 BTX－A 便能使症状得到暂时缓解。但 BTX－A 对乙酰胆碱的阻滞作用是短暂的、可逆的，突触性乙酰胆碱传递通过关键的突触前蛋白的逆转或轴突末端芽生与同一肌纤维发生新的突触联系得以恢复，一般约数月。

2. 注射肌肉的选择

BTX－A 为冻干水溶性结晶，每支 100 U，置于低温冰箱保存，使用时用生理盐水稀释至 25 U/mL 浓度。在做 BTX－A 治疗前首先要弄清楚对不同类型斜颈选择哪些肌肉作为治疗对象，陈信康根据 362 例手术经验介绍注射肌的选择。

（1）旋转型：参与旋转型斜颈的痉挛肌肉由头旋向侧颈后肌（$C_{1~6}$）及对侧胸锁乳头肌（副神经）组成，其中以一侧头夹肌、头半棘肌和对侧胸锁乳突肌为主要旋头肌，是 BTX－A 重点注射对象，在 EMG 导引下每条肌肉用 BTX－A 注射 2~3 个点。

（2）后仰型：参与头双侧后仰型斜颈的痉挛肌肉由左、右颈后伸肌群组成，其中以双侧头夹肌及头半棘肌为主要仰头肌，是 BTX－A 重点治疗对象。如果效果不理想，可在一周后再向颈半棘肌追补注射一次。

（3）侧屈型：参与侧屈型斜颈的痉挛肌肉由一侧头侧屈肌群组成，其中以肩胛提肌、夹肌或胸锁乳突肌为主要侧屈肌，是 BTX－A 重点注射对象，肩胛提肌位置较深，可在 EMG 仪导引下注射。

（4）前屈型：参与前屈型斜颈的痉挛肌肉有双侧胸锁乳突肌，舌骨上、下肌，斜角肌，头及颈最长肌，其中以双侧胸锁乳突肌为 BTX－A 重点注射对象，深层肌内注射极易并发咽下困难，一般不推荐。

（5）混合型：混合型斜颈临床有两种表现。①患者的临床症状是两种类型相间出现，如旋转和后仰，可先对严重一型的痉挛肌肉进行注射，而后再治疗残余痉挛肌肉，参与这种混合型的痉挛肌肉中往往有一部分是公共的，兼参加两种不同类型的运动，例如在旋转运动时由头夹肌与对侧胸锁乳突肌联合收缩可引起头的旋转，夹肌与对侧同名肌的联合收缩则又引起头后伸。②临床症状由两种类型融合在一起出现如旋转前屈型，它的临床表现兼有旋转和前屈两种成分，又如旋转后仰型，侧屈后仰型和侧屈前倾型，往往是参与痉挛肌肉的前、后组合中肌痉挛程度不等或肌肉分布多寡所造成。

3. 剂量和疗效

BTX－A 治疗痉挛性斜颈是一种简单、安全、有效的方法，虽然疗效是暂时的，但确实能缓解患者痛苦。注射剂量应参照痉挛肌肉的大小、数量、痉挛强度及治疗的反应决定，一般每条肌肉的剂量不多于 100 U，每次总量不超过 38 U，多数患者在注射后一周内起效，症状逐步改善，约 2~4 周左右达疗效平台期，少数可延迟至 4 周后，疗效平均持续约 23 周，绝大多数患者需要重复注射，间隔时间须 3 个月以上，注射频率约 1 年 2 次，个别患者注射后的缓解期长，超越药物效用的期限，可能是痉挛肌肉暂获得静息后，原来的病理神经冲动的反射弧弱化，特别是感觉整合机制的参与。

4. 不良反应

斜颈患者用 BTX－A 注射治疗后的主要并发症是暂时性咽下困难或语言困难，可持续数周，发生的原因可能与注射在胸锁乳突肌肌肉内的量有关。如果剂量限制在 100 U 或更少可减少并发症的发生。

11%的斜颈患者在做 BTX－A 注射前已存在吞咽困难症状；22%的患者吞钡 X 线检查时已有食管蠕动异常；注射后有 33%的患者出现新的咽下困难，50%的患者 X 线下表现有蠕动异常。此外，少数患者除并发严重咽下困难外还伴发对侧声带麻痹。

其他并发症为局部疼痛和颈肌乏力，一般程度不重，疼痛均在数天内消失，颈肌乏力约在数周内自行缓解，个别患者在注射后数天内出现皮疹。

（三）手术治疗

痉挛性斜颈当症状进展到一定程度时，一切保守疗法很少见效，药物的不良反应常迫使治疗中断，肌肉松弛剂只能起到暂时缓解作用。斜颈的手术治疗尚处于发展阶段，成功的关键是建立在对痉挛肌群的认识。1981 年，有学者将斜颈划分成 4 种临床类型，提出四种选择性解除痉挛肌群的手术方法，结合具体病例辩证地增减手术内容，选择地解除痉挛肌，收到良好效果。

患者选择：病情稳定，临床类型固定在 1 年以上，经药物或甲型肉毒毒素治疗无效可考虑手术治疗。接受 BTX－A 注射治疗 4 个月后方可考虑手术。

旋转型和侧屈型斜颈适合做三联术，头双侧后仰型斜颈适合做枕下肌群选择性切断术，头前屈型斜颈如经 1%利多卡因溶液阻滞双侧副神经能改善症状者可考虑做双侧副神经胸锁乳突肌分支切断，前屈型斜颈如痉挛肌群累及颈前深肌（颈脊神经前支支配），可做颈脊神经前支（$C_{2\sim4}$）切断。

七、预后

斜颈本身不会致死，但是一种十分痛苦的疾病，严重患者几乎处于残疾状态，精神受到很大的折磨。

斜颈患者除少数可自愈外，多数的病程可迁延终身，陈信康报道术前病程最长者可达 31 年，少数患者可出现缓解期，但不免再次复发。多数患者的病情进展到一定程度后便停留在稳定状态，少数病例逐步严重，痉挛肌群增加，并向邻近肌肉扩展，如脸、肩及臂等，但成人起病的颈部局限性肌张力障碍一般不会发展成全身性肌痉挛。在陈信康组 362 例手术中无死亡。术后原肌痉挛症状消失，头位复正，保留头的各种生理运动，包括头的旋转、侧屈、前屈和后伸。

由于本病的病因不明，药物治疗效果差，不良反应大，手术普及也存在一定困难，上述因素都影响了本病的预后。

（赵 坤）

第五节 帕金森病

一、概述

帕金森病（PD）又称为震颤麻痹，是一种多发于中老年人的中枢神经系统变性疾病。首先由英国医生帕金森于 1817 年报道，1960 年，科学家在实验动物中偶然发现利舍平可引起类似帕金森病的一系列症状，受这一事实的启发，他们对震颤麻痹死亡病例的脑组织进行了单胺类物质的测定，才了解到这种患者纹状体内多巴胺含量较正常人为低。从此，该病的研究大大加速。目前，已知黑质和纹状体中多巴胺能神经元变性是本病的主要病理变化，震颤、肌强直和运动障碍为其主要特征。

本病在欧美国家 60 岁以上人群中患病率为 0.1%，在我国为 81/10 万，目前我国有帕金森患者 120 万，患病率随年龄增长而增高。患者寿命明显缩短，起病后 10 年内约有 2/3 患者严重残废或死亡，主要死亡原因是支气管肺炎和尿路感染。

二、病理

主要病理改变在黑质、苍白球、纹状体和蓝斑。黑质和蓝斑脱色是其肉眼变化特点。显微镜下最明显的变化是神经细胞变性和减少，黑色素细胞中的黑色素消失，胞体变性，黑质和纹状体中多巴胺含量显著减少，其减少与黑质变性的程度成正比，同时伴有不同程度的神经胶质细胞增生。据报道，纹状体多巴胺含量下降到50%以上时才出现症状。残留的神经细胞胞内有路易小体形成，所有这些改变以黑质最明显，且黑质的致密带改变比网状带重。另一病理变化是进行性弥漫性脑萎缩，有脑萎缩者占90%以上，并且脑萎缩程度与年龄的大小、疾病的严重程度、类型和病程的长短有明显关系。

免疫细胞化学也揭示黑质多巴胺能神经元减少。帕金森病不仅多巴胺含量减少，而且基底节中多巴胺代谢产物高香草酸（HVA）、多巴胺合成的限速酶（酪氨酸羟化酶）和多巴胺脱羧酶也明显减少。脑内多巴胺能神经元大量丧失，多巴胺含量下降，使多巴胺绝对和相对不足而乙酰胆碱的兴奋作用相对增强，引起震颤麻痹。

三、临床表现

（一）震颤

为静止性、姿势性震颤，多从一侧上肢的远端开始，后渐扩展到同侧下肢及对侧上、下肢。早期随意运动时震颤减轻，情绪激动时加重，睡眠时消失。手部可形成搓丸样动作。

（二）肌强直

因患肢肌张力增高，关节被动运动时，可感到均匀的阻力，称为"铅管样强直"；若合并有震颤则似齿轮样转动，称为"齿轮样强直"。躯干、颈面部肌肉均可受累，患者出现特殊姿势，头部前倾，躯干俯屈，上肢肘关节屈曲，腕关节伸直，前臂内收，下肢髋及膝关节均略微弯曲。手足姿势特殊，指间关节伸直，手指内收，拇指对掌。

（三）运动障碍

包括平衡反射、姿势反射和翻正反射等障碍以及肌强直导致的一系列运动障碍。运动缓慢和减少，不能完成精细动作，出现"写字过小征"。步态障碍甚为突出，首先下肢拖曳，然后步伐变慢变小，起步困难，一旦迈步则向前冲，且越走越快，出现慌张步态。

（四）其他

自主神经系统症状可表现为大量出汗和皮脂腺分泌增加，且出汗仅限于震颤一侧。食管、胃以及小肠的运动障碍导致吞咽困难和食管反流，患者可有顽固性便秘。精神异常可表现为忧郁、多疑、智能低下及痴呆等。有时患者也有语言障碍。少数患者可有动眼危象。

四、诊断

（一）诊断要点

原发性帕金森病的诊断主要根据以下几点：①至少具备4个典型症状和体征（静止性震颤、少动、强直和位置性反射障碍）中的两个；②是否存在不支持诊断原发性帕金森病的不典型症状和体征，例如锥体束征、失用性步态障碍、小脑症状、意向性震颤、凝视麻痹、严重的自主神经功能障碍、明显痴呆伴有轻度锥体外系症状等；③脑脊液中多巴胺的代谢产物高香草酸减少。

（二）诊断分级

目前分级的方法有多种，如 Hoehn 和 Yahr 修订分级、Schwab 和 England 日常活动修订分级、联合帕金森病评分分级和 Webster 评分。临床常用以评价病情程度和治疗效果且较客观全面的是 Webster 评分法，其详细内容如下。

1. 手部动作和书写

0 分：无异常。1 分：患者自述在拧毛巾、系衣扣、写字时感到困难，检查时手内转外转动作缓慢。2 分：明显或中等程度手的轮替动作缓慢，一侧或双侧肢体有中等程度的功能障碍，书写明显困难。3 分：严重的轮替动作困难，不能书写，不能系衣扣，应用食具明显困难。

2. 僵硬

0分：未出现。1分：可出现颈肩部僵硬，反复运动后僵硬增加，一侧或双侧上肢有轻度休止状态下的僵硬。2分：颈肩关节中等度僵硬，患者在不服用药物情况下有休止性全身性僵硬。3分：颈肩严重僵硬，全身的休止性僵硬用药后也不能控制。

3. 震颤

0分：未出现。1分：休止状态下手、头部震颤，振幅 < 1英寸（1英寸 = 2.54 cm）。2分：振幅 < 4英寸，但患者能采取某种姿势控制震颤。3分：振幅 > 4英寸，持续不能控制（小脑性意向性震颤除外），不能自己进食。

4. 面部

0分：正常，无惊恐、嘴紧闭、忧郁、焦虑等表情。1分：面部表情障碍，嘴紧闭、忧虑、焦虑。2分：中等程度的面肌运动障碍，情绪变化引起面部表情变化迟钝，中等程度焦虑、忧郁，有时出现张口流涎的表情。3分：面具脸，张口程度仅能张开1/4英寸。

5. 姿势

0分：正常，头部前倾，离开中线不超过4英寸。1分：驼背，头部前倾，离开中线超过5英寸。2分：开始上肢屈曲，头前屈明显，超过6英寸，一侧或双侧上肢曲线形，但腕关节的水平位置低于肘关节的水平位置。3分：猿猴样步态，手呈屈曲样，指间关节伸直，掌指关节屈曲，膝关节屈曲。

6. 上肢摆动

0分：双上肢摆动正常。1分：一侧上肢摆动不如对侧（行走时）。2分：一侧上肢在行走时无摆动，另一侧摆动变弱。3分：行走时双上肢无摆动。

7. 步态

0分：步幅18～30英寸，转身不费力。1分：步幅12～18英寸，转身缓慢，时间延长，走路有时脚跟碰脚跟。2分：步幅6～12英寸，两脚跟拖地。3分：拖曳步态，步幅 < 3英寸，有时走路常停步，转弯时非常慢。

8. 皮脂腺分泌

0分：正常。1分：面部出汗多，无黏性分泌物。2分：面部油光样，为黏性分泌物。3分：头面部皮脂腺分泌明显增多，整个头面部为黏性分泌物。

9. 语言

0分：声音清楚、响亮，别人可以理解。1分：声音开始嘶哑，音量、音调、语调变小，但能理解。2分：中等度嘶哑，声音弱，音量小，语调单调，音调变化迟缓，别人理解困难。3分：明显声音嘶哑，无力。

10. 生活自理能力

0分：正常。1分：能自己单独生活，甚至从事原来的工作，但缓慢。2分：生活自理能力减退（尚能缓慢地完成大多数日常工作），在软床上翻身困难，从矮椅上站起困难等。3分：生活不能自理。

以上各项分为正常（0分）、轻度障碍（1分）、中度障碍（2分）及严重障碍（3分）。临床病情轻重程度按总分值可分为：轻度（1～10分）、中度（11～20分）、重度（21～30分）。治疗效果按下列公式计算：疗效 =（治疗前分数 - 治疗后分数）/治疗前分数，计算结果100%为痊愈，50%～99%为明显进步，20%～49%为进步，0～19%为改善，0为无效。

五、治疗

帕金森病治疗的原则是使脑内多巴胺-乙酰胆碱系统重获平衡，或补充脑内多巴胺的不足，或抑制乙酰胆碱的作用而相对提升多巴胺的效应，或二者兼用，以达到缓解症状的目的。临床医生根据这一原则采用药物治疗和手术治疗。

（一）药物治疗

1. 多巴胺替代疗法

此类药主要补充多巴胺的不足，使乙酰胆碱-多巴胺系统重新获得平衡，而改善症状。多巴胺本身不能通过血-脑屏障，故选用其能够通过血-脑屏障的前体——左旋多巴，或者应用多巴胺脱羧酶抑制剂。

（1）左旋多巴：可透过血-脑屏障，经多巴胺脱羧酶脱羧转化为多巴胺而发挥作用。开始应用时，每次 125 mg，每天 3 次，在一周内渐增至每次 250 mg，每天 4 次，以后每天递增 125 mg，直至治疗量达 3~6 g/d。不良反应有食欲差、恶心、呕吐、低血压及心律不齐。服药期间禁止与单胺氧化酶抑制剂和麻黄碱同时应用，与维生素 B_6 或氯丙嗪合用将降低疗效。

（2）卡比多巴（又称 α-甲基多巴肼）：外周多巴胺脱羧酶抑制剂，本身不透过血-脑屏障，从而使低剂量的左旋多巴即可产生有效的多巴胺脑内浓度，并降低外周多巴胺的不良反应。主要与左旋多巴合用（信尼麦 Sinemet，卡比多巴：左旋多巴 =1：4 或者 1：10）治疗帕金森病。有 10/100、25/250 和 25/100 三种片剂，分别含左旋多巴 100 mg、250 mg 和 100 mg，以及卡比多巴 10 mg、25 mg 和25 mg。开始时用信尼麦 10/100 半片，每天 3 次，以后每隔数天增加 1 片，直至最适剂量为止。苄丝肼也是多巴胺脱羧酶抑制剂，与左旋多巴合用（美多巴 Madopar，苄丝肼：左旋多巴 =1：4）治疗帕金森病，美多巴的用法与信尼麦类似。强直、呕吐、恶心、厌食、失眠、肌痉挛、异常动作为其不良反应。妊娠期间避免使用卡比多巴和左旋多巴。

长期服用左旋多巴可产生开关现象等不良反应，"开"是指多动，"关"是指本病三主征中的不动，出现开关现象的患者可于原来不动状态中突然变为多动，或于多动中突然变为不动。产生该现象的原因尚不清楚，但多巴胺受体状况的改变是值得注意的。因为多巴胺受体一方面神经超敏，另一方面又失敏。超敏很可能是突触后多巴胺受体（D_2）亚型增多，失敏可能是突触前多巴胺受体（D_3）亚型丧失，失去反馈调控功能，不能调节多巴胺的适度释放。目前对这类患者的有效药物是多巴胺受体激动剂麦角碱类衍生物。其中溴隐亭较常用，其作用机制不同于左旋多巴。溴隐亭作用时程较长，可减少开关现象出现机会；它能有效地直接兴奋突触后多巴胺受体，而不涉及突触前多巴胺受体功能；溴隐亭是伴有部分阻滞作用的混合型激动剂，有多巴胺受体激动剂与阻滞剂的双重特性，这种混合型作用可能有助于阻滞多巴胺受体出现低敏反应。

2. 抗胆碱能药物

此类药物抑制乙酰胆碱的作用，相应提升多巴胺的效应。常用的有：苯海索 2 mg，每天 3 次，可酌情适量增加；丙环定 5~10 mg，每天 3 次；东莨菪碱 0.2 mg，每天 3~4 次；甲磺酸苯扎托品 2~4 mg，每天 1~3 次。甲磺酸苯扎托品通过阻滞纹状体突触对多巴胺的重摄取而起作用，治疗强直的疗效比震颤好，运动不能的疗效最差。此类药物有头昏、眩晕、视物模糊、瞳孔散大、口干、恶心和精神症状等不良反应。老年人偶有尿潴留。青光眼和重症肌无力患者忌用。

3. 溴隐亭

激动纹状体的多巴胺受体，其疗效比左旋多巴差，但可用于对左旋多巴失效者。现多与左旋多巴或复方多巴合用，作为它们的加强剂。与左旋多巴合用时可产生幻觉。开始时每天 0.625 mg，缓慢增加，但每日量不超过 30 mg。不良反应有恶心、头痛、眩晕、疲倦。肝功能障碍时慎用，禁用于麦角碱过敏者。

各种药物治疗虽然能使患者的症状在一定时间内获得一定程度好转，但皆不能阻止本病的自然进展。长期服用药物均存在疗效减退或出现严重不良反应的问题。另外，约 15% 的患者药物治疗无效。

（二）手术治疗

对于药物治疗无效的患者，常采用手术治疗。学者们曾进行脊髓外侧束切断术、大脑脚切断术、大脑皮质区域切除术、脉络膜前动脉结扎术、开颅破坏豆状祥和豆状束等手术，终因手术风险大、疗效差而放弃。立体定向手术治疗帕金森病始于 20 世纪 40 年代，丘脑核毁损术和苍白球毁损术曾是治疗帕金森病的热门手段，但疗效不能够长期维持，且双侧损毁术并发永久性构音障碍和认知功能障碍的概率较高，逐渐被脑深部电刺激术取代。脑深部电刺激术是 20 世纪 70 年代发展起来的，它最早用于疼痛的治疗，具有可逆性、可调节性、非破坏性、不良反应小和并发症少等优点，可以通过参数调整达到对症状的最佳控制，长期有效，不存在复发问题，并保留新的治疗方法的机会，现已成为帕金森病外科治疗的首选方法。该技术于 1998 年在国内开展并逐渐推广，取得了良好的临床效果。

1. 丘脑毁损术

（1）手术原理：毁损丘脑腹外侧核可阻断与帕金森病发病相关的两个神经通路。一个是苍白球导出即从苍白球内侧部，经豆状袢、豆状束、丘脑腹外侧核前下部到达大脑皮质（6 区）。阻断此通路，对解除肌强直有效。另一个来自对侧小脑，经结合臂核丘脑腹外侧核后部，到达大脑皮质（4 区）。阻断此通路，对解除震颤有效。根据帕金森病的发病机制，肌强直因 γ 运动系统受抑制所致，震颤因 α 运动系统亢进所致。阻断此两通路可恢复 α 和 γ 运动系统的平衡，达到治疗效果。这两个系统均经丘脑下方 Forel 区，然后向上和稍向外，进入丘脑腹外侧核的下部。此区为毁损灶所在。

（2）手术适应证和禁忌证。

1）手术适应证：①诊断明确的帕金森病，以震颤为主，严重影响生活和工作能力；②躯体一侧或双侧有临床症状；③一侧曾行 Vim 损毁手术的，另一侧可行电刺激手术；④年龄在 75 岁以下，无重要器官严重功能障碍；⑤无手术禁忌证。

2）手术禁忌证：①有严重精神智能障碍、自主神经功能障碍及假性延髓性麻痹者；②有严重动脉硬化、心肾疾病、严重高血压、糖尿病、血液系统疾病及全身情况很差者；③主要表现为僵直、中线症状以及单纯的运动减少或运动不能者；④症状轻微，生活及工作无明显影响者。

（3）术前准备和评价：手术前应注意进行全面的体格检查。在手术过程中需要患者的完全配合，因此，对于言语表达能力困难的患者，术前应进行必要的训练，以便在手术过程医生和患者之间能顺利交流。由于手术在局部麻醉下进行，可不给予术前用药，以保证整个手术过程中观察患者症状。一般在术前 1 天停药，对用药剂量大、对药物有依赖性的患者，可逐渐停药或不完全停药，只要在术中观察到症状即可；如果即使在"开"状态下患者症状仍然非常明显，则没有必要停药。术中应进行监护，保持生命体征平稳。术前应进行 PD 的震颤评分。

（4）手术步骤。

1）靶点选择：丘脑腹外侧核包括腹嘴前核（Voa）、腹嘴后核（Vop）和腹内侧中间核（Vim），一般认为毁损 Voa 及 Vop 对僵直有效，毁损 Vop 及 Vim 对震颤有效，靠近内侧对上肢效果好，外侧对下肢效果好。靶点选择一般在 AC－PC 平面，后连合前 5～8 mm，中线旁开 11～15 mm。

2）靶点定位。①安装立体定向头架，患者取坐位将立体定向头架固定于颅骨上，安装时要使头架不要左右倾斜，用耳锥进行平衡；前后方向与 AC－PC 线平行。②MRI 扫描，安装好定位框后，将患者头部放入 MRI 扫描圈内，调整适配器，使扫描线与头架保持平行。进行轴位 T_1 和 T_2 加权像扫描，扫描平面平行于 AC－PC 平面。扫描层厚为 2 mm，无间隔，将数据输入磁带或直接传输到计算机工作站。③靶点坐标计算，各种立体定向仪的靶点计算方法不尽相同，可以用 MRI 或 CT 片直接计算，但较烦琐，可采用先进的手术计划系统，这套系统具有准确、直观和快速的特点。④微电极记录和电刺激，微电极技术可以直接记录单个细胞的电活动，可以根据神经元的放电类型，提供良好的丘脑核团生理学分析基础。

一般认为，丘脑内治疗震颤有效的部位是：①聚集着自发放电频率与震颤频率一致的神经元（震颤细胞）；②电极通过时，机械的损伤或小的电流刺激能够抑制震颤。试验性的靶点位置位于生理学资料确定的 Vim 核。由于 Vim 核被认为是运动觉的中继核，Vim 核高频刺激引起对侧肢体的感觉异常。刺激 Vim 核还可引起对侧肢体的运动幻觉，如果电极针位置太低，也可引起其他特殊感觉，如眩晕、晕厥或恐惧等。判断电极针是否位于正确的另一参数是震颤的反应，在 Vim 核内低频刺激（2 Hz）方可引起震颤加重，而高频刺激则可使震颤减轻，如果高频刺激在 1～4 V 电压范围内使震颤减轻，则表明电极针位置良好。在 Vim 核内存在由内到外的体表部位代表区，Vim 的最靠内侧为口面部代表区，最外侧即靠近内囊部位是下肢代表区，中部为上肢代表区。靶点位置应与震颤最明显的肢体部位代表区相对应，因此上肢震颤时位置应稍偏内，下肢震颤时偏外，靠近内囊。

3）麻醉、体位和手术入路：患者仰卧于手术床上，头部的高低以患者感觉舒适为准，固定头架，常规消毒头部皮肤，铺无菌单，头皮切口位于冠状缝前中线旁开 2.5～3 cm，直切口长约 3 cm，局部以

1%利多卡因浸润麻醉，切开头皮，乳突牵开器牵开。颅骨钻孔、电灼硬脑膜表面后，"十"字剪开，电灼脑表面，形成约2 mm软膜缺损，用脑穿针试穿，确定无阻力，以使电极探针能顺利通过，将立体定向头架坐标调整至靶点坐标后，安装导向装置。

4）靶点毁损：核对靶点位置后，先对靶点进行可逆性的毁损，射频针直径为1.1 mm或1.8 mm，长度为2 mm，加热至45 ℃，持续60秒，此时要密切观察对侧肢体震颤是否减轻，有无意识、运动、感觉及言语障碍。若患者症状明显改善，而又未出现神经功能障碍，则进行永久性毁损，一般温度为60～85 ℃，时间为60～80秒，超过上述温度和时间，毁损灶也不会增大。毁损从最下方开始，逐渐退针，根据丘脑的大小，可毁损4～6个点，毁损期间仍要密切注意患者肢体活动、感觉及言语情况，一旦出现损害症状，立即终止加热。毁损完毕后，缓慢拔除射频针，冲洗净术野，分层缝合皮肤。

5）术后处理：手术结束后，在手术室内观察约30分钟，若无异常情况，将患者直接送回病房。最初24～72小时内，继续进行心电监护及血压监测，并观察患者瞳孔、神志及肢体活动情况，直至病情稳定为止。应将血压控制在正常范围，以防颅内出血。患者可取侧卧位或仰卧位，无呕吐反应者可取头高位。手术当日即可进食，有呕吐者暂禁食。切口5～7天拆线，患者一般术后7～10天出院。

6）术后是否服药应根据具体情况，若手术效果满意，患者本人认为不用服药已可达到满意效果，即使另一侧仍有轻微症状，也可不服药或小剂量服用非多巴胺类制剂。如果另一侧症状仍很明显，严重影响患者生活，则需继续服用抗帕金森病药物，其服药原则是以最小剂量达到最佳效果。

（5）手术疗效：丘脑毁损术能改善对侧肢体震颤，在一定程度上改善肌强直。而对运动迟缓、姿势平衡障碍、同侧肢体震颤无改善作用。各家报道震颤消失的发生率在45.8%～92.0%，41.0%～92.0%的患者肌强直得以改善。

（6）手术并发症如下。①运动障碍多为暂时性，但少数可长期存在。偏瘫发生率约为4%，平衡障碍约为13%，异动症发生率为1%～3%。多因定位误差、血管损伤、血栓和水肿等累及邻近结构所致。②言语障碍术后发生率为8%～13%。言语障碍表现为音量减小、构音障碍和失语症三种形式，多见于双侧手术与主侧半球单侧手术患者。言语功能障碍的发生与否，与术前言语功能无关。它们多为暂时性，常于数周后自行改善或消失。不过不少患者长期遗留有命名困难、持续言语症、言语错乱等。③精神障碍发生率为7%～8%。④脑内出血可因穿刺时直接损伤血管或损毁灶局部出血，CT检查可及时确诊得到相应处理。

2. 苍白球毁损术

（1）手术原理：在PD患者，由于黑质致密部多巴胺能神经元变性，多巴胺缺乏使壳核神经元所受到的正常抑制减弱，引起壳核投射于外侧苍白球（Gpe）的抑制性冲动过度增强，从而使Gpe对丘脑底核（STN）的抑制减弱，引起STN及其纤维投射靶点内侧苍白球（Gpi）的过度兴奋。STN和Gpi的过度兴奋被认为是PD的重要生理学特征。这已被MPTP所致猴PD模型上的微电极记录和2-脱氧葡萄糖摄取等代谢研究所证实。在PD患者也发现了类似的生理学和代谢改变。Gpi过度兴奋的结果是通过其投射纤维使腹外侧丘脑受到过度抑制，从而减弱丘脑大脑皮质通路的活动，引起PD症状。一般认为Gpi电刺激术同苍白球毁损术（PVP）的作用原理一样。也是通过减弱内侧苍白球的过度兴奋或阻断到达腹外侧丘脑的抑制性冲动而实现抗PD作用的。

（2）手术适应证和禁忌证。

1）手术适应证：①原发性帕金森病至少患有下列4个主要症状中的两个，静止性震颤、运动迟缓、齿轮样肌张力增高和姿势平衡障碍（其中之一必须是静止性震颤或运动迟缓），没有小脑和锥体系损害体征，并排除继发性帕金森综合征；②患者经过全面和完整的药物治疗，对左旋多巴治疗有明确疗效，但目前疗效明显减退，并出现症状波动（剂末和开关现象）和（或）运动障碍等不良反应；③患者独立生活能力明显减退，病情为中或重度；④无明显痴呆和精神症状，CT和MRI检查没有明显脑萎缩；⑤以运动迟缓和肌强直为主要症状。

2）手术禁忌证：①非典型的帕金森病或帕金森综合征；②有明显的精神和（或）智能障碍；③有明显的直立性低血压或不能控制的高血压；④CT或MRI发现有严重脑萎缩，特别是豆状核萎缩，脑积水或局部性脑病变者；⑤近半年内用过多巴胺受体阻滞剂；⑥伴有帕金森病叠加症状，如进行性核上性麻痹及多系统萎缩；⑦进展型帕金森病迅速恶化者；⑧药物能很好控制症状者。

（3）术前准备和评价：患者要进行全面的术前检查，所有患者术前应进行 UPDRS 评分、Schwab 和 England 评分、Hoehn 和 Yahr 分级，还应对患者进行心理学测试、眼科学检查，术前常规进行 MRI 检查，以排除其他异常。术前 12 小时停用抗帕金森病药物，以便使患者的症状能在手术中表现出来，至少术前 2 周停用阿司匹林及非甾体抗炎药。全身体检注意有无心血管疾病，常规行血尿常规、心电图、胸透等检查，长期卧床及行动困难的患者，应扶助下床活动，进行力所能及的训练，以增强心功能。高血压患者应用降压药物使血压降至正常范围。如果患者精神紧张，手术前晚应用适量镇静药物。

（4）手术步骤。

1）靶点选择和定位：MRI 检查的方法基本上与丘脑电刺激术相同。由于 Gpi 位于视神经盘后缘水平、视束外侧的上方，为了精确地计算靶点，MRI 检查要清楚地显示视束。为使 MRI 能够很好地显示基底核的结构，可将 Gpe 和 Gpi 分别开来。在轴位像上，Gpi 通常占据一个矩形的前外侧的三角部分，这个矩形的范围是中线旁开 10~20 mm，在前后位像上 Gpi 从前连合一直延伸到前连合后 10 mm。Gpi 的靶点坐标是 AC – PC 中点前方 2~3 mm，AC – PC 线下方 4~6 mm，第三脑室正中线旁开 17~23 mm。

2）微电极记录和微刺激：微电极记录和微刺激对于基底核的功能定位是一种重要手段。利用微电极单细胞记录的方法先后在猴和人证实，苍白球内、外侧核团的放电特征不同，并发现 PD 患者通常在苍白球腹内侧核放电活动明显增加。因此，通过记录和分析单细胞放电特征、主被动关节运动和光刺激对细胞放电影响以及电刺激诱发的肢体运动和感觉反应，可以确定电极与苍白球各结构及与其相邻的视束和内囊的关系及其准确部位。微电极记录通常在预定靶点 Gpi 上方 20~25 mm 就开始，根据神经元的不同放电形式和频率，可以确定不同的神经核团和结构（如内、外侧苍白球）。根据由外周刺激和自主运动所引起的电活动，可以确定 Gpi 感觉运动区的分布，而且微电极记录可以确定靶点所在区域神经元活动最异常的部位。微电极还可以用于微刺激以确定视束和内囊的位置。应用微电极和微刺激在不同部位（内、外侧苍白球，视束、内囊）可记录到特征性电活动，通过微刺激所诱发的视觉反应（如闪光、各种色彩的亮点）和所记录到的闪光刺激诱发的电活动，可以确定视束的位置。微刺激所引起的强直性收缩、感觉异常等表现则可用于内囊的定位。

3）体位、麻醉与入路：基本同丘脑毁损术，头皮切口应为中线旁开 3~3.5 cm。

4）靶点毁损：基本同丘脑毁损术。

（5）手术疗效：苍白球毁损术对帕金森病的主要症状都有明显改善作用，尤其对运动迟缓效果好，它一般对药物无效或"关"期的症状效果明显，它对药物引起的症状波动和运动障碍也有很好的效果，对步态障碍也有作用。苍白球毁损术能够改善帕金森病患者个人生活质量，提高其生命活力和社会功能，而又不引起明显的认知和精神障碍。

（6）手术并发症：最近的许多研究表明，苍白球毁损术是一种病死率和致残率较低的相对比较安全的手术。苍白球毁损术有可能损伤视束及内囊，因为这些结构就在苍白球最佳毁损位点附近，发生率为 3%~6%。苍白球毁损术急性并发症包括出血、癫痫、视觉障碍、术后语言困难或构音障碍、意识模糊、感觉丧失、偏瘫、认知障碍等；远期并发症很难预测，需定期随访和仔细询问。

3. 脑深部电刺激术（DBS）

（1）手术原理如下。①丘脑腹中间内侧核（Vim）电刺激术，由于 DBS 核毁损术作用于 Vim 都能减轻震颤，因而有学者认为 DBS 可能是通过使受刺激部位失活发挥作用，而这种失活可能是通过一种去极化阻滞的机制而发生的。此外，DBS 可能激活神经元，但这种激活可能通过抑制或改善节律性神经元活动来阻滞震颤性活动。②苍白球内侧部（Gpi）电刺激术，Gpi 电刺激术治疗帕金森病的机制可能与丘脑电刺激术类似。Gpi 电刺激术引起的帕金森病运动症状的改善，很可能是因 Gpi 输出减少引起的。而 Gpi 输出的减少是通过去极化阻滞直接抑制（或阻滞）神经元活动，或者是激活对 Gpi 神经元有抑制作用的其他环路（即逆行激活）而产生的。③丘脑底核（STN）电刺激术，与 Gpi 电刺激术类似，STN 电刺激术对帕金森病的治疗作用也有几种可能的机制，包括：a. 电刺激直接使 STN 失活；b. 改变

Gpi 的神经元活动来激活 STN，这种改变可能是降低，也可能是阻滞其传导或使其活动模式趋于正常化；c. 逆行激动 Gpe，从而抑制 STN 及（或）丘脑的网状神经元，并最终导致丘脑神经元活动的正常化。

（2）电刺激装置与手术方法。

1）脑深部电刺激装置的组成：①脉冲发生器（IPG），它是刺激治疗的电源；②刺激电极由 4 根绝缘导线统成一股线圈，有 4 个铝合金的电极点，每个电极长 1.2 mm，间隔 0.5 mm；③延伸导线连接刺激电极和脉冲发生器；④程控仪和刺激开关（磁铁）。

2）手术方法：①局部麻醉下安装头架；②CT 或 MRI 扫描确定靶点坐标；③颅骨钻孔，安装导向装置；④微电极进行电生理记录及试验刺激，进行靶点功能定位；⑤植入刺激电极并测试，然后固定电极；⑥影像学核实电极位置；⑦锁骨下方植入脉冲发生器并连接刺激电极。

3）刺激参数的设置：DBS 的刺激参数包括电极的选择，电压幅度、频率及宽度。常用的刺激参数：幅度为 1~3 V，频率为 135~185 Hz，脉宽为 60~90 μsec。患者可以根据需要自行调节，以获得最佳治疗效果而无不良反应或不良反应可耐受。可以 24 小时连续刺激，也可以夜间关机。

（3）脑深部电刺激术的优点：①高频刺激只引起刺激电极周围和较小范围（2~3 mm）内神经结构的失活，创伤更小；②可以进行双侧手术，而少有严重及永久性并发症；③通过参数调整可以达到最佳治疗效果，并长期有效，即使有不良反应，也可通过调整刺激参数使之最小化；④DBS 手术具有可逆性、非破坏性的特点；⑤为患者保留新的治疗方法的机会。

（4）脑深部电刺激术的并发症：①设备并发症，发生率为 12%，其中较轻微的并发症占了一半以上，感染的发生率仅为 1%，而且仅在手术早期出现，设备完好率为 99.8%；②手术本身的并发症，与毁损手术并发症类似，但发生率低于毁损手术；③治疗的不良反应，包括感觉异常、头晕等，多较轻微且能为患者接受。

（5）脑深部电刺激术的应用。

1）Vim 电刺激术。

患者选择：以震颤为主的帕金森患者是 Vim 慢性电刺激术较好的适应证，双侧或单侧 DBS 手术都有良好的效果，Vim 慢性电刺激术对帕金森综合征患者的运动不能、僵直、姿势和步态障碍等症状是无效的。对一侧行毁损手术的患者，需要进行第二次另一侧手术以控制震颤，也是慢性电刺激术一个较好的适应证。

术前准备：同丘脑毁损术。

手术步骤：丘脑 Vim 慢性电刺激术的靶点选择和定位程序与丘脑毁损术是完全一致的，只是在手术的最后阶段，当靶点已经确定并进行合理验证之后，采用了另外两种不同的技术。丘脑 Vim 慢性电刺激术的手术程序可以分为四个步骤：①影像学解剖定位；②微电极记录和刺激；③电极植入并固定；④脉冲发生器的植入。

靶点选择：同丘脑毁损术一样，进行丘脑刺激术时其刺激电极置于丘脑 Vim，其最初解剖靶点位置为 AC-PC 平面、AC-PC 线中点后方 4~5 mm，中线旁开 11~15 mm。由于丘脑的解剖位置中存在个体差异，手术过程中还需对靶点进行生理学定位。

靶点定位：同丘脑毁损术。

DBS 电极植入：将一个经过特殊设计的 C 形塑料环嵌入骨孔，这个 C 形环上有一个槽，可以卡住 DBS 电极，并可用一个塑料帽将电极固定在原位。将一个带针芯的套管插入到靶点上 10 mm 处，套管的内径略大于 DBS 电极针。拔出针芯，将电极针通过套管内插入，经过丘脑的脑实质推进剩余的靶点上 10 mm 到达靶点。用一个电极固定装置，用于当拔出套管时将 DBS 电极固定在原位，保证 DBS 电极不移位。去除套管后，电极嵌入骨孔环上的槽内，用塑料帽将电极固定在原位。在这一阶段，电极针通过一个延伸导线连接在一个手持式的脉冲发生器上，并进行刺激，以测试治疗效果和不良反应。在许多情况下，由于植入电极时对靶点的微小的机械性损伤，有时出现微毁损效应，即患者的症状减轻或消失，这说明靶点定位准确。如果在一个很低的阈值出现不良反应，应该将电极重新调整到一个更加适当的位置。当保证电极位于满意的位置时，将 DBS 电极连接在一个经皮导线上，待术后调试，也可直接进行脉冲发生器的植入。

脉冲发生器的植入：常用的脉冲发生器是埋入式的，可程控的，配有锂电池，可以发送信号维持几年。其植入的程序类似于脑室腹腔分流，患者全身麻醉，消毒头皮、颈部及上胸部皮肤，术前给予静脉应用抗生素，患者取仰卧位，头偏向对侧，在锁骨下 3 cm 处做一长 6 cm 的水平切口。在锁骨下切口与头皮之间做一皮下隧道，将电极线从锁骨下切口经皮下隧道送到皮下切口。电极线用 4 个螺钉与脉冲发生器相连并固定，在头皮切口处将 DBS 电极与电极线相连，缝合切口。

DBS 治疗震颤的并发症主要有三类：①与手术过程有关的并发症；②与 DBS 装置有关的并发症；③与 DBS 刺激有关的并发症。

立体定向手术导致的颅内出血发生率仅为 1% ~ 2%。与 DBS 装置有关的并发症是机器失灵、电极断裂、皮肤溃烂及感染，这些并发症并不常见，发生率为 1% ~ 2%。

与 Vim 刺激有关的并发症有感觉异常、头痛、平衡失调、对侧肢体轻瘫、步态障碍、构音不良、音调过低、局部疼痛等。应该注意的是，这些并发症是可逆的，而且症状不重。如果刺激强度能良好地控制震颤，这些并发症也是可以接受的。实际上，Vim 慢性电刺激术的不良反应本质上与丘脑毁损术的并发症相似，二者最大的区别是由 DBS 引起的不良反应是可逆的，而丘脑毁损术的不良反应是不可逆的。

手术效果：与丘脑毁损术相比，DBS 的优点是其作用是可逆性的。治疗震颤所用电刺激引起的任何作用，可以通过减少、改变或停止刺激来控制。DBS 另一个重要特征是可调整性，完全可以通过调整刺激参数使之与患者的症状和体征相适应。因此，DBS 技术的应用为药物难以控制震颤的手术治疗提供了新的手段。

Vim 刺激的效果已得到充分的证实，对帕金森病患者，控制震颤是 Vim 刺激唯一能够明显得到缓解的症状。治疗震颤最佳的刺激频率是 100 Hz 以上，抑制震颤的刺激强度为 1 ~ 3 V，在 Grenoble（1996）报道的一大宗病例中，Vim 刺激使 86% 的帕金森病患者震颤在术后 3 个月消失或偶尔出现轻微的震颤；6 个月时帕金森病患者震颤控制为 83%。Benabid 对 80 例 PD 患者行 118 例（侧）电极植入，随访 6 个月至 8 年，震颤的完全和近完全缓解率为 88%。

2）Gpi 电刺激术：靶点选择和定位同苍白球毁损术。Gpi 位于 AC - PC 中点前 2 ~ 3 mm，AC - PC 平面下方 5 ~ 6 mm，中线旁开 17 ~ 21 mm 处。研究发现，STN 活动的增强及其导致的 Gpi 活动增强在帕金森病中起重要的作用。应用苍白球腹后部切开术（PVP）对运动不能及僵直进行的有效治疗中得到证实，一组 117 例患者综合分析显示，UPDRS 运动评分改善率为 29% ~ 50%。Laitinen（1992）统计苍白球切开术的并发症发生率为 14%，主要有偏瘫、失用、构音困难、偏盲等。双侧苍白球切开术更易致严重不良反应及并发症。而应用微电极记录及刺激术只能使这些并发症的发生率略有下降。尽管如此，用双侧 Gpi 刺激术治疗左旋多巴引起的运动障碍或开关运动症状波动时，所有患者的运动障碍都有改善。因此，Gpi 刺激术为双侧苍白球切开术的一种替代治疗，但 Gpi 刺激术后患者抗帕金森药物用量无明显减少。

3）STN 电刺激术：STN 电刺激术的靶点参数为 AC - PC 中点下方 2 ~ 7 mm，中线旁开 12 ~ 13 mm，但因为 STN 为豆状，体积小（直径约为 8 mm），而且周围没有标志性结构，故难以将刺激电极准确植入 STN。

Benabid 及其同事对有严重僵直及运动迟缓的患者进行 STN 刺激术证实，包括步态紊乱的所有 PD 特征性症状均有明显效果。一组 58 例病例综合分析，在双侧刺激下，UPDRS 运动评分改善率为 42% ~ 62%，单侧者为 37% ~ 44%。双侧 STN 刺激还可缓解 PD 患者书写功能障碍，一般认为 STN 是治疗 PD 的首选靶点。

STN 电刺激术较少有严重的不良反应。年老及晚期的帕金森病患者术后可能有一段意识模糊期，偶尔也伴有幻觉，时间从 3 周到 2 个月不等。近年来，STN 刺激术已被用于临床，与丘脑电刺激术及苍白球电刺激术相比，STN 刺激术似乎能对帕金森病的所有症状都起作用，还可以显著减少抗帕金森病药物的用量，并且其治疗效果比 Gpi 电刺激术更理想，STN 电刺激术主要适应证是开关现象，也能完全控制震颤。

总之，应用 DBS 治疗帕金森病，应根据需治疗的症状选择靶点。DBS 仅仅是在功能上阻滞了某些产生特殊帕金森病症状中发挥重要作用的靶点，但由于它具有疗效好、可逆、永久性创伤轻微、适于个人需要、能改变用药等优点，DBS 正成为立体定向毁损手术的替代治疗方法。

（侯俊玲）

第六节　肌张力障碍性疾病

肌张力障碍是指一组以肌肉持续收缩引起扭转和重复动作或异常姿势为特点的临床综合征。在一些患者中，肌张力障碍严重影响患者日常生活，病情进展可危及生命，由于考虑到非多巴反应性肌张力障碍的药物治疗作用有限，所以从 20 世纪 50 年代初期就开始寻找其他的治疗手段，包括功能性外科治疗。尽管破坏性的手术（主要是丘脑毁损术和苍白球毁损术）已长期开展，运用于相当多的患者，取得了一定疗效，但目前脑深部电刺激（DBS）新技术是一项较有希望的治疗。

一、肌张力障碍病因分型

（一）原发性肌张力障碍

包括原因不明的原发性肌张力障碍和遗传性原发性肌张力障碍。近年来，越来越多的原发性肌张力障碍被认为与基因相关，如典型常染色体显性遗传型（DYT1 基因，9q34）、成人型颅颈肌型（DYT6 基因 8p21）、成人型颈肌型（18p）。典型常染色体显性遗传型肌张力障碍（以往称为变形性肌张力障碍）是由第 9 条染色体臂的 DYT1 基因突变所致，在早年发病；成人型颅颈肌型和成人型颈肌型常染色体遗传的基因位点分别是 DYT6 基因 8p2 和 18p，发病较晚且进展较慢。目前还认为在很明显的散发性的特发性局灶性肌张力障碍中，低外显率的常染色体遗传也可能起了重要的作用。

（二）继发性肌张力障碍

包括肌张力障碍叠加综合征、伴发于神经变性疾病中的肌张力障碍（如帕金森病、亨廷顿病等）、伴发于代谢性疾病的肌张力障碍、其他已知原因的肌张力障碍（如核黄疸、中毒、外伤、肿瘤及血管畸形等）。

肌张力障碍按临床表现可分为全身性（如全身性扭转痉挛）、偏侧性、节段性（如痉挛性斜颈、梅热综合征）及局灶性。

二、临床表现

本病常见于 7~15 岁的儿童和少年，40 岁以上发病罕见，主要是躯干和四肢的不自主痉挛和扭转，但这种动作形状又是奇异和多变的。起病缓慢，往往先起于一脚或双脚，有痉挛性跖屈。一旦四肢受累，近端肌肉重于远端肌肉，颈肌受侵出现痉挛性斜颈。躯干肌及脊旁肌的受累则引起全身的扭转或做螺旋形运动是本病的特征性表现。运动时或精神紧张时扭转痉挛加重，安静或睡眠中扭转动作消失。肌张力在扭转运动时增高，扭转运动停止后则转为正常或减低，变形性肌张力障碍即由此得名。病例严重者口齿不清，吞咽受限，智力减退。一般情况下神经系统检查大致正常，无肌肉萎缩，反射及深浅感觉正常，少数患者因扭转发生关节脱位。

三、诊断和鉴别诊断

扭转痉挛是以颈部、躯干、四肢、骨盆呈奇特的扭转为特征，因而诊断可一目了然。但本病应与下列疾病鉴别。

1. 肝豆状核变性

多发生在 20~30 岁，病程进展缓慢不一，继之出现肢体震颤、肌张力增高、构音困难。肝豆状核变性时肢体震颤多为意向性震颤，有时为粗大扑翼样。肌张力增高为逐渐加剧，起初多限于一肢，以后扩散至四肢和躯干。若肌强直持续存在，可出现异常姿势。此类患者常伴有精神症状，角膜上有角膜色素环。

2. 手足徐动症

若为先天性，多伴有脑性瘫痪，主要是手足发生缓慢和无规律的扭转动作，四肢的远端较近端显著，肌张力时高时低，变动无常。扭转痉挛主要是侵犯颈肌、躯干肌及四肢的近端肌，而面肌与手足幸免或轻度受累，其肌张力时高时低，变动无常。症状性手足徐动症，常由脑炎后、肝豆状核变性或核黄疸引起。

3. 癔症

癔症性的不自主运动容易受暗示的影响，而且往往有精神因素为背景。再者，症状的长期持续存在可有力地排除癔症的可能性。

四、立体定向外科治疗

（一）适应证

手术适应证选择要考虑到患者预期的受益是否超过外科手术固有的风险，大多数局灶性肌张力障碍经肉毒素注射治疗可以获得满意的疗效。然而在偏侧性、节段性或全身性肌张力障碍中，这一方法因为涉及的肌肉太广泛而受到限制，药物治疗效果也往往令人失望。全身性肌张力障碍的立体定向毁损术适应证为年龄在 7 岁以上，病程超过 1 年，症状明显，药物及暗示治疗无效者。对于单侧肢体扭转，能独自生活，还可参加部分劳动者；或双侧症状严重，伴有明显延髓性麻痹，智能低下，学龄前儿童均不适合手术。但是，近几年来 DBS 已广泛应用于肌张力障碍的治疗，在某些患者中取得了令人鼓舞的效果，DBS 是一种创伤小、可逆性的神经刺激疗法，因此，肌张力障碍的手术适应证也发生变化。全身性、偏侧性或节段性的原发性肌张力障碍发展至严重功能障碍，影响工作和生活者可考虑 DBS 治疗，对继发性肌张力障碍，DBS 治疗效果不满意，适应证应严格掌握。

（二）毁损术

1. 手术方法

如能配合，可选择局部麻醉，不能配合者选择全身麻醉。安装立体定向框架，靶点可选择苍白球内侧部（GPi），丘脑腹外侧核，包括腹嘴后核（Vop）、腹嘴前核（Voa）、腹中间核（Vim）及 Forel－H区。靶点图像扫描、电生理定位、射频毁损及术后处理同"帕金森病立体定向手术毁损术"。绝大多数肌张力障碍患者有双侧肢体症状和轴性症状，需要双侧毁损术。双侧毁损术应分期（6 个月以后）进行，但即使分期手术，并发症也很高。由于 DBS 的广泛应用，双侧毁损术的病例数越来越少。

2. 疗效和并发症

丘脑毁损术在 20 世纪 90 年代之前一直是严重肌张力障碍较好的立体定向治疗方法。20 世纪 90 年代初期，重新应用苍白球毁损术治疗帕金森患者，可观察到损毁手术对左旋多巴诱导的运动阻碍，包括肌张力障碍手术后有显著效果，使一些研究者对原发性全身性肌张力障碍（PGD）的患者采用了同样的苍白球毁损术治疗，取得了相当大的成功。原发性扭转痉挛多呈缓慢进行性发展，预后不佳，多数在若干年因并发症死亡。少数患者病程到一定程度后停止发展或自行缓解。应用立体定向毁损术治疗，大约有2/3 的患者反应良好，有中度至显著的症状改善。扭转痉挛的有效率为42%～77%。但有一报道中有16% 的患者症状较术前加重，且双侧手术不良反应更普遍。Cooper 统计的手术并发症发生率在18%，主要表现为术后肌张力下降明显，行走不灵活，特别是下肢有拖步感，少数患者出现言语不清晰、吞咽困难。痉挛性斜颈、手足徐动症、亨廷顿病及肝豆状核变性等均有立体定向毁损术治疗报道，且报道的病例数都不多，且效果不理想或不肯定。

（三）DBS 手术

1. 手术方法

方法同"帕金森病 DBS"治疗。不能配合者选择全身麻醉。如有双侧肢体症状和轴性症状，应双侧同期植入刺激电极。国外靶点通常选择 GPi，但 GPi 刺激效果在术中和术后早期不明显，或者仅表现为肌张力下降，刺激效果往往需要刺激数月后渐渐显现，并且 GPi 刺激所需的电压较高，脉宽较宽。所以国内大多数医院选择丘脑底核（STN）为刺激靶点，STN 刺激效果表现早，所需电压和脉宽与帕金森病相同。有学者在 2 例全身性肌张力障碍和 1 例以吞咽困难为主的肌张力障碍患者中选择双侧 STN 刺激，均取得明显效果。

2. 疗效

高频 DBS 模拟了损毁效应，而不引起脑的不可逆损伤，有学者建议采用这一方法替代损毁术。并非所有这一疾病的患者对 DBS 手术都有反应，这与丘脑毁损术治疗结果类似，在相似的患者中，尽管其损毁部位是恒定的，但效果各异。PGD 患者用丘脑 DBS 治疗的报道很少，有 3 例患者，随访 6～36 个月，效果显示为中等（2 例患者）和较大（1 例患者）。

继发性肌张力障碍患者从致病因素，临床体征，病情进展和长期预后来看，是一个多样化的群体。而且许多患者可能隐藏了其他神经系统症状，如强直、痴呆、癫痫等。尽管如此，由于严重的功能障碍，一些患者也接受 DBS 治疗。

3 例严重局灶颈肌张力障碍的患者肉毒毒素注射治疗无效，在双侧苍白球 DBS 治疗后肌张力障碍、疼痛和功能都有很大改善。其他症状也有类似报道，改善程度为 50% 左右，包括在梅热综合征的患者。DBS 治疗颈肌张力障碍比毁损术更有效。

（侯俊玲）

第七节　癫痫

癫痫是由各种原因引起的脑功能障碍综合征，即脑细胞群异常放电所致的发作性、暂时性的脑功能紊乱，具有反复性、阵发性、发作性的特点。当病灶涉及功能区时，可出现运动、感觉、语言等方面的功能障碍，甚至伴有行为、意识及自主神经功能障碍等。

癫痫的外科治疗依据其起源部位不同，手术方式和术后效果也有所不同，手术总有效率可达 65% ～97%。在我国，由于对癫痫手术缺乏正确认识，药物难治性癫痫手术治疗缺口高达 66.7%，这就需要神经外科工作者在提高手术技巧和癫痫知识普及方面不断努力，促进此项事业的发展。另外，开展难治性癫痫的手术治疗要求神经外科大夫不仅要有较高的手术技巧，更要在癫痫诊断、分类、用药、电生理及癫痫病灶定位等方面有较深的知识功底，这对外科大夫来说无疑是一个挑战。

癫痫的分类对确定癫痫的诊断、指导内外科治疗和确定预后具有重要的意义。癫痫的分类十分复杂，早年的大发作、小发作、局限性发作及精神运动性发作的分类已远远不能满足专业工作者的需要。有关癫痫发作、癫痫及癫痫综合征的分类，迄今为止在国内和国际上都已有过很多种方法，目前，国际上较为通用的癫痫分类标准仍沿用 1989 修改后的方案。

一、癫痫的分类

（一）部分性发作

发作起始症状和脑电图特点均提示痫性放电源于一侧大脑半球，向周围正常脑区扩散可扩展为全身性发作。凡有意识障碍者称为复杂部分性发作，余者为简单部分性发作。

1. 简单部分性发作

（1）伴运动症状的简单部分性发作。

1）局灶运动不伴有进展扩延：仅有局灶运动的发作，多见于癫痫灶对侧的肢体或面部抽搐。

2）局灶运动有进展扩延：一般意识保留，但有时可引起意识丧失甚至全身惊厥发作。

3）旋转性发作：发作时头向一侧转动，通常转向放电的对侧。

4）姿势性发作：发作时一侧肢体外展，肘部半屈，常有向该侧手部做注目的动作。

5）发音性发作：若语言受影响，表现为短暂失语或偶尔发出声音。若部分性语言受影响可表现为不自主地重复一个音节或短语。

6）托德瘫痪：部分性运动发作之后，最先受累的部位可产生局限性暂时性瘫痪，称为托德瘫痪，可持续数分钟至数小时。

7）部分性癫痫持续状态：部分性发作连续。

（2）伴躯体感觉或特殊感觉症状的简单部分性发作。

1）躯体感觉性发作：是由主管躯体感觉的皮质异常放电所致。一般为针刺感或麻木感，偶尔可有本体感觉或空间感知障碍。和运动发作一样也可像杰克森发作那样扩散，并可发展成复杂部分性发作或全身强直-阵挛发作。

2）视觉性发作：根据在视觉皮层和联合区域的放电不同，临床表现为从闪光到结构性视觉现象，包括人物和景色。

3）听觉性发作：与视觉性发作相似，可以是简单的音响，也可为高级的组合功能表现，如音乐。

4）嗅觉性发作：常为难闻或令人讨厌的气味。

5）幻觉性发作：可以是令人愉快的味道，或令人讨厌的味幻觉。

6）眩晕性发作：症状包括空间坠落感、飘浮感，或在水平或垂直面的运动性眩晕。

（3）伴自主神经症状的简单部分性发作：包括上腹部不适感、呕吐、面色苍白、潮红、出汗、竖毛、瞳孔散大等。

（4）伴精神症状的简单部分性发作：出现精神症状属于高级脑功能障碍，这些症状多伴有意识障碍，因此精神症状多属于复杂部分性发作。但只要不伴有意识障碍，仍属于简单部分性发作。

1）言语障碍性发作。

2）记忆障碍性发作：表现为记忆失真，如时间或感觉失真、梦样状态、旧事闪现，或以往没有经历过的事情好像以前体验过，即似曾相识感、似不相识感、似曾听过或未曾听过，偶尔作为强迫思维的一种形式，患儿可经历一种快速的往事回忆，即所谓全景视幻觉。

3）认识障碍性发作：包括梦样状态、时间感知的歪曲、不真实感、分离状态或人格解体感等。

4）情感性发作：发作时可有极度的愉快感或不愉快感，恐怖，伴有自卑及抵制感的强烈抑郁。但发作仅数分钟。

5）错觉性发作：为一种感知觉的歪曲，表现为物体变形。可出现多种视觉错觉。同样也可有听觉错觉。

6）结构性幻觉性发作：幻觉可以是体觉性、视觉性、听觉性、嗅觉性或味觉性。

2. 复杂部分性发作

复杂部分性发作与单纯部分性发作的根本区别在于有意识障碍。其发作时脑电图为单侧或双侧放电，弥散或局限于颞或额颞区。发作间期脑电图为单侧或双侧往往不同步的局限性放电，通常位于颞或额区。

（1）以简单部分性发作开始，逐渐出现意识障碍。

1）无其他伴随症状。

2）伴有简单部分性发作的各类症状。

3）伴自动症症状：自动症是在癫痫发作过程中或在发作后意识模糊下出现的或多或少协调适应的不自主动作，事后往往不能回忆。自动症可以是发作时正在进行的动作的延续，也可以是在意识障碍的同时出现的一种新的动作。可有饮食自动症（咀嚼、吸吮、咂嘴、吞咽、流涎等）、情感自动症（恐惧、惊奇、愤怒、欢快等）、姿势自动症（简单的或复杂的针对自身或环境的动作）、行为自动症（表现为无意识的奔走，奔跑，爬高等）、语言自动症（自言自语等）。

（2）发作开始即伴有意识障碍：无其他伴随症状者、伴有简单部分性发作的各类症状者、伴有自动症症状者。

（3）部分性发作继发全面性发作：简单部分性发作发展为全身性发作、复杂部分性发作发展为全身性发作、简单部分性发作发展为复杂部分性发作再继发为全身性发作。

（二）全面性发作

1. 失神发作

（1）仅有意识障碍的发作：单纯失神而无其他异常表现。

（2）伴有轻微阵挛成分的发作：发作开始与单纯失神一样，但可出现眼睑、口角或其他肌群的阵挛性动作。

（3）伴有失张力成分的发作：发作时维持姿势和四肢的肌肉张力减低，可致头下垂，偶尔可引起躯干前倾、双臂下坠、持物无力，极少患儿可因肌张力减低而跌倒。

（4）发作时可有肌肉强直性收缩引起伸肌或屈肌张力对称性增高。如患儿站立可出现头向后仰、躯干后弓、导致后退。也可能头被强直地拉向一侧。

（5）伴有自动症的失神：失神发作时出现自动症，可见似有目的地动作和舔唇、吞咽、抚弄衣服，或无目的地行走等。

（6）伴有自主神经成分的失神：发作时除失神外，还可出现自主神经的症状。

（7）以上失神发作可混合发生。

2. 非典型失神发作

（1）开始和停止均较典型失神发作慢，不太突然且常有较明显的肌张力改变。

（2）Ictal – EEG：不规则的棘慢波综合，也可为快活动或其他阵发性电活动，通常为双侧性，但常不对称、不规则。

（3）Interictal – EEG：背景波往往不正常，并有不规则、不对称的棘波，棘慢波综合发放。

（4）不易为过渡换气所诱发，常为弥漫性脑病变的表现，预后较差，多伴有智力低下。

3. 肌阵挛发作

（1）突然、短暂、触电样肌收缩，可遍及全身或局限于面部、躯干或四肢，有时仅累及个别肌肉或肌群。

（2）主要发生在入睡前后或醒觉前后，有时因意志性动作所加重，有时可能很规则重复发生并形成肌阵挛持续状态。

（3）多见于韦斯特综合征和伦诺克斯 – 加斯托综合征。

（4）Ictal – EEG 和 Interictal – EEG：多棘慢波和棘慢波。

4. 阵挛性发作

（1）见于 GTCS 中没有强直成分时，为重复的阵挛动，在阵挛频率减少时，抽动的幅度不变，发作后恢复较快。

（2）Ictal – EEG：10 Hz 或 10 Hz 以上的快活动和慢波，偶见棘慢综合。

（3）Interictal – EEG：棘慢波或多棘慢波综合放电。

5. 强直性发作

（1）为一种僵硬、强烈的肌收缩，使肢体固定在某种紧张的位置，眼和头常转向一侧，有时还进展到整个身体转动。

（2）面色变化：不变→苍白→潮红→青紫。

（3）眼睁开或紧闭，眼结膜对刺激不明感，发绀发展时瞳孔散大。

（4）强直性轴性发作，可有头、颈、躯干的伸展。

（5）Ictal – EEG：低波幅的快活动或 9～10 Hz 以上的快节律，频率渐减而波幅渐高。

（6）Interictal – EEG：依年龄而论，背景波谱不正常，或多或少地有节律性尖慢波放电，有时不对称。

6. 强直-阵挛发作

（1）为全身性发作中最常见者，多见于儿童，婴幼儿常表现不典型。

（2）Ictal – EEG：10 Hz 或 10 Hz 以上的节律，在强直期频率渐减，波幅增高，在阵挛期被慢波所中断。

（3）Interictal – EEG：多棘慢波或棘慢波综合，有时有尖慢波放电。

7. 失张力发作

（1）失张力发作又称为站立不能发作，表现为肌张力突然丧失。可以是部分肌肉，导致头下垂及下颌松弛，或一个肢体的下垂。

（2）若所有肌肉张力丧失而导致患儿跌倒于地，当发作非常短暂时称作跌倒发作若有意识丧失也极短暂。较长时间的失张力发作时则为逐渐倒下，持续松弛状态。

（3）Ictal – EEG：多棘慢波综合，平坦或低波幅快活动。

（4）Interictal – EEG：多棘慢波综合。

二、致痫灶的定位诊断

癫痫手术前评估的重点是要精确地寻找出致痫灶，明确其部位和范围，手术时尽可能做到全部切除致痫区，又不至于产生严重的神经功能障碍，达到癫痫手术的预期效果。由于近年来新的诊断技术的飞跃发展，特别是 CT、MRI、SPECT 的应用及脑电生理检查的不断改进，有效地提高了对致痫灶的诊断能力，也促进了手术治疗癫痫，特别是对顽固性癫痫，取得了公认的疗效。在介绍癫痫灶具体定位方法之前，先要了解与手术致痫灶相关的几个概念。

（一）致痫灶诊断的相关概念

1. 刺激区

（1）定义：经脑电图检查在癫痫发作间歇期产生棘波（痫样放电）的脑皮质区。医师根据大量的常规 EEG 的经验，在有临床癫痫发作的患者，常在一定的脑皮质区出现癫痫发作间歇期的棘波。该部位及其棘波常是癫痫发作的一个最好标志；发作间歇期的棘波对诊断来说也是一个重要标志；而且发作间歇期棘波的部位，对确定癫痫的类型也是至关重要的。因此，一般认为发作间歇期棘波不与临床癫痫发作相一致，没有棘波并不能排除癫痫的诊断。一般情况下，刺激区比致痫区要大。

（2）检查方法：有许多方法可查出刺激区的部位和范围，如头皮电极、硬膜外或硬膜下电极、深部电极等。但因电极放置的部位不同，刺激区可不尽相同。刺激区概念的主要限制因素是依赖于发作间歇期痫样放电，易有主观性，并具易变性。

2. 起搏区（发作起始区）

（1）定义：引起临床癫痫发作开始的脑皮质区，称为起搏区，这是电生理概念，是致痫区的有效标志。

（2）检查方法：可用多种方法查出，但有其限制。因起搏区小，位置深在，故头皮 EEG 不易记录到，硬膜下或硬膜外及深部电极又受放置位置或插入部位限制，而深部电极则是最敏感的。还可用 PET、SPECT 寻找，但必须在发作时进行检测，故应用又受限。起搏区是致痫区整体的一部分，一般在刺激区之内，极少情况下位于刺激区之外。起搏区总是可以手术切除的，但在手术切除起搏区后，有可能它处的致痫区（潜在的）还可以引起癫痫发作。

3. 症状产生区

（1）定义：产生初期临床症状的脑区，称为症状产生区。

（2）检查方法：可通过观察患者的行为和主诉了解。一般说来，发作期的行为改变是癫痫发作放电从起搏区扩散到相当距离后才出现。例如，发源于内侧颞区的精神运动性癫痫，放电时局限在杏仁海马区，患者常无症状；当放电扩散至颞叶其他部位或颞叶外的边缘结构时，才出现精神运动性癫痫发作的先兆和主要的症状。初期的癫痫发作症状可用来确定致痫区，但仅有定侧价值。初期的症状是起搏区的一个较好的标志，起搏区和症状产生区仅部分相一致。

症状产生区和致痫区有可能部分相一致，癫痫发作常以同一方式从致痫区扩散，另外，起源于不同皮质区的癫痫发作，还可出现同一样式的发作期症状，从一个或多个致痫区扩散至同一个症状产生区。如症状产生区位于辅助运动区时，可表现为局部强直性癫痫发作。症状产生区可由额底区、前内侧额区至辅助运动区、内侧顶枕区，以及辅助运动区本身激活而发生症状，只是在最后一种情况下，症状产生区与致痫区才部分相一致。

4. 功能缺失区

（1）定义：非癫痫的功能障碍皮质区，或发作间歇期功能异常的脑区，称为功能缺失区。

（2）检查方法：可经神经系统检查、神经心理学测试、瓦达试验、SPECT、PET 和 EEG 查出。但功能缺失区并不一定指示有致痫性。功能缺失区可由皮质的结构性损害引起（可以是致痫灶）。

5. 致痫灶

（1）定义：致痫灶是直接引起癫痫发作的脑结构性异常。

（2）检查方法：现代影像技术显著地提高了术前查出致痫灶及其范围的能力。在某些情况下，还能预测出性质、肿瘤或 CAVM。然而，并不是经神经影像技术查出的每个病灶都是致痫灶。对部分性癫痫发作的患者神经影像技术发现的结构性病灶，一般来说致痫区就在它的邻近部位。可是也有例外情况，致痫区可以在一个病灶的远隔部位。

致痫灶与致痫区常不一致，但也可一致，在浸润性肿瘤患者，致痫灶与致痫区大致相等，切除病灶后常能获得优良效果。而在非浸润肿瘤患者，致痫区常在致痫灶附近的皮质内，若单纯切除病灶常无效果，应该切除病灶和附近皮质内的一个致痫区才会有效。故外科医师不仅应切除一个致痫灶，而且应切除附近的致痫区，以期获得优良的效果。某些病灶，如灰质异位和错构瘤、海马硬化显然是致痫区的一个标志。对海马硬化的患者来说，致痫区大于致痫灶。

6. 致痫区

（1）定义：致痫区是指引起临床癫痫发作的脑皮质区。

（2）致痫区与临床癫痫发作的关系：要想癫痫发作完全消失，必须切除足够的致痫区皮质。癫痫患者的致痫区可有 1 个或 1 个以上。致痫区和非致痫区的界限，仅凭目前的检查方法尚无法划分得很清楚。确定致痫区对癫痫切除手术至关重要。致痫区如能完全切除，手术效果就会相当满意。起搏区肯定是致痫区的一部分。致痫区最好的指标是什么？至今尚未定论。切除整个刺激区是不恰当的，以症状产生区和功能缺失区来说明致痫区的边界不是一个好的标志，故不可用来确定切除的范围。致痫区不是一直不变的，既可以是小的、单个或多个的，也可以是继发性致痫区。致痫区可以在致痫灶之内或邻近或远隔部位。

致痫区可以代替致痫灶，后者通常只是代表癫痫发作起源于脑的一个很小、很窄的区域。本章鉴于习惯沿用已久，仍用致痫灶这一名称。

（二）致痫灶的定位诊断

关于致痫灶的定位诊断，国内外学者一致认为以采用综合性检查诊断程序为宜。虽然目前视频脑电图、脑磁图、PET 等多种先进的定位手段应用于癫痫定位诊断的临床，但因侧重点不同，且对不同类型和不同部位的癫痫定位各有缺点，因此还没有哪一种方法能够完全取代其他手段。国内外很多癫痫治疗中心，对手术前癫痫患者的诊断，特别是对致痫灶的确诊，都制订了自己的常规和检查步骤，其主要检查内容是相同的，只是检查顺序及个别特殊检查的要求略有不同。一般情况下，临床表现＋影像学表现＋脑电诊断是最基本的定位方法，如果三者的结果完全吻合，一些定位明确的患者便可以手术治疗。但是还有很大一部分癫痫患者上述三种手段的定位结果是不能很好吻合的，这就需要应用一些更先进的仪器或颅内埋藏电极寻找更多的证据。国内各癫痫外科中心根据本单位条件不同，分别采用不同的综合定位手段。如临床表现＋影像学表现＋脑电诊断＋脑磁图，临床表现＋影像学表现＋脑电诊断＋SPECT 等。但无论哪种定位手段都应首先重视患者的发作症状和临床表现。

1. 致痫灶的临床诊断

（1）采集病史：认真听取患者的主诉及诊治过程，特别是仔细地询问首次发作表现及变化过程。

这对致痫灶的定位是最基本的，也是非常有价值的诊断方法。尽可能详细采集抽搐发作前的先兆及首发症状，因为这些对致痫灶的诊断具有一定的定位意义。

一般来说，特殊嗅味的嗅幻觉先兆，致痫灶在额叶眶回部或颞叶海马沟回；幻听、幻视，优势半球语言障碍，并且头转向一侧时，多为颞顶叶外侧后部病变；陌生感，难以形容的情感，解释性错觉，多为颞叶海马和内侧底面、边缘叶的病变；上升性胃部不适、恶心、呃逆，面色苍白或潮红，呼吸暂停，瞳孔扩大，恐惧、惊慌、幻嗅时，致痫灶多位于颞叶杏仁核；前庭幻觉，难以形容的情感，病变常位于被盖、Reil 岛叶；视物变形，似曾相识，旧事如新，均为颞叶病损。

（2）症状与体征：癫痫患者的症状和体征是确定致痫灶的重要依据，根据神经系统定位诊断方法，可协助对致痫灶定侧或定位。有条件的医院应专门设有视频脑电图的长时间监测，目的在于能观察到发作时的症状，又可同时记录到发作时的脑电改变，可提高术前致痫灶定侧或定位的确诊率。

自动症是颞叶癫痫最常见的表现之一，半数以上患者病变在颞叶，生活中常不被认识和重视，医生不注意询问目击者（患者家属及旁观人）也就不易发现。自动症多突然开始，患者意识模糊，做出一些使人难解的自行活动的动作，持续仅数秒、数分钟，多则 10 多分钟，患者自己可全然不知发生情况。自动活动简单时表现为伸舌、呷嘴、咀嚼、吞咽、摸索和点头；复杂时如解扣脱衣，翻动物品，刻板活动，言语重复等。严重时白天有神游，夜间有梦游。有咀嚼自动症表现的精神运动性发作时，80% 为颞叶癫痫，致痫灶常位于颞叶内侧区域；而以姿势性活动为表现的自动症，其致痫灶 75% 在额叶内侧皮质、扣带回前部。

具有基本症状的部分性发作，常由局限性致痫灶引起。如局限运动发作，致痫灶大多位于对侧半球中央前回相应皮质运动区，且于发作后出现一过性肢体肌力减弱或消失，称托德瘫痪；头眼和身体转向一侧发作时，致痫灶常在对侧半球额中回后份。手向一侧外上方举起，头和眼也转向手的方向，致痫灶在对侧半球内侧面中央沟辅助运动区。

局限性感觉发作，限于一侧肢体阵发性发麻或触电、蚁爬感，致痫灶在对侧半球中央后回相应的皮质感觉区。

自主神经性发作，如面红或苍白，血压升高，心悸出汗，恶心呕吐，肠鸣腹痛，嗜睡等，其致痫灶多在间脑。

上述临床定位诊断，是致痫灶诊断的基础，但并非绝对不变，它只是提供分析寻找致痫灶时参考的依据。故致痫灶的临床诊断，应结合 EEG、MRI、PET 及 MEG 等检查，去伪存真，仔细分析，才能在术前作出比较精确的定位诊断。

2. 致痫灶的脑电诊断

癫痫的本质是神经元的异常放电，大量异常兴奋冲动形成同步化节律，在脑电图上形成高波幅病理波，故头皮 EEG 目前仍是术前诊断致痫灶最重要的，又是最经济、方便的检查手段，各种 EEG 检查也是致痫灶定位最基本和最先要考虑的检查。

反复多次常规 EEG 能提高发作间期致痫灶的检出率，大宗病例报道，常规觉醒 EEG 记录到癫痫样放电（棘波、尖波、棘-慢综合波、尖-慢综合波和阵发性活动等）约为 40%。为了发现更多的脑电异常以便对致痫灶定侧、定位，可采用多种不同的诱发方法，常用的有过度换气、闪光刺激、睡眠或剥夺睡眠和药物（贝美格）等。还可针对不同的脑皮质部位，可采用不同的特殊电极，常用的有蝶骨电极、鼻咽电极、鼻筛电极、眶上电极、卵圆孔电极等。术前介入性 EEG 检查，如将电极置入硬膜外（下）或脑内深部，可精确定位。

随着现代科技的进步，EEG 已发展到自动、快速和时空直观化，长程 EEG 监测技术如视频脑电图（VEEG），按国际 10/20 系统放置头皮电极，并可根据需要对到联进行编排，进行 24 小时实时记录。VEEG 能全面地反映各种生理状态和各种刺激下的脑电活动，故容易捕捉到癫痫这种发作性疾病的一过性脑功能障碍。当癫痫短暂暴发时，在及时捕捉癫痫样放电同步记录患者发作表现的同时，可以精确记录出异常波发放频率、波形、波幅，硬盘通过主机回放系统重放，借助软件分析和人工判断，作出异常波定量处理分析，癫痫定性、分型和定位准确率可达 95% 以上。为难治性癫痫患者考虑手术切除致痫灶，进行术前评价及确定手术范围时提供可靠信息。

正式开颅手术时，致痫灶的切除必须在皮质电图指导下进行，必要时加用深部电极探查深部隐蔽性致痫灶，在这种技术监测下，病灶和正常组织之间的区分可达毫米级，使手术有可能做到在准确切除全部病灶的同时，又保护正常脑组织功能，直至复查术野异常放电完全消失。

许多学者认为，皮质电图和深部电极探测仍是致痫灶定位的"金标准"，EEG 只能确定癫痫，而不能确定癫痫病因。

3. 影像学检查

癫痫影像学检查的主要目的是寻找最可能和最重要的潜在病因。婴儿和儿童癫痫的主要病因有先天发育畸形，如神经元移行异常引起的脑皮质发育异常、神经皮肤综合征等。大龄儿童和成人癫痫的主要病因是肿瘤和外伤后遗损害。60 岁以上的初发癫痫的最常见原因是脑血管疾病。在各个年龄组中还应考虑到感染性疾病和血管畸形引起癫痫的可能性。长期癫痫发作者，尤其是复杂部分发作，海马硬化是主要的影像学所见。目前，影像学检查主要包括 CT、MRI 等。

CT 的优点是检查时间短，几分钟内即可完成；不受磁性物质的限制，例如心脏起搏器、动脉瘤检查上的金属夹等（是磁共振检查的禁忌证）均不妨碍 CT 检查。CT 显示骨皮质和骨松质的细微结构以及钙化优于 MRI。

MRI 较 CT 有更高的软组织分辨率，对于诊断脱髓鞘病（脑白质病）、脑炎、脑缺血、早期脑梗死和低度分化胶质瘤等疾病，MRI 优于 CT。此外，MRI 还有多方位成像的优点。即一次扫描可以分别获得横断面、冠状面、矢状面和任意方向的层面图像，另外，MRI 一般没有骨骼和金属产生的伪影，这对于显示颞叶病变是很重要的。近年来，应用于临床的 3T 磁共振可更好地显示颅内微小结构的异常，对寻找癫痫病因起到很大作用。下面仅对海马硬化、灰质异位、低级别胶质瘤等易引起癫痫发作，且在影像学上容易被忽视的病变做简单介绍。

（1）海马硬化：海马硬化的磁共振图像典型表现为癫痫灶同一侧的海马不对称变小或萎缩，受累海马在 T_2 加权像上为高信号。高信号的原因可能是胶质增生或水肿，或胶质增生合并水肿。这种异常信号最常见于海马体部，异常信号一般也仅限于海马。其他比较次要的或可靠性较差的表现为同侧颞叶萎缩、颞角扩张。之所以可靠性较差，是因为正常人也可以有一侧颞叶和颞角不对称。应用多个 MRI 标准可以增加 MRI 诊断的可信度，海马容积测量可以提高海马硬化诊断的可靠性。

（2）脑皮质发育异常：脑皮质发育异常与儿童和青少年癫痫发作有密切关系。过去，这种异常很难在生前发现，多在尸检标本上见到。近年来由于影像技术的进步，尤其是 MRI 技术的应用，很多脑皮质发育异常均能被明确诊断。这种皮质发育异常引起的难治性癫痫，很多可以手术切除异常皮质而获得治愈。因而脑皮质发育异常的 MRI 诊断越来越受到注意和重视。

灰质异位是原本应位于大脑皮质的神经元或神经细胞，有异常的定位，原因是室管膜附近的神经母细胞在向大脑表面移行过程中发生障碍。典型的灰质异位位于侧脑室旁或在大脑半球侧裂两旁的白质内。异位灰质在各种回波序列上均与正常脑灰质等信号，灰质异位可能是引起癫痫的比较常见的原因。

（3）低级别胶质瘤。

4. 磁共振波谱分析和功能性磁共振

磁共振波谱分析是一种利用磁共振现象和化学位移作用进行一系列特定原子核及其化合物分析的方法。目前医用 MRS 主要的原子核有 ^1H、^{31}P，^1H MRS 常用来测量体内微量代谢产物，如肌酸（Cr）、胆碱（Cho）、γ-氨基丁酸（GABA）、谷氨酸（Glu）、谷氨酰胺（Gln）、乳酸（Lac）和 N-乙酰门冬氨酸（NAA）等，根据代谢物含量的多少，分析组织代谢的改变。

癫痫的组织病理学改变为神经元损伤和神经胶质细胞增生。NAA 主要存在于神经元内，是神经元功能的标志物，其含量下降常提示神经元功能受损或丧失。Cho 和 Cr 在神经元和神经胶质内均被发现，细胞研究证明，异形胶质细胞和少突胶质细胞内 Cho 和 Cr 含量明显高于神经元，故 Cho 和 Cr 增加提示有神经胶质增生。因而可用 ^1H MRS 对 NAA、Cho 和 Cr 峰值以及 NAA/Cr、NAA/（Cho + Cr）比值的分析来诊断癫痫。^1H MRS 还可测定 Glu、Gln、GABA 3 种氨基酸神经递质来诊断癫痫活动。癫痫患者 ^1H

MRS 表现特点有 NAA 减少、Cho 和 Cr 增加、NAA/Cr 和 NAA/（Cho + Cr）比值下降。

脑功能磁共振成像（fMRI）是一种新的研究人脑功能的方法，其基本方法对大脑皮质进行有特定规律的刺激，同时以特定序列扫描皮质，最后经过计算机工作站对所得到的数据进行处理，其中脑血流灌注变化最符合刺激变化规律的那部分大脑皮质被认为是所研究的大脑功能区。癫痫患者致痫灶放电时 fMRI 可发现异常活动脑区，对癫痫的定位有一定帮助。

5. 脑磁图

脑磁图是近年发展起来的通过探测颅内异常电磁信号来定位致痫灶的仪器。它的基本原理是人脑皮层细胞正常或异常的电活动均可产生微弱的磁场，为了测量这种微弱的磁信号，将一种超导放大器放在患者头上，自动记录电磁场变化。再把这种信息通过计算机融合到患者的 MRI 图像上。这种复合图像既能反映颅内异常电磁信号，又能表现解剖结构的改变。这种把脑磁图和 MRI 联合起来的方法，称为磁源成像。研究表明与脑电图相比，脑磁图拥有更精确的时间分辨率和空间分辨率，因为电磁信号可以毫无阻碍地通过颅骨，从而提供比较准确的定位信号，而脑电信号在到达记录电极以前，已被电极与皮质间的组织干扰而失真。另外，脑磁图可以进行大脑听觉、视觉、躯体感觉、运动等功能区的定位，并显示功能区与致痫灶及病变的关系，为癫痫外科手术安全切除致痫灶和保护功能区不受损伤提供了依据。

6. 单光子发射计算机断层显像

SPECT 是把核素应用于 CT 的一种新的无损伤性脑功能测定方法，通过脑组织摄取核素并重建放射性核素在脑内的分布图像，来发现脑内局部的血流量改变。在正常情况下，断层扫描测得每 100 g 脑组织每分钟的血流量是 60 ~ 80 mL。生理刺激，如阅读、计算、肢体运动、疼痛刺激等，可使相应的局部组织血流量增加。在癫痫发作期间，也可见到血流量增加的高灌注图像，而在发作间期，则为低灌注改变，但偶有正常或高灌注改变。

7. 正电子发射断层显像

PET 是将发射正电子的放射性核素标记物引入人体内，用 γ 探测器在体外多方位摄取体内脏器放射性核素的立体分布，再经计算机综合加工并重建图像而得到脏器的断层图像。与 CT 和 MRI 相比较，它不仅是结构图像，更重要的是功能图像，能反映局部脏器的生理和生化改变。它可检测脑内的血流量、血容量、氧耗量、葡萄糖的代谢率等。通过对局部组织的功能测定，可发现局部的脑功能障碍。一般在癫痫发作期，局部组织代谢增高，在发作间期则为低代谢改变。

8. 颅内电极脑电图

在很多情况下，受头皮、颅骨和一些日常活动的干扰，特别是发作时肌电活动的影响，头皮 EEG 并不能提供痫样放电起源的足够证据，也常遇到影像学所见的病灶与头皮脑电图的定位信息不符合、致痫灶与功能区关系密切等情况，需要考虑应用颅内埋置电极。目前认为硬膜下埋藏电极脑电图是致痫灶定位诊断的金标准。但是埋藏电极的准确放置有赖于前期临床、长程视频脑电图及影像学等提供的初步定位信息。

颅内电极埋置的对象：①头皮脑电图中伪差干扰难以定位，或异常放电弥散但根据临床特征判断有单一起源可能；②影像学所见病灶与头皮脑电图定位不一致；③颞叶癫痫不能定侧，或一侧广泛异常放电需要确定范围；④致痫灶与功能区关系密切，需术前确定功能区，设计精确切除方案，而无创检查不能提供预置颅内电极部位的信息；情绪不稳定、精神症状较重者；患者及其家属对可能出现的并发症不能理解者，不宜应用颅内电极。

深部电极包括深部电极、条形或栅格电极，其触点在 6 ~ 32 个。深部电极的埋置需应用立体定向系统，在磁共振扫描图上计算靶点坐标，一般情况下杏仁核、海马头部、影像学病灶或其周围常常是电极埋置的靶点。深部和条形电极均可通过局部麻醉下颅骨钻孔放入靶点或硬膜下皮层表面。栅状电极的放置需行开颅手术。

颅内电极可以敏感地捕捉到发作初始期的异常放电，最具代表性的放电形式是低幅快节律、棘波或尖波节律。异常放电较局限时，提示致痫灶与电极相邻近；异常放电较弥散时，提示致痫区广泛、致痫灶多发或电极远离致痫灶。分析对应的电极位置，可进一步确定致痫灶的解剖位置及范围。

当致痫灶与皮层重要功能区相邻近时，需要确定二者的空间关系，才能保证手术不损伤功能区。中央区皮层的定位可借助颅内电极记录体感诱发电位，确定肢体的感觉区；也可行皮层刺激（0～10 mA、30 Hz、0.1 ms 恒流刺激）确认肢体、头面部运动和感觉区；可通过皮层刺激时患者阅读、复述、问答、记数等功能变化判断语言区的范围。

近年来，颅内埋藏电极技术应用逐渐广泛，但其仍存在感染、出血、脑脊液漏、增加手术费用和患者痛苦等很多不利因素，各癫痫中心应慎重开展。

9. 瓦达试验

瓦达试验又称为异戊巴比妥试验，其经典方法是从颈动脉注入一定量的异戊巴比妥钠，选择性地暂时麻醉一侧大脑半球，并且观察其对语言和运动等方面的影响，以此来判断大脑半球的优势侧。尤其对拟行大脑半球切除患者的术前脑功能评定有很好的指导意义。目前因国内无异戊巴比妥钠生产，其临床应用受到限制。

10. 神经心理评估

手术前检查患者的高级皮质功能，一方面可帮助致痫灶的定侧；另一方面可为颞叶癫痫的进一步明确诊断提供依据。这些高级皮质功能检查包括语言、记忆、判断、推理以及注意力、视觉等。一般地，语言记忆的缺失常提示优势半球的颞叶功能紊乱，有同时存在致痫灶的可能。而视觉、空间知觉和记忆缺失常和非优势半球的功能紊乱有关。进行神经心理学的评估包括：①韦氏智力测验；②霍尔斯特德-瑞坦神经心理成套试验；③临床记忆量表的评测；④颈动脉异戊巴比妥试验，一般的异戊巴比妥试验多用于评估语言优势半球和记忆功能，且多在行颞叶切除或大脑半球切除前进行。为了判断是否因手术引起功能障碍，术后要再度检查。若病灶位于优势侧，术前已有语言、记忆等功能障碍时，术后有进一步加重的可能，这一点要引起注意；但发病早期发现病侧海马已明显萎缩，但有健侧海马已代偿的，术后出现上述功能加重的情况较少。

三、癫痫手术治疗

（一）手术类型

1. 切除手术

切除局部或大块有致痫灶的脑组织，消除致痫灶。此类手术有前颞叶切除术，选择性杏仁核、海马切除术，大脑半球切除术和脑皮质切除术及病变切除术。

2. 阻断癫痫发放传播通路的手术

目的是破坏癫痫发放的传播通路。常用的手术是胼胝体切开术和多处软脑膜下横切术。

3. 毁损和刺激手术

有脑立体定向核团射频毁损术（如杏仁、海马 Forel－H 区等）、电刺激术（慢性小脑刺激术和迷走神经电刺激术），目前发展的立体定向放射外科（如伽马刀、X 刀等）治疗也是一种毁损手术。

当然，上述三类手术中，以消灭致痫灶的手术效果最佳。若致痫灶能完全切除，就能完全控制癫痫的发作，对于致痫灶不能完全切除的病例，如双侧广泛性致痫灶的存在，则只能选择后两类手术方式，当然，术后效果较第一类为差。它只能减少和部分减轻癫痫发作的频率和程度，提高对药物的敏感性。

（二）前颞叶切除术

前颞叶切除术是治疗前颞叶癫痫的一种经典手术方式。

1. 适应证

（1）一侧颞叶癫痫，表现为精神运动或（和）全身强直阵挛性发作的癫痫，抗癫痫药物效果不佳。

（2）电生理反复验证确定致痫灶位于一侧颞叶前部。

（3）头部影像学检查发现颞叶前部局灶性改变，并与电生理学检查结果一致。

2. 手术步骤

手术在全身麻醉或局部麻醉下进行，经典的手术切口为额颞部问号型切口，也可采用改良翼点入路开颅。将蝶骨嵴外侧咬除或以高速磨钻磨除，直接接近颅底。放射型切开硬脑膜，翻向蝶骨嵴，充分显露和辨清外侧裂和拉贝静脉。通常情况下，优势侧半球允许切除颞极后 4.5~5.5 cm 的范围，非优势侧半球允许切除颞极后 5.5~6.5 cm 的范围，但最好向后不超过同侧的拉贝静脉，同时切除杏仁核和海马前部。切除前，行脑皮质电极及深部电极描记，记录皮质、杏仁核、海马的电活动，确定和验证致痫灶，一般情况下，颞中回在自颞极向后 3.5 cm 和 5.0 cm 分别是杏仁核和海马的皮层投影。手术切除从颞尖开始沿颞中回向后切开与颞上回之间的蛛网膜，注意尽量不要损伤颞上回处的组织，到达切除范围后向下弯曲横过颞中回和颞下回，最后终止于枕颞回和颅中窝底。同时切开深度约为 3 cm，将该范围内的脑组织切除。颞叶内侧面的结构，如海马、杏仁核等如有异常放电也应一并切除。海马头部及杏仁核位于颞角内侧，切除时要注意保护动眼神经、脉络膜前动脉以及大脑后动脉的分支。术毕，再行ECoG 描记，如仍有癫痫波，应扩大切除范围，直到癫痫波消失为止。严密缝合硬脑膜，关颅。

（三）选择性杏仁核、海马切除术

随着电生理学研究的深入，对于颞叶癫痫发生机制的认识有了进一步提高。研究显示颞叶癫痫的致痫灶主要位于边缘系统的内侧基底部，即杏仁核、海马和海马旁回，Wieser 和 Yasargild 1982 年利用显微外科技术，成功切除了上述结构，取得了良好效果。

1. 适应证

（1）一侧颞叶内侧基底部结构起源的癫痫发作，并有典型的临床先兆或症状。

（2）癫痫发作起源于常规手术不能切除的部位（韦尼克区），而且癫痫放电迅速扩散至同侧半球的颞叶内侧基底部的边缘结构。

（3）颞叶内侧基底部的边缘结构有形态学病变存在，有典型的内侧基底部边缘叶癫痫发作，可记录到癫痫放电。

2. 手术步骤

手术选择全身麻醉，采用扩大翼点入路开颅，步骤同前颞叶切除术。切开硬脑膜后，打开外侧裂池、颈动脉池、终板池，放出脑脊液。显露、辨清颈内动脉、后交通动脉、脉络膜前动脉，仔细分离外侧裂，显露大脑中动脉 M_1、M_2 段，辨清颞极动脉和前颞动脉。在两者之间的颞上回内侧面做 1~2 cm 长的皮质切口，进入侧脑室下角，分别切除杏仁核的外侧和基底部，紧靠屏状核、壳核、苍白球的内侧部予以保留。自颞角底面海马脚外侧弧形切开，于海马脚后缘水平横向切除海马，沿海马周围沟进一步分离，电凝切断海马旁回的供应血管，切除的标本约长 4 cm、宽 1.5 cm、厚 2 cm。

（四）脑皮质切除术

脑皮质切除术是目前手术治疗局灶性癫痫最基本的方法，手术疗效与致痫灶的精确定位及切除范围密切相关。

1. 适应证

（1）难治的局灶性癫痫。

（2）临床表现、电生理学及影像学检查结果一致。

（3）手术切除致痫灶预计不会导致严重的神经功能障碍。

2. 手术步骤

根据术前确定的致痫灶位置设计手术入路，如果致痫灶位于重要的功能区，则手术切口应充分显露功能区，以利于术中电生理学检查验证。开颅后，肉眼观察脑皮质有无形态学异常，如瘢痕、囊肿、脑回萎缩等，以皮质脑电图记录并寻找致痫灶，确定手术切除范围。一般认为发作期出现频繁的棘波区域就是致痫灶，常表现为单个出现的棘波、短暂暴发的集群性棘波、多棘波和棘慢波。但应注意区别正常背景电活动中所记录到的低幅单个棘波，可能是远隔部位传导所致。手术一般采用 Penfield 法行软脑膜下皮质切除，在脑沟边缘切开软脑膜，利用切割、吸引等方法切除软脑膜下的灰质。切除灰质至脑沟深度为限，保留灰质下的白质完整，减少对脑沟边缘组织的破坏。保持附近脑回上的软脑膜的完整，不可损伤脑沟中的血管。术毕复查皮质脑电图，如仍有致痫灶电活动，应扩大切除范围。

（五）多处软脑膜下横切术和低功率皮层热灼术

多处软脑膜下横切术（MST）是 Morrell 报道的一种治疗局限型癫痫的手术方法。理论根据是癫痫发放要有大量的并排的皮质神经元的水平联系；而脑皮质主要功能特性依赖于垂直纤维的连接。因此将癫痫皮质切成多个垂直薄片，使皮质内纤维失去联系，控制癫痫发作，且不造成重要功能区的神经功能障碍。

1. 适应证

致痫灶位于脑重要功能皮质区的局限型癫痫，在不能行皮质切除术时选用。重要功能区包括中央前回及后回，优势半球的布罗卡区、韦尼克区、角回及缘上回。

2. 手术步骤

根据术前电生理学以及影像学结果设计手术切口及骨瓣大小。切开硬脑膜后，行皮质脑电图描记，电刺激分辨重要功能区，根据术中脑电图结果确定致痫灶范围。在致痫灶所在皮质区域，在脑沟深部无血管软脑膜处刺一小孔，将特制的软膜下横切刀通过该孔进入皮质，其尖端伸向脑回对侧，直到刀尖在对侧软脑膜下可见，而又不穿透软脑膜为止。接着保持刀尖在软脑膜下，刀口垂直回拉。取出横切刀后，反质上的小出血可以用吸收性明胶海绵压迫止血。以后每次横切均应与前一次切割部位平行，相距 5 mm，直至完全覆盖致痫灶所在皮质范围。术毕描记皮质脑电图，如仍有痫性放电，应扩大横切范围。

低功率皮层热灼术为我国癫痫外科专家栾国明教授发明并首先应用于临床。其基本原理与多处软膜下横切术相同，通过热损伤作用，选择性损伤皮层浅层的水平纤维，而不损伤深层垂直纤维的功能，从而达到既可以阻断癫痫放电的传导通路，又不影响该区皮层正常功能的作用。

（六）胼胝体切开术

胼胝体是两大脑半球之间最主要的联合纤维，走行在两大脑半球之间，并对应性地将两大脑半球连接在一起。胼胝体切开术治疗癫痫的主要理论依据是阻断了癫痫放电的扩散通路。但是，由于还有其他传导通路的存在，该方法仅是一种姑息性手术，手术后还应继续服用抗癫痫药物。

1. 适应证

（1）顽固性癫痫，病程 3 年以上，经内科系统药物治疗效果欠佳者。

（2）全身性发作癫痫，尤其是失张力性、强直性和强直阵挛性发作。

（3）多灶性癫痫或不能切除的致痫灶所引起的癫痫。

（4）发作间期脑电图表现为弥漫发作性多灶性棘波或慢波以及可引起双侧同步放电的局灶性棘波，伴有正常或异常背景波的广泛棘波放电。发作期脑电图检查发现为单侧起源，快速引发弥漫发作和双侧同步放电者。

2. 手术步骤

（1）胼胝体前部切开术：手术切口一般选择右侧，若优势半球在右侧或左侧大脑半球病变严重者也可以选择左侧。取冠状缝前 2.5 cm 与矢状窦垂直的直线切口，越过中线，环钻开颅，也可以选择一侧 U 形皮骨瓣开颅。硬脑膜切开后翻向矢状窦，沿大脑镰进入纵裂，分离粘连，向两侧牵开胼周动脉，暴露胼胝体，以双极电凝烧灼胼胝体表面血管，用直剥离子切割胼胝体纤维，直至看到蓝色半透明室管膜为止，其膝部及嘴部纤维可用细吸引器切割。若严格沿中线切开，可进入透明隔，即可避免进入侧脑室。要求切开胼胝体前部的 2/3，或全长的 80%，长度为 5~8 cm。

（2）胼胝体后部切开术：于患者鼻根部至枕外隆突连线中点后 5 cm 处，行矢状窦垂直的跨中线直切口，环钻开颅，也可能选择一侧 U 形皮骨瓣开颅。硬脑膜切开后翻向矢状窦，认清并保护中央沟静脉，沿大脑镰分离显露胼胝体后部，切开胼胝体后部、压部以及其下的海马联合。

目前多主张采用胼胝体前部切开术，若癫痫发作控制不满意，间隔 2~6 个月可再行二期胼胝体后部切开术，这样既可以提高癫痫的发作控制率，又减少急性失联合综合征和裂脑综合征的危险。

（七）大脑半球切除术

大脑半球切除术首先由 Walter Dandy 在 1923 年用于治疗非优势半球弥漫性生长的胶质瘤。1938 年 Mckenzie 使用该方法治疗了第一例癫痫患者。约 30 年后，Krynauw 用该方法治疗了 12 例婴儿偏瘫伴顽固性癫痫的患者，发现该方法在控制癫痫发作和改善异常行为方面，取得了肯定的效果。继 Krynauw 的报道后，该手术被认为是治疗婴儿偏瘫伴顽固性癫痫的有效方法，并风靡世界各地一直到 20 世纪 60 年代中期。此后，Oppenheimer 和 Griffith 报道了大脑半球切除术后并发"脑表面含铁血黄素沉着症"（SCH）。由于该并发症病死率高，该手术逐渐受到神经外科医生的冷落。

1965～1992 年，为了避免术后晚期并发 SCH（平均术后 8 年出现），同时又要有利于癫痫发作的控制，出现了多种大脑半球切除术的改良术式。现在应用比较多的是功能性大脑半球切除术。本节主要介绍解剖性大脑半球切除术和功能性大脑半球切除术。

1. 适应证

（1）婴儿偏瘫伴有顽固性癫痫。

（2）一侧大脑半球有广泛的多灶性的致痫灶（如由围生期疾病、头外伤、血管性疾病等引起的病变），已引起对侧肢体严重的功能障碍，包括运动、感觉、语言障碍等。

（3）一侧大脑半球存在有进行性恶化的基础疾病，并引起癫痫发作。如斯德奇 - 韦伯综合征、慢性大脑炎等。

2. 手术方法

（1）解剖性大脑半球切除术：切口范围包括病灶侧半球的额、颞、顶、枕区域，一般是一个巨大的马蹄形头皮切口。骨瓣成型时旁开中线 1 cm 左右，尽量向颅底方向切除颞骨，以便更好地暴露颅中窝区域的颞叶。

在切除大脑半球前，首先穿刺脑室放出脑脊液，使脑组织塌陷，利于手术的操作。显微镜下分离开外侧裂，逐渐地向鞍旁探查，并仔细分离暴露出颈内动脉、大脑中动脉和大脑前动脉等血管。在大脑中动脉发出豆纹动脉、穿通动脉后结扎大脑中动脉；在前交通动脉以上（A_2 段）结扎大脑前动脉。抬起颞叶后部，沿颅中窝底逐渐向小脑幕切迹处探查，仔细剪开局部的蛛网膜后暴露大脑后动脉，并在其分出后交通动脉后结扎。然后逐一结扎并电凝拉贝静脉等引流静脉。处理完半球重要的动静脉后，沿大脑纵裂分离开两侧半球，全部切开胼胝体（包括其中的海马联合、前联合等）到达同侧脑室，电凝或切除该部位的脉络丛组织，继而沿同侧脑室的外侧缘环绕基底节外侧切开局部白质，保留基底节结构。至此，整个病侧半球已完全与对侧半球失去联系。分离颅底和半球之间的粘连处，可整块或分块切除病侧半球组织，最后切除颞叶内侧面的海马、杏仁核等结构，注意不要损伤脑干。至此完成了整个大脑半球的切除。

硬膜严密原位缝合，残腔内注满生理盐水。

（2）功能性大脑半球切除术：该方法是大脑半球切除术的一种改良术式，为 Rasmussen 所创造。它是指功能上完全与对侧半球失去联系，解剖上次全半球切除，保留部分额叶、枕叶等。该术式可减少术后残腔的容积，以减少并发症 SCH 等的发生。

功能性大脑半球切除包括 4 个步骤：颞叶切除、中央区脑组织的切除、顶枕叶切除、额叶切除。

颞叶切除可首先进行，也可最后进行。首先电凝切开颞上回的软脑膜，软膜下吸除掉该处的灰、白质后，可暴露出岛叶皮层。由此向下到达颞叶干处的白质，仔细分离开外侧裂后。在大脑中动脉分出豆纹动脉后夹闭其远侧端并切断。在颞叶后部，从颞上回开始，垂直或斜向切开直到颞下回。电凝后切开局部软脑膜，吸除白质后可见到同侧脑室的颞角。从颞角内把岛叶下方的颞叶新皮质切除后可到达颅中窝底，沿颅中窝底电凝并切开软膜和该处的静脉穿支。最后将颞角上方的杏仁核和其内侧的海马组织经软膜下切除。此时，要注意保护大脑后动脉及邻近的视束、动眼神经等重要结构。把颞叶内侧面的软脑膜电凝到脉络裂处，软膜下完全切除颞叶。

中央区组织的切除目的是暴露并切开整个胼胝体，并孤立额叶、顶-枕叶。自大脑镰处开始，将半球向外侧牵拉，注意保护好对侧的胼周动脉。把胼胝体从嘴部到压部全部切开。软脑膜下切断两半球之间的所有联系纤维，孤立顶、枕叶后，即可将中央区组织切除。此时，注意保护好视束和基底节。

顶枕叶的切除是经侧脑室内电凝脉络膜组织，并从胼胝体压部软脑膜下切开脉络膜裂，将对侧所有的联系纤维切断后，可孤立顶叶。然后进行顶叶切除。

额叶切除用吸引器-双极电凝技术分离并吸除额-眶区域的白质、灰质组织。在大脑前动脉分出前交通动脉后（A_2 段），将其夹闭并电凝切断。从侧脑室内切断额叶进入到胼胝体嘴部、膝部的纤维，注意不要损伤两侧的胼周动脉。然后从外侧裂岛叶前部用双极电凝和吸引器切开白质直到侧脑室处，即将整个额叶孤立并切除。

功能性大脑半球切除术的目的是尽可能切断两半球之间的纤维联系，同时，要多保留一些脑组织和蛛网膜下隙，以减少术后硬膜下腔的间隙，防止晚期并发症的发生。故在切除中央区时，凸面近矢状窦旁的脑组织要尽量保留。

（3）关颅：术后用庆大霉素盐水反复冲洗术野，清除掉术后残腔内的血性液体。用肌瓣堵塞同侧的室间孔后，缝合固定或粘贴在同侧的室间孔前缘上，把颅底、颅盖处的硬膜分离后，翻折缝合在大脑镰和颅中窝底上，以减少术后残腔容积。同侧脑室内的脉络膜要完全切除。扩大的硬膜外腔内放置引流，外接无菌的引流袋。回纳并固定骨瓣，分层缝合帽状腱膜、头皮等软组织。

3. 手术后注意事项

（1）术后继续服抗用癫痫药物。

（2）由于患者术后残存巨大的硬膜外腔，搬动患者动作要轻柔；同时嘱咐患者自己翻身，转头要缓慢。

（3）部分患者术前有肢体功能障碍的，术后要加强功能的康复锻炼。

4. 术后并发症

（1）由于大脑半球切除手术的损伤相对较大，感染发生的概率较高，故术后要注意加强抗感染治疗。

（2）颅内出血的概率相对较高，可出现脑干移位等。

（3）大脑半球切除术后远期出现脑积水的比例较高，这是因为该手术切除了大部或全部一侧的蛛网膜下隙所致。

（4）晚期主要并发脑表面含铁血黄素沉着症，它多发生在术后 4.5～20 年（平均8年），病死率高达33%，病理学基础是半球切除后引起导水管周围胶质增生和颗粒状室管膜炎、阻塞性脑积水的形成、残腔内和脑室内类似硬膜下血肿样包膜改变等。其是由 SCH 引起的，临床表现为精神迟钝、嗜睡、肢体震颤、共济失调以及慢性颅内压升高等。X 线及 CT、MRI 可见残留脑室扩大，残腔内液体蛋白含量、含铁血黄素浓度均升高。患者常因轻微的头部外伤，突然出现神经系统症状恶化而死亡。预防该并发症的发生，除手术时尽可能地减少硬膜下腔外，术后要间断地检查 CT、MRI 等，发现脑室扩大等异常后立即处理。

（八）迷走神经电刺激术

放置神经控制辅助系统进行间歇性迷走神经刺激对经抗癫痫药治疗无效，又不能确定致痫灶和无法手术治疗的癫痫患者，无疑开辟了一个新的、非药物治疗癫痫的方法。该手术装置已于 1997 年 6 月正式通过美国 FDA 认可。我国已引进应用。

1. 适应证

对不适宜做切除手术的顽固性癫痫，有复杂部分和（或）继发性全身发作者，均适宜行迷走神经电刺激术（VNS）治疗。

按照 FDA 认可，只适宜顽固性部分发作，12 岁以上的青少年和成年患者，只作为减轻癫痫发作频率的一个辅助治疗方法，但目前适应证有扩大趋势。如可用于儿童，治疗伦诺克斯－加斯托综合征或原发性全身型癫痫。

2. 禁忌证

以往左侧颈部有迷走神经切断史，有进展性神经系统或全身疾病，心律失常，哮喘或活动性肺疾肺疾患，消化性溃疡，胰岛素依赖型糖尿病，妊娠者。

3. **手术方法**

将一微型组件的刺激器（直径 55 mm，厚度 13 mm）埋置于左锁骨下区皮下组织内的小囊袋中，并将电极经皮下隧道引入颈下部，缠绕在迷走神经上。

一般选用左侧迷走神经行刺激治疗（选用右侧迷走神经会发生重度的心动过缓）。于左锁骨上一横指半的颈下部做一横切口，垂直切开颈阔肌，分离出胸锁乳突肌、颈动脉鞘，在颈内静脉和颈动脉之间显露出迷失神经。该神经一般位于颈动脉鞘的后部。

于左锁骨下区胸壁上，做一横切口，从胸筋膜上钝性分离锁骨下区的皮下组织，做成一囊袋状，容纳刺激器。将螺旋状的电极缠绕在左侧迷走神经上，导线与刺激器经过皮下隧道中导线连接完好。2 周后开始刺激治疗。

一般来说 VNS 安全可靠，不良反应少，并发症轻，多数患者可接受 VNS 治疗。但也有一些不良反应及并发症，根据迷走神经刺激研究组的报道，最常见的不良反应是声音嘶哑或声音改变、咽痛、咳嗽、呼吸困难。

（九）立体定向放射外科治疗

立体定向放射外科治疗癫痫具有创伤小、精确度高的优点，国内外在这方面积累了不少经验。

适应证：难治性癫痫，无法用传统手术治疗者，或致痫灶位于脑部主要功能区，手术危险性较大，或患者一般情况较差，不能接受开颅术者。

立体定向放射外科治疗癫痫的机制是毁损了致痫灶和阻断了癫痫的传播通道。对放射剂量的选择现多主张使用偏低的边缘剂量 10~20Gy 即可以形成有效的毁损灶；对一些核团毁损时，边缘剂量可以控制在 20~30Gy。

虽然立体定向放射外科治疗操作比较简单，定位准确，破坏性小，不需切除大块脑组织，大大丰富了癫痫外科手术的内容，但是，有许多问题仍未解决，如立体定向手术毁损某些结构并不能使所有癫痫患者发作获得完全控制。相信经过不断努力和探索，立体定向放射外科治疗癫痫，会成为癫痫外科治疗的一种主要方式。

（十）术后处理

（1）术后当天视患者情况，静脉或肌内注射抗癫痫药；术后第 2 天，若患者神志清醒，开始口服抗癫痫药，同时逐渐减量静脉或肌内注射的用药量；术后第 4 天，检查口服药物的血药浓度，视情况停止静脉或肌内注射的用药量。一般地，患者术后两年要口服抗癫痫药，期间无癫痫发作，根据患者的癫痫控制情况、脑电变化情况等可逐渐减量后再停药。

（2）术后 24 小时内严密监测生命体征，尤其注意术后再发出血、水肿等意外情况的出现，必要时行头部 CT 检查。

（3）术后未必行腰椎穿刺放出血性脑脊液。术中严格止血，关颅时反复冲洗术野，直至冲洗水清亮；严密缝合硬膜，防止硬膜外出血渗入硬膜下。

（赵　婧）

第九章

颅脑损伤手术

第一节 去大骨瓣减压术

一、概述

颅脑损伤时，颅内出血、脑水肿、脑疝等致恶性颅内压增高是造成最后死亡或致残的最主要原因。及时有效地控制并降低颅内压是阻止病情恶化、降低残死率、提高治疗成功率的关键。去大骨瓣减压后，脑组织向减压侧骨窗膨出，代偿了颅腔内容积，解除了脑疝对脑干的压迫，有效地保护了脑功能。而常规骨瓣由于骨窗面积较小，具有减压不充分、继发性出血、切口疝、脑膨出、脑脊液漏等缺点，继发急性脑肿胀时，膨出脑组织易嵌顿于骨窗缘，更易造成缺血性脑水肿、脑组织缺血坏死，增加继发性血肿和（或）脑水肿所致脑疝的发生率。

去大骨瓣减压术暴露范围广、止血彻底，能够有效降低颅内压，特别是显露前颅中窝底，可使颞叶和部分额叶向外凸出，减轻对脑干及外侧裂血管的压迫。既能充分显露额叶、颞叶，清除血肿及脑挫裂伤灶，又能达到充分减压的效果，有效减少减压窗术后脑膨出嵌顿、脑脊液漏发生。在治疗重型颅脑创伤合并严重脑挫裂伤、弥散性脑水肿、恶性颅内压增高患者方面，与常规骨瓣开颅减压术比较，去大骨瓣减压术的病死率、致残率明显降低，去大骨瓣减压术是救治难治性颅内压增高的最后手段和挽救生命的有效步骤。而且患者术后并发症（迟发性血肿、再次手术、切口疝和脑脊液漏）的发生率也明显低于常规骨瓣组。去大骨瓣减压手术，既可以作为急性颅内血肿、脑挫裂伤、颅内压增高时手术的常规治疗方法之一，又可以作为对于颅脑损伤后或术后顽固性颅内高压经保守治疗效果不佳的二线治疗方法。

二、手术适应证

去大骨瓣减压术术后存在一系列问题，如皮瓣下积液；脑组织经骨窗疝出，引起局部脑梗死甚至大面积脑水肿，进一步加重脑损伤；术后需要再次修补颅骨等。因此，正确掌握去大骨瓣减压术的适应证，可有效避免或减小并发症的发生。如果不适当地应用这一术式，除可能造成后期难以避免的并发症外，还明显增加了手术创伤和后期颅骨修补的难度。

（1）广泛而严重的脑挫裂伤、急性脑肿胀，经各种保守治疗无效，以减压作为主要治疗目的者，去大骨瓣减压术可能作为最后一个选择，有时可能会达到戏剧性的治疗效果。急性脑肿胀临床上进展快，患者往往在短时间内死于脑干功能衰竭。掌握手术适应证及正确选择手术时机，尽快解除脑受压，有利于脑干功能恢复。

（2）颅内血肿，术前有表现脑疝者；术中清除血肿及失活脑组织后，颅内压缓解不满意者；脑表面静脉尤其是侧裂静脉颜色变黑，考虑有静脉血栓形成以及脑搏动恢复不良者；估计术后脑肿胀严重，需要充分减压或估计可能发生严重脑水肿，而需要后期充分减压者，均应考虑去大骨瓣减压术。

（3）脑挫裂伤、脑肿胀合并颅内血肿（≥30 mL）或格拉斯哥昏迷量表（GCS）评分 3~8 分，第三脑室及基底池严重闭塞，半球肿胀明显，中线移位大于 10 mm 者，应考虑去大骨瓣减压术，同时清除血肿。GCS 评分≥7 分，第三脑室、基底池尚存者可先行保守治疗，但须严密观察意识状态、瞳孔等，动态 CT 复查（24 小时内），若出现迟发性血肿，或意识障碍加深、血肿增大、中线结构移位加重，以及第三脑室、基底池闭塞加重就积极行手术治疗。

（4）严重的颅内压增高或估计可能发生严重颅内压增高的其他颅脑损伤患者，且其损伤部位以额颞顶及其交界区为主。非广泛性的脑挫裂伤或估计无严重颅内压增高的患者均不应考虑应用该术式，可经翼点手术入路处理。

术前无脑疝或仅有轻度脑疝表现者，在充分清除血肿及坏死脑组织后，颅内压下降满意、脑搏动良好者多可保留骨瓣。

三、手术步骤

（一）减压骨瓣的设计

术前精确设计去骨瓣减压的骨瓣大小和部位，骨窗大小以损伤范围而定。减压骨窗的大小一般为（10～12）cm×（12～14）cm，以达到有效、充分减压的目的，以患者需要减压的范围和程度而定。重点减压的部位是额颞部及颞底和额底，因此骨瓣应平颅前底和颅中底，以达到充分减压。最好一次性控制所需去除骨瓣的大小，主要是控制额顶和枕区的骨瓣大小，术中尽量一次性完整去除骨瓣，避免再次扩大骨窗，以使得所去骨瓣可以二期还纳。

（二）蝶骨嵴的处理

由于蝶骨嵴的骨性突起，脑在旋转活动时将形成剪切力，从而损伤脑组织及硬脑膜。脑肿胀时，突起的骨嵴也会加重脑的剪切力损伤，并压迫侧裂血管，同时蝶骨嵴区域的颅骨板障与脑膜之间存在导血管，部分板障血管经导血管向硬脑膜的脑膜静脉引流。因此，颅脑损伤术中应当特别注意蝶骨嵴的处理。如果处理不当，除术中可能引起持续不断的出血外，还可引起额下回的损伤（优势半球此处正是运动性语言中枢）、损伤性梗死、术后迟发性血肿等。

正确的处理方法是：可用神经剥离子及双极电凝仔细、小心分离并咬除蝶骨嵴的明显突起的骨脊部分，电凝硬脑膜血管，用磨钻磨平蝶骨嵴并用骨蜡封闭止血，最后悬吊蝶骨嵴周围的硬脑膜。

（三）硬脑膜的处理

采用以蝶骨嵴为中心，硬脑膜充分、广泛弧形切开，再沿骨缘周围放射状切开硬脑膜，使受压脑组织获得最大程度的减压，确保外侧裂处主干静脉回流减压充分，有助于清除术野内出血灶和止血，术毕用自体颞肌筋膜和骨膜修补、减张缝合硬脑膜，减少术后脑脊液漏和感染等并发症。

额颞部大骨瓣减压区有脑膜中动脉前支经过，并有相应的静脉伴行。术中若硬脑膜中动脉损伤，则常表现为较大的动脉性出血，出血较多。可分离硬脑膜、沿脑膜中动脉的走行方向快速寻找出血源，并电凝止血。部分止血困难者常是由于脑膜中动脉走行于蝶骨脊的骨管内所致，需用骨蜡进行堵塞止血。硬脑膜上的少量渗血，多数是因为颅骨与硬脑膜之间剥离，填塞止血常常无效。须悬吊硬脑膜进行压迫止血，效果良好。

（四）硬脑膜下血管的保护

额颞大骨瓣减压区所显露的是侧裂血管，大脑中浅静脉与大脑上引流静脉及大脑下引流静脉相通，该静脉系统损伤后可能造成严重的脑肿胀，并且可伴发梗死性出血。

（五）脑挫裂伤的处理

优势半球侧裂上方为额下回，运动性语言中枢位于此区域，若此区域已有原发性挫裂伤，不要轻易清除，而应用生理盐水反复冲洗观察是否存在活动性出血，若有活动性动静脉出血可用止血纱布贴覆止血，否则有可能造成术后不可逆的语言功能障碍（运动性失语）。患者术后是否有语言功能障碍还取决于其原发损伤的严重程度。额极、颞极、额底和颞底挫碎、糜烂的脑组织和血肿应积极清除，达到一定的内减压目的和避免术后挫裂伤区水肿。颞上回是重要的听觉中枢，对颞叶行内减压手术时应当避免损伤颞上回；清除颞叶内的血肿时，可选择经颞中回进入或侧裂进入，避免损伤颞上回结构。

（六）硬脑膜减张缝合

1. 优点

硬脑膜扩大修补，减张缝合，特别强调的是在减张的基础上尽可能严密修补缝合硬脑膜，起到有效的张力保护作用。减张修补硬脑膜时要留有足够大的空间，以免随着脑组织膨出及脑水肿导致颅内压恶性增高。自体颞肌筋膜是良好的减张缝合硬脑膜修补材料，大腿阔筋膜、人工硬脑膜及人工心脏瓣膜也是很好的修补材料。颞肌筋膜的实用性为最强，颞肌筋膜与颞肌共同形成的张力结构可阻止慢性脑膨出。减张缝合技术除可以防止早期的脑组织过度膨出和嵌顿外，对于后期防止脑组织的慢性膨出也有重要作用。减张缝合后的颞肌筋膜与硬脑膜形成的张力膜是一层有效的张力结构膜。硬脑膜减张缝合具有以下优越性。

（1）保持硬脑膜的完整性、连续性，密闭硬脑膜下腔，使正常的颅内解剖生理结构得以恢复，并对整个脑组织起到了覆盖保护作用，恢复了内环境的稳定。

（2）严密缝合硬脑膜可以阻止脑脊液外渗，并避免硬脑膜外的血液弥散或渗入至蛛网膜下隙引起脑血管的痉挛，减少了外伤性脑积水、脑脊液漏的发生率，同时减少了颅内的感染率。

（3）减张缝合修补硬脑膜增加了硬脑膜下颅腔容积，缓解了脑组织肿胀、水肿后的空间，以达到充分减压的作用。另外，用于硬脑膜修补的材料具有一定的弹性，减轻了高颅压后形成"骨窗疝"的机会，同时减少了恶性脑膨出和脑室穿通畸形、癫痫的发生概率。

（4）减张缝合硬脑膜可减少术后脑皮质与皮下组织的粘连。在硬脑膜与头皮下组织之间形成了比较清晰的层次，对于后期的颅骨修补可以提供明确的解剖层次，便于修补术中容易分离，避免因常规手术缝合后的解剖层次不清、颅骨修补手术所致的损伤。

2. 缺点

由于减压作用充分，可出现减压后出血、慢性脑膨出、硬脑膜下积液和脑积水等。为避免这些并发症，可采用硬脑膜减张缝合技术。减张缝合技术有时可以起到有效防止脑膨出等慢性并发症的作用，同时并不因减张缝合而降低去骨瓣减压的作用。

四、手术入路注意事项

（1）保护颞肌和眶上神经，特别是采用颞肌筋膜修补硬脑膜时，更应当注意保护颞肌及其深层筋膜的完整性。从颞肌附着的颞上线开始，完整分离颞肌，保护颞深筋膜。

（2）去大骨瓣减压区涉及脑膜中动脉前、后支，术中注意止血。注意颞浅动脉、颞深动脉及静脉的确切止血以及面神经额支的保护。

（3）硬脑膜切开时注意周围相关的血管窦，切开硬脑膜后注意保护重要的血管。术中硬脑膜、静脉窦、脑挫伤组织的静脉性出血，以吸收性明胶海绵压迫常可止血。避免电凝粗大的引流静脉，以免损伤后导致严重脑水肿及出血性脑梗死等严重并发症。对于侧裂区血管、中央引流静脉、大脑下引流静脉、中央前后回及额下回、颞上回等结构更应加倍小心。

（4）手术减压是否充分直接影响手术效果，因此颞肌下减压骨瓣应足够，减压应充分。术中若发现颅内压很高，可先切开颞底部和额底部的硬脑膜，清除局部的血肿、挫伤碎裂的脑组织，甚至必要时需切除额极、颞极内减压，最后放射状剪开硬脑膜。术中尽量清除严重挫伤脑组织，减少脑水肿源。术中颅内压力明显下降，脑搏动恢复，是术中减压充分、有效的衡量指标。

（5）骨缘的锐性部分给予平整，以防止术后脑膨起时压迫和损伤脑组织。对于颞底部的颞骨鳞部可以扩大咬除直到颅中窝底。术后局部的颞肌将会起到一定的保护作用。

（6）有序、放射状剪开硬脑膜，逐渐降低颅内压，避免骤然减压造成又一次脑损伤。

（7）重建硬脑膜。硬脑膜是保护脑组织的一道重要屏障，保持硬脑膜层完整是非常必要的。当局部脑组织由于颅内压增高向外膨出，导致脑组织在减压窗处嵌顿，若不修补硬脑膜，则脑内的静水压梯度遭到破坏，不利于脑静脉回流，颅内的压力直接传导至头皮，易导致切口裂开引起皮下积液、感染及脑脊液漏。另外，手术创面的渗血易进入颅腔，引起脑血管痉挛、蛛网膜粘连，增加脑积水发生率，还可以引起术后发热、头痛。硬脑膜缺损后，脑组织直接与头皮组织接触，易发生粘连、瘢痕，增加癫痫发生率。

五、去大骨瓣减压术后并发症

（一）常见并发症

1. 急性期

术中急性脑膨出以及减压性出血，常由术中减压过快所致。

2. 慢性期

（1）颞肌痛或颞肌萎缩：由术中颞肌保护不利所致。

（2）慢性脑膨出及脑积水：常由硬脑膜未行减张缝合所致。

（二）术后顽固性脑膨出

1. 发生原因

与过度减压有直接相关性。去骨瓣减压术后存在较大的颅骨缺损和硬脑膜缺损是发生顽固性脑膨出的基本条件，各种不同原因引起的颅内压增高则是引起顽固性脑膨出的根本原因。脑水肿、脑积水、颅内感染对脑膨出的形成与加重相互影响。

（1）严重的脑水肿造成局部或广泛的颅内压增高致使部分脑组织从颅骨缺损处膨出，这些膨出的脑组织如发生嵌顿，使局部脑组织水肿、坏死、出血，邻近的脑组织也发生血液循环障碍，继续向缺损部位膨出，使病情进一步加剧。

（2）交通性或阻塞性脑积水也是颅脑损伤术后顽固性脑膨出的重要因素。开颅术后部分血凝块堵塞脑脊液通路，如第四脑室出口、基底池等形成的阻塞性脑积水；血红细胞堵塞蛛网膜颗粒妨碍脑脊液吸收形成的交通性脑积水。

（3）颅内感染也是加重脑膨出的重要因素，它虽不直接引起脑膨出，但是颅内感染可促进脑水肿和脑积水形成而加重脑膨出。颅内感染引起的脑组织局部肿胀，炎性细胞浸润加重缺血缺氧，促进脑水肿的形成。

2. 术中预防措施

（1）头皮下的活动性出血止血要彻底，而头皮皮瓣的小渗血，不宜彻底电凝创口表面，快速严密地缝合帽状腱膜可起到止血作用。

（2）术中应逐层缝合伤口，不能简单地全层缝合，缝合要密。

（3）术中硬脑膜应采用减张缝合技术，既保证有效的减压效果，又可减少术后远期并发脑膨出，这是因为减张缝合所形成的张力能有效地防止脑组织膨出的发生。减张缝合后，减轻了因搏动发生搏动性、进行性扩张的可能性。未行减张缝合的病例，则由于头皮张力较低，有随脑张力性搏动扩张的可能，或颅内压增高而发生渐进性脑膨出。

3. 术后治疗措施

采取强有力的措施来降低颅内压，是改善脑膨出的根本途径，主要治疗措施如下。

（1）最好采取半卧位，使头处于高位，有利于减轻脑脊液对伤口的浸润和对膨出脑组织的压迫作用。

（2）侧脑室穿刺引流或腰椎穿刺持续引流，引出血性脑脊液，减少血性脑脊液对脑组织的刺激，不同程度地缓解脑水肿和降低脑积水的发生率，避免脑组织嵌顿、脑软化，缓解颅内压增高。

（3）合理而充分使用脱水、降颅压药物，帮助渡过颅内压增高的高峰期。

（4）口服减少脑脊液分泌的药物，减轻术后脑积水。

（5）注意水电解质平衡和渗透压平衡，减轻脑水肿、脑积水，改善患者的全身情况和意识水平。

（6）合理使用抗生素，预防全身及颅内感染。此外，适当补充全血、血浆、白蛋白、球蛋白等可以提高机体的抗感染能力。去骨瓣减压后的头皮缺乏支撑，颅内压明显增高的情况下（如咳嗽、烦躁不安等），伤口容易裂开。因此，术后张力性切口要延迟拆线。已经发生颅内感染的病例，尤其是有脑室和蛛网膜下隙感染的患者，可采用双侧侧脑室穿刺，一侧用抗生素生理盐水灌注冲洗，或侧脑室冲洗，腰椎穿刺置管持续引流。灌注抗生素冲洗时，要注意引导管是否堵塞。

（7）高压氧治疗，改善脑缺氧引起的脑肿胀和脑水肿，减轻脑膨出。

（冯金周）

第二节　术中急性脑膨出

急性脑膨出是颅脑损伤术中最棘手的问题之一，原因复杂，病情严重、处理棘手，同时严重影响患者的预后，导致较高的致残率及病死率。重型、特重型颅脑损伤开颅术中急性脑膨出时有发生，迟发性颅内血肿、急性脑肿胀、脑挫伤、脑梗死均可引起术中急性脑膨出，而且各有其临床特点。术者需尽可能在短时间内明确原因并采取适当的救治措施，才能挽救患者生命。

一、病因

术中并发进展性颅内血肿和急性脑肿胀是术中急性脑膨出最常见的原因，其次是麻醉过浅和其他因素（如广泛脑挫裂伤、气道梗阻、术中严重低血压、缺血缺氧、外伤性颈内动脉闭塞等）。

（一）迟发性、进展性颅内血肿

迟发性、进展性颅内血肿是引起术中急性脑膨出的主要原因之一。发生部位以对侧多见，常见于颅骨骨折、脑组织挫裂伤区域。其机制主要是打开骨瓣、剪开硬脑膜、血肿清除后，压力填塞效应的减轻和消除，使原已破损的血管和板障迅速出血；丧失自主调节功能的小血管也因血管内外压力差增高而破裂出血，导致急性脑膨出。进展性颅内血肿大多发生在术中减压后，发生术中急性脑膨出，使脑组织嵌顿于骨窗缘，导致静脉回流障碍，进一步加重脑膨出，形成恶性循环。

重型、特重型颅脑损伤开颅术中因迟发性颅内血肿所致的急性脑膨出多为急骤发生，呈进行性加重，脑表面静脉瘀血轻，脑组织质地相对较软，存在一定的脑搏动。若骨窗中脑组织均匀向外膨出，则发生对侧迟发性血肿的可能性较大；若骨窗中脑组织从某一部位开始向外膨出，则发生同侧迟发性血肿的可能性较大。

（二）急性弥漫性脑肿胀

急性弥漫性脑肿胀的发生原因较复杂，与受伤机制关系密切。外伤的直接作用产生剪应力损伤，使得脑桥蓝斑、中脑网状结构、下丘脑等血管运动调节中枢受损。开颅前持续的颅内压增高造成脑灌注压下降，脑血管自主调节功能基本丧失，脑血流基本处于停滞状态。在多种化学介质释放的作用下，脑血管麻痹、扩张，从而引起弥漫性脑肿胀；若存在外侧裂血管损伤、静脉回流障碍，可形成单侧大脑半球的急性肿胀。此类患者多为严重脑挫裂伤、硬脑膜下血肿发生脑疝行去大骨瓣减压手术时，术中减压过快，脑血管扩张失去了阻力，使原已麻痹、扩张的血管过度灌注而极度扩张，加剧或诱发急性脑膨出。

急性弥漫性脑肿胀所致的术中脑膨出，打开颅骨后见硬脑膜下颜色呈蓝白相间，硬脑膜张力极高，触之如石。剪开硬脑膜后脑组织逐渐向外膨隆，皮质血管因明显瘀血而呈黯紫色，脑组织质地硬，脑搏动极差或无，随后脑组织像"发馒头一样"或称"发酵样"向外膨隆，且速度快、来势凶，可见皮质血管崩裂、出血，形成恶性脑肿胀。

（三）外伤性大面积脑梗死

这是术中急性脑膨出的又一原因。颅脑损伤后颅内压增高，脑灌注压降低，脑血流量减少，同时创伤对血管壁的直接损伤、手术操作刺激可引起血管壁痉挛、拉长扭曲、痉挛收缩，引起脑血流下降、微循环障碍，而成为形成脑梗死的重要原因，大面积脑梗死导致脑水肿加重，最后出现急性脑膨出。术中可采用去大骨瓣减压，降低术中及术后颅内压，改善脑血流灌注及血液回流。

（四）其他因素

麻醉因素、较长时间的低血压、失血性休克、低氧血症、误吸致肺气体交换不足、脑血流回流障碍、呼吸道阻塞及严重的肺挫伤等均可加重脑组织缺血缺氧，引起广泛性细胞内外水肿，导致脑组织张力增高，诱发急性脑膨出。脑疝时间过长压迫小脑幕裂孔附近的基底静脉、大脑内静脉等大脑深静脉系统，使脑组织血液回流受阻，也可造成术中脑膨出的发生、发展。另外，颅底骨折致颈内动脉损伤、闭塞形成大面积脑梗死、脑水肿等因素也可诱发术中急性脑膨出。

术中麻醉过浅、呼吸道梗阻会造成通气不足而产生二氧化碳潴留，引起脑血管扩张而致脑膨出。此类脑膨出通常是一过性的，如处理及时预后一般较好。可采取气管插管、气管切开、呼吸机辅助呼吸等通畅气道，改善肺部通气和换气功能。长时间脑疝压迫小脑幕裂孔附近的基底静脉、大脑内静脉等，造成颅底及基底节脑组织血液回流受阻，大脑后动脉受压引起颞枕叶缺血，导致大片脑梗死，加重脑水肿，对术中脑膨出产生一定影响。

术中麻醉和其他因素所致的脑膨出，脑组织多呈缓慢均匀膨起，质地相对较软，皮质血管变细、色黯，脑搏动差，同时存在低血压和高 $PaCO_2$ 等情况。

二、机制

（一）压力填塞效应减轻或消除

重型颅脑外伤造成颅内广泛损伤性出血，当血肿及脑水肿致颅内压增高时，血肿不易形成。在术中去除骨瓣和剪开硬脑膜，清除血肿后，压力填塞效应减轻或消失，使原来破损血管迅速出血，引起迟发性血肿，导致"爆米花"样急性脑膨出。

（二）脑血管调节功能丧失

颅脑损伤使丘脑和下丘脑等血管运动中枢损害，外力（尤其旋转性外力产生的剪应力）使脑桥蓝斑、中脑网状结构、丘脑和下丘脑等血管运动中枢损害，导致脑血管调节功能丧失，脑血流量和血容量迅速增加；或因压力快速减除后，血管外压力突然降低，引起脑血管扩张，导致急性脑肿胀。此外，快速减压后可能引起的脑组织缺血-再灌注损伤等因素也会加重脑组织肿胀，对术中脑膨出产生一定影响。

三、术中急性脑膨出原因判定

（一）根据术中表现判定

急性脑膨出发生急骤，呈进行性加重，常表现为脑组织弹性下降，质地较硬，搏动弱，脑表面静脉淤滞、怒张，呈紫红色。

术中发生急性脑膨出时，切勿慌乱，应根据术前及术中情况积极寻找原因，并进行相应处理。经验性探查盲目性大，易加重脑组织损伤，对多发性颅内血肿也容易造成遗漏；而强行关颅常需切除膨出后无法还纳的脑组织，极易影响神经功能恢复，增加手术风险，延误手术时机。

首先应观察瞳孔变化情况，若手术侧瞳孔不大或较术前缩小，而对侧瞳孔散大，则应该考虑到对侧出现血肿扩大的可能性，积极探查可能的出血病灶。

（二）术中超声检查

术中实时 B 超检查具有简便、快速、安全、有效等优点，能快速明确是否存在迟发性颅内血肿，帮助寻找术中急性脑膨出的原因。硬脑膜外和硬脑膜下 B 超检查，可清晰显示脑实质、脑室、硬脑膜内外的血肿，以及脑内的其他病灶和大血管等结构。术中实时 B 超可以较为清晰地发现颅内血肿、中线结构、脑室和部分脑沟以及小脑幕裂孔等结构，对颅内血肿能够进行准确定位和边界判断，从而使患者得到早期、快速、有效的正确治疗。术中实时 B 超图像分辨率和质量虽不及 CT，但能快捷准确地帮助术者明确术中脑膨出的原因，足以为手术医师提供快速准确的定性和定位诊断，甚至精确定量迟发性颅内血肿及挫伤灶，较好地帮助术者快速地进行有针对性的手术决策，有针对性地指导处理术中急性脑膨出，节约抢救时间，减少脑组织继发性损害的发生率，改善患者的预后。

（三）术中 CT 检查

能够对术中急性脑膨出进行诊断的设备有术中实时 CT、术中实时 MRI 和术中实时 B 超，CT 图像质量最佳。没有术中 CT 和 MRI 的单位可以紧急关颅，离开手术室复查 CT，但耗时很长；术中实时 MRI 检查时间长，许多单位不具备该条件。

如果无法准确判定颅内情况，应争取时间术中行 CT 检查，了解颅内整体情况。CT 复查是术中脑膨出最有价值而易行的诊断措施，同时根据 CT 情况慎重决定优先处理颅内问题的顺序，这是极为重要的，直接关系到抢救是否成功。术中 CT，对于指导进一步治疗及节省抢救时间具有重要的作用，从而改善患者的预后。无术中 CT 的单位可简单包扎或快速关颅后，在麻醉师对患者呼吸循环配合及支持下积极复查头部 CT，明确急性脑膨出原因，积极进行二次手术清除迟发性颅内血肿，能提高此类患者生存率及取得较好疗效，而不必草率地切除膨出的脑组织，内减压术应该是最后的选择。

（四）急性脑肿胀的判定

急性脑肿胀导致的脑膨出特点是膨出逐渐发生，皮质血管呈现一种明显瘀血状态，呈黯紫色，脑组织质地硬，无搏动，可见脑血管崩裂出血，出现脑"发酵样"膨出。依据以下临床特点可以判断术中急性弥漫性脑肿胀。

（1）伤后短时间内出现脑疝征象，患者意识障碍程度深。

（2）头部 CT 表现的特点是中线明显移位，而血肿产生的占位效应却很小。CT 表现为双侧或一侧大脑半球弥漫性肿胀，脑室变小，基底池、环池明显受压或消失，同侧基底池、环池、第三脑室及侧脑室皆有不同程度的受压或消失，脑组织密度稍高。

（3）术前临床症状往往重于头部 CT 显示结果相对应的症状。

（4）术前缺血缺氧的时间较长。此类脑膨出的特点是血肿清除以后，脑膨出逐渐发生，脑皮质血管呈瘀血状态，黯紫色，脑组织质地较硬，无脑搏动，可见脑血管崩裂出血，脑组织膨出。

（五）迟发性进展性颅内血肿的判定

对术前 CT 显示对侧有散在的挫伤、硬脑膜外和（或）硬脑膜下已有小血肿或者有较宽的骨折线与硬脑膜动脉走行交叉，以及伴同侧颅骨骨折的颅内血肿，如血肿不在骨折线附近或骨折线较长，而血肿位于一端，术前即应考虑到可能需探查对侧，有出现远隔血肿引起脑膨出的可能。

四、预防

预防和控制颅脑损伤术中出现急性脑膨出的治疗关键，是术中如何快速、准确地明确术中急性脑膨出的原因，预防和及时发现继发迟发性颅内血肿、急性脑肿胀，并采取有效的治疗措施。开颅术前很难判断是否会发生急性脑膨出，以及急性脑膨出经过处理后是否能缓解。因此，重点应在于避免术中急性脑膨出的发生，因为一旦发生，预后不佳。

（一）全面的病情评估

（1）术前详细了解患者的病史，综合考虑病情的变化趋势。

（2）术前应仔细阅读、分析 CT 影像资料，包括 CT 骨窗像，充分估计病情，判断是否存在骨折及骨折的走行情况。根据术前头部 CT 征象特点来评估术中出现急性脑膨出的可能性。

（3）在救治颅脑损伤的同时积极处理合并伤。

（二）完善的术前预案

（1）术前预见性应对措施：对术中可能需行对侧探查的患者，术前需与患者家属充分沟通，做好双侧开颅手术的体位准备和皮瓣设计；对于术前颅脑 CT 示患者术野对侧颅骨多有骨折线，骨折线走行多与脑膜血管走行方向交叉，或已形成少量硬脑膜外/下血肿或小挫伤灶及脑内血肿者要高度警惕迟发性血肿或弥漫性脑肿胀发生，减少患者术中急性脑膨出的发生，做到积极处理休克、误吸等，确保呼吸道通畅，改善患者脑组织缺血缺氧情况，改善患者的预后。

（2）对存在可能引起术中脑膨出的因素，术前应给予及时有效的处理。开颅前积极补充血容量、纠正休克，维持有效血容量。对呼吸困难，有误吸，合并胸部损伤、低氧血症者，应及时清除口腔及气道血液、分泌物及呕吐物，行气管插管或气管切开，保持呼吸道通畅，必要时辅以人工通气，纠正低氧血症。

（3）术前脱水降颅压措施：体位摆放时抬高头位、保持呼吸道通畅，及时处理休克及严重合并伤；开颅骨瓣前采用过度换气提高 PaO_2，降低 $PaCO_2$，使血管收缩而降低颅内压，有利于恢复脑血管正常的舒缩功能；术前给予激素冲洗治疗（3～5 mg/kg）、联合应用甘露醇与呋塞米。

（4）术中保持稳定的动脉收缩压，尽量避免使用有可能增高颅内压的麻醉药物。

（三）开颅减压要充分

（1）尽量使用去大骨瓣减压术，骨瓣要足够大，在 14 cm×10 cm 以上。术中开颅注意骨窗尽量平颅中窝底，可以充分减压。咬除颞骨鳞部，蝶骨嵴外 1/2 完全咬除，使减压窗向下达颅中窝底，防止脑肿胀后蝶骨嵴压迫侧裂静脉致回流障碍加重脑肿胀。这样不仅能充分缓解颅内压，还有利于侧裂血管的充分减压，使脑静脉受压得到一定程度的缓解，有利于减少脑膨出的发生。

（2）去大骨瓣减压剪开硬脑膜前，应做好急性脑膨出的处理准备，并做好尽快关颅准备，以免恶性脑膨出后关颅困难，因为脑组织往往在数分钟内就向外急速膨出。

（3）彻底清除失活的脑组织，对急性脑肿胀进行内减压，在可控制的范围内有限度地减压。

（4）减张缝合硬脑膜：人工硬脑膜、帽状腱膜修补减张缝合硬脑膜，保持硬脑膜对脑组织的一定张力，不让其过度膨出。

（5）结合松解帽状腱膜下层、网状切开帽状腱膜一定程度上防止了术中急性脑膨出的发生，有效遏制其进一步发展，做到了脑膨出的"可防、可控"，从而达到充分减压的目的，避免头皮对脑组织的再压迫，很好地保证了减压效果，有利于脑皮质的局部血液回流，避免局部脑组织受压坏死。

（6）已发生脑疝者，应先行紧急颅骨钻孔，缓慢减轻局部血肿，临时降低颅内压，以缩短脑组织受压时间。

（7）术前弥漫性脑肿胀的患者，可采取双侧去大骨瓣减压术。同时剪开双侧硬脑膜，维持双侧颅内压的平衡，避免脑组织向先手术减压侧移位，以减少脑组织从减压窗膨出和中线结构移位造成的继发性脑损伤。

（四）避免术中减压过快

预防术中发生急性脑膨出重点在于避免减压过快。颅脑损伤清除血肿和去骨瓣减压过程中，应遵循"尽早减压、逐步分层次减压"的原则，减压必须争分夺秒，但应控制减压速度，不让颅内压下降过快。分层次减压的目的是通过逐渐、缓慢减少颅腔内容物和外部压力，逐渐、缓慢降低颅内压力，避免压力填塞效应突然减轻或消除造成的血管破裂出血，避免脑血管突然扩张，脑血流量和血容量迅速增加而产生急性脑膨出。在高颅压状态下，手术全程颅内压始终保持在可控制范围内，不发生突然的"失压"，以免引起脑血管的被动性扩张和诱发术中迟发性颅内出血，加剧脑充血、脑水肿和脑肿胀。

（1）缓慢而平稳地严格控制颅内压降低的速度，最大限度减少因快速解除压力填塞效应导致迟发性血肿的发生率，降低脑缺血-再灌注损伤以及快速血管扩张引起的急性脑肿胀。重型、特重型颅脑损伤、颅内血肿患者，硬脑膜切开、血肿和脑挫裂伤组织清除过程中，采取逐步控制性减压手术措施，将术中颅内压降低的速度控制在 1～3 mmHg/min（持续颅内压监测）。即先在血肿最厚处颅骨钻孔，控制性放出部分颅内血肿，初步减压。

（2）多部位切开、松解骨窗边缘的硬脑膜，避免脑组织及表面血管出现严重嵌顿和静脉回流障碍。

（3）采用分段硬脑膜开窗法或多点分散网格状硬脑膜切开术，既可分步清除硬脑膜下血肿和脑挫裂伤灶，达到逐步减压的目的，又能有效地预防、控制脑组织向骨窗外过度膨出，以及对侧迟发性血肿形成。

　　采用多部位、分段、顺序硬脑膜切开法，强调每切开一处硬脑膜后，先处理硬脑膜下的血肿、挫裂脑组织及需内减压的脑组织，再切开另一处硬脑膜。其优点在于：①能够使术者有较充足的时间清除血肿，处理挫裂伤严重、坏死的脑组织，妥善止血等；②可以在较短的时间内减张缝合关颅，消除了脑膨出的时间；③逐步硬脑膜切开避免颅内压快速下降，在一定程度上避免了迟发性颅内血肿的发生。

五、处理

（一）积极寻找脑膨出的原因

　　术中急性脑膨出是重型颅脑损伤术中经常遇到的棘手问题，通常在很短时间内形成，目前仍无理想的治疗方法。一旦出现脑膨出，术者不应慌乱，用棉片覆盖保护好膨出的脑组织，用手压迫，防止脑组织继续膨出，不能草率行膨出脑组织切除。在采用常规方法降颅内压的同时，立即分析和积极寻找脑膨出的原因，进行及时有效的处理，可以提高患者生存率。首先排除一般原因，如气道是否通畅，头位是否合适，颈静脉有无阻塞，有无中重度低血压等。其次应该查看瞳孔，判定是否存在对侧血肿，从而决定是否行探查术。

　　存在易出现术中迟发性颅内血肿情况之一者，应立即行术中 B 超检查，或术中 CT 扫描，紧急情况下可在可能出现血肿的相关部位钻孔探查，遵循先探查手术同侧、后探查对侧的原则，彻底清除迟发性颅内血肿及挫碎的脑组织，达到充分减压。切忌在原因未明的情况下盲目切除大块脑组织做内减压术而强行关颅。因为急性脑膨出由于颅内压较高，颅内静脉回流障碍，止血极为困难，需待清除迟发性颅内血肿后再对原术区彻底止血，常能收到意想不到的效果。

（二）积极的内科治疗

　　（1）术中应严密监测生命体征、脉搏、氧饱和度、气道压力、呼吸末 CO_2 分压和中心静脉压等。及时纠正低氧血症，防治混合性缺氧。

　　（2）麻醉过浅诱发的急性脑膨出，立即加深麻醉，给予肌松药和巴比妥类药物，以缓解急性脑血管扩张。硫喷妥钠为有效的血管收缩剂，可使脑代谢和脑血流降至正常值的 50%，能快速降低颅内压。

　　（3）加强呼吸道管理，保持呼吸道通畅，适当给予过度通气，通过监测血气使 $PaCO_2$ 轻度下降。

　　（4）积极脱水降颅内压。快速静脉滴注 20% 甘露醇 200 ~ 250 mL，并辅以利尿剂；术中应用大剂量甲泼尼龙，以减轻脑水肿。避免使用引起颅内压增高的药物。

　　（5）积极补足血容量以纠正低血压。

　　（6）暂时性、适度控制性降低血压，使收缩压维持在 80 ~ 90 mmHg。

（三）恰当的外科处理

　　（1）先快速而轻柔地清除硬脑膜下血肿，清除挫裂伤、无活力的脑组织。术前病情进展迅速的患者，可先在颞部切口线上行颅骨钻孔，放出未凝的血肿及部分血凝块，初步缓解颅内压。

　　（2）术中发现颅内压较高，脑搏动差，极易发生脑膨出的病例，应分次、逐步切开硬脑膜，先清除近颅底侧的血肿，释放出部分脑脊液，待颅内压稍降低后再进一步切开硬脑膜减压。

　　（3）去大骨瓣减压。若打开颅骨后发现硬脑膜张力极高，脑组织质地极硬，脑搏动消失，则不宜快速打开硬脑膜，否则极易出现无法控制的急性脑肿胀、脑膨出。术中一旦出现急性脑膨出，应改变术式为标准去大骨瓣减压术。必要时行双侧去大骨瓣开颅术，同时打开双侧硬脑膜，双侧一次性去大骨瓣减压，脑组织可向双侧同时膨出，达到双侧颅内压力的平衡减压，从而避免脑组织特别是脑干的摆动，减少二次损伤。若术前预测有发生急性脑膨出的可能性，则采取去大骨瓣减压术，甚至行双侧去大骨瓣减压术。骨窗位置达中颅凹底，以减轻对脑中轴的压力。

　　（4）控制性降颅压处理。首先在颞底、额底部距骨窗缘 4 ~ 6 mm 将硬脑膜切开 2 cm 长的小口，切口平行额底、颞底部骨缘，吸除部分颞极或额极脑组织，使颅内压逐渐下降后再逐步采用硬脑膜多处开窗的方法打开硬脑膜，以减少术中剪开硬脑膜减压过快可能导致的急性脑膨出。然后清除脑挫裂伤灶和颅内血肿，以达到充分减压的目的。最后全部剪开硬脑膜清除血肿和坏死组织。这种逐步控制性减压手术可以避免或减少术中脑肿胀、脑膨出的发生。

（5）内减压术。急性脑膨出经过积极处理后，脑膨出缓解不明显者，可行内减压术（颞极和额极、前额底和前颞底）。术中出现脑膨出后，切忌"速战速决"强行关颅，若膨出的脑组织已嵌顿、坏死，可行膨出脑组织切除，这是最后的选择。

（6）减张硬脑膜缝合。颅内压控制满意后，减张修补缝合硬脑膜，在关颅困难的时候，可以使用人工硬脑膜减张缝合硬脑膜，避免硬脑膜不完整引起的脑组织疝出。

六、术后综合治疗

（1）积极维持患者生命体征平稳、纠正低血压和低氧血症，监测颅内压和中心静脉压，指导脱水及补液。控制血糖，保持酸碱及水电解质平衡。

（2）保持呼吸道通畅。短时间难以苏醒者，应尽早行气管切开术。

（3）减轻脑水肿，降低颅内压，根据颅内压增高程度给予脱水药物，如甘露醇和白蛋白等。

（4）冬眠低温治疗可抑制脑组织有氧代谢，减少氧耗，提高脑组织对缺氧的耐受性，从而保护脑组织。

（5）积极防治应激性溃疡、肺部感染、肾功能不全等并发症。

（6）高压氧治疗。高压氧通常能在短时间内迅速提高体内的血氧含量、氧分压和血氧弥散度，达到改善脑细胞缺氧、促进脑水肿消退和恢复脑功能的目的。有条件者尽早进行高压氧治疗。

七、预后

（1）迟发性颅内血肿引起的脑膨出，术中清除越及时、彻底，患者的病死率、致残率越低，恢复越好。

（2）弥漫性脑肿胀引起的急性脑膨出，病情危重，病死率高，即使行标准去大骨瓣减压术或双侧去大骨瓣减压术，预后也差。

（3）麻醉和其他因素所致的术中急性脑膨出，若能及时纠正低血压、低氧血症，改善通气，及时应用甘露醇、甲泼尼龙等药物降低颅内压、减轻脑水肿，可取得满意效果，预后相对较好。若并发一侧大脑半球和（或）脑干的缺血性改变，则预后极差。

（冯金周）

第三节 迟发性颅内血肿

迟发性颅内血肿是影像学概念，指头部外伤后首次头部 CT 检查未发现血肿，经过一段时间后重复 CT 扫描（或手术时）发现血肿；或首次头部 CT 检查证实局部有血肿，但在重复 CT 检查时于其他部位又发现血肿。迟发性血肿可见于脑内、硬脑膜外、硬脑膜下等不同部位，以迟发性脑内血肿最为常见。

一、术前预测

颅脑损伤存在下列情况之一者，应高度警惕开颅术中发生迟发性颅内血肿的可能。

（1）头部 X 线平片提示着力部位有颅骨线性、凹陷性、粉碎性骨折等，骨折线分离 >2 mm，骨折线长 >3 cm，且骨折线方向与硬脑膜血管走行有交叉（如骨折线跨过脑膜中动脉沟），或跨越静脉窦。或对侧硬脑膜外或硬脑膜下已形成小血肿。开颅术后颅内压降低，骨折的板障、撕裂的静脉窦及其他血管出血再次形成血肿。

（2）严重脑挫裂伤、颅内已形成小血肿、外伤性蛛网膜下腔出血者，中线结构移位 >1.0 cm。特别是伴有侧裂池积血及周围组织挫裂伤和点片状小血肿。开颅减压后，原挫伤脑组织血管内的血栓堵塞解除，而再次出血形成血肿。

（3）需手术清除的颅内血肿较大，且已形成脑疝，颅内压增高，中线移位明显，同时伴有对侧脑挫裂伤。

（4）术前已有非手术区域的颅内小血肿，早期开颅术者（≤6 小时），原发性脑损伤程度及范围 CT 片未能及时显示，术中血肿清除后，颅内压仍较高，甚至出现非手术原因的急性脑膨出者，应高度警惕术中出现迟发性颅内血肿。

（5）术前有脑疝表现，CT 提示有原发性血肿、急性脑肿胀或广泛性脑挫伤，基底池明显变浅或消失。去大骨瓣减压后，颅内压下降过快，颅内内容物迅速移位，远隔部位脑组织压力降低，颅骨内板与硬脑膜分离或桥静脉撕裂，形成硬脑膜外或硬脑膜下血肿。

（6）受伤后到第一次查 CT 时间短，术前已合并非手术区脑挫裂伤或已形成脑内微小血肿，或对侧薄层硬脑膜外或硬脑膜下血肿。术前或伤后早期使用脱水剂，将会诱发迟发性颅内血肿形成。

（7）外伤后意识障碍、临床症状和体征呈进行性加重，或出现无法解释的颅内压增高者。

二、发生原因和机制

（一）压力填塞效应的变化

颅脑损伤迟发性血肿的产生与压力填塞效应的减轻或消除有关。重型颅脑损伤，尤其是减速性损伤，脑内挫伤小血管及桥静脉也易损伤，冲击部位骨折板障和破损的硬脑膜动脉极易出血，但因血肿和脑水肿产生颅内高压的压迫，未形成或仅形成少量血肿。当骨瓣去除、硬脑膜剪开、血肿清除或使用强力脱水剂后，压力填塞效应突然减轻或消除，原已破损的血管和板障迅速丧失自主调节功能，导致小血管内外压力增高而破裂出血，形成迟发性颅内血肿。

（二）脑移位诱发再出血

急性血肿清除或去骨瓣减压后，由于颅内压快速减低后或强力脱水降颅压后，颅内容物的迅速移位，使原已破损的血管进一步出血。脑组织突然减压导致硬脑膜与颅骨内板分离，硬脑膜表面血管撕裂或脑皮质血管断裂，从而引起硬脑膜外或硬脑膜下血肿。

（三）脑血管的舒缩机制障碍

毛细血管和微血管自主调节功能丧失，脑血管内外压力差突然增大，可能是术后脑出血的原因。

（四）其他原因

（1）手术操作不规范，硬脑膜悬吊和缝合过程中伤及脑皮质血管致硬脑膜下或脑内血肿。

（2）颅脑损伤术中止血不彻底。局部渗血未及时发现，或仅用吸收性明胶海绵压迫后暂不出血，但血肿向脑深部发展，随着增多而形成术后再出血。这种出血常源于破裂的末梢血管，这些血管隐匿于附近脑沟和（或）皮质，与表面的渗血点有一定距离，脑组织张力偏高和向外膨出，难以发现。

（3）患者年龄大，凝血功能障碍，术后烦躁不安、血压控制不佳，也可诱发迟发性颅内血肿。低血压、低氧血症、应用脱水剂以及过度通气等处理，对本病的发生可起促进作用。

三、迟发性颅内血肿的特点

（一）迟发性颅内血肿临床特征

迟发性颅内血肿常发生在伤后 3~72 小时，多见于减速性损伤的对冲性脑挫裂伤。手术出现的迟发性颅内血肿可发生于术中或术后短期内，多发生在术后 24 小时内。

1. 迟发性脑内血肿

脑损伤程度较轻，有短暂原发性神经障碍，继发性意识障碍进行性加重（有意识障碍好转期），逐渐出现颅内压增高的症状与体征、局限性神经缺失的症状与体征。首次 CT 检查所显示的脑损伤程度较轻，常表现轻度的脑挫裂伤伴有点状出血、脑沟或脑池积血征，脑沟变浅，脑室变小、变形或移位等。T_2WI 可发现 CT 不能显示的脑挫裂伤灶与小量出血。

2. 迟发性硬脑膜外血肿

常见于加速性颅脑损伤，血肿部位多位于颅骨骨折部位。症状与体征较轻微，常无局限性神经功能缺失表现。CT表现与急性、亚急性硬脑膜外血肿相同。

3. 迟发性硬脑膜下血肿

临床特征与迟发性脑内血肿相类似，发生率很低。

（二）术中并发迟发性颅内血肿的特点

剪开硬脑膜减压时，在较短的时间内逐渐出现急性脑膨出，脑膨出进展的速度取决于迟发性颅内血肿的出血速度。少数在剪开硬脑膜减压时即发生脑膨出，也可在清除血肿脑组织塌陷后，经过一段时间再度发生脑膨出。多数迟发性颅内血肿的出血速度相对较慢，导致的脑膨出进展大多数较慢，其严重程度往往会渐进地经过由轻至重的过程。

四、预防和治疗措施

迟发性颅内血肿与损伤类型和特点密切相关，其发生和发展与颅内压减低后颅内容物的迅速移位有关。临床工作中若能注意以下几点，有助于减少甚至避免其发生。

（1）严密注意病情变化，一旦有意识改变、血压升高或新的神经系统定位体征时应及时复查头部CT，以便及时发现再出血并及时清除血肿。

（2）当CT影像显示有发生迟发性血肿可能的病例，要做好双侧开颅准备，备好血源，术中出现脑膨出后一般处理无效的可根据术前CT判断迟发性颅内血肿的位置采取钻颅探查，有条件者先快速行术中CT、MRI和多普勒彩超检查（病情允许的前提下）。钻孔探查仍不明原因者，应快速止血、缝合头皮，包裹伤口后急行头部CT检查确诊。

（3）及时复查CT。颅脑创伤是动态变化过程，存在多变、易变、突变的特点。伤后数小时（6小时）内行首次CT检查，要依据颅脑损伤病情的变化（如意识障碍加重、瞳孔对光反射或瞳孔大小有改变、新出现神经系统阳性体征等），及时复查头部CT，有助于及时发现迟发性颅内血肿及脑水肿。

（4）动态颅内压监测。虽然CT复查可以显示颅内损伤灶是否增大，但是不加选择地频繁使用CT复查是不合适的。

1）颅内压监测可以动态、实时了解颅内压的变化，为临床诊治提供可靠的信息，早期发现进展性脑损害，提示是否有必要进行影像学检查（排除医源性操作、体位和其他颅外因素）。

2）指导颅内压或脑灌注压靶向治疗：根据动态颅内压监测结果和趋势，可以评估治疗方案（包括渗透疗法、低温疗法、过度通气和巴比妥昏迷疗法等）的有效性并进行针对性调整，避免传统经验治疗的盲目性，减少脱水、利尿等药物的过度应用和不良反应，也是评估治疗方案的参考指标。

3）脑脊液引流，控制高颅压：脑室内颅内压监测还可通过间歇或持续引流脑脊液，发挥控制颅内压和引流血性脑脊液的作用。如果发生感染，还可通过脑室引流管进行冲洗和引流。

4）评估预后：高颅压的程度和持续时间，均会影响颅脑损伤患者的预后。如果顽固性高颅压不能得到有效控制，往往提示患者预后不佳。

5）动态颅内压监测有助于颅内血肿早诊早治，与神经影像学（CT扫描）和临床监测（临床病情和意识观察）相结合，能更好地指导治疗。

（5）术中减压不宜太快，要逐渐减压，切忌骤然减压，需分步缓慢减压。

（6）术中出现急性脑膨出，只要条件允许，应先抓紧时间复查头部CT，不宜盲目进行手术探查。禁忌强行关颅，更不允许在原因未明的情况下盲目切除大块脑组织做内减压术。只有当所有措施皆无效时，才考虑将挫伤的脑叶切除以达到减压的目的。

（7）清除迟发性颅内血肿。术中B超或术中CT、MRI确诊为迟发性颅内血肿时，临床上已经出现对侧瞳孔散大，应立即用湿纱布包裹原手术区，血肿侧快速钻孔，清除部分血肿减压，再扩大骨窗寻找出血点，完全清除血肿。清除血肿后原手术侧膨出的脑组织即可复位，再从容关颅。

1）手术指征：血肿导致的颅内压增高或临床症状或体征进行性加重者，影像学检查有明显占位效应，尤其是迟发性颅内血肿导致发生术中急性脑膨出者，应尽快实施血肿清除术。血肿致意识障碍者，甚至出现瞳孔改变者，应急诊行血肿清除术。颅后窝出血量大于 10 mL，就应尽早清除血肿。

2）主要手术步骤：选择距血肿最近、且避开重要功能区的部位清除血肿；根据脑挫伤情况，确定脑内血肿的位置，从挫伤重的部位进入，可发现浅部的脑内血肿；如血肿位置较深，可在挫伤处行脑穿刺来确定血肿位置，或采用术中 CT 定位血肿和明确血肿清除情况。清除脑内血肿时，用窄颅内压板协助显露血肿，吸引器按穿刺的方向逐渐向脑深部分离，直达血肿腔内。清除血肿过程中，遇活动性出血时需电凝止血。

3）术中注意要点：深部血肿的脑皮质切口应选择在非功能区和距血肿近的部位，且切口不宜过大，避免加重脑损伤。清除血肿过程中，避免强力吸引损伤血肿壁，以防诱发新的出血和加重脑损伤。用吸引器清除血肿时，最好用一块小棉片贴于血肿壁的创面上，防止误吸血肿壁。不易吸除、粘连较重的小凝血块，且无活动性出血者，可不必勉强清除，以防引起新的出血。软化、坏死的脑挫裂伤组织必须彻底清除，以减轻术中水肿。静脉窦损伤后可形成骑跨性血肿，需注意静脉窦损伤情况，是否需进行修补与重建。

（冯金周）

第四节　术后脑脊液漏

一、病因

（一）外伤撕裂鼻旁窦附近硬脑膜

颅脑损伤引起硬脑膜开放、蛛网膜撕裂，均可引起损伤后脑脊液漏。颅底骨折常涉及额窦、筛窦、蝶窦及岩骨等，以颅前窝骨折最为常见。临床表现为颅脑损伤后发生脑脊液鼻漏或耳漏。大部分病例可以自然愈合，少部分较大漏口需要手术修补才能治愈。修补手术成功的关键是漏口定位和对漏口部选择不同手术入路。各部位漏口修补方法基本相同。

（二）术后脑脊液漏

颅脑损伤术后切口脑脊液漏是术后常见的并发症之一。

（1）术中硬脑膜敞开，帽状腱膜层也未严密缝合，破坏了正常解剖结构及生理功能，导致皮下积液。

（2）头皮出血电凝过度，致使皮缘血运障碍，术后张力性切口疝，加重了伤口愈合不良。

（3）颅内血肿及坏死脑组织清除不彻底，骨窗不够大，减压不充分，术后脑肿胀、脑积水、脑水肿明显，致使颅内压持续增高，脑组织膨出嵌顿于骨窗边缘影响硬脑膜的愈合，导致脑脊液漏。

（4）人工硬脑膜修补硬脑膜缝合不严，硬脑膜外存在无效腔，易诱发术后积液。

（5）重型颅脑损伤患者头皮切口经过了严重挫伤区或使用了原伤口，术后愈合不良。术后伤口感染、颅内感染、大剂量和长时间使用糖皮质激素、应激性溃疡、电解质紊乱、低蛋白血症，影响切口愈合。

（6）伴有糖尿病、肝炎以及梅毒等基础疾病，免疫力低下也会影响切口愈合。

二、诊断

（一）临床表现

1. 鼻旁窦漏

外伤性后鼻旁窦或伤口反复有液体渗出，多为颅底骨折撕裂颅底硬脑膜，颅内可见积气或者脑脊液经口、鼻漏出。应注意部分患者可能由于脑脊液经口咽而被患者吞咽入腹，有时患者仅表现为晨起时口中有咸味，头痛，查体有颈强直表现，不易为临床所重视，有时直到患者出现颅内感染如脑膜炎时才考虑到脑脊液漏。脑脊液漏的诊断首先应判断漏出液是否为脑脊液。

2. 切口漏

术后并发的脑脊液漏多为伤口张力过高，愈合不良，伤口处发生脑膨出和脑脊液漏。此时可拆除松脱缝线，清除漏口周围失活组织，留取标本做细菌培养及药敏试验，如渗液清亮，漏口可行水平褥式缝合加间断缝合，局部加压包扎，可防止切口再次漏液。如切口漏出液为明显脓性液，应先清创，控制感染。

（二）漏出液检测

采用漏出液糖定量测定，如漏出液含糖且含糖量与脑脊液相当，则漏出液可断定为脑脊液，外伤性脑脊液漏的诊断可确定。

（三）寻找漏口

经内科治疗无效的反复脑脊液漏者，则需明确寻找到漏口的位置，以便于指导手术修补漏口。

1. 切口漏

伤口愈合不良导致伤口渗液，可在镜下清创，寻找硬脑膜缺损位置。

2. 鼻镜检查

寻找哪侧有漏出液和从哪个漏口渗出，间断判断脑脊液从哪个鼻旁窦渗透出。

3. 颅底CT骨窗位像

通常判断脑脊液漏口位置较为困难。颅底CT薄层扫描及颅底薄层CT冠状扫描，并进行颅底三维重建，寻找骨折线的位置、骨折线累及鼻旁窦的位置、鼻旁窦积液位置，来间接判断和寻找漏口位置。水溶性造影剂CT脑池对寻找漏口的位置也有一定帮助。

4. MRI检查

T_2 – Cube序列可直接发现漏口的位置。

三、治疗

脑脊液漏的主要风险有：①持续的脑脊液漏导致的颅内压过低，可能出现相应的症状，或撕裂桥静脉，出现硬脑膜外血肿；②持续的脑脊液漏导致的细菌逆行性感染，出现脑膜炎或脑脓肿等。因此，脑脊液漏的治疗原则是：明确脑脊液漏的病因，寻找漏口的位置，消除病因和修补漏口。

（一）预防脑脊液漏

针对术后切口脑脊液漏的常见原因，应该注意以下几点。

（1）头皮手术切口设计应避开头皮严重挫伤区，尽量不使用原伤口，手术时保护皮瓣基底部大血管，对头皮切缘出血适度电凝即可，以免影响血运。

（2）尽可能彻底清除颅内血肿、坏死脑组织，颅内压明显增高时切除额颞极行内减压。

（3）颅骨减压窗应足够大并达颅底，骨窗边缘应处理平整，减轻锐性骨缘对脑组织的损伤。

（4）硬脑膜应减张缝合，密闭颅腔。

（5）帽状腱膜层应严密缝合。

（6）根据需要在颅内减压腔、硬脑膜外留置引流管，减少积液。

（7）术后及早换药，发现切口脑脊液漏及时缝合并使用有效抗生素，避免发展成颅内感染。

（8）减少不必要的糖皮质激素使用。

（9）加强营养支持，早期胃肠内营养，纠正低蛋白血症、贫血，控制血压、血糖，纠正电解质紊乱，保护肝肾功能，提高机体免疫力。

（10）尽量减少人工材料的使用。

（二）内科治疗

（1）预防感染。外伤性脑脊液漏患者绝大部分可通过非手术治疗治愈，首先应采取非手术治疗措施。常规应用广谱抗生素预防感染，尤其是针对既往存在鼻窦炎、伴有气颅的外伤性脑脊液漏及耳道感染的患者。同时应警惕张力性气颅的出现。

（2）腰椎穿刺置管持续引流，以降低颅内压，颅内压力的降低也会使脑脊液漏口缩小，促进漏口愈合。同时，使用脱水药，降低颅内压。伴有颅内压增高、局部脑膨出者，可先加强脱水降颅内压治疗后腰椎穿刺释放脑脊液，待膨出脑组织复位后，骨窗处用弹力绷带包扎防止脑组织再次膨出。

（三）手术治疗

1. 脑室-腹腔分流术

伴有脑积水、颅内压顽固性增高者，可行脑室外引流术。

2. 修补漏口

寻找并修补漏口。

（1）适应证。

1）脑脊液漏持续4周不能自愈，有感染倾向者，应手术修补避免致死性颅内感染的风险。

2）脑脊液漏反复发生、无自愈倾向者。

3）张力性气颅引起颅内压增高者。

4）反复发生颅内感染者，应清创修补漏口，减少颅内感染概率。

（2）修补方法：根据脑脊液漏漏口位置不同采取相应的手术入路，采用自体筋膜或人工硬脑膜修补撕裂硬脑膜、带蒂肌肉组织＋生物胶填塞裂孔等方法封堵漏口。

（四）手术要点

（1）如漏口在颅前窝底的额窦和筛窦，则取发际内双侧冠状切口，分离皮瓣时，要将额骨骨膜与双侧颞筋膜连接处用刀切开，使额骨骨膜与皮瓣筋膜呈一体翻向额下。低位双侧额肌骨瓣翻向一侧，硬脑膜瓣翻向中线，结扎上矢状窦前端，探查颅前窝底。如漏口在筛窦可咬除鸡冠，将双侧额叶抬向后上方，如有脑组织嵌入漏口应一并切除。如额窦后壁、筛窦上壁粉碎骨折片可予以摘除并切除窦黏膜，以碘伏（聚维酮碘）处理窦腔，用肌肉块、骨水泥或骨蜡封闭。硬脑膜裂口严密缝合，并根据硬脑膜裂口大小做移植筋膜修补。如缺损较大，可采用分离有颅骨骨膜的筋膜瓣，将其筋膜覆盖在颅底硬脑膜缺损处，间断与周边硬脑膜缝合并用EC胶粘合边缘。术中尽可能保存嗅神经及嗅支，关颅前可抬高头位注水，观察是否有液体从鼻孔流出。

（2）如漏口在蝶窦，开颅在鞍上进行修补时，虽可发现硬脑膜裂口，但多不完全，修补极为困难。近年来采用经口鼻入路以肌肉充填蝶窦的方法，从硬脑膜外将漏口封闭，效果较好。手术入路与经鼻蝶入路垂体瘤切除术相同。进入蝶窦后，观察蝶窦脑脊液漏口，切除蝶窦内黏膜，避免手术后继续分泌黏液，用医用胶封闭鞍底的漏口，再用脂肪填塞蝶窦，并用取自鼻中隔的骨片支撑，防止其移位或滑落。

（3）如漏口在岩骨颅中窝部，则采用颞下骨瓣开颅，抬起颞叶寻找漏口；如漏口在岩骨颅后窝部，则采用单侧枕下乙状窦后入路；如漏口于中、颅后窝同时存在，则应采用颞下-枕下联合入路，沿岩骨嵴切开天幕，寻找漏口。

（4）切口漏：清创重新修补缝合硬脑膜。

（冯金周）

第十章

立体定向手术

第一节　概述

立体定向一词起源于希腊词语"stereos"和"taxis"，前者意思为三维立体，后者指定向排序。作为神经外科的一个分支，立体定向神经外科利用影像学定位和定向仪引导，将微电极、穿刺针等显微器械置入脑内特定靶点，通过记录电生理、留取组织标本、产生毁损灶或去除病灶等方法，来诊断和治疗中枢神经系统的各种病症。神经外科医师在施行脑部手术时，常为寻找皮质下病灶和伴随而来的严重创伤所困扰：首先必须准确地定位病灶在脑皮质的投影位置，切开皮质才能找到深部的病变；定位脑深部核团靶点如为某一解剖结构，则直视下无法加以区别；如果病变很小、位置深在，探查的方向难以把握；病变若位于重要功能区，皮质下大范围探查易造成严重的神经损害。立体定向神经外科的问世，正好解决了临床工作中遇到的上述棘手问题，其主要特点是利用各种影像学扫描技术，将脑深部不可见结构显示于定位的三维空间内，通过坐标定向仪引导手术器械到达靶点，定位精确，创伤性小，现今在神经外科疾病的诊治中发挥着重要的作用。

20世纪70年代以后，CT及MRI技术和立体定向技术的结合，使以前立体定位方法由简单地依靠脑组织立体定向图谱或X线片得到的脑内固定结构换算靶点坐标，过渡到直接显示目标靶点的大小、空间位置，直接显示定位坐标点，目标大小、空间位置判断更加精确，定位更加精准。

借助CT、MRI引导施行立体定向手术有两种方法：一种方法是在CT检查室或MRI检查室施行手术，利用先进的影像学技术，随时直接观察靶点或利用探针间接定位靶点；另一种方法是CT、MRI扫描定位后，仍回手术室施行手术操作。后一种方法可以利用其他设备资源（如脑血管造影、脑电监测、脑超声检测等）和手术设施，显然更为经济实用，因而为国际上绝大多数神经外科所采用。如今不同影像学检查产生的数字化信息，可以经立体定向系统中的计算机，完全、迅速地加以整合处理，极大方便了术者进行立体定向手术操作。

（王　磊）

第二节　立体定向手术基础

一、脑立体定向手术原理

颅腔是一个有限的空间，脑内任何结构的位置与颅脑的空间存在着一种关系，可运用解析几何坐标系原理测定。直角坐标系是基于笛卡尔原则，在颅腔内设置3个相互垂直的平面，通过水平面、冠状面和矢状面的x，y，z轴相交于一点，颅内的任何一点都可以凭借x，y，z轴的坐标确立；极坐标系又称为球坐标系，它将定向仪的中心作为球心，球表面的任何一点可以通过球的半径以及与垂直平面和水平面的两个角度来确立。

Leksell定向仪由定位框架和与之相连的弧形弓架组成。使用Leksell定向仪时，先通过X线、CT、

MRI 等影像学定位，计算出靶点在 x，y，z 轴的坐标，然后在定向仪的框架上调整，使靶点位于定向仪的中心。在极坐标系统下选择入颅的前倾或后仰角度（α 角）和左右侧偏角度（β 角），并转换成弧形弓架的角度，此时通过定向仪的导向就能准确地到达靶点，这种方法也被称为球心导向法，Leksell 定向系统的误差在 1 mm 以内。

所谓立体定位就是把颅内目标结构的位置定出来，目标结构一般可分为可见目标与不可见目标。可见目标如金属、钙化、骨性结构、影像学显示的病灶（肿瘤、炎症等），可通过 X 线片、CT、MRI 直接显示出来；而不可见目标如苍白球、丘脑腹外侧核，必须通过脑室造影、CT 扫描、MRI 显示出脑内参考结构（如前连合、后连合、室间孔），然后依据参考结构位置（原点），结合正常脑片解剖学测量值间接推导出颅内各靶点结构的坐标，这些坐标常因为个体头颅大小的差异出现误差，常需要用其他方法（如电生理测定方法）来校正。术者根据带有定位框架信息的影像片，确定导向的目标点后，将定位信息转化成定位仪上的三维坐标刻度，求出它的坐标读数，或左右、前后旋转角度。依据这些读数（即 x，y，z 坐标值），调整定向仪上相应数值，就可使脑内目标点坐标数值与定向仪上坐标数值吻合（重叠）。此时用定向仪上导向系统能准确地把手术器械送到颅内靶点，完成定向手术，这一过程称为定位术。由于定向仪坐标结构形式不同，推算定向仪上坐标刻度实际坐标值，可运用数学计算法、图解法、目标模拟法、原点任意法等方法之一求出。

二、立体定向仪结构

立体定向仪种类虽然繁多，其基本结构均由固定系统、导向系统、定位辅助系统组成的。

（一）定位器

定位框架，一般为金属支架。通常为两种形式，一是呈立方形，框架上有刻度，代表定向仪的坐标系，这些刻度可在 X 线片中显影或不显影。另一种呈环形，此环上有若干个标志结构，表示 x，y，z 坐标系，能和 X 线、CT、MRI 定位板结合，同时也可借以推算出放大系数。固定部分用螺钉将定向框架固定在患者头部，常借螺钉把定位框架直接固定在颅骨上。

（二）导向器（导向弓）

将载物器安装在导向器上用以握持各种器械。导向器是将载物器和定位器都安装在定位框架上。导向器是将操作器械送到颅内靶点上的主要结构。

（三）脑内操作器械

脑内操作器械种类按手术目的而异，如血肿排空器、毁损电极、刺激电极、螺旋活检针、定向活检钳、异物钳、导针磁棒、温控热凝射频仪、吸引器、激光器、脑室内镜、超声吸引器等。

（四）定位用的辅助设备

除 X 线机、CT 机、MRI 扫描设备外，还需根据各定向仪种类设计不同的定位板、定位框、固定卡、适配器、水平仪、计算比例尺（螺旋计算盘）、角规等。

三、CT/MRI 定位方法

Leksell – G 型定向系统使用的定位器由 2～5 组"N"形玻璃板组成，CT 定位时使用的"N"形玻璃板内嵌入的为金属丝，而 MRI 定位时使用的"N"形玻璃板内灌入的是能在 MRI 扫描时显影的植物油、硫酸铜或 MRI 增强剂 GD – DTPA。CT/MRI 扫描时，用结合器将定向仪框架与 CT/MRI 检查床连接固定，然后根据需要进行不同层面的扫描，"N"形的定位标志点会在图片的两侧分别形成 3 个截面图像标志点，最后在胶片上进行测量，计算出 x，y，z 轴的坐标数值。

目前常用的 CT、MRI 定位计算方法有以下几种。

（一）间接法

即在定位框架两侧安置 CT 定位板（使用 MRI 成像，在两侧、前后和头顶部安置 MRI 定位板）。此板内有一个呈"N"形的金属条,为正方形,扫描时保持定位框架 x,y 轴平面与 CT 扫描轴平面平行。这样,靶点的三维坐标可直接从图像上测得,不需要再行矫正(即坐标转换)。扫描后在每一层 CT 片平面上,左、右侧各有 3 个椭圆形或长方形断面点,把每侧上下点连成一条线,构成长方形。此时只要在所需 CT 层面上找到靶点,以此点做上下、左右平行线,与上述边相交,即可求出 x,y 坐标值。而 z 坐标值,只要把两侧中间断面连成一线,此线与上、下线间距离,即代表 z 值。

如果头颅安装定位框架后,定位框架与 CT 机不保持特定位置,在任意方位下进行扫描,通过靶点,坐标转换由计算机治疗计划软件来完成,靶点 x,y,z 坐标值也可迅速求出。

(二) 直接法

即定位框架坐标系与 CT 坐标系完全吻合,这是将 CT 机为专用定向手术改装,定向仪安装在 CT 机上。定向仪的中心"0"位与 CT 机坐标"0"完全重合。通过机械装置,定向仪可按刻度沿 z 轴方向移动,以获得不同层面的 CT 扫描图像。这样靶点 x,y 坐标可直接由 CT 机上读出,z 坐标根据 CT 床从基础"0"平面移动至靶点平面的 CT 像距离得出。

(三) 透照法

根据 CT 层面上获得的肿瘤、脑室或其他结构的形态,标绘在一块透明的薄板上,然后利用计算机自动完全在 X 线片上显示出相应的结构。由于透照法使用不便和欠准确、直接法占用专用 CT 机而较少采用,目前临床上多使用间接法。

四、常用的 3 种定向仪

临床应用的立体定向仪有:Leksell 定向仪、CRW/BRW 定向仪、Fischer Z - D 定向仪、Talairach 定向仪、Riechert - Mundinger 定向仪、Todd - Well 定向仪、Patil 定向仪、杉田定向仪等。我国生产的定向仪有 XZ - V 型定向仪、PJ - 4 型定向仪以及 ASA - 601、602 型定向仪等。

(一) CRW/BRW 定向仪

CRW/BRW 定向仪由美国 Radionics 公司生产,是混合型坐标定向仪(球坐标和直角坐标系)。CRW 立体定向系统构成包括头环、定位框、弧形导向臂和模拟验证系统(模拟基座)以及其他手术辅助设备。CRW 弧形导向臂是通过三处附着点与支架相连,弧形导向臂中心即是靶点中心。弧形导向臂的半径为 160 mm。弧形导向臂的 3 个附着点:滑槽、两处环标使弧形导向臂与支架相连。弧形导向臂可左右安装,也可前后安装。

在 CRW 系统定位中,模拟基座并不是必须应用的。但实际操作中,它的二重检验性和体外靶点验证功能却十分重要,尤其是在功能型核团定位坐标的微调实践中。模拟底座的三维坐标调整后即指示出脑内模拟病灶的靶点,CRW 弧形臂系统放在此模拟底座上,即可检验在头架弧上所调的 AP、LAT 和 VERT 坐标是否正确以及各方向手术入路的模拟显示。

(二) Riechert - Mundinger 定向仪

Riechert - Mundinger 定向仪(Fischer Z - D 系统)是直角坐标与球坐标相结合的复合型坐标系统,直角坐标系统用于定位,即确定脑内靶点的三维空间坐标;球坐标系统用于导向靶点,即将靶点结构移至弧形瞄准弓的圆心位置,并将穿刺器械导向靶点。Z - D 系统都附有体外模拟验证系统(模拟基座),可以根据临床电生理测定结果在体外对靶点做微调设定,这一点在核团毁损等功能神经外科实践中尤为重要。

Riechert - Mundinger 定向仪主要由固定基环、半弧形弓架、靶点弓架组成,半弧形弓架固定在基环上,而靶点弓架固定在半弧形弓架上。手术前先校准定向仪的中心点,然后在患者头部安装基环和定位板,行 X 线片、CT 或 MRI 扫描,通过计算半弧形弓架和靶点弓架的多个角坐标,来引导器械到达靶点,有时还要再装上 SDC 以便确定钻孔位置及入颅内导针的 4 个角度。

Fischer 定向仪由德国的 Leibinger F. L. Fischer 公司制造,是把 Riechert - Mundinger 定向框架的特点与 Kemai 和 Hitchook 系统的瞄准弓相结合,形成一种用直角坐标和球坐标同时定位靶坐标、并有体外验证靶点功能的定位系统。

（三）Leksell 定向仪

Leksell 定向仪是目前临床最常用的定向仪，是一种将直角坐标系和极坐标系相结合的混合性定向仪。Leksell 定向仪由定位框架（直角坐标系）和与之相匹配的半弧形弓架所组成，全世界应用最多的是 Leksell – G 型定向系统。

Leksell – G 型定向仪的半弧形弓架，它的半径为 190 mm，通过固定环可以前后转动以调节前倾角或后仰角（α 角），在弧形弓架上还固定有一个载物器，载物器主要用于握持电极针、活检针及血肿排空针等脑内操作器械。Leksell 研制定向系统时，人为地规定定向仪中心点的 x，y，z 轴坐标均为 100 mm。定向仪的原点（0，0，0）位于框架的右后上方，x 轴向左的数值逐渐增大，y 轴向前的数值逐渐增大，z 轴在矢状位向下的数值逐渐增大。

（王　磊）

第三节　立体定向手术方法和并发症处理

一、适应证

立体定向手术是一种安全、可靠、微创的操作技术，具有定位精确、损伤小的特点，为颅内病变的诊断和治疗提供了更多的选择。立体定向手术主要包括两个范畴：功能性神经外科疾病和脑内各种病灶的诊断和治疗。

（1）治疗各种功能性神经外科疾病，如帕金森病、扭转痉挛、舞蹈病、手足徐动症、投掷综合征、精神疾病、癫痫、疼痛等病症。

（2）诊断、治疗脑内各种病灶，如脑内病变活检、脑内血肿排空、脑脓肿排空引流、脑内异物取出、脑内寄生虫摘除、立体定向肿瘤切除术、脑肿瘤内放疗、脑肿瘤内化疗、脑肿瘤射频治疗、立体定向引导内镜治疗颅内各种病变等。

二、禁忌证

（1）年龄 < 2 岁，颅骨骨板菲薄（< 3 mm），无法固定定向仪器（目前无框架机器人定向可以替代）。

（2）有出凝血功能严重障碍者；疑为血管性病变或血液供应丰富病灶者（动静脉畸形、动脉瘤、血管网织细胞瘤），估计穿刺易产生严重出血。

（3）怀疑细菌性炎症、脓肿或寄生虫，病变可能通过穿刺扩散者。

（4）CT/MRI 影像学检查不能明确显示目标者。

（5）定向手术局部头皮严重感染者。

三、手术方法和步骤

（一）术前准备

术前准备包括：①血常规、血小板、凝血功能和免疫学检查；②术晨禁食、禁水，术区备皮或者以灭菌溶液洗头、局部备皮；③术前苯巴比妥肌内注射。

（二）麻醉与体位

一般采用局部麻醉，小儿及不配合患者可加用基础麻醉或全身麻醉。病情许可时，一般采用坐位，也可根据脑内病变穿刺部位决定患者的体位。额叶及基底节病变活检采取仰卧位，顶叶、颞叶病变活检采取半坐位，枕叶及小脑病变活检采取侧卧、俯卧位或坐位，鞍区病变经鼻腔活检采取平卧仰头位。

（三）框架立体定向手术步骤

（1）安装框架。患者头部应置于立体定向仪框架（或基环）的中心，局部麻醉后加以固定。安装框架时要设法将固定钉置于靶点平面的上方或下方，避免在同一个层面；尽量保证靶点位于框架的中心原点周围。

（2）扫描定位靶点。将定位板（或定位环）置于框架（或基环），进行 CT、MRI 扫描定位。为使病灶显示清晰，可采用增强扫描方式。在 CT、MRI 定位片上确定穿刺靶点，将片上的二维数据转换成三维坐标值，并据此安装好定向仪导向装置。

（3）钻透颅骨。单纯病变穿刺可不用头皮切开，仅用细小颅钻（直径 2 mm）在钻套保护下直接钻透颅骨内板。钻颅的部位根据病变位置而定，病变在额叶、鞍区，一般采用冠状缝前、矢状缝旁开 3 cm 处钻开。松果体区、顶叶、颞叶、枕叶病变，多采用顶骨结节处钻孔。脑干病变若选用前额入路，在冠状缝后 1～2 cm、中线旁 3 cm 处钻孔，以保证穿刺径路与脑干纵轴平行；若选用颅后窝经小脑入路，则在枕外粗隆下 3～5 cm、中线旁 5 cm 钻颅。

（4）穿刺靶点。结合影像学确定穿刺靶点，切开或刺透硬脑膜，将立体定向手术器械探入至靶点。穿刺及采集病变组织时，进针要缓慢、轻柔；退出穿刺针时若阻力明显，应缓缓放开活检组织，不可用力撕拉，以免伤及重要结构。

（5）闭合创口。取下立体定向仪，缝合头皮小切口。

（四）无框架立体定向手术步骤

（1）扫描定标。手术当日，贴标记点，行 CT/MRI 扫描，图像经网络或磁盘输入计算机，做好手术规划。

（2）注册锁定。手术室内固定头部，机械臂注册并锁定进针方向。

（3）手术操作。术者按手术计划进行穿刺、取材等操作。

四、手术准备注意事项

（1）定向框架的基环可以通过 4 根立柱来调节高度，安装定向仪框架时，应首先仔细阅片，根据病灶位置的高低和内外，选择合适的螺钉长度，尽量将病灶调整位于定位器的中心，这样可以减少定位的系统误差。

（2）尽量将框架的基环安装水平，若基环左右高低不对称，在安装适配器后，定位板的轴向高低势必误差很大，这样扫描定位的图像将不能真实反映病灶在框架中的空间位置，会导致定位手术失败。

（3）应当根据病变位置、患者的具体情况安装螺钉，有时螺钉的位置需要做相应调整，如：避免原手术切口、颅骨钻孔处、分流管走行位置，若局部颅骨缺损，也可适当调整同侧立杆的高度或撤除同侧立杆，但要保证框架的稳定。

（4）旋紧定向仪框架螺钉的力量应适度，既要牢固，又要避免力量过大使框架变形或螺钉穿透颅骨内板引起出血；一般来说，以示指和拇指两指头攥紧螺丝套筒旋紧上不动为止。

（5）对于老年、儿童或者不能完全配合的患者，安装和撤除框架时，应由助手以两手指托住保护好面前方两个螺钉的下方，防止因患者头部突然闪躲摆动导致螺钉划伤眼球。

（6）穿刺手术前应仔细核对靶点的坐标，必须做到三方核对坐标无误后，方可进行下一步操作。

（7）安装弧形导向弓架要将固定旋钮旋紧，防止钻孔或穿刺后弧形弓架脱落或移位，导致穿刺针道的旋转移位发生危险。

（8）为了防止脑脊液丢失导致的靶点飘移，单纯的穿刺手术可以采取锥颅钻孔代替传统的钻大骨孔、切开硬脑膜的方式，但一定要利用"限深器"控制锥颅的深度，以不锥透硬脑膜为最好，然后应用专用"破硬脑膜针"严格按照标准"sedinger"穿刺技术穿破扩大硬脑膜切口。实践证实该方法与"钻大骨孔切硬脑膜"方法相比，并不增加硬脑膜外和硬脑膜下出血的概率，还简化了操作、微创，减少脑脊液流失。

（9）穿刺操作进针、退针应缓慢、轻柔，以免暴力推进导致血管损伤。

五、手术操作注意事项

1. 穿刺径路的选择

穿刺径路的选择主要依据病变的部位和大小，此外还应注意以下几点。

（1）脑表面静脉网纵横交错，要避开主要血管走行部位，在 MRI 定位下选择脑回作为穿刺点，而不是脑沟（血管走行区）。

（2）避开脑皮质的主要功能区和血管密集区，一般入颅点应在颅骨投影的矢状缝旁 2 cm 前后连线上或在额前部、顶结节部，颅后窝入颅点应选在背正中线两外侧各 2.5 cm 范围内。

（3）硬脑膜要用尖针芯刺破以避免钝头将硬脑膜向颅内推开造成硬脑膜外血肿，具体操作时当套管针抵到硬脑膜后，撤出针芯验证有无硬脑膜外出血涌出，如有可以注入凝血酶；没有出血则换尖针芯穿透硬脑膜，然后换圆头针芯继续深入。

（4）进入皮质到瘤区前导向器要用钝头针芯分离通道，以防锐器刺破通道上血管引起出血。

（5）注意脑室系统有无扩张，尽量避免穿刺通道经过脑室，防止脑脊液流失导致的靶点移位或病灶扩散。

（6）注意病灶增强的程度，强化明显说明血管丰富；注意与重要浅深部静脉的空间结构关系，如侧裂血管、大脑大静脉、大脑内静脉等。操作医师应当清楚知道病变穿刺的危险性，做好局部止血的准备，必要时需能立即开颅手术清除血肿。

2. 操作过程中密切观察病情

立体定向手术多数是在局部麻醉下进行的，术中操作者需要密切观察患者意识、精神状态、语言、瞳孔、深浅反射、肌肉张力等变化，以便尽早发现神经损害征象，及时调整穿刺的方向或深度，及时终止手术操作。

3. 立体定向手术的术后处理

（1）注意观察意识及生命体征变化，术后立即常规复查 CT，了解穿刺靶点位置的精确性，以及有无早期出血并发症。

（2）常规应用止血剂。

（3）术后发生脑水肿时，应用甘露醇、激素对症治疗。

（4）颅内感染偶有发生，可有针对性地选择预防性应用抗生素。

六、手术并发颅内出血的预防和处理

颅内出血是立体定向手术的严重并发症和意外情况，发生率为 0.5% ~ 3% 。

颅内出血的种类涉及穿刺道的各部位：硬脑膜外血肿、硬脑膜下血肿、脑实质内血肿、脑室内出血等。出血的原因：一是穿刺道出血，因活检穿刺本身就带有一定的盲目性，即使选入颅点时尽可能避开皮质静脉走行部位，但遇有走行异常或因某因素存在静脉多分支者也难以估计，而深部的一些小血管则无法避开，损伤后引起出血；二是取材点出血，恶性肿瘤生长快，多含有丰富的新生毛细血管网和异常的血管结构，活检时可能损伤瘤内的血管而引起出血。

（一）预防

（1）术前依据影像学检查，充分估计脑内病变的血液供应情况。根据影像学检查判断肿瘤是否易于出血，用侧方开口双套活检针较弹簧活检针更为适合，尽量有目的地避开皮质血管，活检过程中操作轻柔，遇阻力时要反复旋转方向，慢速进退针，遇阻力时不要用力过猛，避免损伤脑组织和撕破血管，必要时改换穿刺点或活检靶点。

（2）选择穿刺点和穿刺道，应避开颅内重要血管。由于脑组织是富有血管的组织，在脑表面有许多大小回流静脉网纵横交错走行，且穿入点小而无法用肉眼看到，因此，确定入颅内通道时要注意如下几点：避开脑表面主要血管的走行部位；避开脑皮质的主要功能区；硬脑膜要用尖器刺破以避免钝器将硬脑膜向颅内推开造成硬脑膜外血肿；进入皮质到病变区前导向器要用钝性分离通道，以防锐器刺破通道的血管引起出血；一般入颅通道应在颅骨投影的矢状缝旁 2 cm 的前后连线上或在额前部、顶结节部；颅后窝入颅通道应选在背正中线两外侧各 2.5 cm 范围内，这样脑表面血管损伤造成颅内出血的机会较小。

（3）调整好细钻钻颅骨的深度，防止固定架滑脱使长钻头刺入脑内过深。

（4）应用尖锐的穿刺针刺透硬脑膜，针尖到达硬脑膜外时，撤出针芯，验证是否有硬脑膜外出血。

（5）应用头端圆钝的穿刺针通过脑组织。

（二）处理

（1）术中发现穿刺针尾有动脉血或静脉血涌出时，应立刻停止移动穿刺针，外套管可暂不退出，以便向外引流血液，避免形成脑内血肿；小的出血一般可以自凝，可以局部注入止血药如凝血酶、注射用血凝酶（进入蛛网膜下隙可引起癫痫发作）等，也可以将凝胶海绵从外套管内送至出血点压迫止血。一般经上述处理均可在短时间内达到止血目的。活检区的少量（3~5 mL）出血无需何特殊治疗，一般在 3~5 天就能自行吸收。为防止术后出血或水肿加重引起脑疝，活检后 48 小时内应进行监测并行 CT 检查，一旦发现血肿形成就应立刻开颅或立体定向清除血肿。

（2）出血量较多，可应用凝血酶 500~1 000 U（溶于 2~5 mL 注射用水）直接经穿刺针注入，常可即时达到止血效果。确认无活动出血后，拔出穿刺针，更换穿刺靶点，不得再于该处采取标本。对于瘤床多量的出血，即使置入少许吸收性明胶海绵仍难以压迫止血，不能排除使血肿增大可能，尤其是深部病变。采用经穿刺针反复用等渗盐水冲洗后观察，一般能止血，但术后需要 CT 复查。出血难以止住时，可以立体定向引导内窥镜进入靶点，电凝止血。

（3）活检完毕后可应用穿刺针检查穿刺道有无出血。将穿刺针插入活检的最低靶点，取出针芯后缓缓拔针，术者确认有无活动性出血。如果针尾有血液流出，应将穿刺针固定此处，处理同上。然而即使采取了这些措施，由于立体定向手术本身的不可视性，仍有刺破血管的可能，应对怀疑出血的患者行对症治疗并及时进行 CT 复查；如血肿较大且造成颅内压迫症状时，应行立体定向或开颅手术清除血肿。

（郝广志）

第四节　手术计划软件和图像整合技术

一、概述

立体定向手术常用 X 线片或 CT 图像的手工螺旋盘换算及目测手术靶点，其精度和临床应用受到一定限制。随着神经影像技术与计算机的广泛应用，计算机三维图像重建与立体定向技术相结合成为现实。20 世纪 80 年代，随着计算机功能的增强和运算速度的极大提高，CT、MRI、DSA 和 PET 等以计算机为基础的图像三维重建技术的不断成熟，脑成像与立体定向技术的紧密结合，使立体定向手术进入一个以计算机技术为基础的新阶段。

计算机辅助立体定向手术（CPAN）系统的应用使定向手术规划全部自动化，对颅内病变的定位精确，病灶与周围脑结构受压变形、脑室系统移位关系清晰直观，使选择手术靶点位置及手术入路的角度路径能够三维立体化显示，靶点和路径完全依靠计算机自动化地进行，定位更精确，手术创伤更小，安全可靠。

二、立体定向手术计划软件的特点

Surgical Plan 系统为手术治疗计划的制订与评估提供了十分完备的工具和手段，就立体定向手术计划而言，设定靶点位置、调整环角和入射弧角、观测进针方向上的 CT/MRI 影像、手术针与各层 CT/MRI 图像的交点是确定手术计划优劣的重要环节，此系统为以上问题的解决提供了相应的操作工具。

手术计划软件能够实现定位标记点自动探测和定位误差的自动评估及报警提示；轮廓线自动探测，病灶、重要器官自动/交互提取；点、线长和体积测量；自动探测功能核团位置，使功能性疾病的治疗更简单、更方便；对扫描病灶图像的三维容积重建、图像的剖切和任意斜面重建；原始图像数据、病灶、重要器官、焦点等多目标的三维重建叠加显示；针尖三垂直面图像和斜面图像叠加显示；手术路径在不同的图像序列中显示，通过三维重建（结合关键部位、病灶、头皮、手术器械及三维剖面）可以直观立体地表现手术路径与病灶情况；手术路径上任一点的 3 个正交面剖面图像；旋转视图（绕手术针旋转的剖面图像）直观准确地反映手术路径信息；垂直视图（经过并垂直手术针的剖面图像）揭示手术路径上各层的信息。

三、手术规划软件在立体定向手术中的指导意义

传统的立体定向手术常用 X 线片或 CT 图像的手工螺旋盘换算及目测测量手靶点，其精度和临床应用受到一定限制。手术规划软件提高了立体定向手术靶点的测量精度，手术规划软件使用原始影像数据，无数据信号丢失，而传统的 CT 胶片目测测量则有人为的误差和信号丢失。手术规划软件使用三维影像定位，刻度盘用二维测量；手术规划软件设计精度可达到 ±0.5 mm，有定位标记点自动探测和定位误差的自动评估及报警提示功能，有效降低了人为的目测误差。在施行立体定向手术中，面临众多的数据：如 CT、MRI、DSA 图像与脑解剖生理学、人脑立体定向图谱比较等，临床上迫切要求将一种影像学检查的靶点，正确地融合至另一种影像图像中，完成靶点计算和各种影像资料的互相融合，使立体定向手术更加安全。手术规划软件，实现了原始图像数据、病灶、重要器官、靶点等多目标的三维重建及融合。

四、计算机图像整合技术对立体定向手术的贡献

计算机整合技术是通过将多种成像模式，提供具有互补性信息进行整合，从而获得某结构更全面的多种信息。一个完整的医学计算机整合系统应该由一种或多种医学成像设备、计算机处理设备以及相关的整合软件组成。医学成像是临床决策过程中正确疾病诊断和制订合理立体定向手术计划的重要前提，已经贯穿在整个立体定向手术中。

医学成像可以分为人体形态信息的解剖图像（如 X 线透射成像、CT、MRI、DSA、MRA 等）和人体代谢信息的功能图像（如 PET、SPECT、fMRI、EEG、MEG 等）两个部分。对于相同的脏器，不同的医学图像设备将会提供更为全面的相关而又不同的信息，例如 CT 和 MRI 以较高的空间分辨率提供了脏器的解剖结构信息，PET 和 SPECT 以较差的空间分辨率提供了脏器的新陈代谢功能信息，这些信息是相互补充有时又是相互矛盾的。随着计算机整合技术的发展，借助于计算机将不同来源的医学影像，经过对位和配准，将相同脏器的多种信息科学准确地融合在一起，用于指导立体定向手术靶点和路径的选择，可以起到信息互补的作用。

无论是同类多源整合还是异类多源整合，整合的关键是完成相关图像的对位，将多幅图像在空间进行配准，达到几何位置的完全对应，接着将配准后图像进行信息的融合显示。理想情况下图像融合是实现图像精确的点对点配准。然而实际应用中，图像分辨率越高，图像细节越多，实现点到点对应也就越困难。因此，在进行两幅高分辨率图像（如 CT 图像和 MRI 图像）的对位时，可以借助基于外部特征的外标记配准法（定向仪框架、头颅标志点）。而在进行结构图像和功能图像（如 CT 图像和 fMRI 图像）的对位时，由于功能图像往往分辨率较低，通常为厘米级，结构图像分辨率较高，通常为毫米级，点和点的对应关系很难找到，这时可以利用基于明显的解剖特征的内标志配准法（体位标志）完成图像对位。精确对位，实现配准后，就可将配准后的图像进行信息的融合显示，从而使临床医生可以快速获取感兴趣的互补信息。

在立体定向手术中，使用计算机整合技术能够将患者术前的多种影像（CT、MRI、DSA、PET、fMRI、MEG 等）输入立体定向手术计划系统中，进行有目的性的多源整合，使医生能够看到用单一成像无法看到的解剖细节与生理功能，以指导手术。可以精确控制手术操作的路径，避免损害脑重要功能，

做到最小损伤周围正常组织。临床上通过计算机整合技术，把多源影像在空间或时间上多余或互补的数据，根据需要进行处理，将影像数据协同应用，弥补影像信息不完整、部分信息不精确或不确定造成的缺陷，获得多源影像有机组合所蕴含的新信息，使立体定向手术变成直观可视。

随着术中影像技术的进步、立体定向手术计划系统、术中术野观察装置和图像融合技术的发展、机器人系统在神经外科手术中的应用、新的工艺对定向手术器械加以改进、神经仿生学和分子神经外科的应用等，将会使未来的立体定向手术创伤更小，效果更好，应用也更加广泛。术中成像技术特别是术中CT、MRI的应用可以帮助术者近乎真实地计划手术过程；先进的计算机软件和智能化图像融合技术，可以帮助术者更全面地进行术前手术计划和术中评估；虚拟现实技术（VR技术）和仿真内镜应用在术前即可模拟真实的脑室、脑池、基底动脉环、血管内结构等，为立体定向神经外科提供更为有力的帮助。

（陈汝行）

第十一章

神经外科手术并发症的预防及处理

第一节　术后脑积水的预防及处理

一、发生机制

创伤、出血、肿瘤和感染等因素可导致脑脊液循环动力学异常，从而引起脑室、蛛网膜下隙内脑脊液的异常积聚，使其部分或者全部异常扩大称为脑积水。脑积水是神经外科的常见疾病，也是开颅术后的常见并发症。

脑积水可按照多种方法进行分类：①按时间可分为急性（数天）、亚急性（数周）和慢性（数月～数年），开颅术后血凝块可迅速堵塞室间孔、导水管或第四脑室出口等处而形成急性脑积水，也可因上述部位及蛛网膜下隙的继发性粘连引起亚急性或慢性脑积水，多发生在术后 2～6 周内；②按病因可分为交通性脑积水和梗阻性脑积水，前者特点是脑室系统普遍扩大，且与蛛网膜下隙相互交通；后者是指脑脊液循环通路上某一处发生狭窄和梗阻，使脑脊液全部或者部分不能流至脑池和蛛网膜下隙，从而出现梗阻部位以上的脑室系统扩大，开颅术后脑积水以交通性脑积水多见；③按颅内压可分为高压性脑积水和正常压力性脑积水，急性脑积水以高压性脑积水多见，而正常压力性脑积水多见于慢性脑积水。

脑积水的发生机制主要包括脑脊液分泌过多、循环受阻及吸收障碍，上述因素可使脑脊液的分泌和吸收失去平衡，从而导致脑积水的发生。

（一）循环受阻

1. 血凝块堵塞

开颅手术、创伤、血管性疾病等均可造成蛛网膜下隙出血、脑室积血或者脑内血肿，当血凝块进入脑室系统，可导致脑脊液循环通路发生梗阻，从而影响脑脊液的循环。这类阻塞常见于中脑导水管开口、第三脑室口及基底池等处。

2. 颅内压增高

开颅术后小脑或脑干的再出血、脑水肿以及硬膜外血肿形成等因素均可造成颅后窝高压，阻塞脑脊液向导水管或第四脑室的流动，出现梗阻性脑积水。开颅术后，继发的脑缺氧、脑水肿造成幕上高压，特别是基底池平面由于脑疝的形成导致脑脊液循环不完全受阻，也是引起脑积水的重要因素。

3. 肿瘤

由于肿瘤长期压迫周围脑组织及血管，导致血管的自动调节能力下降。当肿瘤切除后，局部脑血容量随血压的增高而扩张，血管通透性增加，可造成瘤床周围脑实质出血和水肿，从而导致脑脊液循环通路发生急性完全性或不完全性阻塞，常见于脑室内或脑干附近的肿瘤。松果体区肿瘤常占据第三脑室后部及大脑大静脉池，一方面可直接堵塞中脑导水管上部开口或压迫闭塞中脑导水管，如肿瘤切除不完全，中脑导水管的压迫不能完全解除，术后脑积水缓解的可能性较小；即使肿瘤完全切除，中脑导水管也可能因肿瘤长期压迫造成粘连而难以通畅；另一方面可能因肿瘤细胞浸润阻塞中脑导水管、四叠体池以及环池的局部蛛网膜粘连等原因导致脑脊液的循环受阻，这类脑积水患者通常需要接受永久性分流手术。

4. 感染

严重的颅内感染，如脑室炎等，由于整个脑室壁产生脓性絮状物，可在室间孔、中脑导水管或者第四脑室出口处发生阻塞形成脑积水。

5. 颅骨缺损

开颅手术不适当地去骨瓣减压，使原来脑室系统的结构、形态以及内部压力发生改变，可造成严重的脑膨出和脑移位，导致脑室壁外移及脑容量增加，脑脊液循环受阻，加重脑积水。

（二）吸收障碍

1. 无菌性炎症

蛛网膜下隙出血已被公认为是脑积水的高危因素，文献报道动脉瘤性蛛网膜下隙出血并发脑积水的发病率约为13％。血性脑脊液可刺激软脑膜，促进细胞因子释放和某些降解酶抑制因子的合成，引起无菌性炎症，导致软脑膜与蛛网膜之间发生粘连、血管间隙及神经根周围间隙纤维增生，从而造成脑脊液回流和吸收障碍。血性脑脊液中的红细胞可堵塞蛛网膜绒毛，同时脑脊液中红细胞溶解后，蛋白质含量将明显升高，均可造成脑脊液的循环和吸收障碍，故由脉络丛产生的脑脊液虽然可以流出脑室，但却受阻于蛛网膜下隙，特别是基底池、环池及侧裂池等处。

2. 细菌性炎症

感染是开颅术后常见的并发症，颅内感染如化脓性脑膜炎等，可引起细菌性炎症，导致软脑膜与蛛网膜之间发生粘连，甚至阻塞蛛网膜绒毛，从而造成脑脊液的循环和吸收障碍。

3. 静脉窦受压

开颅术后脑水肿、迟发性脑内血肿形成等均可压迫颅内静脉窦，使脑脊液发生回流障碍。

（三）分泌过多

血性脑脊液可刺激脑膜，释放大量细胞因子，促使软脑膜细胞增殖，刺激脑脊液生成增多。此外诸如脉络丛乳头状瘤等起源于脉络丛的肿瘤也可引起脑脊液分泌增多。

二、临床表现

脑积水形成初期，由于脑脊液的蓄积造成脑室内静水压增高，脑室系统进行性扩张。而脑脊液的吸收和静水压成正比，大部分脑脊液通过蛛网膜颗粒吸收，少部分通过室管膜细胞吸收，当静水压升高到一定程度时，脑脊液的分泌和吸收达到平衡。至慢性期时，患者颅内压是高于正常的，但脑室的扩张增大了室管膜细胞的吸收面积，颅内压逐步降至正常范围，成为正常压力性脑积水。

（一）急性脑积水

急性脑积水是指开颅术后经过一段时间颅内压正常期，之后出现颅内压急剧增高，颅脑 CT 或 MRI 检查发现脑室系统明显扩大，脑室周围间质性水肿明显。急性脑积水多由脑脊液循环通路突然堵塞，脑室系统在短时间内急性扩大所致。急性脑积水常见的临床症状如下，但需排除颅内血肿、脑梗死等因素。

（1）急性颅内压增高，如头痛、呕吐及视神经盘水肿，症状进行性加重。

（2）意识障碍进行性加重。

（3）颈后部疼痛，延髓内各颅神经核的功能紊乱，如心动过缓、呼吸变慢等，提示可能有小脑扁桃体疝入枕骨大孔。

（4）晚期呈去大脑强直或去皮质强直状态，以及脉搏过缓、血压升高和呼吸深沉（库欣反应）。

（二）慢性脑积水

（1）慢性颅内压增高，头痛、呕吐症状较急性脑积水轻，但常可见眼底水肿伴继发性视神经萎缩。

（2）精神和行为障碍或异常，记忆力减退，小便失禁等。

（3）痉挛性四肢瘫，以下肢重、上肢轻为特点，是极度扩大的脑室压迫皮质脊髓束所致。

（4）内分泌异常，如肥胖性生殖器退化或性早熟等，提示垂体、松果体及下丘脑受累。

（三）正常压力性脑积水

开颅术后经过一段时间，患者病情恢复稳定，继而出现步态不稳、智力障碍等症状，颅脑 CT 可见脑室系统扩大但大脑皮质萎缩不明显，MRI 提示脑室系统体积增加、蛛网膜下隙体积减小，这类患者应考虑正常压力性脑积水。临床表现如下。

1. 步态障碍

常为首发症状，轻者表现为失平衡，重者不能行走或站立，典型者表现为起步困难，行走时双脚分开、碎步及前冲。

2. 智力障碍

智力改变一般较早出现，多在数周至数月之内逐渐加重。开始时呈现近事遗忘，继而发生思维和动作迟缓，病情严重时可有明显说话迟缓、缄默、肢体运动功能减退、记忆力和书写功能明显障碍。

3. 尿失禁

一般在较晚期出现，大便失禁少见。

三、预防

影响脑积水的因素众多，积极预防有助于减少术后脑积水的发生。

（一）术前预防

术前格拉斯哥昏迷量表（GCS）评分、Hunt – Hess 分级、年龄等因素是开颅术后脑积水发生的危险因素。对于破裂动脉瘤患者，需视病情争取早期手术治疗，防止动脉瘤再次破裂出血。对于重型颅脑外伤患者，应争取早期手术，避免脑疝及脑缺血缺氧事件的发生。

（二）术中预防

（1）术中应注意保护正常脑组织及血管，尽量减少对脑组织的牵拉，减少脑水肿的发生与发展。

（2）术中严密止血，降低医源性蛛网膜下隙出血及脑内血肿的形成。

（3）开颅夹闭动脉瘤后，应充分打开各脑池，尽量清除蛛网膜下隙内的血凝块及血性脑脊液，必要时暴露终板进行造瘘。终板位于视交叉后方，为一淡蓝色、稍膨隆的薄膜。沿终板正中无血管区域剪开终板膜，即可见第三脑室脑脊液流出，扩大瘘口至直径约 5 mm，可有效降低动脉瘤夹闭术后脑积水的发生率，可能的机制如下。

1）冲洗引流蛛网膜下隙血性脑脊液，减轻脑脊液的血性程度。

2）侧脑室和第三脑室脑脊液可直接排入蛛网膜下隙，增加蛛网膜下隙与上矢状窦之间的压力差，促进脑脊液吸收。

3）终板造瘘后脑脊液形成脉冲式推挤力，加速脑脊液循环，使残留在脑池或蛛网膜下隙的红细胞停滞时间明显缩短。蛛网膜下隙内红细胞清除率每天约为 10%，红细胞在蛛网膜下隙时间越短，其分解后 TGF – β_1 的量就越少，蛛网膜纤维化程度就越低。

（4）颅后窝术后：脑积水的发生与脑水肿等因素所致的颅后窝高压密切相关，主要预防措施如下。

1）术中运用显微外科技术，减少操作过程中对病灶周围正常脑组织的侵扰，以减轻术后脑水肿。

2）颅后窝肿瘤应力争全切，做到充分减压，尤其对中脑导水管或第四脑室出口处附近的肿瘤更应尽可能切除，并疏通脑脊液循环通路。

3）对于那些肿瘤较大、术前就合并脑积水的患者，可在切除肿瘤前先行侧脑室外引流术，一方面可降低颅内压而利于颅后窝手术操作，另一方面术后可行颅内压监测。

4）颅后窝减压应充分，尤其是术前已有扁桃体下疝者，除打开枕骨大孔后缘外，还应咬除寰椎后弓，必要时切除小脑扁桃体。

（5）开放性脑损伤，血肿位于硬膜下或脑内，伴有蛛网膜下隙出血者，去除骨瓣减压以及硬膜敞开减压等是术后脑积水发生的危险因素，术中应取自体筋膜或人工硬脑膜减张缝合硬脑膜，去骨瓣减压应掌握严格的适应证。

（6）松果体区肿瘤切除后行第三脑室后部造瘘，并充分打开瘤床周围蛛网膜，使脑池与第三脑室充分相通，重建脑脊液循环通路。如肿瘤造成中脑导水管狭窄或闭塞，在肿瘤切除后应将侧脑室与枕大池连通；必要时同时行永久性脑脊液分流术。

（三）术后预防

1. 护理

术后密切观察病情，特别是神志、瞳孔及生命体征，动态复查头部 CT，并提高对影像学资料的分析能力，明确病情的进展情况，对于脑积水应做到尽早发现。

2. 抗水肿

术中留置颅内压监测探头，术后应根据颅内压监测值及脑灌注情况进行积极有效的抗脑水肿治疗。

3. 腰大池置管外引流

腰大池引流可有效避免脑脊液的循环和吸收障碍，降低脑积水的发生率。早期腰大池外引流可将血性脑脊液引出，促进脑脊液的再生，加速了脑脊液的循环。一方面可以直接有效地降低脑室系统静水压，减少血细胞及血浆蛋白等大分子的数量，解除中脑导水管开口、第四脑室出口、基底池及蛛网膜绒毛等处堵塞，保持脑脊液循环通路畅通；另一方面引流血性脑脊液，减轻了红细胞及其分解产物对脑膜的刺激，降低了无菌性炎症的发生率。腰大池外引流管应早期放置，可在术中或术后 24 小时内放置，此时血性脑脊液的刺激性最强。蛛网膜下隙出血 3 天后血性脑脊液开始淡化，7 天后基本清亮，14 天时蛋白质含量可降至 1.0 g/L 以下，为避免引流时间过长引起逆行性感染，建议持续引流时间为 7 天。

4. 脑室外引流

脑室出血患者术后脑室外引流可加速脑脊液的循环，降低脑积水的发生率。拔除引流管前，可先将引流高度升高至 200 mmH$_2$O 水平，如不出现脑室的扩张且脑脊液引流量为 0 mL，则表明脑脊液循环通畅，发生脑积水的概率低；如脑室不扩张，但引流量处于 0 ~ 100 mL，此时可试行夹管 6 ~ 8 小时后复查 CT，如有脑室扩大，则提示急性脑积水的概率较高，需要在拔管的同时行分流术；如引流量 >100 mL，拔管后产生脑积水的概率极高，拔管时即行分流术。

5. 颅骨修补

去骨瓣减压手术后，原有脑室系统的结构、形态以及内部压力发生改变，脑室内产生的压力将使脑组织向着颅骨缺损的部位移动，造成脑移位、脑膨出。因此，如病情允许，应早期（术后 3 个月）手术修补缺损颅骨，恢复脑组织正常的骨性屏障。

6. 开放气道

对于重型颅脑外伤或开颅术后昏迷的患者，应早期开放气道，维持呼吸道通畅，防止因呼吸道堵塞引起脑缺氧、继发脑水肿。

四、治疗

脑积水治疗的目的是预防或治疗因颅内压增高或脑组织结构的病理改变引起的神经功能损伤，原则是解除病因和解决脑室扩大兼顾，综合考虑患者的个体化因素，采取个体化的治疗措施。

（一）急性脑积水的治疗

急性脑积水多因血凝块直接堵塞脑脊液循环通路或因颅内高压致脑脊液循环通路闭塞所致，应尽早针对病因治疗，解除脑脊液循环通路的梗阻，缓解颅内压增高。具体的处理措施主要如下。

（1）术后颅内迟发性血肿形成，需急诊开颅清除颅内血肿。

（2）术后血凝块堵塞第三脑室或者第四脑室等处，需急诊行侧脑室额角穿刺外引流术，可用生理盐水间断性冲洗，保持引流管通畅，降低颅内压，置换出脑脊液中的红细胞、蛋白质等物质，防止蛛网膜发生无菌性炎症反应，减少粘连机会。

（3）如颅后窝高压压迫中脑导水管等处，需急诊开颅行颅后窝减压，必要时可探查第四脑室，疏通中脑导水管等处。

（二）慢性脑积水的治疗

1. 手术适应证

（1）缓慢进展的慢性脑积水。

（2）伴有神经功能损害的正常压力性脑积水。

（3）颅内出血后和颅内感染继发的脑积水，需外引流至血性脑脊液吸收和颅内感染控制后，脑脊液接近或达到正常脑脊液指标。

2. 手术禁忌证

（1）颅内出血急性期。

（2）有颅内感染病灶或脑脊液感染。

（3）头皮、颈部、胸部及腹部皮肤存在感染。

（4）腹腔内有感染。

3. 脑室-腹腔（V-P）脑脊液分流术

V-P分流术是目前治疗脑积水最常用的手术方式，并取得较好的临床疗效，适合于大多数类型的脑积水患者。常用的脑室穿刺部位是侧脑室额角，穿刺点位于发迹后2 cm、中线旁开2 cm，垂直穿刺，并与两侧外耳道连线平行。在头皮表面可标画出该点的水平线、垂直线及与两侧外耳道的连线，穿刺方向与三线平行可确保额角穿刺成功。也应注意观察影像学上侧脑室扩大情况，以调整穿刺点离中线的距离，或穿刺方向偏向中线，以防穿刺偏外。穿刺深度5～7 cm，可在脑室端进入脑室后，回拉至无脑脊液流出时，再插入1.5～2.0 cm，防止过深损伤脑组织。腹腔端可留长10 cm，放置于肝脏膈面，并固定于肝圆韧带上，以防脱落游离于腹腔内被大网膜包裹；也可留长30～40 cm，末端开多个侧孔，置入髂窝内。

4. 腰大池-腹腔（L-P）脑脊液分流术

L-P分流术近年来受到重视，适合于交通性脑积水和正常压力性脑积水，但有小脑扁桃体下疝的患者为禁忌证。术前应行腰椎穿刺，判断腰大池置管的难易程度、蛛网膜下隙是否通畅，并行脑脊液引流测试及脑脊液常规和生化检查。L-P分流的主要优点是分流管在腰腹部，路径短、创伤小，同时手术操作完全在脑外，避免了穿刺脑组织。

5. 脑室-心房（V-A）脑脊液分流术

V-A分流术常用于不适合V-P分流术的患者，如腹腔内感染者，但有严重呼吸、循环系统疾病的患者为禁忌证。

6. 神经内镜治疗

现代神经内镜的发展为脑积水的治疗提供了一种微创新方法，并去除了体内植入物的后顾之忧。内镜可用于非交通性脑积水时脑脊液通路的疏通或再造，如第三脑室底造瘘、导水管成形、透明隔造瘘、囊肿造瘘等；也可用于脉络丛烧灼，以减少脑脊液分泌。造瘘口直径应大于0.5 cm，以防术后粘连导致复发，可先以双极电凝打开一个小口，再以组织钳扩大或以Fogarty导管的球囊充气膨胀来扩大瘘口，最后以双极电凝烧灼边缘组织，去除飘动的组织碎片。第三脑室底造瘘时，造瘘口选择在乳头体与漏斗隐窝之间，该处呈灰蓝色菲薄的膜结构，需注意造瘘完成后可经造瘘口观察到基底动脉，造瘘口边缘组织随着脑脊液的流动有搏动，以确保第三脑室与基底池完全交通。造瘘口的准确定位、轻柔的操作可有效减少下丘脑损伤、动眼神经和展神经麻痹等并发症的发生。

7. 其他分流术

如Torkildsen分流术可连通侧脑室枕角与颅后窝枕大池，治疗梗阻性脑积水。

8. 分流管装置

分流管装置的选择，要综合考虑患者的年龄、脑室大小及疾病类型等因素。采用可调压式分流阀的疗效可能更好，术后可在体外根据患者状态来逐步调节压力，解决分流不足或过度分流的问题。如果使用固定压力的分流管，建议根据术前测压结果进行选择。当患者站立时，分流管脑室端开口与腹腔端开口间会产生静水压（即虹吸作用），可能导致分流过度，必要时可考虑使用抗虹吸型分流管。

（三）脑积水的药物辅助治疗

通过减少脑脊液的分泌，暂时减轻脑积水，如乙酰唑胺可直接抑制脑脊液的分泌，氢氯噻嗪等利尿剂通过减少体液量，间接减少脑脊液的分泌量。

五、分流术后并发症及其治疗

（一）颅内感染

分流术后颅内感染是分流手术严重的并发症，可能直接导致手术的失败及更为严重的后果。分流术后颅内感染不仅造成患者治疗时间长，而且医疗费用高。分流术后颅内感染多发生在手术后 3 个月内，早期感染约占 7%。低龄、手术时间长是造成本并发症比较确切的危险因素，年龄越小，感染风险越高，可造成患者尤其是儿童智商降低。早期感染大多为表皮葡萄球菌，占感染的 40%，其中 20% 为金黄色葡萄球菌；革兰阴性杆菌（可能来自肠穿孔，占 6%～20%），术后 6 个月以上的晚期感染几乎全部是表皮葡萄球菌。念珠菌感染多见于 1 岁以内的儿童，发生率为 1%～7%。

1. 预防

严格外科手术的无菌操作及手术室管理能有效减少感染的发生，采用以下的措施可以减少感染。

（1）备皮后术区应用聚维酮碘清洁。预防使用抗生素，术前半小时足量静脉输入（可将感染率降低 50%），头皮可采用直线或马蹄形切口，在分流系统经行区域尽可能不要另行切口。头皮术区不用局部麻醉，或加用肾上腺素。

（2）切皮器械在切皮后不要再应用。单极电凝、电切、双极电凝在年龄小的患儿尽量少用。尽可能减少对组织的损伤。

（3）带双层手套，并在处理分流系统时脱掉外层手套。婴幼儿手术可用术中超声引导穿刺。硬脑膜切口尽可能小，尤其在脑皮质较薄的患者，以仅容纳分流管为佳。术中留取脑脊液培养。

（4）分流系统在调试及等待安装时皆浸泡于抗生素溶液中。整个术区用抗生素冲洗。

（5）避免通道穿过瘢痕组织、感染区、放疗后组织，注意皮肤薄厚，注意避免体内植入物与经行区的交叉，注意既往腹部手术史。

（6）腹腔镜辅助下置入分流管时，应用套管针时应保持膀胱排空状态。腹腔镜辅助下的 V - P 手术，可将腹膜切口最小化，清楚识别腹腔解剖结构，将分流管腹腔端准确放置。腹部切口要避开脐部。

2. 治疗

一旦发生感染，尽早使用敏感抗生素是首选的治疗方法，药敏试验结果出来之前，主要靠感染的细菌学、流行病学及临床经验选择抗生素。治疗起始阶段抗生素必须广谱而强效，可配合分流系统内给药，抗感染治疗无效可考虑拔除分流管，拔除分流管可能出现致命的脑室出血及颅内高压症状。分流管拔除后可先行脑室外引流；如腹腔感染则拔除分流管腹腔端持续外引流，待感染控制后且脑脊液培养连续 3 次阴性才考虑拔除外引流，之后可延期再置分流。此外，尚可有脓毒症，多由于手术时分流系统沾染表皮葡萄球菌所致，皮肤及皮下感染可保守治疗。脑膜炎、脑室炎则需急诊去除分流系统，并行外引流。行脑脊液及血培养，注意厌氧菌及需延长培养时间的菌群培养，经验应用抗生素。预防在于谨慎选择分流系统，谨慎操作，由经验丰富的医师进行。如果分流管感染控制后再次手术置入，则应放在原位置的对侧脑室，同样腹腔感染后需要再置时需放在腹腔的不同部位或胸腔。治疗感染时，脑脊液系统抗生素应用与感染分流系统取出同等重要。

（二）分流管阻塞

分流管阻塞是手术失败的常见原因之一。包括近端阻塞、阀装置阻塞及远端阻塞，可因组织包裹、蛋白含量高或感染所致。患者可出现反应迟钝、言语含糊不清、步态不稳、颅内压增高症状，幼儿可出现囟门膨隆、头围增大，临床症状及体征并无特异性，早期诊断有一定困难。一般来说，术后近期多见近端管阻塞，远期多见远端管阻塞。术后应定期按压分流泵，观察患者症状及腹部体征，定期复查影像学检查，早期准确诊断才可能有采取进一步措施的机会，目前没有有效的预防措施。

（三）分流管材料过敏

分流管材料过敏很少见，可导致皮肤破溃，神经系统肿瘤向颅外转移（髓母细胞瘤）。

（四）癫痫

癫痫仅发生于脑室分流术后，置管 1 年后发生率约为 5.5%，3 年后约为 1.1%，额部分流后发生率较枕部高。

（五）裂隙脑室综合征

可因长期过度引流，脑脊液腔室顺应性下降所致。随着脑室的闭开表现出分流系统的畅通和梗阻的交替。可表现为站立时明显头痛、无力甚至意识障碍。患者需卧位，调高分流泵压力，动态观察，复查 CT。对于裂隙脑室综合征可予以甘露醇、调节泵压力、外置分流管，甚至去骨片减压。过度引流导致的硬脑膜下积液或出血，需暂停引流，如占位明显需引流占位血肿。

六、脑室 - 腹腔分流术的腹部并发症

（一）腹股沟疝

发生率约为 17%，可导致脑脊液性腹水及分流管腹腔端阻塞。可伴肠梗阻、肠扭转甚至肠绞窄。

（二）分流管感染引起的腹膜炎、腹腔脓肿

小的脓肿可应用抗生素后吸收，多数需要影像学引导下穿刺引流，或外科切开引流。

（三）腹腔假性囊肿

发生率为 1%～5%，包裹没吸收的脑脊液，发生在腹腔端分流管，可继发于隐匿性的脑脊液感染。常在术后数周或数年之内发生。超声或 CT 发现，多表现为分流管的慢性失去功能，囊液多为无菌。有脑脊液蛋白升高。

（四）分流管末端移动

儿童随着成长，早期放置的分流管可移位至腹壁。分流管可通过解剖隐窝移动，造成内脏器官的穿孔（胃、膀胱、直肠）。

（五）分流管位置不当

分流管手术时放置不当或随身高增长分流管脱出腹腔。额部置入管最好在室间孔前上方，长 5～5.5cm，而枕部置入管最好在侧脑室三角区，长 5.5～6cm。

（六）腹腔脏器穿孔

可于术中发生，误置入肠管、胆囊、膀胱等；也可是慢性侵入，多发生在术后数月到数年。严重腹腔粘连可减少脑脊液的吸收面积。

（七）脑室 - 心房分流术缺点及并发症

缺点：生长期儿童分流管长度需不断增加；感染及败血症发生率高；分流阀功能失常可能导致血液反流到脑室；分流管血栓或栓塞。

并发症：穿孔，血栓性静脉炎，肺动脉微栓子可能导致肺动脉高压。

（八）腰椎穿刺分流术缺点及并发症

缺点：一般不用于生长期儿童，14% 的儿童椎板切除后会导致脊柱侧弯，小脑扁桃体下疝风险高；分流过度发生时难控制；腰神经激惹；脑脊液沿分流管外渗；压力调节难；过度分流可导致第 6、第 7 脑神经功能障碍；蛛网膜炎及粘连发生率高。

并发症：分流术中患者行腹腔镜技术，某些患者中，充气可能导致颅内压增高，远端分流管被气体、碎片或者软组织阻塞，极高的腹压可能损坏分流阀，在腹腔镜术后导致分流异常。可以采取临时关

闭腹腔端或将腹腔端暂时外置，手术结束后再重新放入（有增加感染的可能性），在腹腔镜手术中监测颅内压，应用较低的充气压力（低于 10mmHg）等措施预防。

（李明军）

第二节　难治性癫痫手术并发症预防及处理

癫痫是以大脑神经元突发性异常放电导致的突然、反复和短暂的中枢神经系统功能失常为特征的一种综合征。目前临床上对药物难治性癫痫，即应用正规药物治疗癫痫未得到控制或未明显减少发作，适合外科手术治疗，但是手术疗效取决于术前对癫痫灶的准确定位及选择正确的手术方式。目前国际上癫痫的手术方式主要有前颞叶切除术、单纯海马-杏仁核切除术、大脑半球切除术、致痫皮质切除术、多处软脑膜下横纤维切断术、脑功能皮质电凝热灼术、胼胝体切除术以及立体定向放射外科治疗等。最近几十年，脑深部电刺激术以及迷走神经刺激术等创伤小的手术方式也应用于难治性癫痫；但是手术治疗难治性癫痫的有效率仍在 70%～80%。由于大部分手术需要将致痫皮质或海马等切除，手术的创伤较大，也会出现各种并发症。

一、颅内电极置入术的并发症及处理

对药物难治性癫痫患者进行外科术前评估时，如果无创性评估手段（神经影像学和神经电生理检查等）不能准确定位致痫灶，或资料提示致痫灶与重要功能区关系密切，需要埋置颅内电极进行长期描记以确定癫痫的发作起源和传导范围，并结合皮质电刺激定位功能区位置，从而制订合理的手术方案。颅内电极从放置方式位置上可分为硬脑膜外、硬脑膜下和脑深部电极；从规格上可分为条状、栅格状、针状和特殊形状电极，目前大多采用开颅或立体定向引导下放置皮质电极和深部电极。近年来为了更准确地放置电极，通过机器人无框架立体定向辅助系统（ROSA）放置颅内电极，可以从三维结构中对癫痫波进行定位。但是，颅内电极置入时仍有可能出现出血、脑水肿、脑脊液漏、颅内感染等并发症。

（一）颅内出血

术后颅内出血是所有并发症中最为严重的，特别是硬脑膜下或脑实质内出血，甚至可以危及生命。即使出血量少，也可能造成监测信号减弱甚至消失，皮质刺激不满意或结果不准确，从而使手术失败。为避免血肿的发生，手术中应注意以下几点。

（1）患者术前各项凝血检查如有异常，应暂缓手术，并对异常的凝血指标加以纠正。

（2）长期服用抗癫痫药物常造成癫痫患者凝血功能下降，因此术中应仔细止血，对于硬脑膜切口边缘出血，宜用低功率电凝耐心止血，以防硬脑膜挛缩而造成缝合困难。

（3）硬脑膜与蛛网膜之间存在粘连时，应在显微镜下仔细分离，翻开硬脑膜并潜行分离骨窗周边的硬脑膜下腔，给电极放置留出足够的空间；脑组织表面蛛网膜的细小渗血，可用湿棉片贴敷止血，尽量不使用电凝止血。

（4）术中桥静脉出血时，清水冲洗干净后，用吸收性明胶海绵覆盖或压迫即可止血；但如果骨窗太小，脑组织肿胀后，操作会变得非常困难，因此颅内电极埋置手术应尽可能采用大骨窗开颅，但骨窗太大会导致创伤加大、出血增加、感染增多。

（5）在手术前常规行脑血管造影或 CTA 检查并将血管成像数据与 MRI 数据融合，了解穿刺路径中的血管并予以避开。

（二）脑水肿

颅内电极埋置术后脑水肿，多可通过脱水治疗得到有效控制，一般不会出现脑疝而致手术失败。为防止术后脑水肿，手术中应注意以下几点。

（1）手术中操作轻柔和细致，防止颅内出血和脑挫伤，注意对皮质表面动脉和回流静脉的保护。

（2）纵裂中放入电极时，对于皮质的引流静脉要重点保护，若纵裂解剖困难，建议自额上回多点植入深部电极以取代纵裂内电极，降低操作的难度，增加安全性。

（3）确定埋置电极的最后位置时，应特别注意电极导线的方向，要避免其压迫重要的皮质静脉阻碍其回流，导致脑水肿。

（4）若自术野向周边潜行放置硬脑膜下电极，动作务必轻柔，根据 MRA 征象判断远隔桥静脉的位置和走行，防止电极卡压静脉导致回流障碍，引发脑水肿、脑梗死。

（5）如果术中在严密缝合硬脑膜时张力过大，可以使用人工硬脑膜以减少硬脑膜张力，在电极导线出硬脑膜处往往需将导线固定在硬脑膜上以防止电极移位，此时应注意不要在电极导线的根部固定，避免形成折角而压迫皮质，造成脑水肿。

（三）脑脊液漏

脑脊液漏是发生颅内感染的高危因素，为有效防止术后脑脊液漏，应注意以下几点。

（1）埋置电极后一定要紧密缝合硬脑膜，必要时可用人工硬脑膜及生物胶密封，这是防止术后脑脊液漏最有效的方法。

（2）开颅患者可以放置硬脑膜外或头皮下引流管持续引流，使术野渗出的液体尽可能排出，以减少皮瓣的张力，待引流液停止流出且无脑脊液漏时再拔除引流管。

（3）电极导线从头皮切口的周边戳孔引出，每个导线尾端应逐个穿出头皮，切勿成束状导出头皮；帽状腱膜和头皮的缝合张力应适度，过松容易发生脑脊液漏，过紧则容易导致头皮坏死，将电极导线从肌肉丰富的部位引出，也有助于防止脑脊液漏。

（四）颅内感染

严重颅内感染可使电极埋置失败，给患者带来巨大的伤害；为防止术后颅内感染，应注意以下几点。

（1）强调电极埋置术中的无菌操作以及防止脑脊液漏，加强营养支持治疗，体质衰弱的患者必须经过调整后再慎重考虑电极埋置手术。

（2）当出现颅内感染迹象后应注意切口处勤换药，及时进行渗出物或脑脊液的细菌培养及药物敏感试验，更换敏感的抗生素治疗；如果感染严重且难以控制，则应放弃切除手术，直接将电极取出。

（3）电极埋置 2 周后，感染的概率会大大增加，如果监测期间持续不发作，应认真分析发作间期皮质和深部脑电图资料，特别是临床发作和高频振荡区的范围以及对生理电刺激的反应，参照头皮脑电图特点、影像学资料等，确定癫痫波的起源。

二、前颞叶、海马、杏仁核切除术的并发症及其预防和处理

颞叶癫痫约占难治性癫痫的 60%，前颞叶、海马、杏仁核切除术是治疗颞叶癫痫的主要手术方法，70% ~ 80% 的颞叶癫痫通过这一术式可以取得良好的治疗效果。在进行前颞叶、海马、杏仁核切除术时，前颞叶的切除范围为颞极后 4.5 ~ 6 cm，优势半球应该控制在颞极后 5 cm，非优势半球在颞极后 6 cm，一般不能超过拉贝静脉，术中显露侧脑室颞角后再将内侧及前内方的海马、杏仁核切除，术中保护内侧蛛网膜界面的完整以及颅底的血管及神经。

前颞叶、海马、杏仁核切除术的主要并发症有如下。

（1）视野缺损，大多是由于手术切除中将颞角后上方的 Meyers 祥损伤，从而出现对侧的上象限偏盲，另外手术中过多切除颞叶皮质或过度牵拉也会导致视辐射损伤从而出现视野缺损；在前颞叶、海马、杏仁核切除术中所有的操作应该在显微镜下进行，显露侧脑室颞角并以此为标志点进行相应的前颞叶、海马及杏仁核切除，术中尽可能保护相应的引流静脉，对于靠近内侧的软膜应该加以保留。

（2）拉贝静脉损伤会出现严重的脑水肿、失语、失写，一般发生在术后 1 ~ 3 天，3 ~ 5 天达到高峰，失语一般为混合性失语，在前颞叶切除时一定要保护后方特别是优势半球的拉贝静脉，在使用脑牵开器时要轻柔，避免长时间牵拉导致脑缺血和脑水肿。

（3）前颞叶、海马、杏仁核切除术后有小部分患者会出现记忆损害，其直接原因可能是切除颞叶或海马结构引起，一般长时记忆和瞬时记忆在术后 2 周变化明显，术后 6 个月可明显改善；难治性颞叶癫痫患者在前颞叶切除后 1/3 的患者可能出现语言学习障碍，其中左颞叶切除发生率是右侧的 2 倍；术后记忆力的变化与术后癫痫的控制有很大关系，术后癫痫控制良好者与控制不良者记忆变化有显著性差异，可能是由于癫痫控制后用药量减少和心理状态的改善有关；前颞叶切除虽然可能损害记忆功能，但术后其总体记忆水平仍可以提高，特别是右侧病灶术者术后记忆恢复较快，而左侧术者容易出现记忆功能损害，所以对左侧手术的患者术前应该进行瓦达试验，如果左侧占绝对优势，术后出现损害的可能性要大，手术中尽可能减少切除的范围。

（4）智力损害也是前颞叶切除的潜在并发症，并且术前智力高者更易受到影响，直接影响患者的生活质量，这可能与颞叶内侧结构与智力有密切关系有关，但是总体来说前颞叶切除可能使部分患者的智力受损，但在癫痫控制良好的前提下，术前智力有一定障碍的患者更多表现为智力的改善。

三、功能区癫痫手术并发症及其预防和处理

对于功能区癫痫的手术治疗，既要考虑到有效地控制癫痫，又要最大限度地保留功能区皮质的正常功能，否则致痫灶切除后会造成严重的神经功能障碍。大脑新皮质的功能按"垂直柱"结构排列，癫痫放电的扩散和同步化依赖沿水平走行的皮质纤维间的相互联系，皮质的癫痫性放电依赖于一定大小的皮质面积。1969 年，Morrell 等基于此理论提出了对功能区致痫灶施行多处软膜下横纤维切断术（MST），经过 30 多年的临床实践，MST 已成为治疗功能区癫痫的首选技术，其主要并发症有与局部脑水肿、脑血管痉挛有关的一过性的肢体偏瘫、面瘫、失语，有小部分患者出现永久性肢体偏瘫等。近年来，我国学者也开创性地使用小功率皮质热灼术处理功能区的致痫皮质，具有创伤小、控制癫痫疗效较好等优点。但是，为避免功能区致痫灶切除术后严重的并发症，术前严格的评估（包括癫痫发作行为学、功能磁共振成像、长程视频脑电图、埋藏电极等）是必要的，如果术前发现致痫灶位于重要功能区且手术会导致严重的并发症，则手术要慎重，可以采用创伤更小的迷走神经刺激术等。

四、大脑半球切除术并发症及其预防和处理

功能性大脑半球切除术是目前各种大脑半球切除技术中比较常用的方法，对一些由半球综合征所引起的难治性癫痫患者，采用此种手术方式可以获得比较满意的效果；该方法手术时间较短、出血量少、脑积水发生概率少、感染率低，只要具备良好的解剖和熟练的技巧都可完成功能性大脑半球切除术，尤其对于难治性癫痫伴有偏瘫患者而言，该术式不仅能较好控制癫痫发作，而且术后患者的行为能力明显改善，智商提高，一般不引起严重的言语缺陷。术前伴有明显而又严重偏瘫的患者，术后偏瘫症状基本不会明显加重，对于短期内明显加重的患者也可逐渐恢复，但对于手指功能丧失的患者术后一般不会恢复。

研究表明，大脑半球切除术早期的效果满意，长期效果不佳，而且大脑半球切除后仍可有癫痫的复发，可能原因是：①由于岛叶皮质未被切除，残留的岛叶和术后癫痫有直接关系，岛叶皮质仍与大脑皮质、杏仁核、基底节和其他边缘区相连接；②功能性大脑半球切除术未完全离断胼胝体或残留的半球皮质（额叶及顶枕叶）未完全孤立，因投射纤维和联合纤维未全断离，致使术后癫痫再发；③术后癫痫发作常起源于非手术的半球，此与对侧半球存在独立的致痫灶有关，所以术后应适当延长抗癫痫药的应用时间，不宜过早停药。

为减少和避免并发症，应完善术前评估，选择合适的适应证、确定手术方案尤为重要。术后早期常见并发症有感染、出血，晚期有脑积水和脑表面含铁血黄素沉积症等。近年来，由于手术方案的不断改进，如病变脑组织彻底切除，癫痫完全控制率高；经过室间孔封堵及硬脑膜覆盖后减少了脑组织的摆动，建立相对稳定清洁的脑室及脑脊液循环系统，可降低脑积水、含铁血黄素沉积的发生率，进而降低了病死率；运用多种的功能评估手段对患者的神经功能状态进行评估并对术后功能缺失风险进行预测，根据患者的神经功能状态及术后风险预测对半球切除病例采用个体化的切除方案能有效减少患者术后的

脑功能缺失；对于年龄较小的患儿，术后早期发热较常见，一般对症处理即可。

五、迷走神经刺激术并发症及其预防和处理

迷走神经刺激术（VNS）是癫痫治疗的一种新途径，通过电刺激左侧迷走神经来控制或减少癫痫发作，其癫痫控制率在15%～20%，有一半以上的患者癫痫发作明显减少。VNS治疗的并发症多是由电流刺激引起的，多为一过性，常见声嘶、吞咽困难、咳嗽等，通常可以被患者耐受，并随着时间的推移而减轻。然而也有一些比较罕见的并发症应该得到关注，有报道VNS会导致呼吸性窦性心律不齐，该并发症使脑组织的氧输送量下降，这对于已经有脑损害的癫痫患者有严重的影响。VNS治疗期间有小部分患者会出现严重的睡眠呼吸紊乱，这对阻塞性呼吸困难的患者危害很大，高频率VNS刺激还会导致呼吸暂停和表浅呼吸的增加。技术性的并发症多由电极折断、移位以及脉冲发生器功能障碍等引起，年龄较小的患者，青春期身体生长发育导致的电极断裂是主要的并发症。另外，VNS手术后也存在一定比例的切口感染，较表浅的感染可以通过使用抗生素控制，但是较重的感染最终要移除迷走神经刺激器。

（李明军）

第三节　术后癫痫的预防及处理

癫痫发作是颅脑疾病较常见的伴随症状，在颅脑外科手术后，3%～40%的患者出现癫痫发作。如何在颅脑疾病手术前后应用抗癫痫药物，避免癫痫发作的产生或使发作得到有效控制，将癫痫发作给患者带来的危害降到最低程度，是神经外科医生的重要责任。由于术后患者也会就诊于神经内科或儿科，所以从事癫痫专业的神经内科和儿科医师，也需注意此问题。

一、术后癫痫发作

癫痫是一种反复发作的神经元异常放电所致的暂时性中枢神经系统功能障碍的临床综合征。颅脑外科手术后的癫痫发作，根据发生时间分为即刻（≤24小时）、早期（>24小时，≤2周）和晚期癫痫发作（>2周）三类。手术后的癫痫发作通常发生在幕上开颅手术后，而幕下开颅手术（牵拉或血管原因造成大脑损伤者除外）术后癫痫发作出现率很低。术后癫痫发作以局灶性及大发作为多见，混合型、精神运动型发作或非惊厥性发作较少见。

即刻和早期癫痫发作多为神经系统对颅脑损伤的迅速反应，临床上所指的手术后癫痫发作一般指手术后晚发癫痫，可以是术后一次发作，也可以多次发作，但是只有术后反复出现的晚期发作才能代表术后癫痫发作的全部特征。手术后癫痫一般与手术创伤、局部水肿、兴奋性氨基酸毒性损害、氧化应激、神经细胞代谢紊乱等有关，但也有可能预示颅内有新的变化，如术区出血、感染及肿瘤复发等。此外，手术后癫痫还可能与下丘脑继发性损伤、低钠血症等因素有关。

术后出现癫痫发作，是否诊断为癫痫，应根据癫痫的诊断标准作出。颅脑手术后如有癫痫发作，可能产生颅内出血、脑水肿等诸多危害，而抗癫痫药物也存在高敏反应、肝功损害和药物间相互作用等潜在风险，所以应当有区别地根据患者具体情况，选择适当的抗癫痫药物，以有效控制癫痫发作。如果癫痫发作反复或频繁出现，可以确定癫痫诊断者，则应进行积极治疗。

二、术前无癫痫发作患者术后预防性抗癫痫药物应用

（一）术后预期可能出现癫痫发作者

1. 颅脑外伤手术后

有以下情况可以考虑应用抗癫痫药。

（1）改良格拉斯哥昏迷评分（GCS）<10分。

（2）广泛脑挫伤或颅骨凹陷性骨折。

（3）颅内血肿（包括脑内血肿、硬脑膜下血肿和硬脑膜外血肿）。

（4）开放性颅脑损伤。

（5）外伤后长时间（＞24 小时）的昏迷或记忆缺失。

2．幕上脑肿瘤术后

不建议常规预防性应用抗癫痫药物，但下列情况可以考虑应用抗癫痫药物。

（1）颞叶病灶。

（2）神经节细胞瘤、胚胎残基肿瘤。

（3）手术时间长（皮质暴露时间 ＞4 小时）。

（4）恶性肿瘤手术局部放置缓释化疗药物。

（5）病灶侵犯皮质或手术切除过程中损伤皮质严重者。

（6）复发恶性肿瘤手术并损伤皮质严重者。

（7）术中损伤引流静脉或皮质供血动脉，预期会有明显脑水肿或皮质脑梗死。

3．幕上血管性病变术后

不建议常规预防性应用抗癫痫药物，但有下列情况可以经综合评估，考虑应用抗癫痫药物。

（1）近皮质的海绵状血管畸形或动静脉畸形（尤其是颞叶）。

（2）动脉瘤破裂合并脑内血肿或大脑中动脉动脉瘤。

（3）自发性脑内血肿。

（4）术中损伤引流静脉或皮质供血动脉，预期会有明显脑水肿或皮质脑梗死。

4．其他颅脑外科手术

有下列情况可以考虑应用抗癫痫药物。

（1）颅骨缺损成形术后。

（2）脑脓肿或颅内寄生虫（尤其是病灶位于颞、顶叶或开颅手术引起广泛脑皮质损伤者）。

（二）抗癫痫药物应用时机

（1）抗癫痫药物应当在麻醉药物停止时开始应用，以防止即刻癫痫发作。

（2）由于目前尚无证据证明抗癫痫药物可以减少晚期癫痫发作的发生，预防性应用抗癫痫药物通常应当在手术 2 周后逐渐停止使用。

（3）出现颅内感染或脑内血肿者，可以适当延长抗癫痫药物的应用时间。

（三）抗癫痫药物的用法

1．选药原则

对意识影响较小、不良反应、起效较快、药物间相互作用小，后期用药可与初始静脉用药相同或者不同。

2．方法

首先应用静脉注射抗癫痫药物，恢复胃肠道进食后，改为口服抗癫痫药物，换药过程中有 12～24 小时的时间重叠，应注意药物过量及中毒问题；预防性应用抗癫痫药物需达到治疗剂量，必要时进行血药浓度监测。

3．常用药物

静脉注射药物可选：丙戊酸钠、苯巴比妥钠；口服药物可选：奥卡西平、左乙拉西坦、丙戊酸钠和卡马西平。

（四）术后出现癫痫发作时的抗癫痫药物应用

1．适应证

对颅脑疾病手术后已经出现癫痫发作，除对原疾病的治疗外，应选择合适的抗癫痫药物进行正规治疗。

2. 用药时间

术后早期（2 周内）出现癫痫发作（视具体情况，尚未确定癫痫诊断）者，如已预防性使用抗癫痫药，应遵循抗癫痫药物治疗的基本原则，加大药物用量，或选择添加其他药物治疗。如果无预防性用药，则应遵循抗癫痫药物治疗的基本原则，选择抗癫痫药物治疗。如正规服用抗癫痫药物后再无癫痫发作，建议结合脑电图等相关证据 3 个月后停药。

如果手术 2 周后癫痫发作未得到有效控制或 2 周后出现反复的癫痫发作，结合其他诊断依据，可以确定癫痫的诊断，应遵循抗癫痫药物治疗的基本原则进行治疗。如果 2 周后出现单次发作，首先选择单药治疗，必要时监测血药浓度调整治疗剂量。由于颅脑外科的病种及手术切除的程度等因素差异较大，此类患者在正规治疗下癫痫发作得到完全控制后，何时减药或停药，应根据患者具体情况，慎重做出决定。

3. 药物选择

药物的选择应当根据癫痫分类及抗癫痫药物使用原则。术后常用抗癫痫药物：卡马西平（CBZ）、奥卡西平（OXC）、左乙拉西坦（LEV）、丙戊酸钠（VPA）、拉莫三嗪（LTG）和托吡酯（TPM）。

三、术前有癫痫发作患者术后抗癫痫药物应用

（一）适应证

神经外科临床经常遇到的情况如下。

（1）患者因其他颅脑疾病就诊，术前有过癫痫发作，但没有诊断癫痫，或者此次就医才追问出癫痫发作史，而此次颅脑手术，是作为治疗其他颅脑疾病的手段，并非以治疗药物难治性癫痫为目的。

（2）术前有与病灶相关的癫痫发作，手术目的是行病灶切除术者。

（3）术前虽已诊断癫痫，但此次手术目的与致痫灶切除无直接关系。

（二）药物应用与调整

1. 术前抗癫痫药物应用方法与调整

（1）术前详细了解患者的病史和诊疗过程，病史询问既包括对癫痫病史的询问，也包括对原发病的病史询问，如有无颅内压增高、局灶性神经功能障碍等。

（2）对于正在服用抗癫痫药物的患者，需全面了解服药种类、剂量、疗效以及药物的不良反应等。对于服药后无发作者继续原有药物治疗方案；对于服药后仍有发作者，根据患者发作类型调整药物种类，选择对患者疗效最确切的药物；尽量选择起效快、服用方法简单的药物；尽可能单药治疗；如对于部分性发作或继发全面性发作，药物调整的时候可选择卡马西平或奥卡西平。

（3）对于手术前服药不正规或未服药的患者，应遵循抗癫痫药物使用的基本原则，选择合理的抗癫痫药物治疗。

（4）术前需要接受 EEG 等电生理学检查，应遵循癫痫外科相应调整抗癫痫药物的原则进行调整。

2. 术后抗癫痫药物应用方法与调整

（1）手术当日，手术开始前一般不用抗癫痫药物，并尽可能避免使用苯巴比妥及苯二氮䓬类等可能影响术中脑电监测的药物，手术中应避免使用对脑电图影响较大的麻醉剂。

（2）手术后当日需要使用抗癫痫药物，优先选择注射用抗癫痫药物，可以进食后即恢复口服抗癫痫药物。

（3）手术后 1 周内，由于同时应用多种其他药物，如脱水药、激素、抗生素、神经营养药物等，药物间的相互作用比较复杂，制订用药方案时尽可能选择相互作用少的药物，特别要注意抗癫痫药物的不良反应，必要时监测血药浓度。部分患者术后当日可能出现发作频率增加和（或）发作形式改变，此时一般暂不改变抗癫痫药物治疗方案，但应分析原因，予以相应处理。

（4）手术后抗癫痫药物的选择，应遵循抗癫痫药物使用的基本原则，尽可能单药治疗。根据癫痫发作类型选择药物，如对部分性发作可首先选择卡马西平或奥卡西平等。根据患者术后的具体情况和可

能测得的药物血清浓度水平适当调整抗癫痫药物的剂量。

（5）如手术后2~4周内仍有与术前同样形式的发作或出现新的发作类型，可根据发作类型、药物血清浓度、脑电图情况等因素调整治疗方案。

3. 术后抗癫痫药物的减量和停药

（1）此次手术为与癫痫无关的手术时，术后应继续抗癫痫药物治疗。如患者2~5年完全无发作，可以考虑停药，但仍面临停药后再次发作的风险，在决定是否停药前应评估再次发作的可能性。脑电图始终异常、存在多种发作类型、有明显神经影像学异常及神经系统功能缺损的患者，复发率明显升高，应延长服药时间。停药过程应缓慢，可能持续数月甚至1年以上。苯二氮䓬类和苯巴比妥类的撤药可能出现戒断现象，停药过程应当更加缓慢。多药联合治疗者，每次只能减掉一种药物，撤掉一种药物后，至少间隔1个月，如仍无发作，再撤掉第二种药物。如在撤药过程中出现发作，应停止撤药，并将药物剂量恢复到发作前的剂量。

（2）此次手术为癫痫相关病灶切除时，一般认为手术后2年（含）以上无发作（包括无先兆发作）可考虑在医生指导下逐渐减少及停止服用抗癫痫药物。建议停药前复查长程脑电图，作为评估停药后复发风险的参考，当脑电图仍有明显的痫样放电时，不建议停药。单药治疗者减药过程持续6个月或更长时间；多药治疗者每次只减停1种药物，每种药物的减药过程至少持续6个月以上。

（3）此次手术为癫痫相关病灶全切除，且术前癫痫病程少于6个月，癫痫发作次数较少（＜5次），且病灶不是恶性肿瘤者，由于其作为病因的器质性病变去除，多数患者癫痫发作可能在术后得以完全控制。如果术后6个月无癫痫发作，则可以考虑减、停药物，减药过程为6个月。当然，还应根据每个患者具体情况慎重决定。

（4）有以下情况者需要延长服药时间：①如脑电图仍有明显的痫样放电者，停药要慎重；②海绵状血管畸形体积较大，病史超过1年，手术未完全切除周围的含铁血黄素沉积组织；③良性病变或低级别肿瘤，如患者的病程较长，术前EEG上存在远隔部位的痫样放电，术前抗癫痫药物控制效果不佳，病灶未达到全切除或术后出现术区明显水肿；④恶性肿瘤或肿瘤复发者。

4. 复发的处理

在减量、停用抗癫痫药物的过程中或停药后短期内出现癫痫复发，应立即进行影像学检查，明确有无原发病的复发。复发一次，如为非诱因发作，即应恢复药物治疗和随访。

四、术后癫痫发作的紧急处理

（一）强直、阵挛或强直—阵挛发作

（1）颅脑外科术后出现强直、阵挛或强直—阵挛发作时，应首先观察患者意识、瞳孔及生命体征变化；发作过程中应保持头部向一侧偏斜，维持呼吸道通畅，避免窒息及误吸。必要时行相关辅助检查，排除低血糖及低血钙等非癫痫性发作。如发作持续时间超过5分钟按"癫痫持续状态"处理。

（2）发作终止后应根据原发病变性质、部位，选择行头颅CT、MRI及脑血管造影等检查，明确是否存在颅内出血、梗死、水肿加重等诱发癫痫样发作的因素存在。如有以上情况需采取相应治疗措施。

（二）惊厥性癫痫持续状态

癫痫持续状态是指5分钟或更长的连续临床和（或）脑电记录到的癫痫活动或之间没有恢复期的反复抽搐，分为惊厥性癫痫持续状态和非惊厥性癫痫持续状态。癫痫持续状态以惊厥性持续状态后果最为严重，需要紧急处理，处理原则包括三个方面：终止发作；对症处理；寻找病因（急诊检查）。

（李明军）

第四节 运动障碍性疾病手术并发症预防及处理

运动障碍性疾病是由于基底核（团）损伤而引起的临床症候群，因基底核（团）参与运动，可出现运动减少或运动过多，以震颤和不自主运动、姿势和肌张力异常、运动减少或过度为主要特征；临床上如帕金森病（PD）、舞蹈病、扭转痉挛和痉挛型斜颈等。目前主要采取药物治疗和对症处理，在内科治疗无效的情况下采用立体定向基底核（团）毁损或脑深部脑刺激术（DBS）。

帕金森病在运动障碍性疾病中最常见，多发于中老年人，由黑质及黑质—纹状体通路变性所致，以往对于帕金森病多采用药物治疗，随着病情的进展，出现对左旋多巴治疗无效以及抗帕金森病药物带来的不良反应，学者们一直在寻找新的药物或手术治疗方法。1947 年，Spiegel 和 Wycis 开展立体定向毁损手术治疗运动障碍性疾病获取得了良好的疗效，有效地缓解帕金森病等的震颤、强直及运动缓慢症状，从而提高患者的生活质量。1987 年法国 Benabid 开始采用脑深部电刺激术治疗运动障碍性疾病，并有取代毁损术的趋势。但是，运动障碍疾病的立体定向毁损术或 DBS 治疗均存在一定的并发症。

一、立体定向毁损术主要并发症及预防

从早期立体定向毁损手术开展以来，对运动障碍性疾病进行毁损的靶点有苍白球、豆状袢、内囊、丘脑腹外侧核、丘脑底核等，目前公认丘脑腹外侧核（团）毁损术治疗帕金森病的有效率为 80% ~ 90%，破坏此核前部对僵直有效，破坏后部对震颤有效。尽管立体定向损毁术对毁损灶定位更准确、毁损灶更小，但是术后并发症的发生率在 9.0% ~ 47.0%，仍不可忽视。立体定向损毁术的并发症主要如下。

（一）颅内出血

1. 出血的原因

（1）套管针、微电极及毁损电极穿刺时损伤血管。

（2）毁损电极在毁损后电极尖端易结痂并与针道底部小血管粘连，拔除毁损针时损伤血管致出血。

（3）术中微电极定位不准确，导致电极频繁穿刺，增加了出血的机会。

2. 出血预防措施

（1）术前行脑血管造影或 CTA 成像并将血管成像数据与 MRI 数据融合，了解在术中穿刺的路径中有无粗大的血管，在计划系统中进行优化，选择最佳穿刺点和穿刺路径。

（2）电极针或套管针在无明显阻力感时向脑深部推进，用手指轻轻捻动，进针速度和力量应缓慢均匀，遇较明显阻力时立即停止，重新审核进针路线和靶点，若无误再缓慢捻动进针，可将遇到的血管推移开。

（3）应用微电极记录时，尽量使用微推进器推动微电极针，进针的深度和速度要间断、匀速。

（4）术前发现毁损电极有可疑受损时应及时更换。

（5）术中要密切监测患者生命体征变化、言语及意识的变化以及肢体震颤及张力缓解状况，及时发现颅内出血的征兆；若有明显肌力改变等特殊情况，立即停止手术并进行 CT 复查。

（二）肢体偏瘫、感觉异常、言语不清

（1）手术过程中上述并发症的发生，其原因多数是靶点定位和计算有误；靶点坐标在定向仪上移动，坐标数值未对准等人为错误；毁损灶过大或偏移；颅内出血。

（2）预防及处理。

1）在进行靶点毁损前，再次确认靶点坐标数值、定向仪上坐标数值是否正确。

2）术中确认靶点，尽量使用微电极电生理记录定位，若无微电极也可使用毁损电极协助，用刺激参数核实靶点。

3）不做多靶点毁损术和多通道融合容积毁损。

4）基底核（团）内各个核大小、形态体积是不一致的，制作毁损灶容积也不一致，所以毁损不同的核（团）应选择不同型号的毁损电极（即电极粗细、裸露长度不同）。

5）若发生可疑并发症应该立即停止手术并行CT复查，术后24小时至7天发生上述并发症，多数是靶点毁损灶术后局部脑水肿或靶点中心微量出血（＜1 mL积血）引起，此时适量脱水治疗，一般2周后可自愈。

（三）靶点位置移位

（1）此现象往往发生在术前影像（CT、MRI）学扫描、靶点确认、靶点计算均符合要求，当微电极或毁损电极进行电生理记录或毁损时，达不到预期效果，甚至出现并发症。复查CT或MRI时发现靶点位置明显移动及出现偏差。产生原因是患者年龄大，脑萎缩明显，当钻孔后硬脑膜和蛛网膜切开时，造成脑脊液大量流失，继发脑组织移位，牵动基底核（团）相应位置移动。

（2）预防及处理。

1）尽量缩短硬脑膜、蛛网膜切开前与接入微电极衔接时间。

2）为了减少脑脊液流失，钻孔、硬脑膜和蛛网膜切开后，钻孔点骨孔用湿棉片堵塞。也有学者采用特制硅胶塞暂时堵塞，效果满意。

3）有学者建议术中将患者头抬高以减少脑脊液流失，但是此方法易产生肺气体栓塞和脑血管气栓，不推荐使用，只有在适当时机将头部略抬高，可能减少脑脊液流失过多。

二、脑深部电刺激术主要并发症及预防

脑深部电刺激术为帕金森病治疗提供了新的手段，具有可逆性、可调节性、符合人体的生理特点、远期疗效保持良好等明显优越性，同时还具备一定的安全性；然而脑深部电刺激术并发症在15%左右，应引起临床医生的注意。

（一）与手术本身相关的并发症

（1）与手术本身相关的并发症主要为出血、感染、癫痫、意识障碍等。

（2）预防及处理。

1）颅内出血的发生率为0.7%~3.1%，虽然术前进行了靶点确认、计算、核对等工作，进行穿刺的微电极和毁损电极很细，但是立体定向术均为盲穿，容易出现脑血管损伤产生颅内出血引起并发症。所以术前有高血压病史、长期服用抗凝血药物、有凝血功能障碍的患者，尽量避免手术治疗。

2）临床资料显示DBS颅内感染的发生率在3.0%~5.7%，引起脑膜炎的概率为0.1%左右；DBS手术时间一般在4小时以上，时间较长，为防止感染发生，术中应注意无菌操作的每一个环节，术前和术中临时使用有效广谱抗生素1~2次可降低感染发生率。

（3）癫痫发生率：此类手术并发癫痫的概率较低，约为0.9%，为了减少术中发作癫痫，可在术前一天口服抗癫痫药物，术后短期酌情服用抗癫痫药物。

（4）意识障碍：患者进行DBS过程中发生意识障碍概率极低，产生一过性意识改变的原因是术中微电极记录和套管针传入侧脑室，在穿刺轨迹计算中避开侧脑室前角可减少意识障碍的产生，同时可减少脑室积血、积气和一过性意识障碍的发生率。

（二）与DBS装置有关的并发症

（1）与DBS装置有关的并发症主要有电极移位、电极断裂、排斥反应致皮肤腐蚀溃疡、刺激器和电池故障等。这类并发症的发生率各单位报道并不一致，随着产品质量的不断提高、性能的完善、锁定装置以及每根植入电极交叉电脉冲两种程序的应用、DBS体外充电技术的实现以及新电极具有方向性的开发研究，此类并发症在逐步减少。

（2）预防及处理。

1）电极移位：电极移位往往表现为在颅内电极植入埋藏前，所有步骤均正确，而植入电极后刺激效果很差，造成电极移位的原因是使用手或推持器协助固定埋藏电极时手不自觉抖动造成了2~5 mm

误差。目前有 stimloc 锁定装置，减少了植入电极固定过程中电极移位的发生，简化了手术并缩短了手术时间。

2）电极折断：目前对 DBS 装置质量要求大幅度提高，发生电极折断的情况越来越少，最易发生折断的部位是颅骨电极与刺激器结合处，将结合处套管放置在耳乳突后骨槽中，既可以预防电极折断，又可以预防电极局部突出产生皮下硬块。

3）局部感染及排斥反应致皮肤溃疡：感染发生率为 3.0%~5.7%，排斥反应极少发生，为了预防感染，在进行此手术每个步骤时应严格无菌操作，术前、术中可临时性使用广谱抗生素 1~2 次。为防止患者植入刺激器产生排斥反应，术前要详细询问患者有无过敏体质和瘢痕体质，过敏体质和瘢痕体质可作为手术的相对禁忌证。

4）刺激器和电池故障：随着 DBS 质量提高，手术后刺激器和电池在一般情况下不会发生故障，若发生所谓故障，首先了解 DBS 环路是否通畅，根据目前监测手段可查明故障原因，必要时可行 X 线检查了解电极是否折断、脱落，电极是否在预定位置。若排除上述原因，只能更换刺激器和电池。

（三）其他常见并发症

（1）DBS 临床应用后并发症形式各异，有时一位患者可有多种并发症存在。

1）在言语障碍上，发音障碍发病率约为 4%，构音障碍约为 0.8%。

2）在运动障碍上，肌张力障碍（包括步态僵硬）发病率约为 2.3%，眼睑运动障碍发病率约为 1.6%，舞蹈样动作约为 0.8%，还有极少数患者刺激后表现出流涎、共济失调等症状。

3）心因性障碍、情绪淡漠的发病率为 0.9%~1.7%，抑郁或躁狂发病率为 2%~4%，少数患者表现为性欲亢进、认知和行为改变。

4）体重增加，发生率为 2.3%~3.0%，多数患者体重增加 10 kg 左右。

上述临床症状的发生多因以下因素导致：①进行电刺激时靶点边缘区域同时被刺激，产生运动、感觉及心因性障碍；②刺激装置未达到稳定状态；③术后过早地对药物进行调整。

（2）预防及处理。

1）术中应用微电极电生理记录刺激参数，将靶点坐标值与该核团边缘勾画清楚。

2）刺激参数准确时，刺激电压小于 2.0 V 即可达到满意疗效。

3）DBS 装置安装完毕后，开放时间应在 1~4 周内启动，同时做好患者的心理治疗，使患者了解自己的治疗情况、刺激电池情况和电池寿命。

4）有条件的情况下尽量选择交叉电脉冲，发生上述不适时，可选择刺激其他靶点，达到治疗效果。

5）DBS 植入后不能立刻减少或停止抗帕金森病药物，启动 DBS 治疗后，根据治疗效果，逐步调整药物剂量。

（李明军）

第五节　术后代谢紊乱的预防及处理

一、开颅术后水潴留

开颅术后水潴留又称为水中毒或稀释性低钠血症，指机体内水总量超过排水量，以致水在体内潴留，引起血液渗透压下降和循环血量增多。水过多较少发生，仅在抗利尿激素（ADH）分泌过多或肾功能不全的情况下，机体摄入水分过多或接受过多的静脉输液，才造成水在体内蓄积，导致水中毒。

（一）病因及临床表现

急性水中毒由于脑细胞肿胀和脑组织水肿造成颅内压增高，引起各种神经、精神症状，如头痛、失语、精神错乱、定向力失常、嗜睡、躁动、惊厥、谵妄、共济失调、肌肉抽搐、癫痫样发作甚至昏迷。

有时可发生脑疝。

（二）临床处理

神经外科患者术后出现水中毒，多因补液过多引起，因此预防十分重要。对可能出现抗利尿激素分泌过多的疼痛、休克、颅脑外伤及颅内手术后等患者及有心肾功能不全者更应严格控制输液量。对于已出现水中毒者，纠正基本措施是严格控制入水量。轻症者通过限制水、禁水、进干食，使水代谢呈负平衡，即可逐渐恢复。重症患者，特别是出现惊厥或昏迷时，需迅速纠正低渗状态。常用高渗溶液为3% ~ 5%氯化钠溶液，一般剂量为5 ~ 10 mL/kg体重，先给100 mL（2 ~ 3 mL/kg体重）于1小时内缓慢静脉滴入。滴注完毕观察1 ~ 2小时，如病情需要可把余下的1/2 ~ 1/3量分次补给。同时，用利尿剂促进水分排出，严重病例或有肾衰竭者可采用透析疗法。

二、开颅术后失水

开颅术后失水是因水摄入不足或体液丢失过多造成体内水缺乏。水丢失大多数伴有电解质尤其是钠的丢失，单纯失水者少见。

（一）分类

根据水丢失程度，可分为：①轻度失水，失水量占体重2% ~ 3%；②中度失水，失水量占体重3% ~ 6%；③重度失水，失水量占体重6%以上。

根据水和电解质特别是钠丢失程度的不同，又可分为：①高渗性失水，水丢失多于电解质，血浆渗透压 >310 mOsm/（kg·H$_2$O），尿比重和血清钠增高，常见于颅内压增高、大量呕吐，且长时间禁水禁食者，或因患者昏迷，长时间行高渗性鼻饲饮食而补液不足或高热、大汗、输入过多脱水剂以及伴有糖尿病者；②低渗性失水，电解质丢失大于水的丢失，血浆渗透压 <280 mOsm/（kg·H$_2$O），尿比重和血清钠降低，常见于反复呕吐、大汗后单纯补水而未补盐及大面积烧伤患者；③等渗性失水，水和电解质以血浆正常比例丢失，血浆渗透压在正常范围，常见于胃肠道消化液短时间内大量丢失。

（二）治疗

几十年前，国内外神经外科医师对神经外科术后液体疗法主要是限制水与钠的入量，其目的是减轻并发的脑水肿和降低颅内压，从而改善预后。近年来，神经外科的液体疗法改变了过去千篇一律限制液体和电解质入量的观点，更着重于改善脑供血、供氧等问题，液体疗法也应根据病情而个体化，总的原则是脱水过程中，不应限制液体和电解质的入量，应保持血容量的稳定和电解质平衡，以保证血压与脑灌注压在正常范围，防止脑缺血、缺氧所导致的继发性脑损害。

三、术后低钠血症

低钠血症在颅脑损伤、卒中、脑肿瘤及颅内感染性疾病患者中也是比较常见的电解质紊乱，近年来，有报道在儿童神经外科手术患者中也有较高发生率。

（一）病因及病情分类

成年人日丢失的盐总量为5 ~ 10 g，通常由进食中所含氯化钠补充可维持血钠平衡。对于颅脑损伤患者，引起低钠血症的主要原因在于：①为降低颅内压长期使用利尿剂如乙酰唑胺、氯噻嗪、依他尼酸钠和呋塞米（速尿）等，致使钠丢失过多；②水潴留过多，如ADH分泌过盛；③输入过多无电解质的液体；④反复呕吐、长期胃肠减压等致钠丢失过多，或以上几种因素的综合；⑤中枢性低钠血症包括脑性耗盐综合征（CSW）、抗利尿激素分泌综合征（SIADH）和尿崩症（DI）。低钠血症症状的严重程度与血浆低渗程度基本成正比。轻度缺钠者血钠浓度在135 mmol/L以下，患者有疲乏、头晕、尿钠减少；中度缺钠血钠浓度在130 mmol/L以下，患者有血压不稳、视物模糊、站立性晕倒、脉搏细速等表现；重度缺钠血钠浓度在120 mmol/L以下，患者可出现神志不清，并可有昏迷、周围循环衰竭、血压下降。水分进入脑组织引起脑水肿而有头痛、抑郁、躁动、昏睡、抽搐，严重时可导致昏迷甚至死亡。

（二）抗利尿激素分泌综合征临床判定及处理

抗利尿激素分泌综合征（SIADH）又称为抗利尿激素失比例性分泌过多，诊断依据是在肾和肾上腺功能正常，即排除肾炎、肾上腺皮质功能减退、肝硬化或心力衰竭等情况下，发现：血钠 < 130 mmol/L；尿钠 > 80 mmol/L；血浆渗透压 < 270 mOsm/（kg·H_2O）；尿渗透压高于血浆渗透压；血浆精氨酸加压素（AVP）1.5 pq/mL。SIADH 严格限水后迅速好转，也可作为诊断依据之一。

SIADH 主要治疗措施是迅速减少输液量，限制入水量在 1 000 mL/24 h 以内，应为等渗液体，甚至严格控制在 400 ~ 700 mL/24 h 之内，通常数天内患者的症状即可得到改善。每日常规同时测定血钠和尿钠不可缺少，切忌盲目补盐，尿钠值高低是决定补钠与否的关键。对于血钠浓度 < 120 mmol/L 的急性严重病例伴意识模糊、抽搐等神经症状时，不论病因如何，治疗目的首先在于提高细胞外液渗透压以促进细胞内液移出至细胞外，从而减轻脑水肿，如症状较轻伴高血容量者，可在严格控制摄水、钠基础上，加用呋塞米促进利尿而减少细胞外液。如症状严重，可立即给予 3% 或 5% 高渗盐水，其速度可按每小时升高血钠 2 mmol/L 为准直至回升至 130 mmol/L。此时，同时给予呋塞米 1 mg/kg 静脉滴注当为最佳组合。

（三）脑性耗盐综合征临床判定与处理

脑性耗盐综合征（CSW）其定义是在颅内疾病期间出现的肾性钠丢失，导致低钠血症和细胞外液量减少。近年来文献报道，CSW 是神经外科患者发生低钠血症又一常见的原因。目前认为脑通过体液机制和（或）神经机制影响肾对钠的重吸收，从而导致 CSW。近来发现 BNP 在其中发挥重要作用。临床上 CSW 和 SIADH 鉴别较为困难，都伴有血清 Na^+ 降低及细胞外液量的变化，主要不同在于血容量变化及肾排 Na^+、Cl^- 的不同。出现以下情况应考虑 CSW：存在钠的负平衡；同时伴有血容量的减少；尿钠及尿氯排出量增加，排出高比重尿；中心静脉压降低可支持 CSW 而排除 SIADH；对补钠和补充血容量治疗反应良好。血容量减少是 CSW 的中心特征，也是与 SIADH 最重要的鉴别点。低钠血症伴随血液浓缩及血清钾、碳酸氢盐、血浆蛋白浓度的升高往往提示 CSW 而排除 SIADH。

CSW 的治疗主要以补钠和补充血容量，补钠可以采取口服钠盐或静脉输注等张盐水（0.9% NaCl 溶液）或高张盐水。现多主张给予 3% 的氯化钠溶液持续滴注，同时可予应用氟氢可的松 0.05 ~ 0.1 mg，每日 2 次，直到血钠恢复正常。低血钠下纠正低钠血症不宜过快。

四、术后高钠血症

高钠血症是神经外科患者尤其是神经外科监护病房中比较常见的电解质紊乱，血钠升高程度与脑肿胀程度成正相关。严重的高钠血症能明显增加病死率，病死率高达 40% ~ 60%。

（一）病因与临床表现

高钠血症主要由以下几个原因引起：①严重颅脑损伤后患者长时间昏迷，摄水量不足；②因高热、大汗、过度换气，特别是在气管切开时，从呼吸道丢失大量水分；③颅脑损伤后颅内压增高，大量使用高渗性脱水剂，脑室引流或胃管负压吸引致胃液丢失均可使体液丧失过多；④尿崩症，鼻饲或输入高营养物质，不能充分利用而从尿中排出所产生的溶质性利尿，使电解质潴留失水和氮质血症；⑤有时患者神志清楚，又无尿崩症，但由于脑损伤使渗透压感受器功能障碍，患者口渴感丧失，ADH 分泌不能相应增加，水分仍无节制地从尿中排出，形成高张综合征，又称为神经源性高血钠症；⑥患者有高钠血症、高氯血症，有时伴有氮质血症和酸中毒，而尿中排钠并不增加；⑦患者原有肾功能不全，钠排出减少等引起。

患者伴较重意识障碍时，高钠血症的临床表现常被掩盖，轻度症状不易发现，随病情发展，出现恶心呕吐、体温升高，常见神经症状为：易激惹、尖叫、震颤、深腱反射亢进、肌张力增高直至角弓反张、抽搐、癫痫、谵妄、嗜睡甚至昏迷。体检可见眼窝深陷，口唇及黏膜干燥，皮肤皱缩和血压升高。上述症状在失水达体重的 10% 左右时出现。血清钠高于 150 mmol/L 时可诊断为高钠血症。按血钠水平可分为三级，血清钠 150 ~ 155 mmol/L 为轻度，血清钠 155 ~ 160 mmol/L 为中度，血清钠高于

160 mmol/L为重度。

（二）治疗

首先是尽可能去除病因或针对病因进行治疗。如缺水应立即让患者饮水即可纠正高钠血症。对于失水过多性和钠排泄障碍所引起者则采取不同的方法治疗。

1. 失水过多性高钠血症

除病因治疗外，主要是纠正失水，失水量可按下列公式计算。

男性：缺水量 =0.6×体重×〔1 -（正常血钠浓度 mmol/L）/（患者所测得的血钠浓度）〕。

女性：缺水量 =0.5×体重×〔1 -（正常血钠浓度 mmol/L）/（患者所测得的血钠浓度）〕。

此公式内的体重是指发病前原来的体重。计算所得的缺水量是粗略估计，不包括等渗液的欠缺、每天生理需要补充的液体（每天约 1 500 mL 左右）和继续丢失的液体。

如果不知道患者原来的体重，则可按下列公式计算所需补充的水量。

男性：所需补充水量 =4×现有体重×欲降低的钠量（mmol/L）。

女性：所需补充水量 =3×现有体重×欲降低的钠量（mmol/L）。

2. 补充液体的溶液

首选等渗盐水与5%葡萄糖注射液，按 1∶3 或 1∶1 比例混合配制。葡萄糖进入体内后很快被代谢掉，故混合配制的溶液相当于低渗溶液。也可选用 0.45% 氯化钠溶液或5%葡萄糖注射液。

3. 补液途径

可以经口饮入，不能自饮者可经鼻胃管注入，一般用于轻症患者。此途径安全可靠。症状较重特别是有中枢神经系统临床表现者则需采取静脉途径。在采取静脉补液时应当注意的是：补液速度不宜过快，并密切监测血钠浓度，以每小时血钠浓度下降不超过 0.5 mmol/L 为宜，否则会导致脑细胞渗透压不平衡而引起脑水肿。

4. 对钠排泄障碍所致高钠血症的治疗

主要是排除体内过多的钠，可输 5% 葡萄糖注射液，同时用排钠利尿药以增加排钠，可用呋塞米（速尿）或依他尼酸钠（利尿酸钠）。这些利尿药排水作用强于排钠，故使用时必须同时补液。如果患者有肾衰竭，则可采用血液或腹膜透析治疗。透析液以含高渗葡萄糖为宜。同样应监测血钠下降速度，以免下降过快而引起脑水肿。

五、尿崩症

尿崩症常发生在垂体和下丘脑术后的患者，也可发生于头部外伤、细菌性脑膜炎、使用苯妥英钠和酒精中毒的患者。其发生机制可能是由于直接创伤或继发性脑水肿影响到垂体-下丘脑轴，导致 ADH 的分泌减少，不能适应机体体液渗透压的升高，肾小管重吸收水减少，随之排出大量低比重尿，而血浆渗透压正常或升高。尿崩症排出尿量标准为每小时大于 30 mL/kg，或成人每小时尿量大于 200 mL，伴有进行性加重的脱水及随之发生的高钠血症。化验检查尿比重 <1.002。对于意识清醒的患者，由于体内正常渴感机制的存在，将饮入大量水分使组织张力保持在大致正常和稳定状态。如患者昏迷或额部、下丘脑损伤而发生口渴感丧失，不能主动补足水分，尤其在同时静脉给予高渗溶液的情况下，可迅速发生严重高张综合征。

尿崩症治疗的根本措施是补充与尿液丢失相等量的液体，意识障碍的患者采取静脉补液，每小时测定尿量和尿比重，每日测定两次血电解质，酌情进行调整。血钠下降应不高于 2 mmol/L。在诊断明确以后，只要尿量达到 300 mL 以上并持续 2 小时以上，即可给予 5~10 U 的后叶加压素，肌内注射或皮下注射，每 6 小时一次，或 ADH 类似剂醋酸去氨加压素 0.5~2 μg 静脉滴注，每 8 小时一次。这一治疗可迅速减少尿量，但一过性尿崩症不必使用该治疗。一旦使用后叶加压素应减少静脉补液，以免产生水中毒。

六、术后钾离子代谢紊乱

（一）低钾血症

低钾血症时血清钾浓度低于 3.5 mmol/L，血气分析常显示碱中毒。常见原因有：由于昏迷和禁食，摄入不足；反复呕吐、高热或大量出汗；长期应用脱水和利尿剂；大量葡萄糖和胰岛素注射和碱中毒时，钾离子转入细胞内，细胞外液血浆内钾减少；急性肾衰竭的多尿期，或在大量输入盐水后，细胞外液内 Na^+ 增多，促使 K^+ 从尿中排出。

低钾血症可使机体的应激性减退。血清钾 <3 mmol/L 时，表现为肌无力；<2.5 mmol/L 时，可有软瘫、腱反射迟钝或消失；<2 mmol/L 时，可出现意识模糊、定向力障碍、嗜睡等，少数表现为烦躁不安、情绪激动等。心电图早期即可出现 T 波变平、倒置，QRS 增宽，出现 U 波时即可确诊。

对低钾血症的病因做好积极的处理，目前多数学者认为在神经外科手术后就需预防低钾血症，特别是在用强脱水剂、大量葡萄糖注射和肾上腺皮质激素时，应每天输入 1~2 g 钾。当心电图出现缺钾表现或血清钾 <3 mmol/L，或有代谢性碱中毒时，每天应输入 3~6 g 钾。每升液体中含钾量一般不超过 3 g，并应缓慢静脉滴注。有肾功能不全或尿闭患者禁忌补钾。

（二）高钾血症

高钾血症常见原因：摄入过多，如大量输血、静脉补钾过多；肾排钾功能减退，如肾衰竭、盐皮质激素分泌不足，应用保钾利尿剂等。血清钾浓度高于 5.5 mmol/L，常与肾衰竭、少尿或尿闭同时存在，或合并有其他部位严重创伤，细胞内钾大量流入血浆。高钠血症患者可有神志模糊、感觉异常、肢体软弱无力，严重者可有微循环障碍表现如皮肤苍白、发冷，低血压等。主要危害为心肌应激性下降，出现心率缓慢、心律失常或传导阻滞。严重时可出现呼吸麻痹、心室纤颤。心电图显示 T 波高尖，QRS 波群增宽。一旦确诊高钾血症，应立即停用钾盐制剂，同时积极处理原发病，改善肾功能，防治心律正常。

治疗包括：①输入 25% 葡萄糖注射液 100~200 mL，按每 3~4 g 糖加入胰岛素 1 U，可促使 K^+ 向细胞内转移；②静脉推注 5% 碳酸氢钠溶液 60~100 mL，然后再静脉滴注 100~200 mL，以促进血钾向细胞内转移；③对肾衰竭、血清钾进行性增高者，可口服或直肠灌注阳离子交换树脂，使钾自肠道内排出，或应用腹膜或血液透析；④如血清钾超过 7 mmol/L 或出现心律失常时，立即静脉推注 10% 葡萄糖酸钙 10~20 mL 或 10% 氯化钙 5~10 mL。

七、血糖代谢紊乱

神经外科手术患者出现血糖代谢紊乱的比例逐渐增高。一般来说术前有糖尿病的患者，开颅术中和术后不能进食时，使用胰岛素维持正常血糖，并需及时检测血糖和尿糖。患者进食后，应恢复术前的糖尿病治疗计划。应用激素会加重糖代谢紊乱，对于 1 型糖尿病患者，术后应尽量避免使用激素或减少其用量。术后应用激素也可能激活隐性糖尿病。高血糖可造成脑局部酸中毒，加重术后局部脑组织缺血。同时，糖是人体的主要能量来源，也应避免低血糖的发生。

颅脑创伤后 24 小时内血糖峰值与颅脑创伤的伤情和预后密切关联，伤情越重，血糖越高，预后也越差。因此，将入院 GCS 评分与测定血糖含量相结合，必然能够更为准确客观地判断病情和估计预后。颅脑创伤后血糖升高主要与血儿茶酚胺、胰高糖素的增高及胰岛素的相对不足有关。颅脑创伤后血糖水平升高是常见的并发症之一。由于血糖水平升高、血浆渗透压改变、酮血症与酸中毒等，患者可出现昏迷或致昏迷时间延长、伤口愈合不良及并发感染等。颅脑创伤后出现高血糖的原因有：①应激性反应，伤后肾上腺皮质激素分泌增多，糖合成和糖原分解代谢亢进等，这在丘脑下部损伤时更易出现；②医源性，皮质激素消耗过多，高渗糖或高热量物质补给过多；③隐性糖尿病，有些患者平时血糖、尿糖水平并不高，但当头部受到创伤后，其潜在的糖尿病便表现出来，此多见于老年人。治疗上需根据血糖水平升高情况适当应用胰岛素，同时减少皮质激素的使用。注意勿使血糖水平下降过快，以防发生低血糖症。

八、呼吸性酸中毒

（一）病因

呼吸性酸中毒是指肺泡通气及换气功能减弱，不能充分排出体内生成的二氧化碳，致血液中的二氧化碳分压升高，引起高碳酸血症。换气不足是呼吸性酸中毒的最常见原因。多见于昏迷患者，因呼吸道不通畅、误吸、肺不张、肺部感染或脑干受损呼吸中枢抑制导致肺换气不足，或加之呼吸中枢对血液中 $PaCO_2$ 及 pH 变化极为敏感，引起 PaO_2 下降，$PaCO_2$ 升高，引起碳酸血症。PaO_2 下降使脑组织缺氧，乳酸堆积，细胞膜通透性增加，脑水肿加剧，$PaCO_2$ 升高使脑血管扩张，脑血容量增加，颅内压增高，脑损害加重。

（二）诊断

神经外科重症患者出现呼吸性酸中毒往往病情较重而掩盖酸中毒症状，临床表现为出现呼吸困难，换气不足，躁动不安。多伴有缺氧表现，气促发绀、胸闷等。严重时出现血压下降，谵妄、木僵、昏迷甚至死亡。血气分析提示 pH <7.35，$PaO_2 < 10.6$ kPa，$PaCO_2 > 5.9$ kPa 时，死亡率明显升高，故呼吸性酸中毒是病情危重的表现，必须及时处理。单纯呼吸性酸中毒血浆 HCO_3^- 浓度不超过 $3 \sim 4$ mmol/L，$PaCO_2$ 每升高 1 mmmHg，血浆 HCO_3^- 浓度增高 $0.3 \sim 0.4$ mmol/L，如标准碳酸氢盐（SB）和实际碳酸氢盐（AB）>32 mmol/L 表明同时有代谢性碱中毒，若 <22 mmol/L 则表示有代谢性酸中毒。

（三）治疗

在积极处理原发病同时，注意改善患者通气功能，及时了解、观察呼吸道及肺部情况，有效解除呼吸道梗阻，控制肺部感染，必要时行气管插管或气管切开，或进行呼吸机控制通气呼吸。一般不宜用药物治疗纠正呼吸性酸中毒，但在有昏迷和心律不齐者，可短期用 0.3M 三羟甲基氨基甲烷（THAM），既可升高 HCO_3^- 浓度，又可使 $PaCO_2$ 下降。如有呼吸抑制，可使用呼吸兴奋剂。

九、代谢性酸中毒

（一）病因

颅脑手术后，尤其是手术前伴有脑水肿严重的患者，由于脑细胞缺血、缺氧，脑组织破坏，均可导致脑细胞内三羧酸循环受阻，丙酮酸转化为乳酸增加，产生代谢性酸中毒。

（二）诊断

代谢性酸中毒时，体内 HCO_3^- 减少，SB 和 AB <22 mmol/L，碱剩余（BE）< -3 mmol/L。$PaCO_2$ 在 $35 \sim 45$ mmHg 时多为急性代谢性酸中毒而无呼吸性代偿，>45 mmHg 时常伴有其他原因引起的呼吸性酸中毒，<35 mmHg 则为慢性代谢性酸中毒有呼吸代偿。

（三）治疗

碳酸氢钠具有作用迅速、疗效确切的优点，急用时可采用 5% $NaHCO_3$ 高渗溶液。第一次剂量可按每千克体重 $2 \sim 4$ mL 计算，在 $0.5 \sim 1$ 小时内快速滴入，及早纠正酸中毒，提高血钠浓度。所需纠正酸中毒的碳酸氢钠总量可用下列公式计算：体重（kg）$\times 0.3 \times$（碱剩余数）。通常先在 $2 \sim 4$ 小时内输入计算值的半量，复查血气后再酌情补入其余的部分。

十、呼吸性碱中毒

（一）病因

呼吸性碱中毒多见于颅脑损伤后脑水肿，颅内压增高，产生脑缺氧和 $PaCO_2$ 升高，刺激呼吸中枢引起反射性过度通气；或原发性脑干损伤，伤后早期即出现自主性过度呼吸。

（二）诊断

临床上呼吸性碱中毒多有呼吸急促表现，神志清楚者主诉感觉头晕、胸闷、手足面部麻木或感觉异常，手足抽搐，肌震颤、强直，呼吸由深快转为快浅或短促，甚至出现昏迷。诊断碱中毒程度主要依靠血气分析。单纯呼吸性碱中毒，血浆 HCO_3^- 浓度一般不低于 15 mmol/L。血清钾和血清氯升高是呼吸性碱中毒的特点。

（三）治疗

呼吸性碱中毒治疗措施包括应用纸罩或口罩呼吸，吸入含 5% CO_2 的氧气，以及补充酸性物质。有手足抽搐者，可静脉注射葡萄糖酸钙。对 pH 超过 7.65 的重症患者，可行气管插管，并用呼吸机控制呼吸，同时可考虑补充氯化铵溶液，每千克体重给予 10 mL 0.9% 氯化铵，并视病情变化适量补钾。

十一、代谢性碱中毒

（一）病因

代谢性碱中毒常见于颅脑损伤后患者不能进食，颅内压增高引起频繁呕吐，在限制摄入量的同时又大量脱水，使钠、氯排出增多，在纠正酸中毒时输入大量碱性液体等。代谢性碱中毒时氧合血红蛋白曲线左移，易出现组织缺氧，故应积极纠正。

（二）诊断

代谢性碱中毒的患者可有呼吸浅慢、嗜睡、性格改变、昏迷，也可以有低钾血症的表现。但颅脑外伤患者上述症状易由原发损伤掩盖。血气分析可予以判断及其严重程度。代谢性碱中毒时，体内 HCO_3^- 增多，SB 和 AB >26 mmol/L，BE > +3 mmol/L。尿呈碱性，尿氯减少。可有低氯低钾血症。

（三）治疗

治疗中应首先针对病因，如补足血容量。处理原则是补充合适的电解质。一旦发现有代谢性碱中毒，应将每日液体量控制在 2 500 mL，以 10% 葡萄糖注射液为主，另用低分子右旋糖酐 500 mL，同时注意补钾。在低氯、低钾性碱中毒时，要同时补充氯化物、钠和钾离子，可给予氯化钾和氯化钠。近年证明从中心静脉缓慢滴入 0.1 mmol 的盐酸液是有效和安全的，治疗中注意监测血气和电解质，及时调整治疗方案。

（李明军）

第六节　术后全身系统并发症的预防及处理

只有维护好外周重要器官、系统的功能，神经外科手术才可能有完美的结果。神经外科术后全身系统并发症的预防与处理是否得当关系到神经外科手术患者的预后，因此，预防及处理神经外科手术后的全身系统并发症必须引起足够的重视。

一、肺部感染、呼吸功能衰竭

（一）肺部感染

肺部感染是神经外科手术后常见的并发症，也是患者治疗后期死亡的主要原因之一。除了与患者的年龄、吸烟史、肺部基础病（如慢性支气管炎、哮喘）有关，还与术后昏迷或长期卧床患者无法自主更换体位，呼吸受抑制或吞咽及咳嗽反射差导致误吸、排痰能力差，气管切开及呼吸机的应用，营养不良和合并其他基础疾病如糖尿病以及医源性和药物性等因素有关。针对神经外科手术后患者发生肺部感染的易感因素，做好各项预防对策，对改善手术患者的预后有重要意义。

1. 预防

（1）加强重症监护病房的管理：做好重症监护病房环境的管理，严格遵守隔离消毒制度，特别是空气、地面、物体表面和人员的管理。

（2）加强基础护理：注意定时翻身、拍胸、叩背，勤吸痰，必要时应用排痰机促进排痰或支气管镜下吸痰。

（3）严格执行手卫生及各种无菌操作。

（4）早期、科学的营养支持，纠正贫血、低蛋白血症，提高机体抵抗力。

（5）湿化呼吸道，应用化痰及促排痰药，如氨溴索等治疗。

（6）做好气管切开护理。

（7）合理应用激素、抑酸剂、抗生素、脱水剂及镇静药，使由于使用这些药物导致患者肺部感染的可能性降至最低。

（8）早期做呼吸道分泌物细菌培养，有针对性地选用敏感药物。

2. 治疗

肺部感染诊断明确后，除继续做好上述各方面工作外，还应对病原菌进行针对性治疗。最好能在支气管镜下动态取痰培养行药敏试验。对难治性细菌如铜绿假单胞菌、鲍曼不动杆菌等感染以及混合细菌、真菌感染，应按有关指南进行治疗。

（二）呼吸功能衰竭

神经外科手术后并发急性呼吸功能衰竭，病情凶险，死亡率高，稍有疏忽和延误就有可能失去抢救时机。因此，必须迅速、准确判断病情并及时在 ICU 或 NICU 救治。

应仔细鉴别急性呼吸功能衰竭为中枢性还是外周性。急性呼吸功能衰竭的诊断标准：①原无呼吸系统疾病；②有导致急性呼吸功能衰竭的原因，如手术致呼吸中枢或高位脊髓直接或间接的损伤，呼吸中枢急性受压等；③呼吸困难、呼吸频率增快或节律改变，血气分析 $PaO_2 < 8.0$ kPa（60 mmHg）和（或）$PaCO_2 > 6.6$ kPa（50 mmHg）。

若为急性中枢性呼吸衰竭，应尽早降低颅内压，解除呼吸中枢受压，改善血供及营养神经。当呼吸频率 <12 次/分，$SaO_2 < 92\%$，节律改变，应尽快使用呼吸机，随时调节呼气末正压通气（PEEP），有效提高氧分压。在使用呼吸机的同时，可适当联合应用呼吸兴奋剂。若为外周性呼吸衰竭，保持呼吸道通畅是关键，同时按相关规范处理。

二、胃肠道并发症

（一）胃肠功能障碍

神经外科手术后可并发急性胃肠损伤（AGI）。胃肠动力障碍将使肠道细菌大量繁殖，肠黏膜通透性增加，细菌易位，引发肠源性感染和脓毒症。同时，为避免胃肠动力障碍后反流和误吸的发生，延迟开展肠内营养，患者易处于负氮平衡、营养不良和免疫功能低下状态，最终加重感染，延长 ICU 住院时间和增加病死率。因此，积极治疗术后 AGI，对病情的恢复有着重要的意义。

临床上应根据 AGI 的分级进行相应的处理。

1. AGI Ⅰ 级

存在胃肠道功能障碍和衰竭的风险。胃肠道功能部分受损。不需针对胃肠道症状给予特殊的干预措施。术后 24~48 小时尽早给予肠内营养。

2. AGI Ⅱ 级

胃肠功能障碍。胃肠道不具备完整的消化和吸收功能，予应用胃肠动力药以及维持肠内营养。

3. AGI Ⅲ 级

胃肠功能衰竭。胃肠功能丧失。需予监测和处理腹腔内高压。排除其他腹腔疾病，如胆囊炎、腹膜炎、肠道缺血。尽早停用导致胃肠道麻痹的药物。尝试性给予少量的肠内营养，配合肠外营养支持治疗。

4. AGI Ⅳ级

胃肠功能衰竭伴有远隔器官功能障碍。神经外科手术后患者 AGI 发展到这个阶段比较少见。保守治疗无效，需要急诊剖腹手术或其他急救处理（如结肠镜减压）。

（二）应激性溃疡出血

神经外科手术后激发交感神经兴奋、手术波及视丘下部、使用糖皮质激素以及水电解质紊乱，既往有高血压、糖尿病以及呼吸、消化、心肾疾患病史，均为术后应激性溃疡出血的易患因素。

预防和治疗：尽最大可能减少手术创伤，严密监测血压、血糖、血气、电解质并及时纠正内环境紊乱，加强肠内营养支持治疗等，有利于预防术后应激性溃疡的发生。对手术时间长、术中出血多或手术部位涉及视丘下部以及高龄、既往有胃肠病史和应用糖皮质激素者，术后早期采取静脉使用 H_2 受体阻滞剂或质子泵抑制剂有预防性治疗作用，后者效果更佳。对已并发应激性溃疡出血的患者，给予临时性禁食、胃肠减压、抑酸、止血、维持有效血红蛋白浓度和血容量等处理。

（三）抗生素相关性肠炎

抗生素相关性肠炎（AAC）又称为抗生素相关性腹泻，是抗生素治疗引起肠道菌群紊乱的常见不良反应，从轻度腹泻到重度伪膜性肠炎，往往会加重原发病，使病死率增加。

AAC 临床表现分为 3 型：轻型、重型和暴发型。轻型者仅有腹泻，呈水样便。重型者，水样便上漂浮着酷似肠黏膜的成片伪膜，为本病独有的特征，同时伴腹痛、发热和白细胞计数升高，全身症状不明显。根据有广谱抗生素应用史、特征性的腹泻或便血和结肠镜下较特征的表现，可作出 AAC 的临床诊断。

预防：AAC 预防关键在于预防性和治疗性抗生素的合理使用。

治疗：①停用有关抗生素，避免使用抑制肠蠕动的药物；②纠正水电解质和酸碱失衡；③必要时输血浆和白蛋白；④抗生素治疗首选口服甲硝唑或替硝唑，疗效不好者可用万古霉素；⑤禁用止泻剂；⑥适当补充微生态制剂；⑦对真菌性肠炎可予口服不吸收或少吸收的抗真菌药治疗，如制霉菌素、氟康唑。

（四）营养不良

神经外科术后机体处于高代谢、高分解状态，合理的营养支持治疗可避免营养不良的发生，并有利于改善预后。

对于术后患者应注意进行营养状况的监测。除常规监测指标外，还可利用营养风险筛查 2002 进行评估，根据营养风险程度决定营养支持策略。

神经外科术后营养支持治疗原则。

（1）首选肠内营养，如不能进行肠内营养或肠内营养不能满足能量需求目标时，可选用或联合应用肠外营养。

（2）营养支持的时间，一般认为在术后 24~48 小时开始营养支持较为合适，48~72 小时后达到能量需求目标。

（3）能量供给目标。重症患者应激期可采用 20~25kal/（kg·d）作为能量供应目标，肠内营养蛋白质提供能量比例为 16%，脂肪提供 20%~35%，其余是碳水化合物，热氮比在 130 : 1 左右。肠外营养糖脂比为 5 : 5，热氮比为 100 : 1，碳水化合物最低需求为 2 g/（kg·d）以维持血糖在合适的水平，静脉脂肪混乳剂为 1.5 g/（kg·d），混合氨基酸为 1.3~1.5 g/（kg·d）。

（4）对肠内营养患者，根据其胃肠功能状态及并发症等情况个体化选择营养配方。

（5）维生素（A、E、C）、电解质、微量元素的供给。

（五）肝功能损害

神经外科术后应注意肝功能的监测及保护，具体措施如下。

（1）注意保持气道通畅，维持循环稳定。

（2）动态监测肝功能，及时发现肝功能损害。

（3）停用或避免使用对肝功能有损害的药物并使用保肝药物。

（4）对血清总蛋白及白蛋白降低者，应及时补充白蛋白及血浆。

（5）保护胃肠功能及加强营养支持，在情况允许的情况下，早期使用肠内营养。

（6）若使用静脉营养剂应尽量选择支链氨基酸和中长链脂肪乳剂，以减轻肝脏负担。此外，要维持内环境稳定，注意纠正水电解质及酸碱平衡紊乱。

三、心律失常、急性冠状动脉综合征

神经外科大手术术后患者可并发心律失常和急性冠状动脉综合征。尤其是高龄或术前有心血管疾病史，术中大出血出现低血压，术后电解质紊乱的患者更易发生。针对这些危险因素进行严密的监测和及时的处理，有助于预防并发症的发生。

（一）心律失常

最常见的心律失常是室上性心动过速、窦性心动过缓、窦性心动过速和心脏传导阻滞。β受体阻滞剂治疗对各种类型的快速性心律失常都有效。窦性心动过缓可用山莨菪碱或阿托品治疗，必要时安装起搏器。

（二）急性冠状动脉综合征

急性冠状动脉综合征是一大类包含不同临床特征、危险性及预后的临床症候群，包括心肌梗死、不稳定性心绞痛和非ST段抬高型心肌梗死。急性心肌梗死临床上多有剧烈而持久的胸骨后疼痛，休息及应用硝酸酯类药物不能完全缓解，伴有血清心肌酶活性增高及进行性心电图变化，可并发心律失常、休克或心力衰竭伴有胃肠道症状，甚至出现意识障碍。尽管神经外科手术后并发急性心肌梗死少见，但一旦发生可能致命，所以必须引起警惕和重视，做到早预防、早发现、早治疗。

四、急性肾功能不全

神经外科手术特别是术中出血量大出现低血容量、涉及间脑或丘脑下部的手术、严重复合伤行颅脑手术、大剂量甘露醇的应用或术前有肾病史者，术后有可能诱发急性肾损伤（AKI），进而出现急性肾功能不全乃至肾衰竭。

对有高危因素的患者术后应监测血浆胱抑素C、血尿素氮（BUN）、肌酐（Cr）、白蛋白（ALb）、血红蛋白（Hb）、24小时尿蛋白定量，记录每小时尿量。血肌酐浓度绝对值>25 mmol/L或血肌酐浓度较前升高>50%可诊断为AKI。一旦患者出现少尿、无尿，可能会导致氮质血症，若血尿素氮和血肌酐浓度持续升高且水电解质和酸碱平衡失调则可导致肾衰竭。

预防与治疗如下。

（1）保证有效的循环血容量，尤其注重胶体的补充。

（2）白蛋白、呋塞米与甘露醇合用，减少甘露醇用量，以减轻其肾毒性。

（3）必要时用小剂量多巴胺保护肾。

（4）改善血液黏度和微循环。

（5）动态监测血钠、血钾、血尿素氮和血糖，维持血浆渗透压在280~290 mmol/L。治疗用药应选择对肾无损害、无毒性或低毒性的药物。

（6）对老年人应慎用甘露醇，或少量多次，或改用呋塞米、甘油果糖等。有条件时可监测颅内压，根据颅内压变化来指导甘露醇等脱水剂的使用。使用甘露醇的患者，要动态监测尿量、血电解质和肾功能的变化，同时减少使用其他损伤肾功能的药物，警惕急性肾功能不全的发生。做到早发现、早治疗。

（7）有创性治疗：腹膜透析以及连续性肾脏替代治疗（CRRT）。

五、泌尿系统感染

神经外科术后若患者保留尿管导尿时间较长，有可能继发泌尿系统感染。当患者有发热，分析原因时要考虑到泌尿系统感染的可能。预防重在做好护理工作,并保证每日尿量在 1 000 mL 以上。当发现尿液浑浊,有絮状物或带有血性尿液应及时留取标本送检,先行经验性治疗,再根据药敏试验结果选择敏感的抗生素治疗。

六、深静脉血栓和肺栓塞

神经外科手术可因手术时间长以及大量应用止血与脱水药或术后长期卧床而并发深静脉血栓(DVT),并可继发肺动脉血栓栓塞症(PTE),即通常所说的肺栓塞,后者可致患者突然死亡。文献资料显示,神经外科患者手术后 PTE 和 DVT 的发病率分别为 1.5% ~5% 和 19% ~50%,必须引起重视。

(一)临床表现

下肢 DVT 主要表现为突发的下肢疼痛、增粗肿胀,严重时出现肤色加深及局部皮温升高。PTE 典型表现为活动后突然出现呼吸困难、发绀、休克,甚至猝死。辅助检查方法较多,如彩色多普勒超声显像(CDUS)、静脉造影术、血浆 D-二聚体测定、数字减影血管造影(DSA)、CTA、磁共振血管造影及胸部 X 线片等。对于怀疑下肢 DVT 的患者 CDUS 可作为首选的辅助诊断方法。根据病史、临床表现结合辅助检查作出诊断。

(二)预防

大部分肺栓塞患者来不及确定诊断就发生猝死,所以对本病应以预防为主。对存有危险因素的患者,要采取适当的预防措施。

(1)做好对患者及其家属的宣教和沟通。

(2)术中、术后使用间歇性充气和(或)加压弹力袜,术后用小剂量低分子肝素等药物。但是,由于肝素存在诱发颅内出血的危险,故国内有学者对神经外科围术期进行预防性抗凝治疗仍存顾虑。但据文献报道,术后应用小剂量低分子肝素治疗下肢深静脉血栓 2 周并不增加出血和血肿发生率。

(3)对于手术时间长或意识障碍者,护理人员及家属应在术后尽早活动患者四肢关节,拉动肌肉,发挥肌肉"泵"的作用。清醒的患者,应嘱其早期下床活动。

(4)术后应避免长时间、大剂量应用止血药和脱水药。

(三)治疗

1. 下肢 DVT 的治疗

包括给予卧床,患肢制动,抬高患肢以及避免咳嗽、排便等增高腹压动作等一般治疗及溶栓、抗凝和抗血小板活化等综合治疗。

溶栓治疗:尿激酶每日 50 万 U 溶于低分子右旋糖酐 500 mL,患肢远端浅静脉给药,连续 5 ~10 日,同时将患肢近端(大腿根部)用止血带结扎,注意松紧适度。抗凝治疗:低分子量肝素 0.4 ~0.8 mL 皮下注射,12 小时一次,持续 5 ~10 日。抗血小板活化治疗:若无禁忌证,3 日后开始口服阿司匹林 100 mg/d,以减轻溶栓后再栓塞。治疗过程中,应每日监测凝血酶原时间(PT)、活化部分凝血活酶时间(APTT)、国际标准化比值(INR),密切观察有无出血倾向,并且每日记录患肢肿胀处和健肢同水平的周径,以判断治疗效果。溶栓治疗越早越好,应在发病后 1 日内实施,最晚不超过 5 日。

2. PTE 的治疗

①绝对卧床休息,高浓度吸氧,解除气道痉挛,可给予氨茶碱,对于呼吸困难者予以气管插管、呼吸机辅助呼吸。②放置中心静脉压导管,测量中心静脉压,控制输液入量及速度。③镇痛,有严重胸痛时可用吗啡皮下注射,休克者避免使用。④抗休克及抗心律失常。⑤缓解肺动脉及冠状动脉痉挛,可给予阿托品 0.5 ~1.0 mg 静脉注射。⑥抗凝与溶栓治疗。⑦对急性大块肺栓塞,经抗凝和溶栓治疗无效时,可考虑行血管内介入治疗或肺动脉栓子切除术。

对于不能抗凝治疗的 PTE 和 DVT 患者,可置入下腔静脉滤器(IVCF),以预防致死性肺栓塞的发生。

总之,对于深静脉血栓和肺栓塞要做到早预防、早发现、早治疗,治疗上需要多科协作。

七、凝血功能障碍

神经外科手术在一定程度上对机体是一种创伤，特别是手术大、持续时间长、出血量多，或合并休克等，就可能触发凝血功能障碍，出现高凝或低凝状态。

（一）诊断

当手术后检测 PT、INR、APTT 和血小板计数当中至少有一个指标出现异常时即可诊断为凝血功能障碍。此外，包括纤维蛋白原、D-二聚体、纤维蛋白降解产物（FDP）、凝血酶-抗凝血酶复合物（TAT）、纤溶酶-抗纤溶酶复合物（PAP）和血栓弹力图（TEG）等其他几项指标的检测，有助于更细化、更全面地评估。用于诊断低凝或高凝状态的凝血评估越全面，就越能进行针对性治疗。即便是凝血指标正常，一旦出现从静脉穿刺点、伤口或术中切口渗血的临床征象时，必须作为凝血异常的阳性指标认真对待。

（二）防治

防治措施包括：①术中积极主动快速地控制出血，并维持好有效血容量和血压；②液体复苏，积极纠正全身低灌注、合理应用血液制品并积极纠正凝血病，在选择复苏液时应避免大量补充晶体液，以免血液稀释导致凝血病加重；③积极纠正酸中毒；④注意体温的监测和维护，防止低体温；⑤早期积极补充各种凝血底物；⑥早期恰当使用各种止血药物；⑦联合血液科医师协同治疗。

（李明军）

参考文献

［1］王拥军．神经病学新进展［M］.北京：人民卫生出版社，2018.

［2］赵继宗，周定标．神经外科学［M］.北京：人民卫生出版社，2014.

［3］黄勇华，石文磊．脑小血管病［M］.北京：人民卫生出版社，2018.

［4］柯开富，崔世维．神经重症监护管理与实践［M］.北京：科学出版社，2016.

［5］李新钢，王任．外科学：神经外科分册［M］.北京：人民卫生出版社，2016.

［6］李勇杰．功能神经外科学［M］.北京：人民卫生出版社，2018.

［7］张建宁．神经外科学高级教程［M］.北京：人民军医出版社，2015.

［8］张亚卓．神经内镜手术规范化培训教程［M］.北京：人民卫生出版社，2018.

［9］丁新生．神经系统疾病诊断与治疗［M］.北京：人民卫生出版社，2018.

［10］曲鑫，王春亭，周建新．神经重症医学［M］.北京：人民卫生出版社，2018.

［11］周良辅．现代神经外科学［M］.上海：复旦大学出版社，2015.

［12］焦德让，刘暌．中枢神经系统难治性病变外科治疗与思考［M］.北京：人民卫生出版社，2015.

［13］皮特．神经重症监测技术［M］.北京：人民卫生出版社，2015.

［14］雷霆．神经外科疾病诊疗指南［M］.北京：科学出版社，2015.

［15］饶明俐．脑血管疾病影像诊断［M］.北京：人民卫生出版社，2018.

［16］杨树源，张建宁．神经外科学［M］.北京：人民卫生出版社，2015.

［17］孙忠人，尹洪娜．神经系统疾病辨治思路与方法［M］.北京：科学出版社，2018.

［18］杨华．神经系统疾病血管内介入诊疗学［M］.北京：科学出版社，2016.

［19］赵德伟，陈德松．周围神经外科手术图解［M］.沈阳：辽宁科学技术出版社，2015.

［20］冷冰．神经系统血管性疾病DSA诊断学［M］.北京：人民卫生出版社，2018.